병원 진단세균학

Medical & Diagnistic Bacteriology

병원 진단세균학 집필진

홍성노 (동남보건대학교)

김혜영 (신성대학교)

박미영 (수원과학대학교)

박창은 (남서울대학교)

박훈희 (안산대학교)

송창섭 (송호대학교)

심인숙 (동남보건대학교)

정무상 (제주한라대학교)

정선도 (신한대학교)

병원 진단세균학

Medical & Diagnistic Bacteriology

홍성노 · 김혜영 · 박미영
박창은 · 박훈희 · 송창섭
심인숙 · 정무상 · 정선도

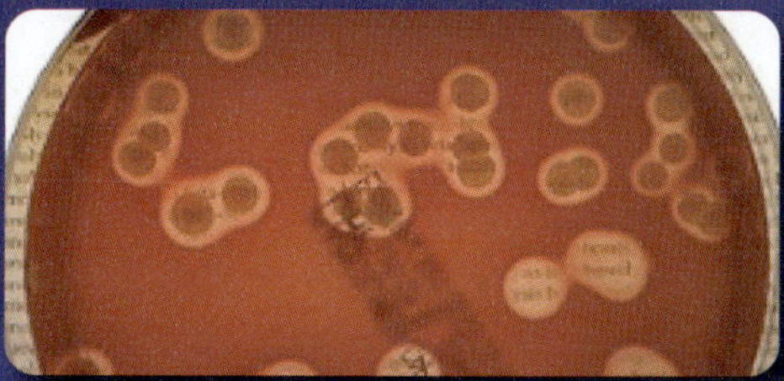
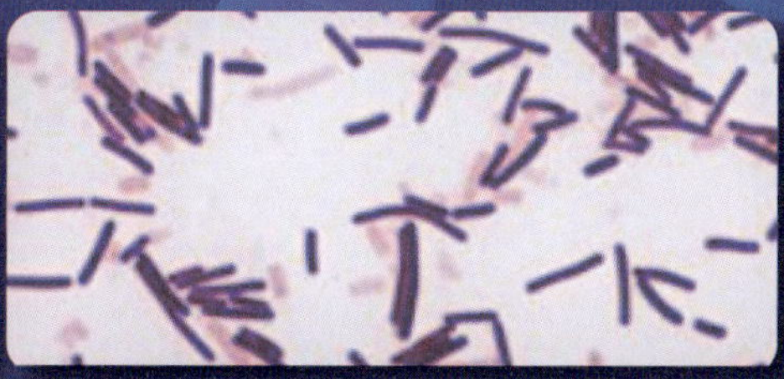
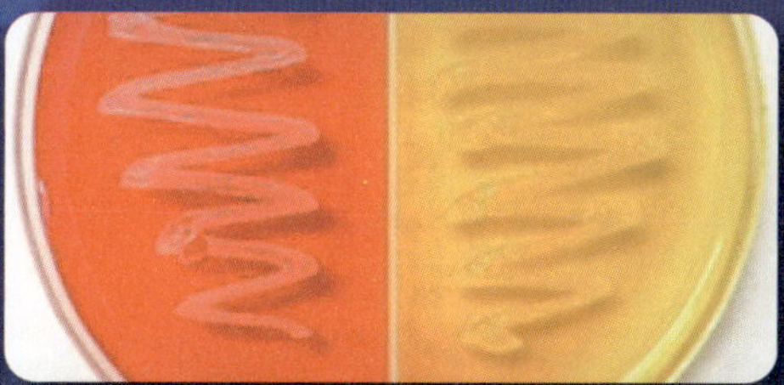
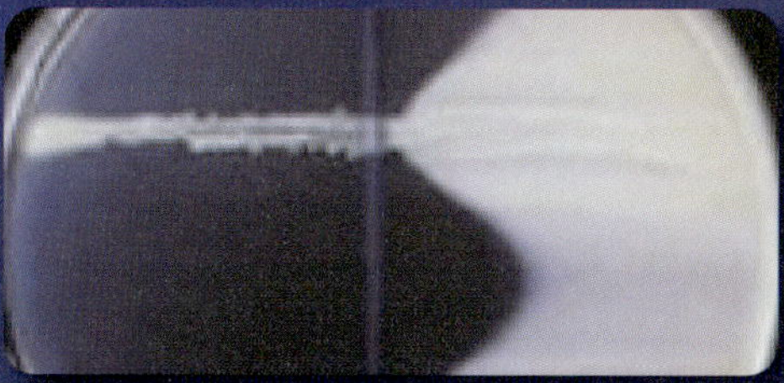
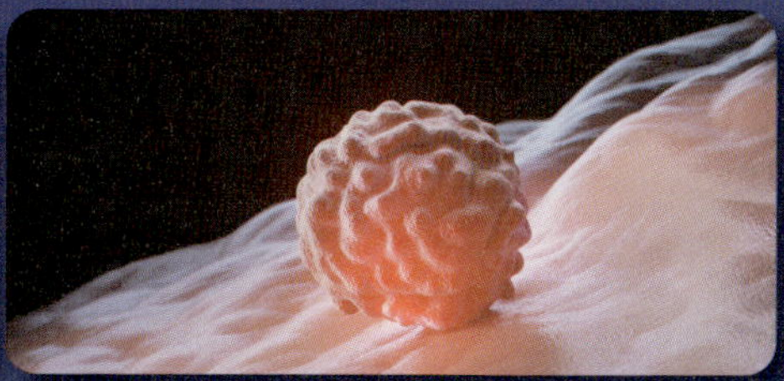
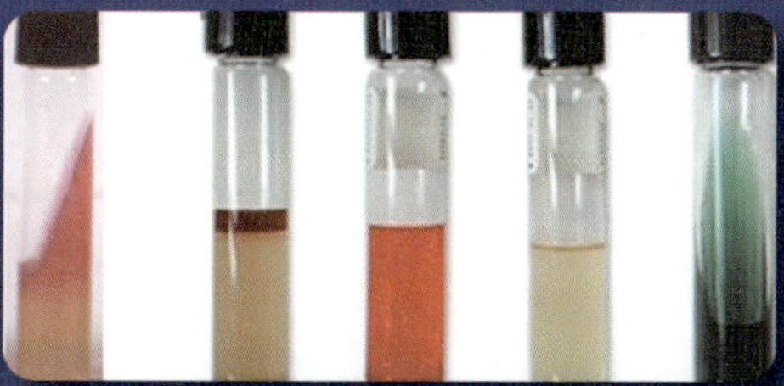

머리말

요즈음 전 세계가 Corona virus 감염으로 호흡기계 감염증이 급증해 왔다. 이 감염증 등을 대처해 내고, 전 세계 인류의 의료복지 구현을 위하여 Vaccine과 치료제 개발 및 보급이 되어 왔음에도 불구하고, 지구 환경오염, 지구 온난화 및 이상 기후변화 등으로 호흡기계 등에 병원성 미생물의 감염증을 더욱 증가시켜 가고 있는 것에 반해, 치료 수단을 총 동원해 갈 지라도 다양한 내성균의 증가로 Super Bacteria의 종류와 수가 증가해 가고 있어서 치료에도 난항을 겪고 있다. 그래서 이에 대처해야 할 교육과 Specialist인 임상병리사를 양성하고 위의 요구도에 더욱 적극 부응을 해 가고자, 본 교재를 저술하게 되었습니다.

우리가 그동안 임상미생물학 교육에 관하여 교수입장에선 연구와 지도, 학생들은 면학에 대하여 최선을 다 해 학습을 해 왔지만, 미생물을 가르치는 교수나 학생이나 모두 어려움이 있어 왔습니다. 미생물교수가 임상미생물학을 보다 쉽게 학생들을 가르칠 수 있고, 학생들도 보다 쉽게 이해할 수 있도록 내용을 편성하였습니다. **임상병리사 국가고시 합격률 향상과 실무에서 병원성 세균 분리동정 실무처리 기술력이 고양되어 질 교과서 개발**을 오랜 기간 연구 해 왔었습니다.

그 연구의 소산으로, 저술된 본 교과서로 차별화된 창의교육과 책임 교육을 책임성 있게 하신다면 국가고시합격율 향상과 실무처리 기술력 고양으로 취업률 극대화를 시켜갈 것으로 믿습니다. 요즈음 실무에는 대부분 미생물 자동화 동정기가 보급이 되어져 있습니다, 이에 따라, 새로운 트렌드(Trend)에 맞춤식 병원성 미생물 분리동정 기술 교육의 요구도에 부응 해 가고자, 아래의 요인을 감안하여 타 교재와 차별화 시켜 창의적으로 저술을 하였습니다.

1) **Gram Stain의 정확한 판독 및 비교감별 판독**
2) **분리집락의 정확한 비교감별 판독**
3) 균속 및 균종 감별에 핵심이 되는 **확인감별 성상의 특성 및 비교 감별**
4) **단원별 핵심 요약 Table 정리**
5) **국시대비 정리용 이론과 실기문제 및 정답 정리**
6) **중요 균주별 총 정리 등에 주안점을 두고 저술을 하였기에, 타 교과서와 차별화가 되는 것 뿐만이 아니라, 전문 이론과 실무기술 고양의 목적에 충족 할 수 있다고 감히 자평을 해 봅니다.**

본 교과서 저술의 취지와 목적은 임상병리사 국가고시에 고득점 합격과 감염세균 분석 실무 기술력을 고양시키는 것입니다.

본 교과서가 창의적인 내용으로 **감염세균의 비교감별 및 분리동정 실무처리 기술력의 고양**이 되어 질 수 있게 생명력을 불어넣어 주신, 아주대학교 병원 진단검사의학과 김준 박사, 신성대학교 김혜영 박사, 수원과학대학교 박미영 박사, 남서울대학교 박창은 박사, 안산대학교 박훈희 박사, 송호대학교 송창섭 박사, 동남보건대학교 심인숙박사, 제주한라대학교 정무상 박사, 신한대학교 정선도 박사와 유한화학(주) 홍충기, 유재근 및 대원제약에 이지현 Analyst께도 깊은 감사를 드립니다.

본 교과서 출판의 헌신적인 노력을 아끼시지 않으신 고려의학 관계자분들과 편집부 팀장님께 진심으로 감사를 드립니다.

2024년 2월 23일

양산골에서......

Exchanged Nomenclature (Scientific Name)

Bacillus stearothermophilus 30:257 (AL) ≡ *Geobacillus stearothermophilus*

Peptococcus saccharolyticus 30:343 (AL) ≡ *Staphylococcus saccharolyticus*

Streptococcus bovis 30:367 (AL) = *Streptococcus equinus*

Streptococcus faecalis 30:367 (AL) ≡ *Enterococcus faecalis*

Streptococcus faecium 30:367 (AL) ≡ *Enterococcus faecium*

Streptococcus gallinarum 32:414* ≡ *Enterococcus gallinarum*

Streptococcus garvieae 34:270 ≡ *Lactococcus garvieae* subsp. *garvieae*

Vibrio albensis 30:417 (AL) = *Vibrio cholerae*

FROM LIST OF PROKARYOTIC NAMES VALIDLY PUBLISHED updated December 2017

차례

VII. Glucose Nonfermentative Gram Nagative Bacilli (GNFB) / 294

VIII. GNCB (Gram Negative small Cocco Bacilli) / 320

찾아보기

I

Gram Positive Cocci

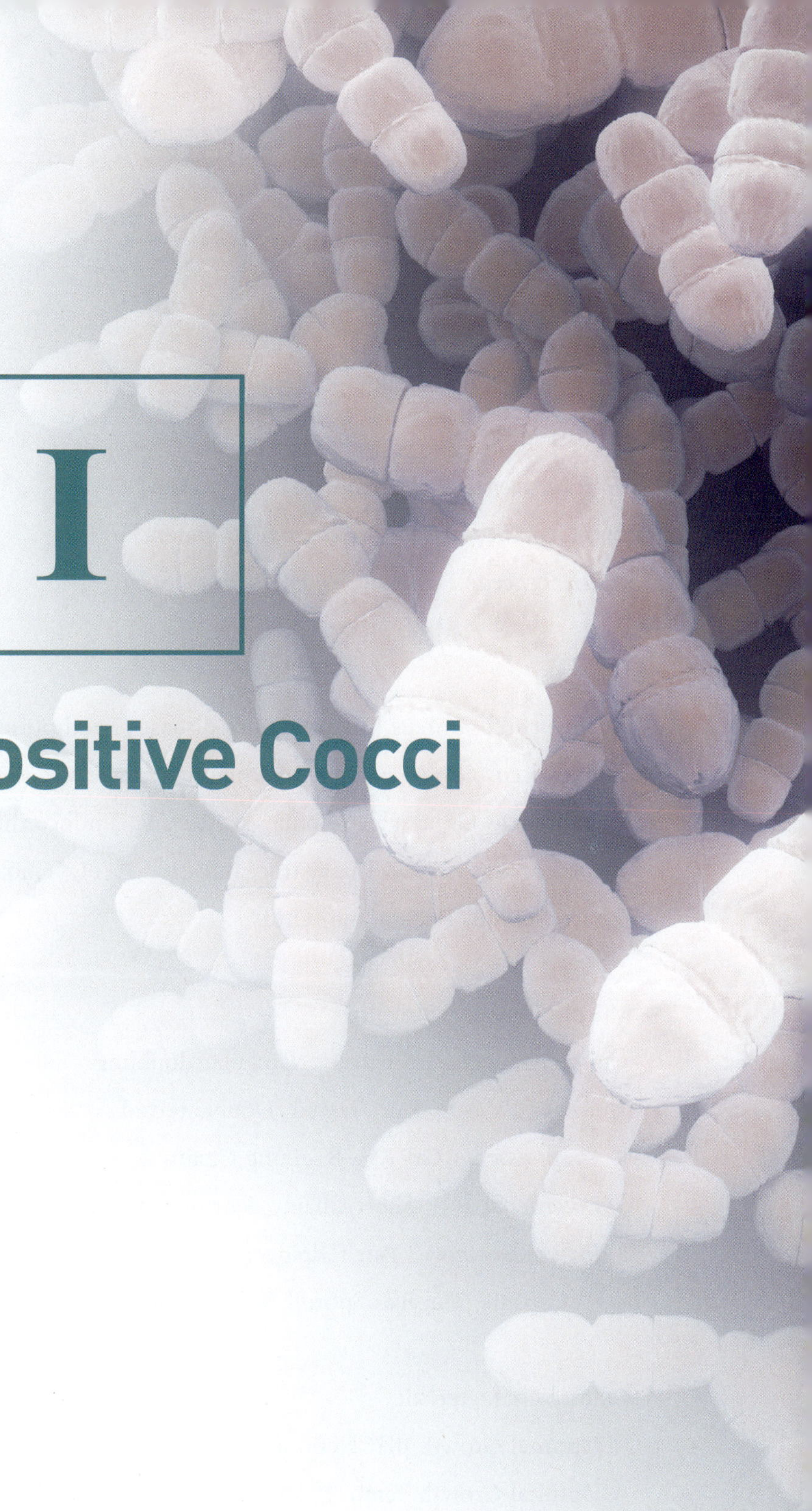

I. Gram Positive Cocci

1. Classification

Micrococaceae{*Staphylococcus, Micrococcus*}

Streptococcaceae(Deinococcaceae){*Streptococcus*}

Peptococcaceae{*Peptococcus, Peptostretococcus*}

2. Disease

Staphylococcus aureus {Inflammatory disease, Food poisoning}

Streptococcus Gr. A: Erysipelas, Rheumatic fever, Scarlet fever

Streptococcus Gr. B: Pneumonia, Septicemia, Endocarditis, Urethritis

Streptococcus Gr. D: Urinary tract infection (UTI), Cholecystosis,

S. pneumoniae : Pneumonia, Otitis

3. Morphology and Structure

① *Staphylococcus* – Cluster, Irregular doubling

② *Micrococcus* – Pair, Tetrad, Double tetrad

③ *Streptococcus* Gr. A & B - Long Chain

④ *Enterococcus* – Short Chain, Pair or Single form

⑤ *Pneumococcus* – Pair (Diplococcus)

※ (Capsule, Flagella, Spore): 無, (Capsule 형성 예외균주; *S. pneumoniae*)

4. Culture characteristic

① Optimal Growth pH: Neutral

② Optimal Growth Temp. & Duration : 37℃/18~24hrs

③ Enrichment Media: NB, TSB, BHI & Thioglycollae Broth

④ Differential Media: NA, BHIA, TSA, BAP Etc,....

1. *Micrococcus*

(1) Classification

Family: *Micrococcaceae*

Genus: *Micrococcus*

Species: *varians, luteus, roseus, agilis*

(2) Disease & Infection route

① Upper trachiatis

② Endocarditis

③ Dermatitis

Respiratory & skin infection, Contaminated beverage, food, soil and water

(3) Morphology & Structure

① Size: 0.8~1.4 μm

② Arrangement: tetrad or irregular cluster

③ 無: capsule, flagella, spore

*Micrococcus*는 Gram 양성 구균 중 Cell Size가 제일 크고(1.4 μm) 주로 4개씩 배열을 하고 중간 Size(약 1.0 μm 내외)이며 포도상 배열을 한 것은 *Staphylococcus*이고 제일 작은 Sizes(약 0.8 μm)이며는 장연쇄, 단연쇄 및 쌍으로 배열을 하는 것은 *Streptococcus*이다.

* Gram (+) Cocci 염색성의 비교 감별특성

Tests	*Micrococcus*	*Staphylococcus*	*Streptococcus*
Gram Stain	G + C	G + C	G + C
Arrangement	Tetrad	Cluster	Chain, Short chain, Pair
Size(≒ μm)	1.4(大)	1.0(中)	0.8(小)

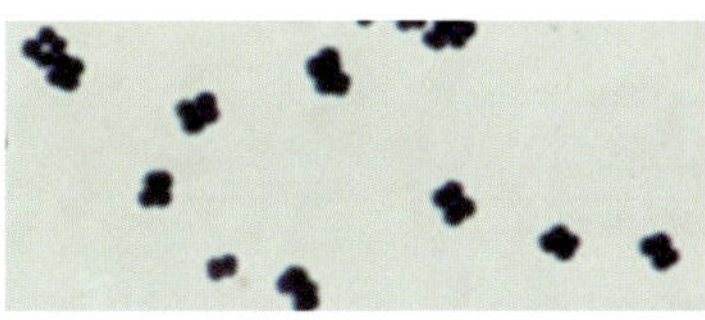

Gram Stain: *Micrococcus*

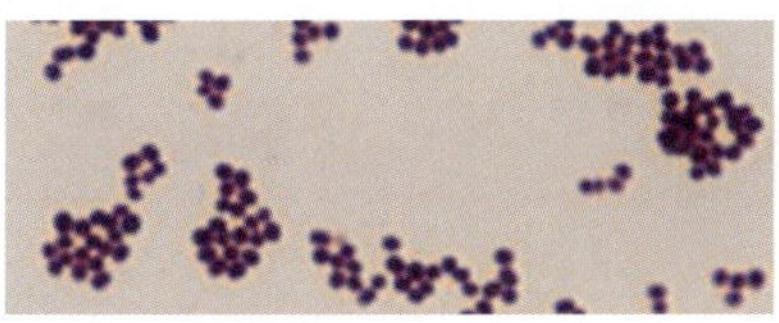

Staphylococcus

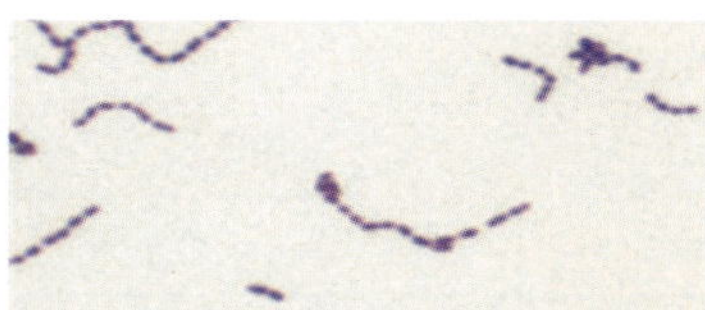

Streptococcus

(4) Culture characteristic

① Size: 3~4 mm

② Facultative anaerobic yellow, smooth

③ pH: Neutral

④ Temp.: 25~30℃

⑤ Colony form: convex, large round

*Micrococcus*는 혈액한천 배지상에서 용혈은 없으나, 황색 집락을 형성하고 있으며, *Staphylococcus* 중 *aureus*는 회백색집락에, β-용혈을 형성하는 차이의 큰 줄기를 잡아서 비교 감별을 해 나갈 수 있다.

* *M. luteus* & *S. aureus* 분리 집락의 비교 감별특성

Tests	*M.luteus*	*S.aureus*
Size(mm)	2~4	2~3
Color	Yellow	Greish White
Hemo	Non	β-Hemo

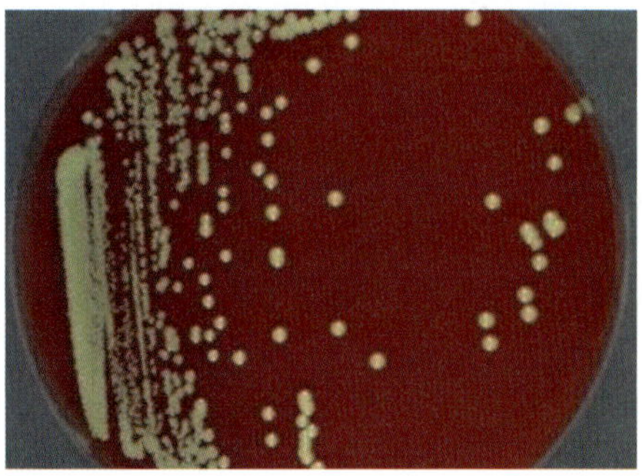
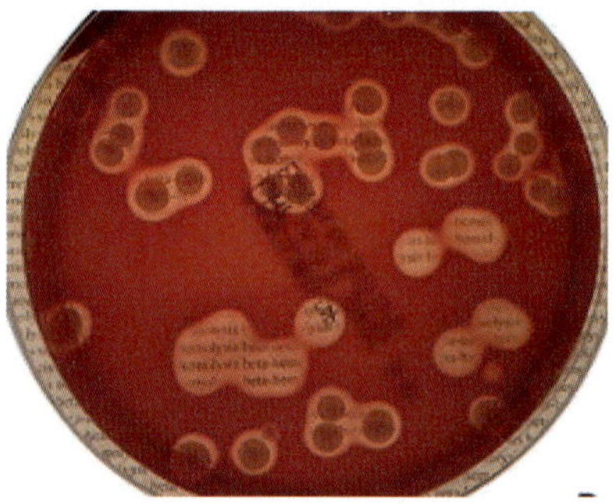

M.luteus & *varians* Colony on BAP *S.aureus* Colony on BAP

(5) Biochemical properties

* *Micrccus* 중요 균종의 비교 감별특성

Tests	*M. varians*	*M. luteus*	*M. roseus*
Color	Yellow	Yellow	Pinkish-Red
Hemolysis	−	−	−
Motility	−	−	−
Gelatin	+	+	−
Nitrate	+	−	+
Phosphatase	−	−	−

* *M. varians & M. luteus* 의 비교 감별특성

Tests	*M.varians*	*M.luteus*
Catalase	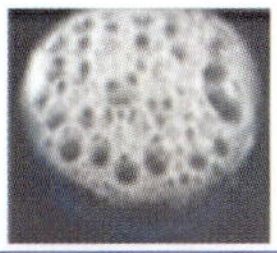	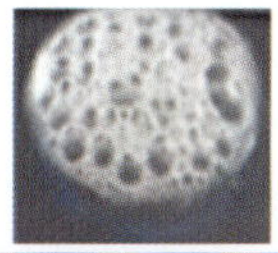
Oxidase	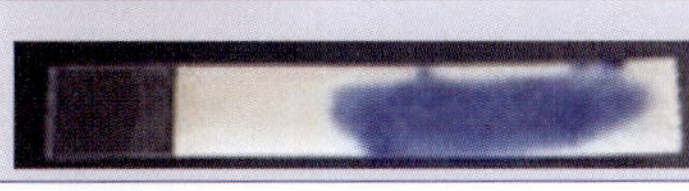	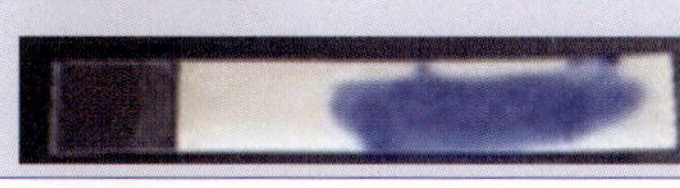
O-F	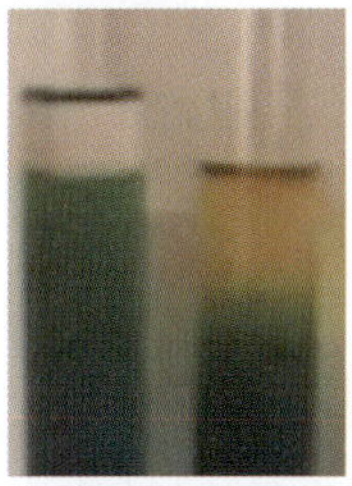	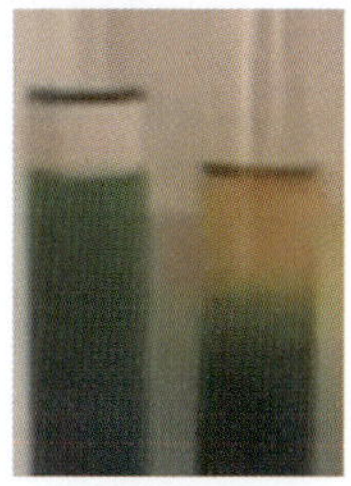
Gelatin	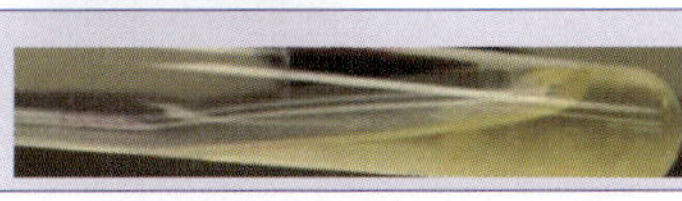	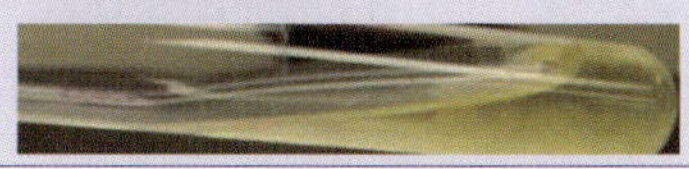
Nitrate	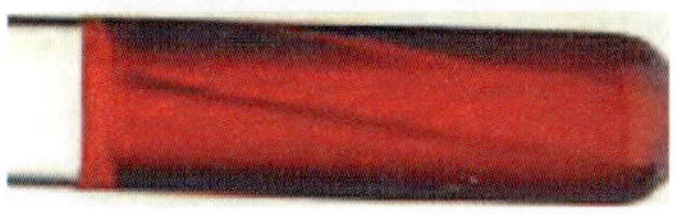	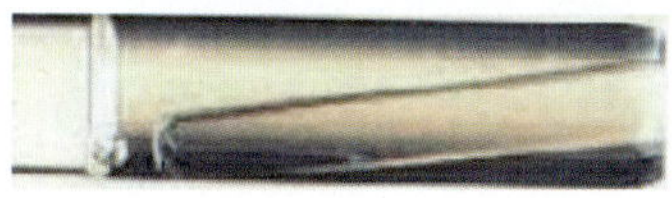

* Gram Positive Cocci 중 중요 균속의 확인감별 특성

Tests	*Staphylococcus*	*Micrococcus*	*Streptococcus*	*Enterococcus*
Strict aerobe	−	+	−	−
Facultative anaerobe	d	−	+	+
Catalase	+	+	−	−
Oxidase	−	+	−	−
O-F	F	F	F	F
Lysostaphin(200 μg/mL)	− (S)	+	+	+
Erythromycin(9.04 μg/mL)	+ (R)	ND	−	−
Bacitracin(0.04-U disk)	+ (R)	− (S)	d	d

2. *Staphylococcus*

* Classification

Family: *Micrococcaceae*

Genus: *Staphylococcus*

Species: *aureus, epidermidis, saprophyticus, haemolyticus*

1) *Staphylococcus aureus*

(1) Disease

여러병소의 **화농질환, 식중독, 모낭염, 종기, 봉소염, 농가진, 심내막염, 수막염, 폐렴, 균혈증, 관절염 및 골수염 등을 유발한다.** 식중독은 내열성인 장독소(Enterotoxin) 생성으로 일어난다. 그 외에도 요로감염, 독소성쇼크 증후군(Toxicshock syndrome), 표피박리독소(Exfoliative toxin) 등에 의해서 여러 병소에 화농 질환을 야기시킨다.

(2) 형태 및 구조

[형태]

직경 0.5~1.0 μm의 정구상의 불규칙적 포도상 배열을 한 Gram 양성 구균으로 되어 있다. 아포는 없고 편모를 갖고 있지 않아서 운동성이 없다. 일반적으로 협막을 갖고 있지 않다.

* Gram 양성구균 염색성의 비교감별

Tests	*Micrococcus*	*Staphylococcus*	*Streptococcus*
Size (μm)	1.4(大)	**1.0(中)**	0.8(小)
Shape	Coccus	**Coccus**	Coccus
Arrangement	Tetrad	**Cluster**	Chain, Short, Pair

[관찰의 point]

Gram 양성의 정구상 또는 반구상의 쌍구균이 **포도의 방상으로 모여진 덩어리를 형성하고 있다.** 항균제 요법치료 중인 환자의 검체에서는 Gram 음성으로 염색이 되고 균체가 커져서 대소 부동으로 보이는 것도 있다. 도말 소견만으로는 *S. aureus*라고 단언하기가 어렵지만 *Staphylococcus* 균속의 추정은 가능하다.

* *Staphylococcus* 균속의 비교 감별

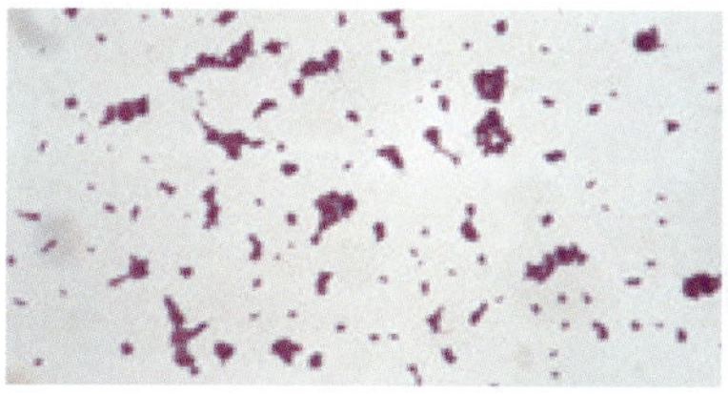

S. aureus

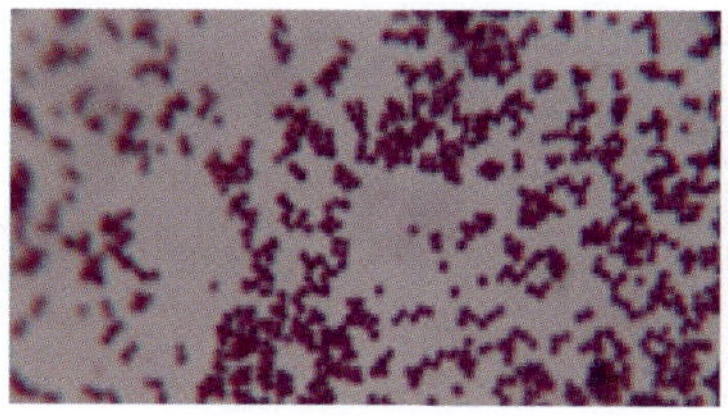

S. epidermidis

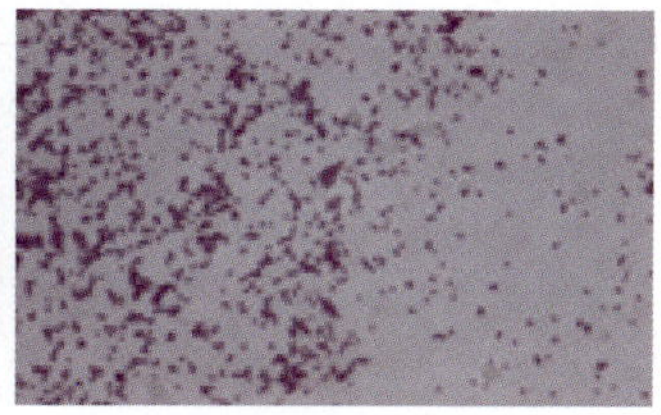

S.saprophyticus

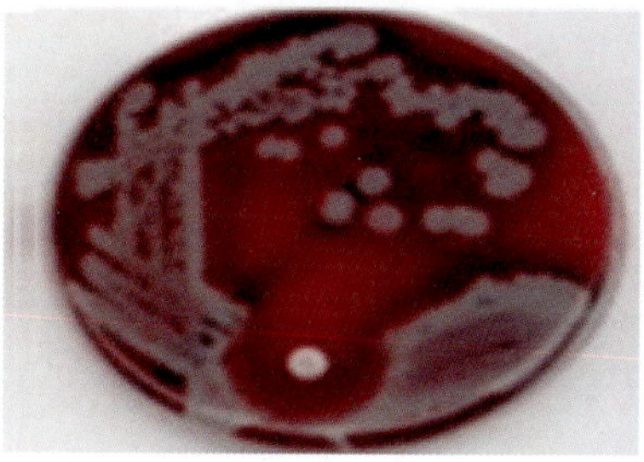

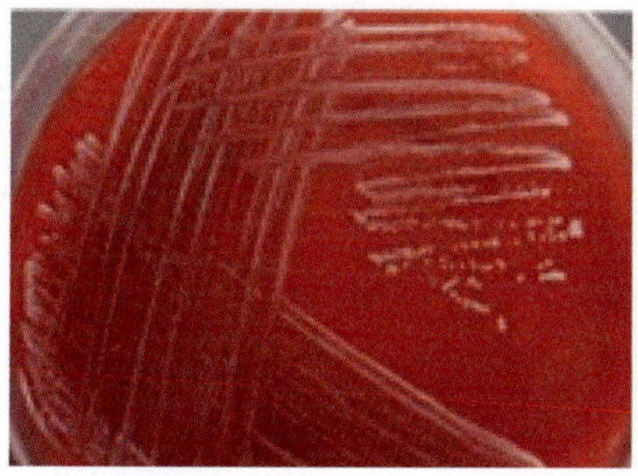

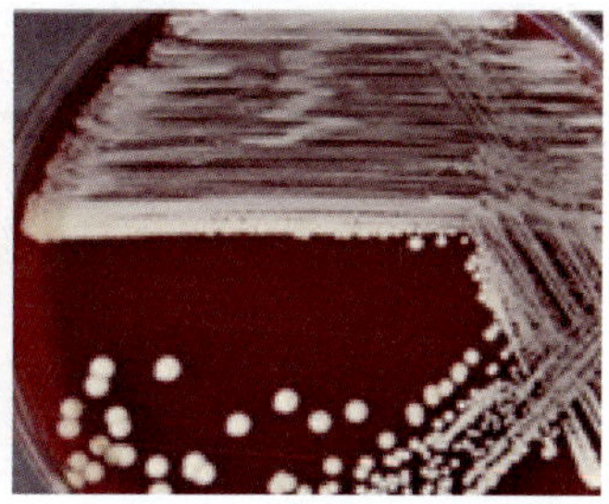

(3) 배지, 배양 및 집락특성

[형태와 배양]

Staphylococcus 균속은 통성혐기성 균으로 지적발육온도는 35~40℃이지만 20℃ 근처에서도 발육이 가능하다. 대부분의 포도상구균은 내염성으로 7.5~10% Nacl이 들어간 배지상에서 발육이 된다.

[관찰의 point]

혈청을 첨가한 NAP에서 물에 용해되지 않는 Carotine색소를 생산해서 집락을 황색으로 착색시킨다. MRSA와 비교한 발육은 일반적으로 나쁘고 면양혈액한천배지를 써서 35~37℃에서 하루 배양을 해보면 약한 **β-용혈을 일으키고 동반한 회백색집락**(2~5 mm)으로 관찰이 되는 경우가 많다. 2일 이상 배양을 하면 황색이 착색된다. MSA에서 35~37℃에서 하루 배양을 해 보면 **회백색 소형 집락(2~3 mm)을 형성하고 집락주변이 황색으로 변색이 되는 *S. aureus***는 변색이 되지 않는 *S. epidermidis* 등과 분리 배양후에 감별 특징이 된다.

그러나 *S. saprophyticus*는 *S. aureus*와 같이 **Mannitol을 분해하여 동일하게 집락주변부를 황변을 시키는 공통의 분리 배양 결과를 볼 수 있으므로** *S. aureus*와 *S. saprophyticus*의 감별을 하기 위하여 Novobiocin과 Polymixin-B의 추정 동정용 항생제 감수성 시험(*S.aureus*: Novobiocin에 감수성 Polymixin-B에 내성, *S. saprophyticus* : Novobiocin에 내성 Polymixin-B에 감수성을 띤다.)을 하여 감별의 기준을 찾아야 한다.

* *S. aureus* & *S. saprophyticus*의 비교 감별특성

Tests	*S.aureus*	*S.saprophyticus*
Hemolysis	**β**	**None**
Mannitol	**+**	**d**
Trehalose	**+**	+
Novobiocin	**S**	R
Polymixin-B	**R**	S

* *S. aureus*의 배지별 분리집락의 비교감별

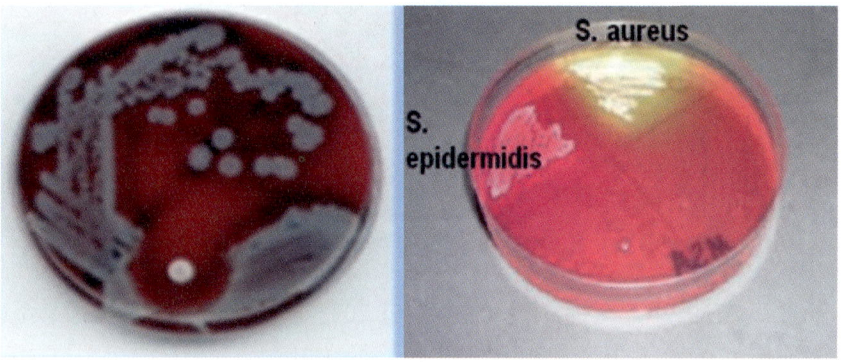

S. aureus colony on BAP(Lt) & MSA(Rt)

* * *S. aureus*의 분리 집락의 특성

Size	Color	Hemolysis
NA : 2~4	Golden Yellow	
MSA: 2~4	Creamy Greish White, Surround Yellow	
BAP: 3~5	Greyish white/Yellow	**β - Hemlysis**

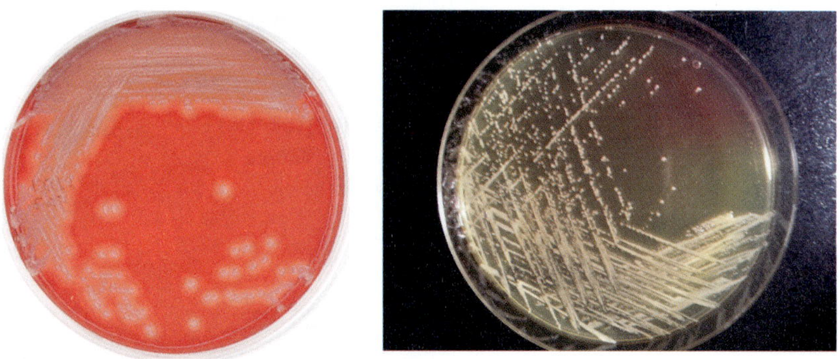

BAP와 MSA배지상의 *S.aureus* 집락

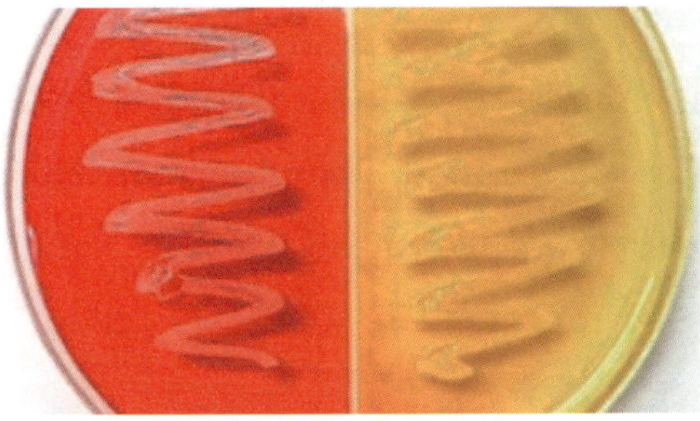

MSA배지상의 *S.epidermidis* (Lt), *S.aureus* (Rt), *S.saprophyticus* (Rt)집락

* Lt = Left, Rt = Right

* *S.aureus & S.saprophyticus* 의 비교감별

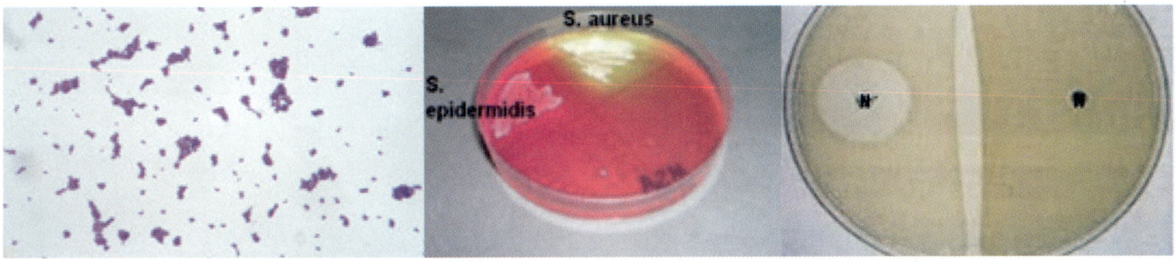

Tests	*S.aureus*	*S.saprophyticus*
Gram Stain	G+C	G+C
MSA	Yellow	Yellow
Novobiocin	S	R

* *Staphylococcus* 균속 중 *S.aureus* 의 비교감별

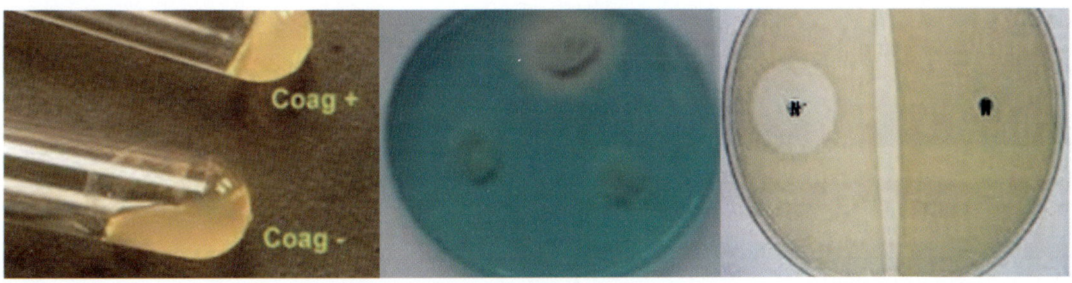

Tests	*S.aureus*	*S.saprophyticus*
Coagulase	+	−
DNase	+	−
Novobiocin	S	R

(4) 확인감별특성

균속 동정으로 Catalase는 양성이며, Oxidase는 음성이고 OF시험에서는 포도당을 발효한다.

균종 동정으로는 Coagulase, DNase, Gelatinase, Phosphatase, Acetoin, Pot.tellurite, Mannitol, Sucrose, Maltose 등이 양성이며, Novobiocin에 감수성, Polymixin-B와 7.5% NaCl에 내성이다.

그 외에 API 20 Staph Kit, Vitek, MicroScan 등으로 동정을 하고 있다.

＊ *Staphylococcus* 균속 중 중요 균종의 확인 감별특성

Tests	*S.aureus*	*S.epidermidis*	*S.saprophyticus*
OF	F	F	F
Catalase	+	+	+
Oxidase	−	−	−
7.5% NaCl	+	+	+
Hemolysis	β	−/d	−
Coagulase	+	−	−
DNase	+	−	−
Gelatinase	+	−/+	−
Phosphatase		+/−	−
H_2S	+	−	−
Urea	d	+	+
Mannitol	+	−	d
Trehalose	+	−	+
Novobiocin	S	S	R
Polymixin B	R	R	S
Sucrose	+	+	+
Maltose	+	+	+
Xylose	−	−	−

※ 공통양성: OF(F), Cat, VP, Urea, Suc, Mal.
공통음성: Xylose

* *Staphylococcus*와 *Micrococcus*균속의 비교감별

Tests	*Staphylococcus*	*Micrococcus*
G/C (%)	30~38	65~75
Teichoic acid	+	+
Arrangement	Cluster	Tetrad
Catalase	+	+
Oxidase	−	+
Glucose (OF)	F	O
Glycerol 호기적 분해	+	−
Lysostaphin(200 μg/mL)	S	R
Frazolidone(100 μg/mL)	S	R
Lysozyme(50 μg disk)	R	S
Bacitracin(0.04 μ)	R	S

F= fermentation, O= oxidation,
S= Sensitivity, R= resistent

* *Staphylococcus*와 *Micrococcus* 의 중요 균종 비교 감별

<table>
<tr><th rowspan="2">Tests</th><th colspan="2">Staphylococcus</th><th colspan="2">Micrococcus</th></tr>
<tr><th>aureus</th><th>epidermidis</th><th>varians</th><th>luteus</th></tr>
<tr><td>Catalase</td><td colspan="4">+</td></tr>
<tr><td>O - F</td><td>F</td><td>F</td><td>Oxi</td><td>Oxi</td></tr>
<tr><td>Coagulase</td><td rowspan="8">+</td><td>−</td><td rowspan="3">−</td><td rowspan="3">−</td></tr>
<tr><td>DNase</td><td>−</td></tr>
<tr><td>Phosphatase</td><td>−/+</td></tr>
<tr><td>Gelatinase</td><td>−</td><td>+</td><td>+</td></tr>
<tr><td>Nitrate</td><td>+</td><td>+</td><td rowspan="4">−</td></tr>
<tr><td>Egg yolk</td><td>−</td><td rowspan="3"></td></tr>
<tr><td>Hemolysis</td><td>−/+</td></tr>
<tr><td>Mannitol salt</td><td>−</td></tr>
<tr><td>G/C Content</td><td colspan="2">30-39</td><td colspan="2">65-75</td></tr>
</table>

(5) *S.aureus* 가 생성하는 독소, 구성성분 및 대사산물

1. Enterotoxin

① 성분: protein

② 특성: 내열성, 100℃/30 min. (비파괴)

Pepsin or Trypsin에 불용

Antigenicity 약함(Ab생성도 약할 수 있다. 그래서 병원성은 강하다)

잠복기: 2~10시간(짧다.)

③ 관찰: Presipitation Reaction

Agglutination Reaction

Gel diffusion Reaction

④ 기능: Food poisoning, Diarrhea, Pleural pain

2. Antigenic properties

(1) Polysaccharides

① 성분: Teichoi acid, Peptidoglycan

② 관찰: Polysaccharide A: *S. aureus*

B: *S. epidermidis*

③ 기능: Species Specific Surce Antigenicity

(2) Protein A

① 성분: Protein

② 관찰: *S aureus*에만 존재하는 specific Ag.

③ 기능: 건강인 Serum과 Precipitin 반응

※ Specific Ag., Anticomplement, Antiphagocytic

(3) Peptidoglycan

① 성분: Glycoprotein

② 관찰: *S. aureus* infection; Anti-peptidoglycan IgG 증가

③ 기능: Humoral & Cellural Immunity

(4) Clumping factor

① 성분: 단백성분의 응고효소

② 관찰: Plasma + *S. aureus*; Clump

③ 기능: Antigenicity의 차이로 Species 결정

3. Metabolites

A. Non-toxic metabolites

(1) **Coagulase** (Plasma clumping enzyme)

Bound coagulase: Slide method / Colony on media

Free coagulase: Tube method / Strain in Broth

+: *S. aureus, S. intermedius, S. delphini*

−: *S. epdermidis* 및 상기 *Staphylococcus*에 속한 이외의 균종들

(2) **DNase** (Neucleic acid dehydrogenase)

+: *S. aureus, S. marcescens, P. vulgaris, B. catarrhalis, V. cholerae, A. hydrophila, S. maltophilia, S. putrefaciens*

− : others *(Staphylococcus, Pseudomonas, Enterobacteriaceae)*

(3) Phosphatase (Phosphate dehydrogenase)

+: *S. aureus* (Coagulase + 균주와 상관 관계가 있음)

−: Others *Staphylococcus*

(4) Gelatinase (Gelatin dehydrogenase)

+: *S. aureus, (S. epidermidis* slowly +), *B. (anthracis, cereus, subtilis), C. (haemolyticum, ulcerans), K. oxytoca, S. liquefaciens, Proteus, Pse. aeruginosa, Legionella, Cl.(perfringens, tetani, difficile)*

−: Others *Staphylococcus, Providencia, L.monocytogenenes*

(5) Hyaluronidase (Duran-Renals의 spreading factor, Collective tissue dehydrogenase)

+: *S. aureus* (94% Coagulase +, 80% Staphylokinase)

B. Toxin

(1) α-Hemolysis

① Human - Necrosis

② Rabbit - WBC & Plate destruction (lethral or necrotizing toxin으로 명명)

③ RBC destruction - Rabbit, Sheep, Goat, Calf

(2) **β-Hemolysis** (Hot and Cold lysis)

① 37℃: Patial hemolysis

② Cold chamber: Complete Hemolysis

(3) Leucocidin

① 성분: protein

② 특성: 이열성, Antigenicity有 → Ab생성

③ 기능: WBC destruction

(4) Dermonecrotic (Epidermolytic) Toxin; 피부괴사

(5) Lethral Toxin; 치사독소

※ *S. aureus* Bacterio-phage Typing

1. Purpose

지역마다 상이한 균주의 type을 확실히 감별해 봄으로써

① 발병근원지조사

② 임상특이균주

③ 만연하는 병원성균주동정 및

④ 방역 및 치료대책을 수립

2. Procedure:

① NA 평판배지에 순수분리된 균을 조밀하게 도말후 건조시킨다.

② 22개의 구획을 나누고 각 구획에 각각의 phage type을 기록한 판지위에다 NA평판배지를 올려놓고 각 구획안에

③ RTD를 맞춘 해당되는 Phage액 소량을 적하 시킨다.

④ 적하된 액상의 Phage를 건조시킨 후 해당되는 구획내에서 용균되도록 35℃/24hrs Incubation 시킨다.

3. Result

Plaque formation 육안 관찰

; 일정 구획 내에 Bacteriophage(Virus)가 세균(*S. aureus*)을 용균시켜 투명한 발육억제환(대)이 형성된 것을 육안으로 관찰

※ *S. aureus* Phage type; 25 type (보존은 -50℃의 냉동에 보관)

※ *S. aureus* 25 Phage type

29, 52, 52A, 119

80, 3A, 3C, 55, 71, 187

6, 42E, 47, 53, 54, 75

77, 83A, 84, 85, 86, 88

D11, 42D, 81

* *S.aureus* 의 Phage Typing 특수검사로 Type 비교감별

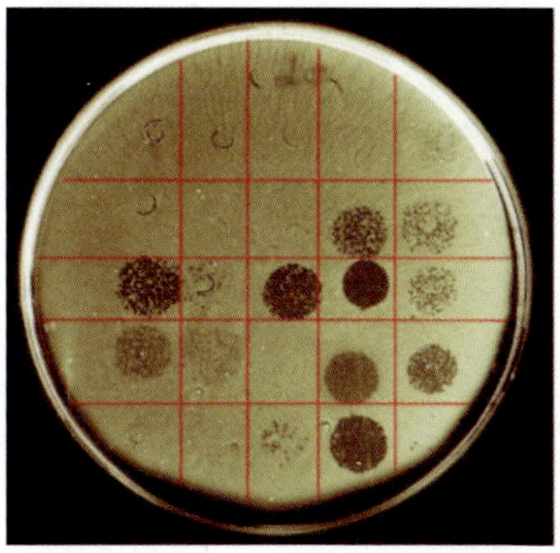

Phage Typing

Phage Typing을 하여 *S.aureus*로 동정 된 후 *S.aureus*의 감염병 발생근원지 역학조사를 하기위한 목적으로 본 특수 검사를 시행 하여 25가지의 파지 타입을 세별 해 볼 수 있다.

MRSA

1. MRSA란

메치실린 내성 황색 포도상 구균 MRSA(Methicillin-Resistant-*Staphylococcus aureus*)는 분류학상 용어는 없지만 항균제 메치실린에 대한 내성균의 호칭으로 통상 메치실린 감수성 황색 포도상 구균(Methicillin-Sensitive *Staphylococcus aureus*; MSSA)과 구분되고 있다.

1940년초에 페니실린이 개발되어 여러 세균 특히 포도상 구균에 높은 살균력을 지녀 세균 감염 치료에 큰 역할을 했다. 그러나 1950년대에 들어서면서 페니실린에 대한 내성이 생기고 50년대 중반이후에는 포도상 구균에 대한 효력이 상실되어 버렸다.

이러한 페니실린 내성 포도상 구균에 살균력을 지닌 새로운 항생제가 메치실린이었다.

MRSA는 메치실린이 임상에 사용된지 2년 뒤인 1961년 영국에서 최초로 보고되었고, 우리나라에서는 1980년도에 들어서면서 여러 병원에서 MRSA 발생을 보고하였다.

1980년도 이전에는 분리율의 추이를 확인할 수 없지만 1980년대에 들어가면서 전 세계적으로 크게 상승하였던 것으로 보고되고 있다.

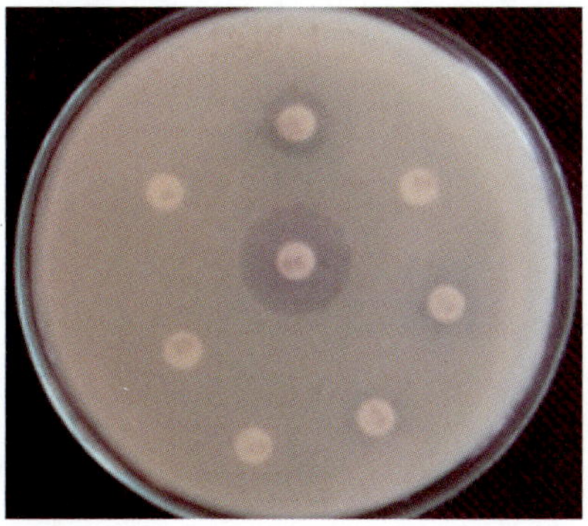

MRSA & MSSA

* Surround : MRSA, Center : MSSA

2. Methicillin의 내성은?

페니실린계 항균제나 Cepalosporin계 항생제는 β-lactam제로 통칭되고 있는데, 그것은 양자가 모두 이 계통의 약제고유의 β-lactam계의 작용점은 균세포벽 단백합성에 관여하는 뮤레인 가교효소(murein transpeptidase) 또는 페니실린 결합 단백(penicillin binding proteins, PBPs)이라 한다.

황색 포도상 구균(MSSA)은 4종류의 PBP를 가지며 균의 융벽합성효소는 PBP2 또는 PBP3이 관여한다고 생각되고 있다. MRSA의 PBPs는 MSSA의 4종류 PBPs 외에 하나의 PBP를 더 지니고 있는 데 이를 PBP2 또는 PBP2a라고 부른다.

MRSA의 여러 가지 항균제에 내성을 나타내고 있는 것은 PBP2 이외에 extrachromosomal gene 소위 Plasmid 지배의 내성이나 염색체성 내성이 가해져서 타계통의 항균제에도 내성을 나타내는 것이다.

이상과 같이 MRSA 성질은 mecA 유전자 산물인 PBP2에 의한 내성 획득이고, mecA는 mecI나 mecR의 조절을 받으므로 본래 PBP2는 유도형으로 만들어진다.

이론적인 MRSA의 검출은 mecA를 증명하는 것으로 PCR법에 의한 연구, 개발이 진행되고 있다. 현재 국내에서는 전체 염색체 유전자의 양상을 파악하는 방법으로 Schwarz와 Cantor가 처음으로 고안한 Pulsed-Field Gel Electrophoresis(PFGE)법이 사용되고 있다.

3. MRSA감염증의 문제점

Methicillin 내성 황색 포도상 구균(MRSA)은 항생제의 진보와 더불어 병원내에서 발현하여 상재균 중의 하나로 등록 되기에 이르렀다. 이 MRSA에 의한 감염예 중에는 MRSA를 단순히 분리할 수 있는 MRSA 분리예와 감염에 의해 중개된 MRSA감염 중증 사례가 있다. 전자는 증세가 발현되지 않았고, 후자는 장염, 폐렴, 패혈증에 의해 사망하기도 하였다. MRSA는 원내에서 감염을 일으키므로 의료과오로 오인되기 쉬워, 그 예방을 위해서 나라와 지역, 병원의 적극적인 대책이 필요하다.

환자, 보호자, 의료종사자 중에는 MRSA에 접촉되는 것에 의해 사망할 수 있다고 한다.

황색포도상 구균은 피부와 호흡기관 상재균으로 전이 된다.

현재 MRSA 등의 원내 감염균은 가까운 곳에서 점점 증가하고 있으므로 MRSA 감염증의 원인은 물론, 증상, 검사, 예방, 치료 방법도 반드시 확립되어 있어야 하며 의료종사자들도 정기적으로 검사를 해야 할 전문 임상병리사 및 감염관리 간호사제도 등의 체제를 갖추어 나가야만 한다고 생각한다.

4. 항균제감수성

*S. aureus*중에서 세포벽합성효소(PBP2')에 의해서 내성화되고 염색체상에 mecA유전자를 갖고 있는 특별한 균주를 MRSA라고 한다.

mecA유전자를 증명하는 것이 본래의 동정이다. 그러나 일반검사실에서 그것을 실시하는 것이 곤란하여 Oxacillin(≥4 μg/mL)이나 Cefoxitin(≥8 μg/mL)의 MIC치를 측정하여 MRSA로 판정하고 있다.

*S. aureus*의 세포벽합성에 관계하는 효소 Penicillin 결합단백(PBP2')을 생성하는 것에 의해 내성화되는 것도 있다. **염색체 상에 mecA라고 하는 내성유전자가 있고, β-lactam계 항생제에 내성을 띤다.**

비뇨감염증에 대하여 MRSA감염증 치료약은 Glycopeptide계 항생제(Vancomycin, Teicoplanin)을 선택한다. 현재 어디서나 Glycopeptide계 항생제 내성주는 거의 검출되지 않는다. Glycopeptide계 항생제에 의한 항생제요법에서는 약물혈중농도 monitoring (TDM)의 실시에 따라 투여설계를 최적화해야 한다.

5. 기타

Phage Typing을 통해서 *S. aureus*의 파아지 형을 25개 Type으로 세별하여 역학조사(감염병 발생근원지 조사)를 할 수 있다.

S.aureus 총정리

1. Gram + Cluster Cocci
2. Facultative anaerobic
3. **Cat: +, Oxi: −, OF: F**
4. 7.5% NaCl: R
5. **Mannitol & Trehalose: + → Novo(s) & Poly(R) Sensi Test**

종 감별용

6. Coaulase, DNase, Gelinase, Phosphatase: +

공통양성

7. Suc, Mal, VP, Urea

공통음성

Xylose, Cellobiose, Raffinose

8. Protein - A
9. Phage Typing
10. Satelliteic Phenomenon
11. ß-Lactamase → MRSA
12. PBP → Multiple Drug Resistant

2) *Staphylococcus epidermidis* (표피 포도구균)

(1) Disease

Coagulase 음성 포도구균의 일종이다. 인간의 피부에 상재한다. 피부질환 외에도 카테터 삽입환자의 균혈증, 수술 후 감염, 복막투석환자의 복막염 등을 유발시킨다. 1차 감염원인은 되고 있지 않지만 흉부외과 수술 후 문합 튜브나 배출튜브 등에 관련한 감염증의 원인이 된다.

(2) 형태 및 구조

[형태]

Gram 양성 구균으로 정구상의 불규칙적 포도상 배열을 하고 있으며, 직경은 약 0.5~1 μm이다.
편모, 아포, 협막 모두 없다.

[관찰의 point]

*Staphylococcus*는 대소부동이 되지 않고 **정원형으로 포도송이 모양, 괴상(모여진, 뭉쳐진)을 볼 수 있고 *Micrococcus*는 4개씩 배열된 구균으로** *Staphylococcus* 균속 보다 하나의 세균 세포 Cell size가 크다.
도말염색표본에서 *Staphylococcus* 균속의 종을 추정하는 것은 곤란하다.

*** Gram 양성구균 염색성의 비교감별**

Tests	*Micrococcus*	*Staphylococcus*	*Streptococcus*
Size(μm)	1.4(大)	**1.0(中)**	0.8(小)
Shape	Coccus	**Coccus**	Coccus
Arrangement	Tetrad	**Cluster**	Chain, Short, Pair

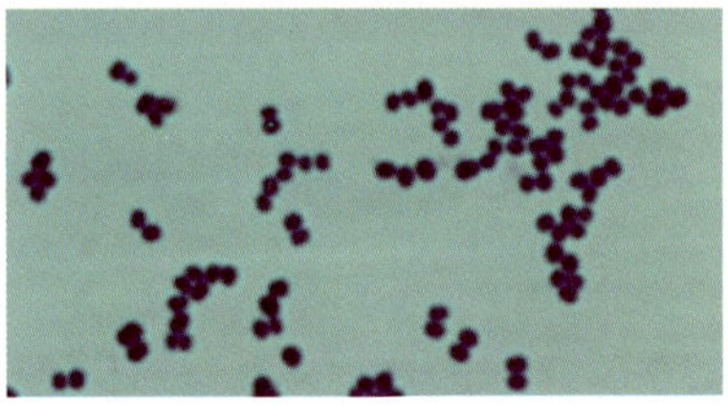

S.epidermidis: Gram Stain

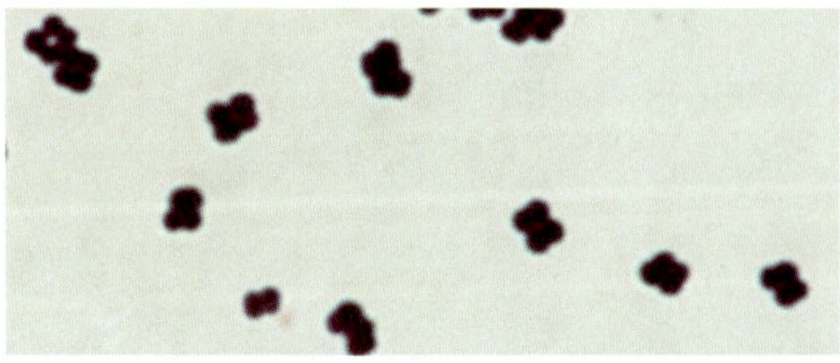

Micrococcus Spp: Gram Stain

(3) 배지, 배양 및 집락특성

[형태와 배양]

통성혐기성균에서 호기배양, 혐기배양, 탄산가스배양. 어느 조건에서도 양호하게 발육한다.

[관찰의 point]

면양혈액한천배지에서 양호하게 발육한다. 면양 혈액한천배지에서는 35~37℃, 24시간 배양으로서 **큰 것으로는 2 mm 정도이고 불투명하고 정원형의 집락(2~5 mm)을 형성한다**. 용혈은 확인되지 않는다.

MSA에서 회백색 집락(2 mm 내외)주변에 Mannitol을 분해 하지 않아, 산성의 분해산물이 생성이 된 것이 없기에 Phenol Red 지시제 반응이 없어서 황변 현상은 전혀 볼 수 없다.

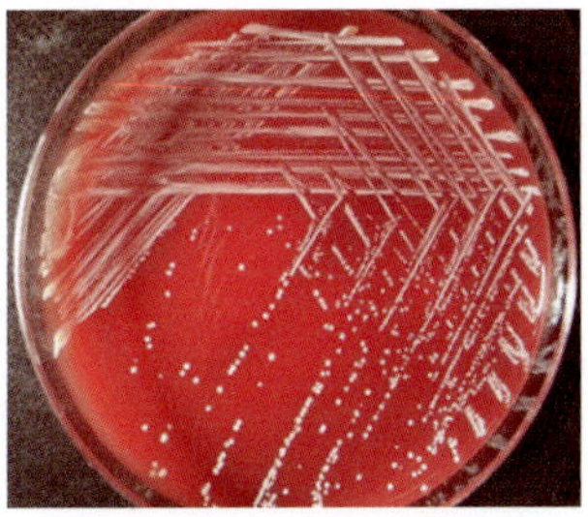
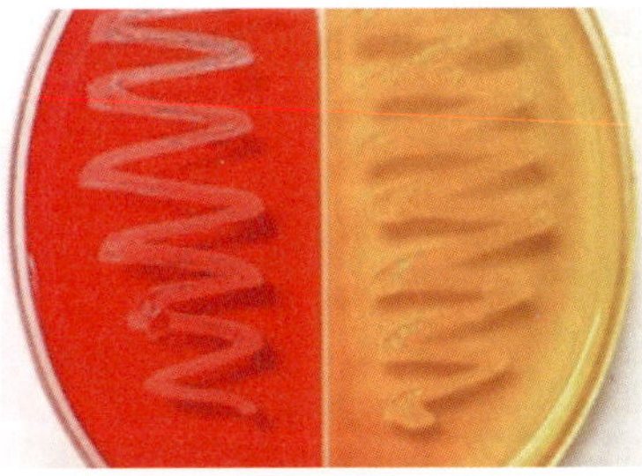

S. epidermidis Colony on BAP(Lt),
S. epidermidis MSA(Lt.) *S. aureus, S. saprophyticus* Colony on MSA(Rt)
* Lt = Left, Rt = Right

(4) 확인감별특성

균속 동정으로 Catalase는 양성이며, Oxidase는 음성이고 OF시험에서는 포도당을 발효한다.

균종 동정으로는 **Coagulase, DNase, Gelatinase, Phosphatase, Pot.tellurite, Mannitol이 음성이며,** Acetoin은 양성이고, Novobiocin에 감수성, Polymixin-B와 7.5% NaCl에 내성이다.

Sucrose, Maltose는 *S. aureus*와 동일하게 양성이며, Xylose는 *S. aureus*와 *S. epidermidis* 두 균주 모두 음성이다.

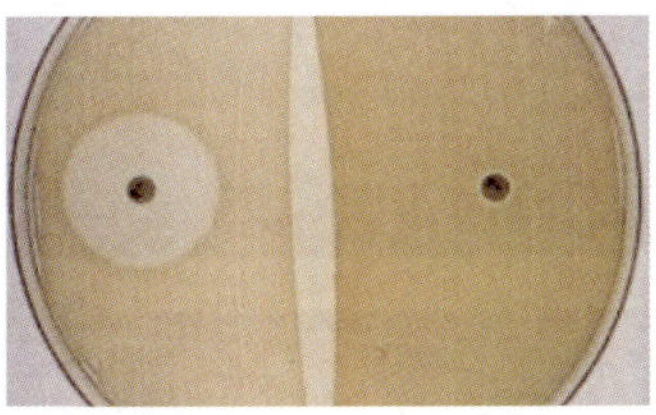

Novobiocin
(S : Lt)

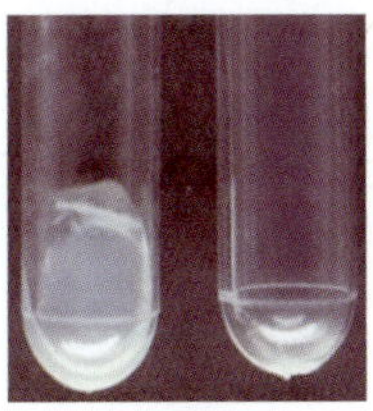

Coagulase
(Lt : Clot)

* S=Sensitivity, Lt=Left, Rt=Right

(5) 항균제감수성

β-lactam계 약에 감수성 균종이나 균주에 차이가 나며, 항생제 감수성 시험이 필요하다.

Methicillin 감수성 균주에는 Cephalothine 항생제를 선택 투여하고, Methicillin 내성주에는 Glycopeptide계 항생제 등을 선택하여 투여한다.

3) *Staphylococcus saprophyticus* (부생 포도구균)

(1) Disease

Coagulase 음성 포도구균 중 하나의 종이다. 인간의 피부에 상재하고 있다. 비뇨기계의 상피세포에 부착하는 특성을 갖고 있어서, 남성의 요**도염, 젊은 여성의 급성단순성 요로 감염 원인균으로 감염증 등을 많이 유발시키고 있다.**

(2) 형태 및 구조

[형태]

Gram 양성 구균으로, 직경은 약 1 μm로 병원성 양성 구균 중 큰 것의 기준이 된다.

[관찰의 point]

*Staphylococcus*는 대소부동이 되고, 정원형으로 포도송이 모양, 괴상(뭉쳐진)을 보여주며, *Streptococcus*는 장연쇄, 단연쇄 및 Pair배열을 하고 있으며, Size는 *Streptococcus* (0.8 μm)보다 *Staphylococcus*(1.0 μm*S*)가 다소 크다. 도말소견에서 보면은 *Staphylococcus*의 속의 종을 추정하는 것은 곤란하다.

* Gram 양성구균 염색성의 비교감별

Tests	*Microccus*	*Staphylococcus*	*Streptococcus*
Size(μm)	1.4(大)	**1.0(中)**	0.8(小)
Shape	Coccus	**Coccus**	Coccus
Arrangement	Tetrad	**Cluster**	Chain, Short, Pair

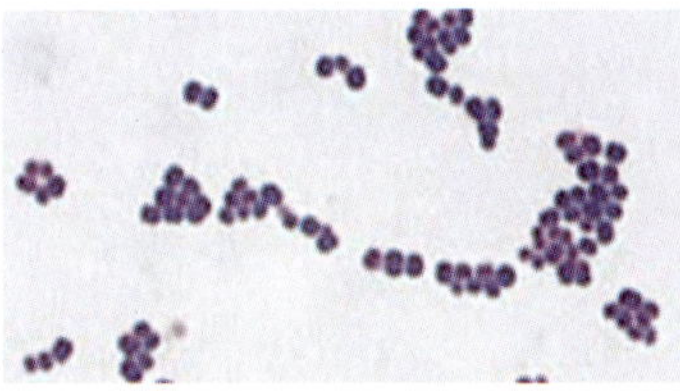
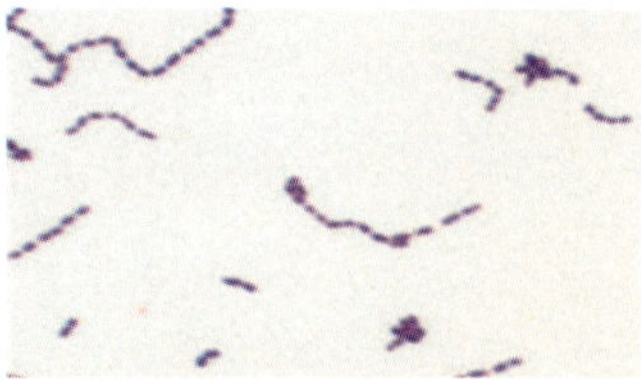

Gram Stain: ***Staphylococcus, Streptococcus*** Spp.

(3) 배지, 배양 및 집락특성

[형태와 배양]

통성혐기성균으로, 호기배양, 혐기배양, 탄산가스 배양의 어느 조건에서도 양호한 발육을 한다.

[관찰의 point]

면양 혈액한천 배지에서는 35~37℃, 24시간 배양을 해서 크기가 (2~5 mm)정도의 불투명, 정원의 집락으로 양호하게 발육을 하지만 용혈은 확인할 수 없다.

MSA배지에서 회백색 집락(2~3 mm)주변에 **Mannitol을 분해하여 황변**을 하는 동일한 공통 특성을 보인다.

***S. saprophyticus*와 *S. aureus*가 Mannitol 분해의 동일한 공통사항의, 이 황변을 하는 특성 때문에 황변을 하는 *S. saprophyticus*와 *S. aureus*와의 감별을 요한다.**

감별의 방법은 Novobiocin과 Polymixin-B의 추정 동정용 항생제 감수성 시험을 하여야 감별을 할 수 있다.

*S. saprophyticus*는 Novobiocin에 내성 Polymixin-B에 감수성이고 *S.aureus*는 Novobiocin에 감수성 Polymixin-B에 내성이다.

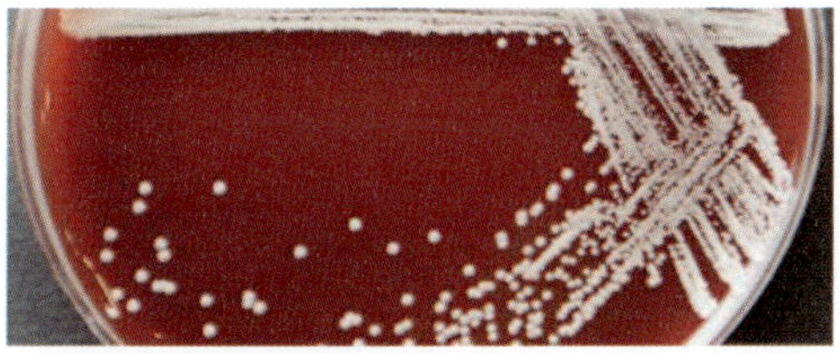

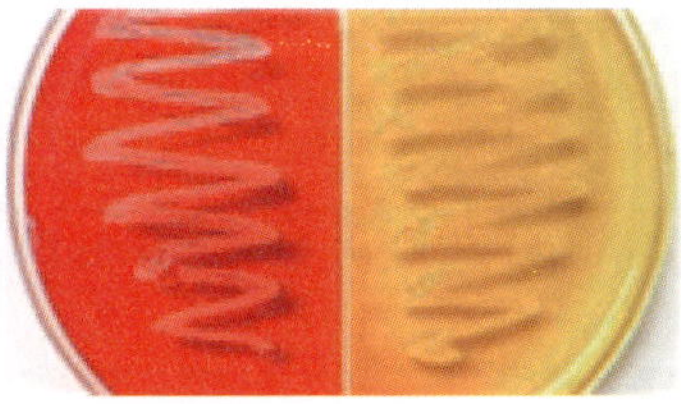

S.saprophyticus Colony on BAP (Non-Hemolysis)
S.epidermidis Colony on MSA (Lt.)
S.aureus & S.saprophyticus **Colony on MSA (RT)**

(4) 확인감별특성

균속 동정으로 Catalase는 양성이며, Oxidase는 음성이고 OF시험에서는 포도당을 발효한다.

균종 동정으로는 **Coagulase, DNase, Gelatinase, Phosphatase, Pot.tellurite은 음성**이지만 Acetoin은 양성이고, **Mannitol이 양성인 *S. aureus*와 동일한 공통의 결과를 보여주고** 있으며, 특히, *S. saprophyticus*는 Novobiocin (5 ug/mL)내성과, Polymixin-B에 감수성이지만, 반대결과를 보여주고 있는 이 두 결과로 *S. saprophyticus*와 *S. aureus* 의 이 두 균종감별의 기준을 찾을 수 있다.

Sucrose, Maltose는 *S. aureus*와 *S. saprophyticus*가 동일하게 양성이며, Xylose는 *S.aureus, S. epidermidis* 및 *S. saprophyticus* 세 두 균주 모두 음성이다.

* *S. aureus* & *S. saprophyticus*의 비교 감별특성

Tests	*S.aureus*	*S.saprophyticus*
Hemolysis	β	None
Mannitol	+	d
Trehalose	+	+
Novobiocin	S	R
Polymixin-B	R	S

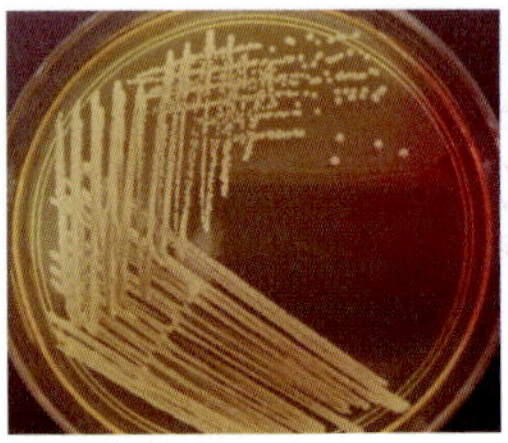

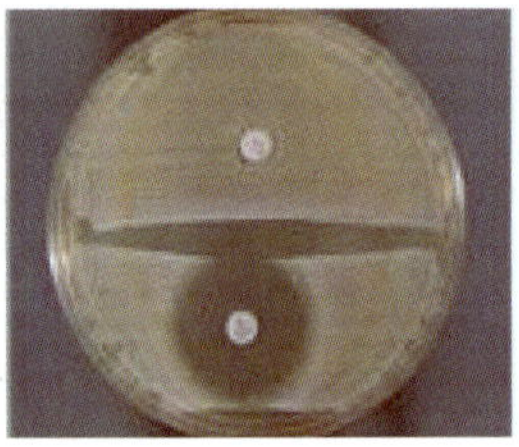

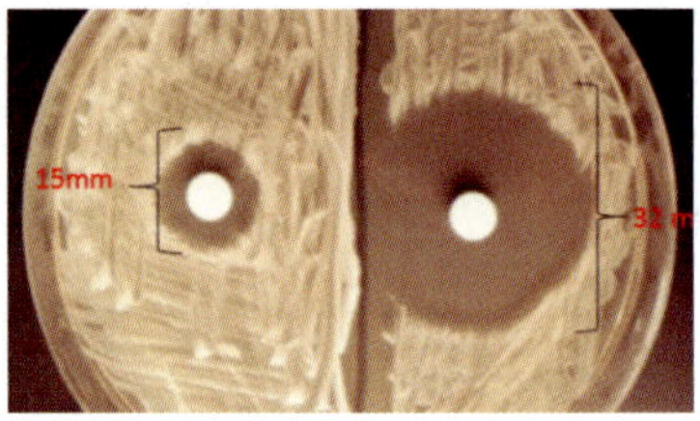

MSA:
Mannitol(+: Yellow)
S. aureus
S. saprophyticus

Novobiocin TEST
(위: Novo: R)
S. saprophyticus

Polymixin - B Test
Lt: R, Rt: S(*S.saprophyticus*)
S. saprophyticus

* 포도상 구균속 중 중요 균종의 확인감별 특성

Tests	*S. aureus*	*S. epidermidis*	*S. haemolyticus*	*S. saprophyticus*
Colony pigment	+	−	d	d
Staphylocoagulase	+	−	−	−
Clumping factor	+	−	−	−
Heat Stable Nuclease	+	−	−	−
Alkaline phosphatase	+	+	−	−
Pyrrolidonyl arylamidase	−	−	+	−
Ornithine decarboxylase	−	d	−	−
Urease	d	+	−	+
β-galactosidase	−	−	−	+
Acetoin production	+	+	+	+
Novobiocin	− (S)	− (S)	− (S)	+ (R)
Polymyxin B	+ (R)	+(R)	− (S)	− (S)
D-Mannitol	+	−	d	d
D-Trehalose	+	−	+	+
D-Mannose	+	+	-	-
D-Turanose	+	d	d	+
D-Xylose	−	−	−	−
D-Cellubiose	−	−	−	−
Maltose	+	+	+	+
Sucrose	+	+	+	+

(5) 항균제감수성

급성단순성 방광염 중에서 5~20%가 분리되고, 하계에 감염에 의심이 가는 여성으로부터 검출되어, 분리동정이 된다. *S. saprophyticus*의 Methicillin 내성율은 80% 이상으로 약 β-lactam계 항생제의 효과를 기대할 수 없는 보고가 있다.

이 때문에 본 균이 의심스러운 **요로감염증에 대해서는 Quinolone계 항생제나 ST (Sulfamethoxazole Trimethoprom)합제가 추천 권장될 수 있다**.

3. *Streptococcus*

* Classification

Family: *Streptococcaceae (Deinococcaceae)*

Genus: ***Streptococcus***, *Aerococcus*, *Gemella*, *Leuconostoc, Pediococcus*

Species: ***pyogenes, agalactiae, faecalis, faecium*** Viridans, ***pneumoniae***

1) *Streptococcus pyogenes*

(1) Disease

상기도와 피부에 상재하며 **피부감염, 급성 사구체신염, 류마티스열, 성홍열, 단독, 농가진, 관절염, 골수염, 수막염, 균혈증 등을 유발**시키며 소아에 인후 및 상기도 감염증(소아의 상기도: 7~19% 분리)도 유발시킨다.

(2) 형태 및 구조

[형태]

직경 0.6~1.1 mm의 정구상 또는 난형의 구균으로 되어있는 것으로 **연쇄상의 배열**을 한 Gram 양성 구균으로 되어있다.

편모, 아포, 협막 모두 없다.

[관찰의 point]

도말소견에서 보면은 *Streptococcus* 속으로 추정이 되는데도, 균종의 추정은 곤란하다.

* Gram 양성구균 염색성의 비교감별

Tests	*Microccus*	*Staphylococcus*	*Streptococcus*
Size(μm)	1.4(大)	**1.0(中)**	0.8(小)
Shape	Coccus	**Coccus**	Coccus
Arrangement	Tetrad	**Cluster**	Chain, Short, Pair

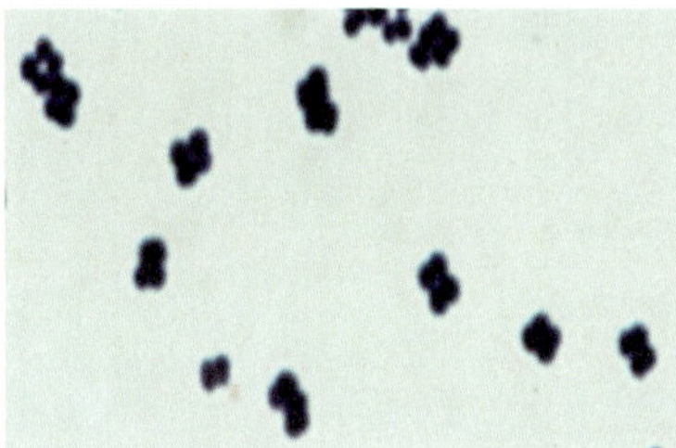

Micrococcus

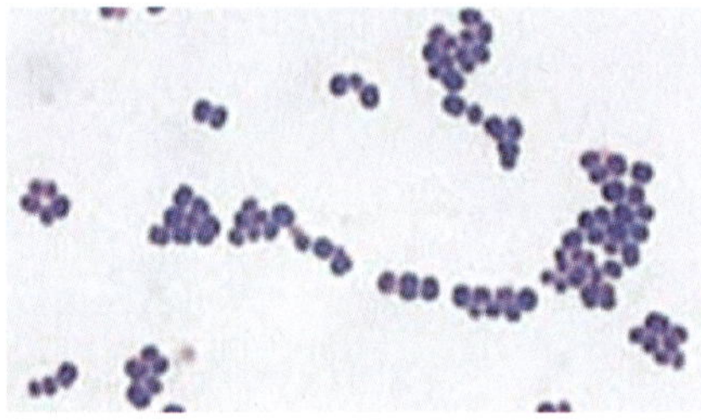

Staphylococcus

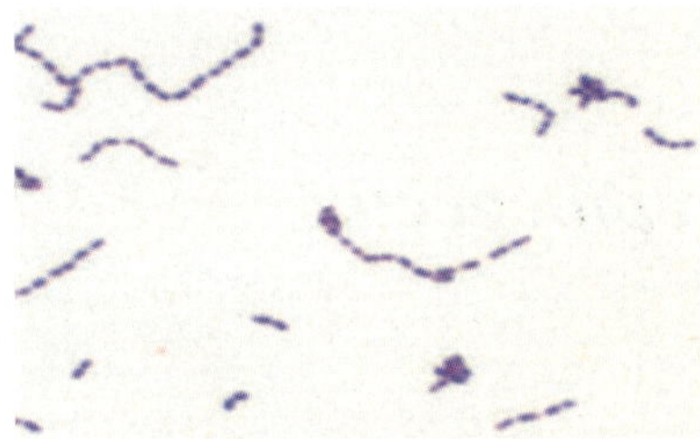

Streptococcus Spp

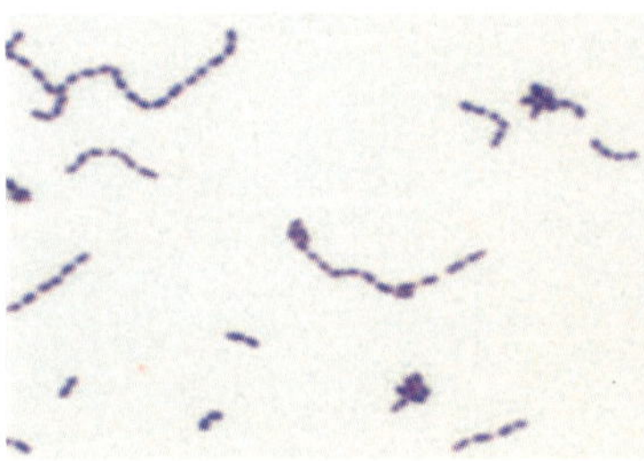

Gram Stain
G(+) Long Chain
Gr. A & B *Strepto.~*

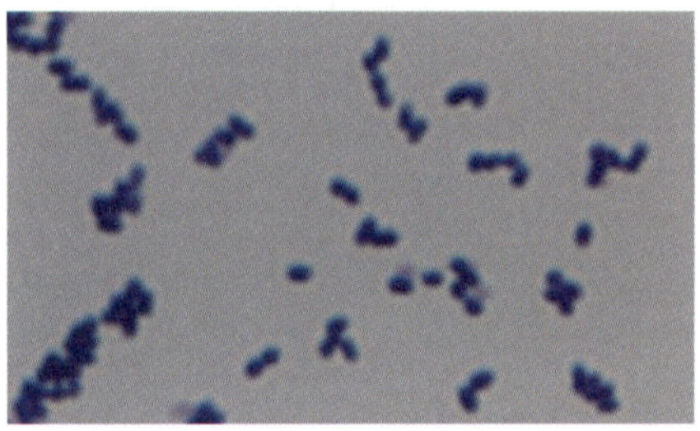

Gram Stain
Short Chain, Diplo, Single
Enterococcus

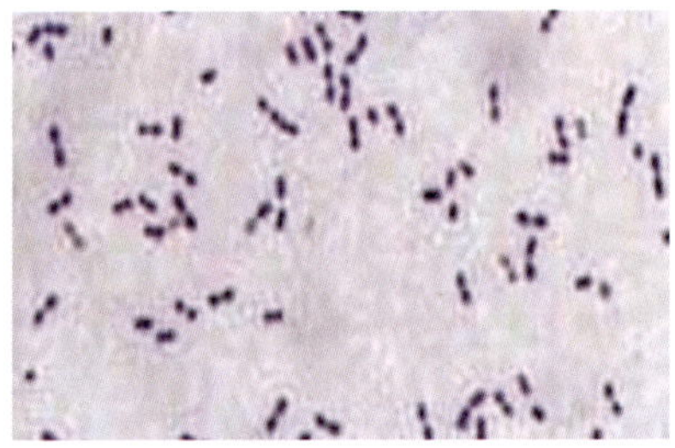

Gram Stain
Diplo(Pair)
S. pneumoniae

* *Streptococcus* 의 순서별 분리동정 과정

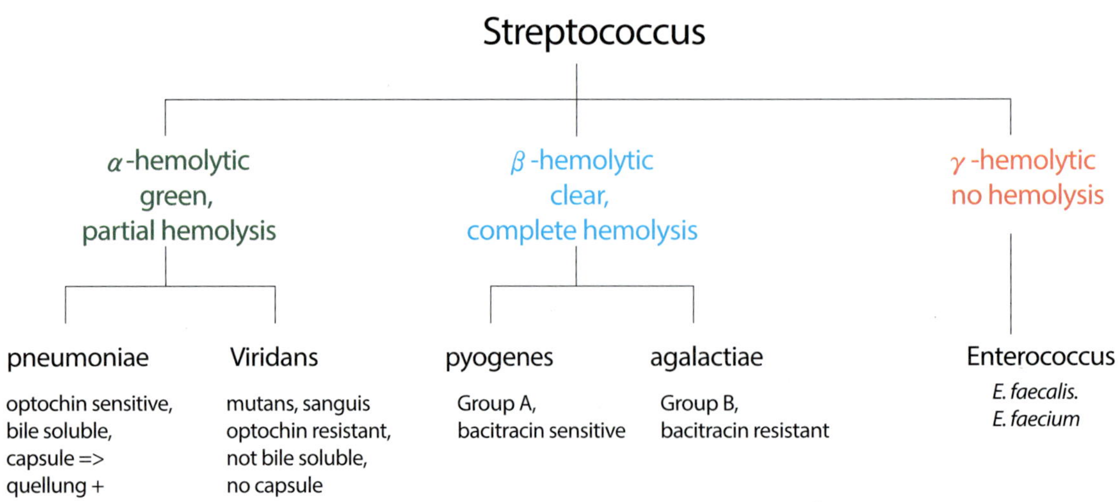

(3) 배지, 배양 및 집락특성

[형태와 배양]

*S. pyognes*는 β-용혈성 연쇄 구균 중에 하나이고, 발육지적온도는 37℃ 부근으로, 통성혐기성 배양을 한다. 산소호흡에 의한 energy 생산을 하지만, 혐기적 배양 쪽이 양호하게 발육 증식을 한다.

[관찰의 point]

면양 혈액한천 배지상에서는 35~37℃, 24시간 배양하여 보면, 편평하고 광택이 나고 비교적 큰 집락(1~2 mm)을 형성한다. 일반적으로, **집락의 주변은 투명하고, β-용혈성을 보이고 있으며,** 집락환이 작은 다른 β 용혈성 연쇄 구균의 완전용혈과는 명확하게 차이가 난다. 또 집락의 크기에 비해 용혈환이 작은(0.6~1.2 μm) *S. agalactiae*와 *L.monocytogenes* (0.4 mm~2 mm)는 Gram Stain, Catalase, Motility 등으로 감별을 해 주어야 한다.

* 좁은 용혈대 형성 균주의 비교 감별특성

Tests	*S.agalatiae*	*E.faecalis*	*L.monocytogenes*
Gram Stain	G+C, Long Chain	G+C, Single, Pair, Short Chain	G+Plump Bacilli,
Catalase	−	−	+
Oxidase	−	−	−
O-F	F	F	F
Mot	−	−	+ (Lophotrichate)

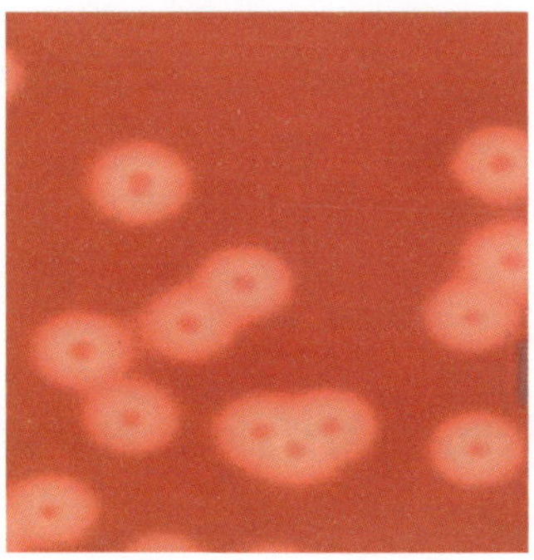

β-hemolysis (*S. pyognes*)

Catalase test (− : Rt)

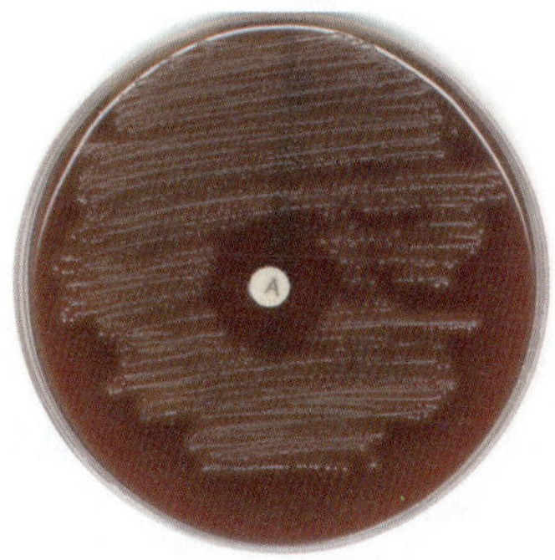

Bacitracin test(S)

(4) 확인감별특성

*S. pyognes*는 Lancefield 항원의 A군에 해당된다.

균속 동정으로 **Catalase, Oxidase는 음성이고 OF에서는 포도당을 발효한다.**

균종 동정으로는 **Bacitracin에 감수성이지만, SXT에는 내성이다.** PYR, Dick Test 양성, ASLO Test에서는 혈청을 125배로 희석한 Tube에서 항체가를 확인하는 것 등으로 확인할 수 있으며 그 외에 Phadebact Strepto Latex 응집시험법, API Strepto Kit, Vitek or Microscan 자동화 장비 등으로 동정을 하고 있다.

*** Gr. A & Gr. B *Streptococcus* 비교 감별특성**

Tests	Gr. A *Streptococcus*	Gr. B *Streptococcus*
Catalase	−	−
Hemolysis	β	β
Bacitracin	S	R
SXT	R	R

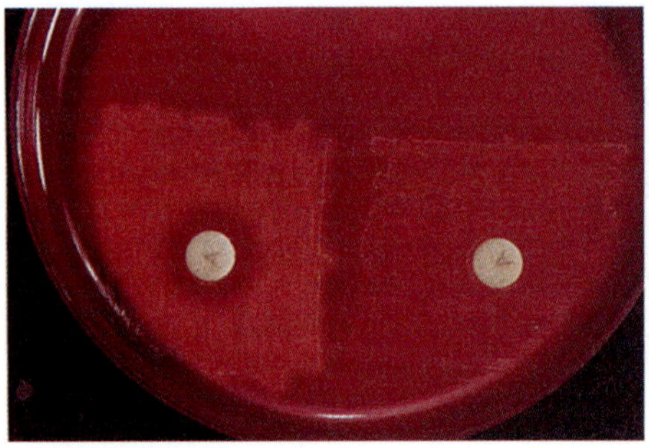

Bacitracin TEST
(Lt : S, Rt : R)
S. pyognes

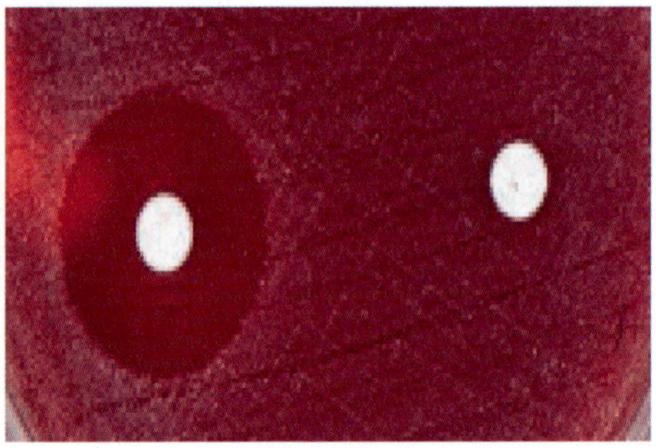

SXT Test
(Lt : S, Rt : R)

(5) 항균제감수성

Penicillin G 등의 Penicillin계 항생제에 감수성을 보이며 Eryhromycin이나 Tetracycline계 항생제에는 감수성이 낮다. Quinolone계 항생제에는 감수성이 있지만, 임상효과가 충분하게 얻을 수 없는 것도 있다.

2) *Streptococcus agalactiae*

(1) Disease

신생아나 소아에서는 수직감염에 의한 B군 용혈성 연쇄구균 감염증(30%)에 주의를 해야 한다. 또, 성인에서는 **요로감염증(10~30%), 폐렴(14%), 인두염(8%), 신우염, 감염성 심내막염, 수막염, 창감염증, 전립선염, 관절염, 골수염, 심낭염, 농상, 균혈증 등을 일으킬 수 있다.**

(2) 형태 및 구조

[형태]

직경 0.6~1.2 μm의 구형 또는 난형의 균으로, 장 연쇄상 배열의 Gram 양성 구균으로 되어있다.

[관찰의 point]

도말소견에서 보면은 *Streptococcus* 속으로 추정이 되는데도, 균종의 추정은 곤란하다.

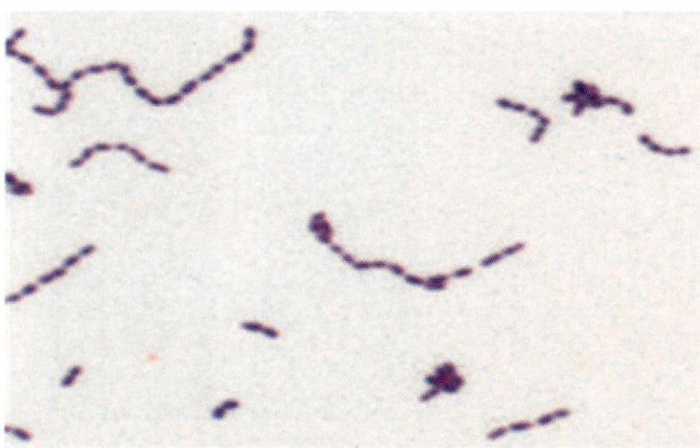

Streptococcus Gr. A & B Gram Stain

(3) 배지, 배양 및 집락특성

[형태와 배양]

*S.agalactiae*는 β-용혈성 연쇄 구균의 하나이고, 발육지적온도는 37℃ 부근으로, 통성혐기성 배양을 한다. 산소호흡에 의한 energy 생산을 하며, 혐기적 배양 쪽이 양호하게 발육 증식을 한다.

[관찰의 point]

면양 혈액한천 배지상에서는 35~37℃, 24시간 배양을 하여 보면, 편평하고 광택이 나고 비교적 큰 집락(1~2 mm)을 형성한다. 일반적으로, 집락의 주변은 불투명하고, 약한 용혈성을 보이고 있으며, 다른 β 용혈성 연쇄구균의 완전용혈과는 명확하게 차이가 난다.

또 집락의 크기에 비해 **용혈환이 적은 것이 특징이지만, 용혈환이 보이지 않는 균주도 존재하므로 주의해야 한다**. 장구균이나 *L. monocytogenes* 균과 유사성을 갖고 있다. 조명을 비추어 보면, 용혈환을 확인할 수 있는 것은 Gram Stain, Catalase, Motility등으로 감별을 해 주어야 한다.

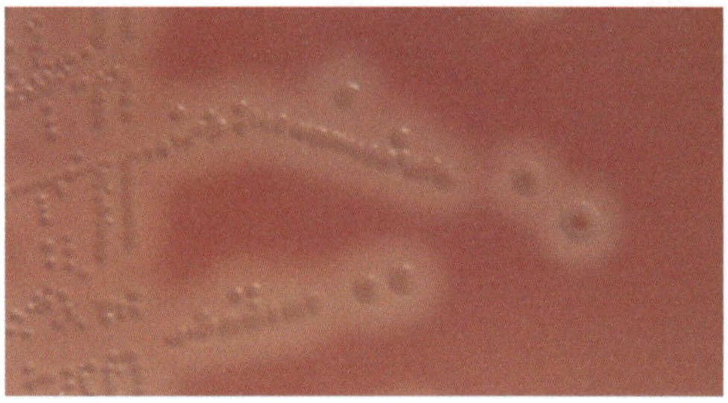

S.agalactiae Colony on BAP(β-Hemo)

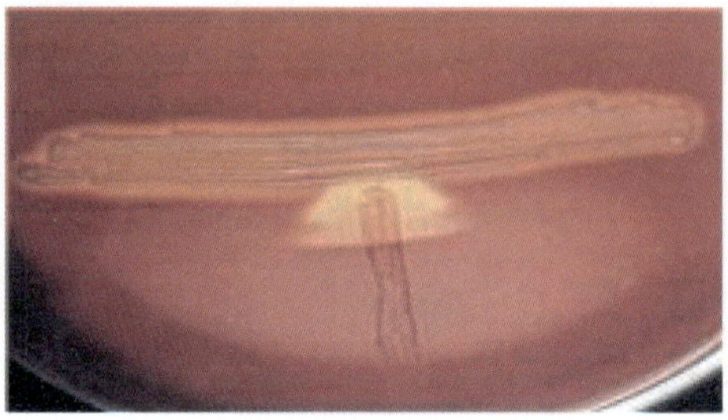

CAMP TEST(+)

(4) 확인감별특성

*S. agalactiae*는 Lancefield 항원의 B군에 해당된다.

균속 동정으로 Catalase, Oxidase는 음성이고 OF에서는 포도당을 발효한다.

균종 동정으로는 Bacitracin과 SXT 둘다 모두 내성이다.

CAMP, VP, Sod. hippurate가수분해시험 양성 등으로 확인할 수 있다.

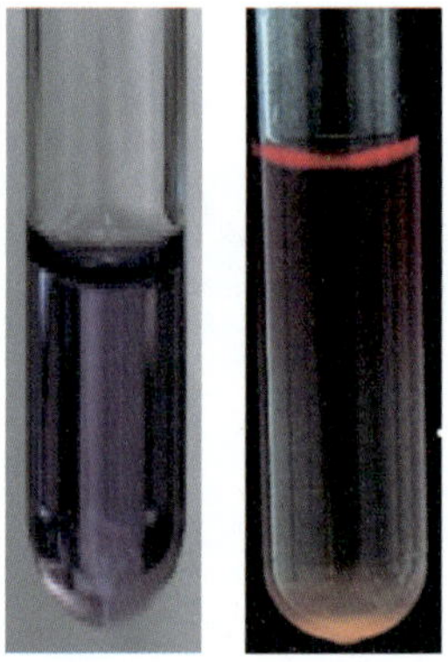

S. agalactiae: Hippurate(+Lt) & VP(+Rt)

(5) 항균제감수성

Penicillin G, Cephalosporin, Ampicillin 등의 Penicillin계 항생제가 제1선택제가 된다. Penicillin계 항생제는 고용량으로 투여하고, 중증례 등에서 Clindamycin을 병용 투여하는 경우가 있다. Penicillin계 항생제가 사용되지 않는 증례에서는 Glycopeptide계 항생제를 선택하지 않는 것이 일반적이다.

Cephalosphorin계 약도 유효한 것이지만, 감염성이나 살균성은 Penicillin계 항생제에 비해서 어지간히 약효가 떨어진다.

Erythromycin이나 Tetracycline계 항생제에는 감수성이 낮다. Quinolone계 항생제에는 감수성이 있지만, 임상 효과가 충분하게 얻을 수 없는 것도 있다.

3) *Enterococcus faecalis* (장구균)

(1) Disease

건강인의 장내에 상재하고 있고, 때로는 **요로감염증, 아급성 심낭염, 창상 및 피부조직감염증, 혈류감염증, 골반염, 신생아패혈증 등의 원인균이 된다.** *Enterococcus* 균속에는 균종이 포함되어 있지만, 인간에 감염은 압도적으로 *E. feacalis*가 많다.

Vancomycin 내성 외에 Penicillin, Cephalosporin 등의 내성이 문제가 되고 있다.

(2) 형태 및 구조

[형태]

직경 0.5~1.0 μm의 Gram 양성, 주로 **Short Chain이지만, Pair와 Single Type의 배열을 하지만, Gr. A & B *Streptococcus*는 Long Chain 배열을 하는 차이 나는 특징의 기준을 큰 줄기로 잡아서 비교 감별을 해나갈 수 있다.**

[관찰의 point]

약간 타원형으로 4~8 연쇄 또는 쌍구균으로 관찰할 수 있는 것이 많다.

* *Streptococcus* 등의 염색성의 비교감별

Tests	*Enterococcus*	Gr. A & B *Strepto.~*
Shape	Oval	Round
Arrangement	Single, Pair, Short Chain	Long Chain
Size(μm)	0.8~1.0	0.6~0.8

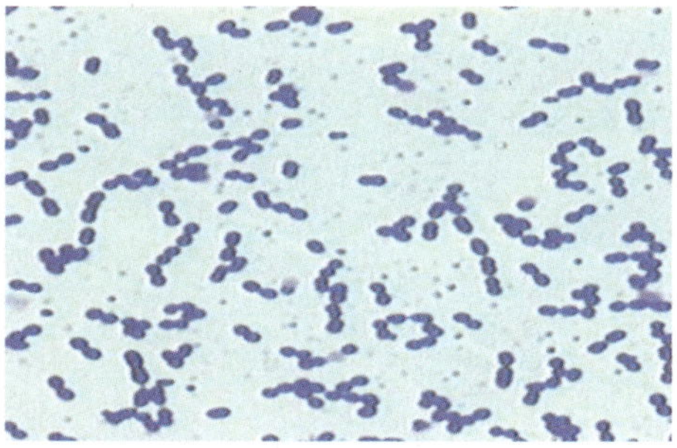

E.faecalis: Gram Stain

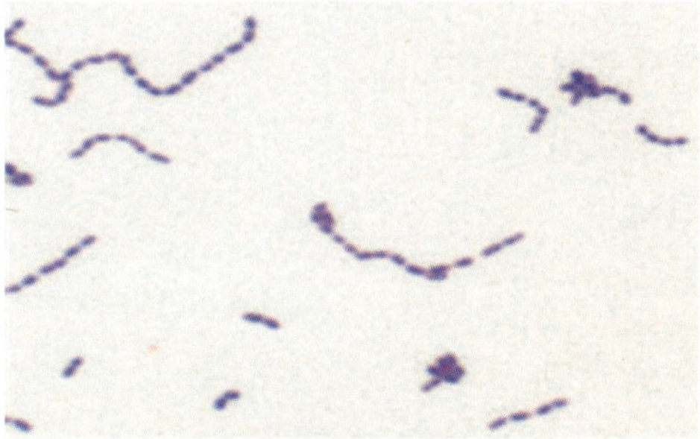

Gr. A & B *Streptococcus*

(3) 배지, 배양 및 집락특성

[형태와 배양]

통성혐기성균으로, 호기배양, 혐기배양, 탄산가스 배양의 어느 조건에도 양호하게 발육을 한다.

* *E. faecalis* Colony on BAP (β, α, ɣ Hemolytic Colony 비교감별)

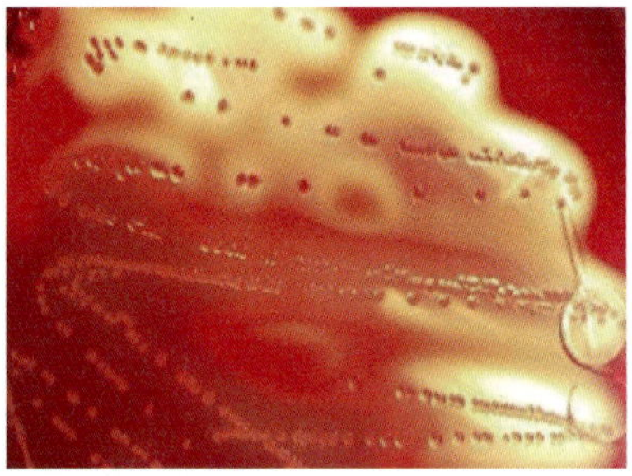

Colony on BAP
β-Hemolytic Colony

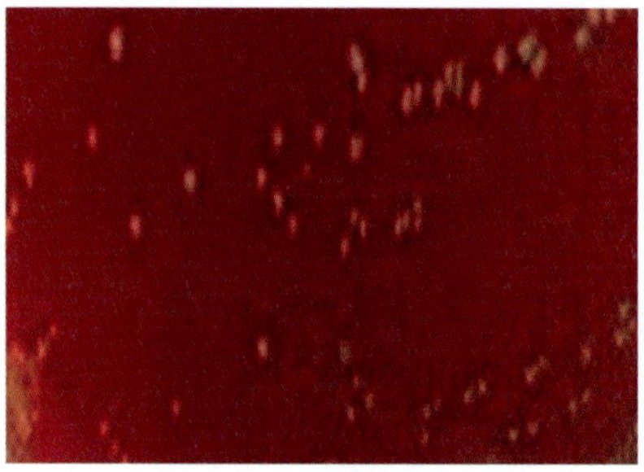

Colony on BAP
α-Hemo.~ Colony

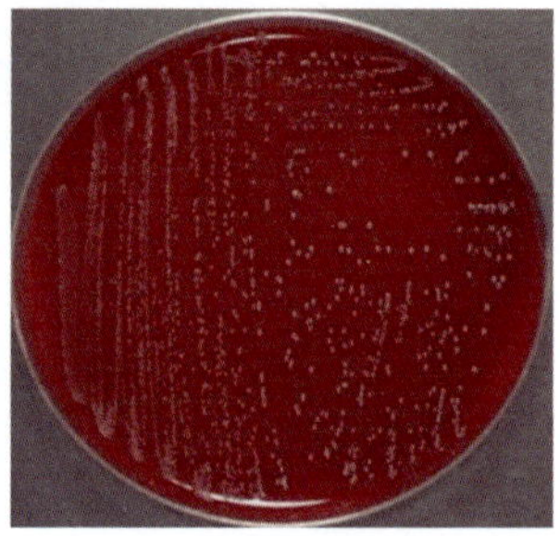

Colony on BAP
ɣ-Hemo.~ Colony

[관찰의 point]

면양 혈액한천배지에서 35~37℃, 24시간 배양하며, 크기가 **1~2 mm 정도의 회백색 반투명, 편평, 정원형 집락을 형성한다. 일반적으로 집락 주변에 β 용혈이지만, 용혈대가 좁아서 용혈환이 확인되지 않는 경우가 있을 정도로 용혈환이 좁다.** 작은집락 및 좁은 용혈성은 *Streptococcus agalactiae, Listeria monocytogenes*와 유사성이 있어서 감별할 필요가 있다. 용혈환만으로는 균종 감별에 기준을 잡기 어렵기 때문에 그 용혈대를 확인하는 것 외에 Gram Stain, Catalase, Motility 등으로 감별을 해 주어야 한다.

양성세균 중 장구균은

1) 6.5% Nacl첨가 액체배지에서 증식을 하고,

2) 10~40% 담즙첨가 배지에서 발육을 하며,

3) Bile Esculin을 가수분해 한다.

4) 42℃에서도 발육이 가능한 특성을 갖고 있다.

5) SF Broth에서 증식 및 배양 후 황변.

6) 여러 가지 항생제(Vanco, Pc, Cepha)에 내성을 띤다.

(4) 확인감별특성

균속 동정으로 Catalase, Oxidase는 음성이고 OF에서는 포도당을 발효한다.

균종 동정으로는 *E. faecalis*는 *Enterococcus* 속의 속한 균종 중 유일하게 **Pot. tellurite을 환원해서 흑색~흑갈색 집락을 형성하고, Pyruvate를 분해한다.**

Arginine 가수분해성이 있다. 담즙 Esculine배지에서 발육하고, PYR 양성이다. Esculin을 가수분해하여 Esculetin의 분해산물을 생성한 것이 Ferric Ammonium Citrate지시제와 반응을 하여 흑색을 띤다.

그 외에도 SF배지에서 황색을 확인할 수 있고, Lactose, Mannitol, Sorbitol 분해능이 양성이다.

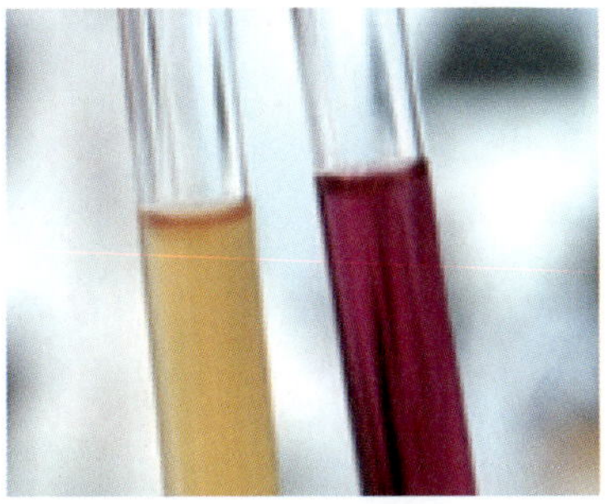

SF (+: Lt)

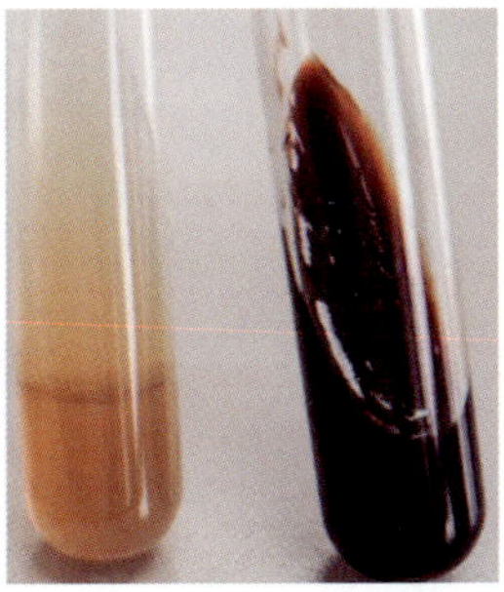

Esculin(+: Rt)

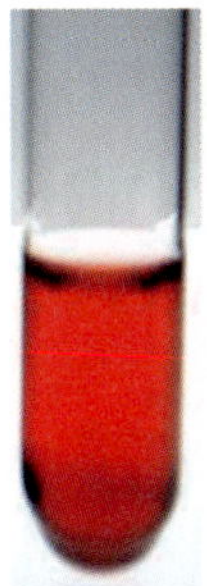

PYR(+)

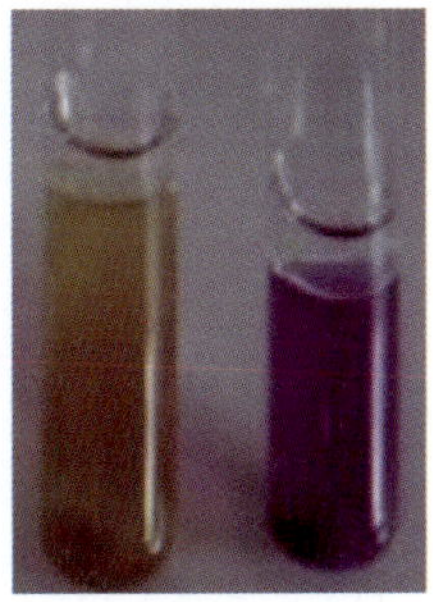

Arginine(+Rt)

* SF = *Streptococcus Faecalis* Broth

* D군과 *Enterococcus*의 확인감별특성

Strains	Hemolysis	6.5% NaCl	40% Bile	10℃ Growth
E.faecalis	α, β, γ	+	+	+
E.faecium	α,γ	+	+	+
S.bovis	γ	−	+	−
S.equius	α	−	+	−

* *Streptococcus* 와 관련 균주들의 확인감별 특성

Tests	*S. pyogenes*	*S. agalactiae*	*Other β-haemo-lyticus*	*Entero-coccus*	*Gr. D strepto-cocci*	*S. pneumo-niae*	*Viridans strepto-cocci*	*Aero-coccus*	*Pedio-coccus*	*Leucono-stoc*
Hemolysis type	β	β	β	α, β, none	α, none	α	α, none	α, none	α, none	α, none
Susceptibility to Vancomycin	S	S	S	S(R)	S	S	S	S	R	R
Bacitracin	S	R++	R++	R	R	S	R++	S		
SXT	R	R	S	R	V	S	S			
Optochin	R	R	R	R	R	S	R			
Hydrolysis of Hippurate	−	+	−	−++	−	−	−++	+	+	
PYR	+	−	−	+	−	−	−	+	−	−
CAMP	−	+	−	−	−	−	−	−	−	
Leucine Aminopeptidase	+	+	+	+	+	+	+	−	+	−
Bile esculin	−	−	−	+	+	−	−++	V	+	V
Growth in 6.5% NaCl	−	−	−	+	−	−	−	+	V	V

[동정의 point]

*E.faecalis*는 *Enterococcus* 속의 병원성이 높은 균종으로 Pot. tellurite 및 Pyruvate 양성인 특징이 음성인 *E. faecium*과 비교감별 특성 기준이 된다.

* *E. faecalis* & *E. faecium* 의 비교감별특성

Tests	*E. faecalis*	*E. faecium*
BEA	+	+
SF	+	+
PYR	+	+
6.5% NAcl	+	+
Mannitol	+	+
Arginine	+	+
Pot.tellurite	**+**	**−**
Pyruvate	**+**	**−**
Sorbitol	**+**	**−**
Arabinose	**−**	**+**
Raffinose	**−**	**+**

특징적인 Test

검출빈도는 *E. faecalis*가 70~80%를 점하고 있으며, 다음으로는 *E. faecium, E. avium*이 분리될 수 있다. 형태적으로 아주 닮은 *S. agalactiae*와 차이가 나고, Esculin 가수분해를 하여 담즙 Esculin 배지를 흑색화 시킨다.

Vancomycin 내성 장구균(VRE) 감염증은 CLSI의 기준과는 차이가 나고, **Vancomycin에 대한 MIC 치가 6 μg/mL 이상의 경우는 VRE라고 하며, 보건소에 신고가 필요시 되고 있다.**

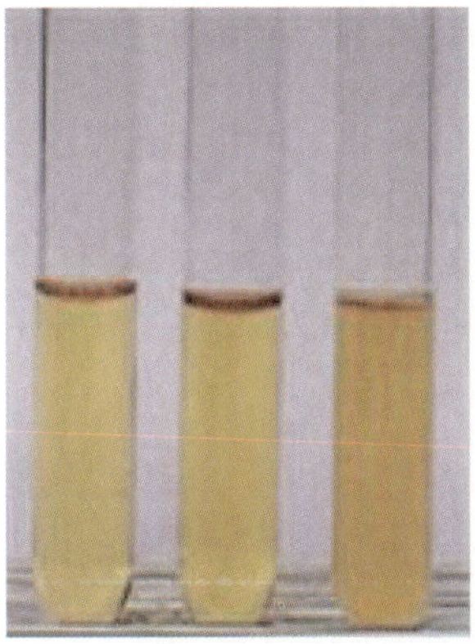

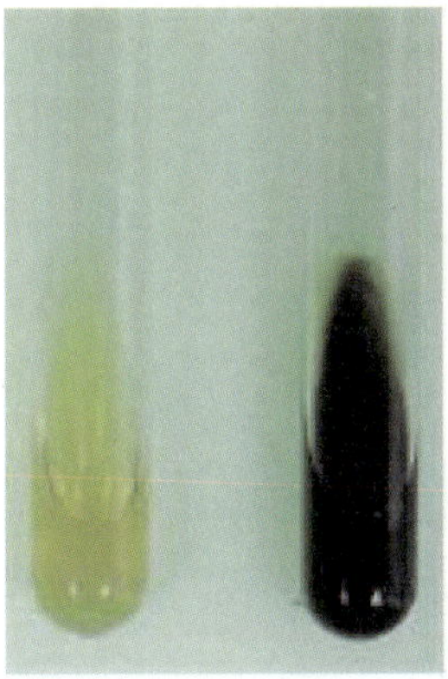

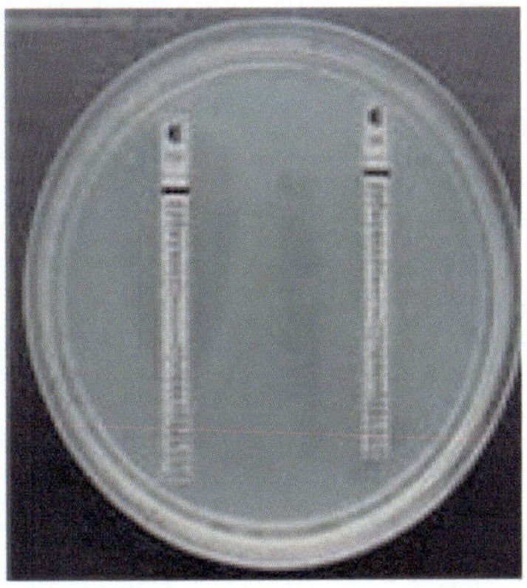

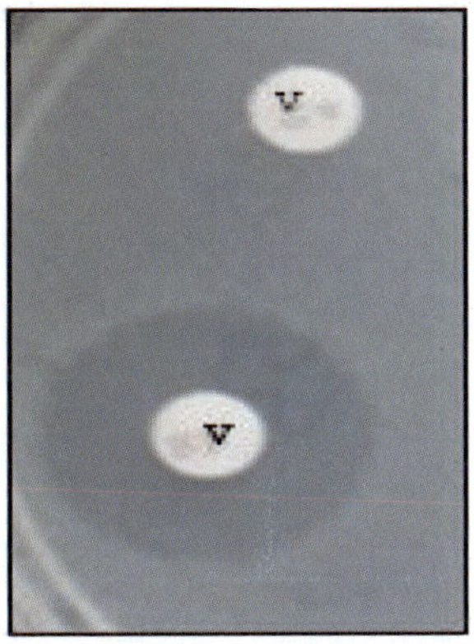

6.5% Nacl Tolerance(Con) (− : NG) **Esculin**(+: Rt), (VRE: Rt) **VRE** : upper

***Rt**: Right, **Con**: Control, **NG**: No Growth, **G**: Growth, **Lt**: Left

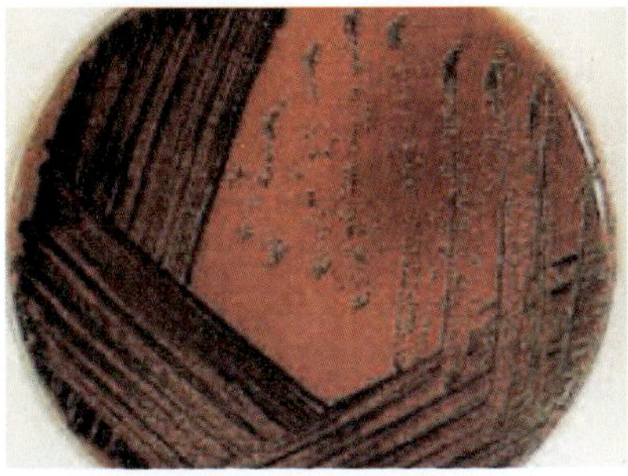

Pot.tellurite Reduction Test
(+ : Black : *E. faecalis*)
(− : *E. faecium*)

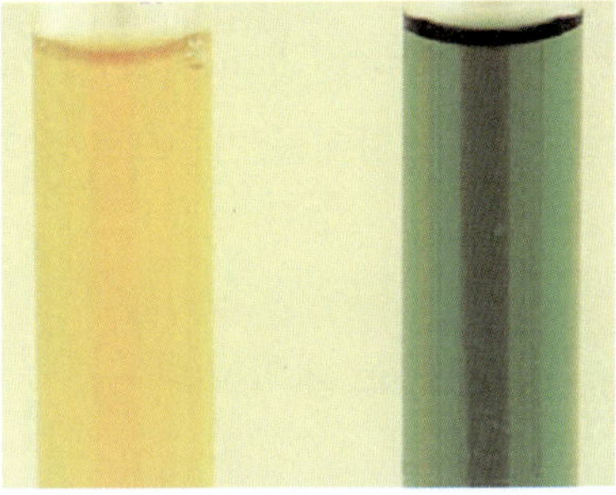

Pyruvate Test
(+ : Yellow : *E. faecalis*)
(− : *E. faecium*)

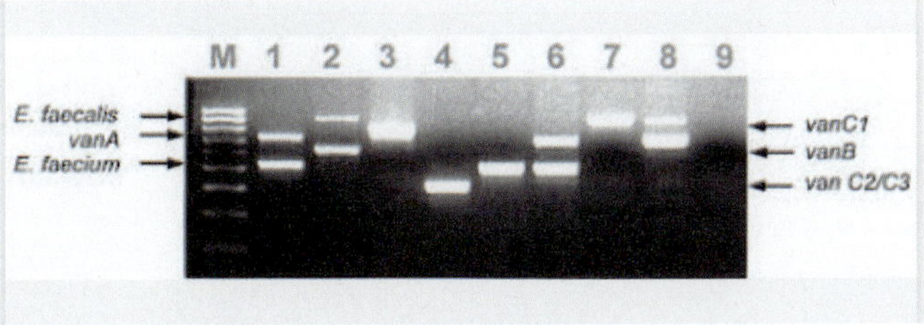

***Enterococcus* PCR** (*E. faecalis, E. faecium*)

(5) 항균제감수성

Penicillin계 항생제의 Ampicillin(고용량) 등이 제1 선택 항균제가 된다.

Glycopeptide계 항생제에 의한 치료효과도 기대되지만, 내성주(VRE)가 확인될 수 있는 것에 주의가 필요하다. 감염성심내막염에서는 Gentamycin과의 병용 요법을 쓴다. 더 한층, Cephem계 항생제에 대해서는 자연내성이 있다.

VRE감염증의 치료에서는 Linezolid, Quinupristin/ Dalfopristin, Dalfomycin의 효과가 기대되고 있다.

4) *Enterococcus faecium* (장구균)

(1) Disease

건강인의 장내에 상재하고, 역감염성자(Compromised host)한테 감염증이 유발되는 경우가 있다. **만성요도감염증, 아급성 심내막염, 창상감염복강내 감염증, 균혈증 등을 유발한다.** *Enterococcus*속 균(2007년)에는 38균종이 포함되어 있지만, 임상재료에서 분리예는 *E. faecalis* 다음으로 많다. Vancomycin내성이 문제가 되고 있다.

(2) 형태 및 구조

[형태]

*E. faecium*은 직경 0.5~1 μm의 Gram 양성 주로 Short Chain이지만, Pair, Single Type도 있지만,
*S. pneumoniae*는 주로 Pair form으로 배열 되는 그 차이를 기준으로 잡아서, 비교감별을 해 나갈 수 있다.

[관찰의 point]

약간 타원형으로, 단연쇄의 Gram 양성 소구균(0.8 μm 내외)이다.

*** *E.faecium* & *S. pneumoniae* 염색성의 비교감별**

Tests	*S.faecium*	*S.pneumoniae*
Shape	Oval	Lancet form
Arrangement	Single, Pair, Short Chain	Pair
Size(μm)	0.6~1.0	0.8

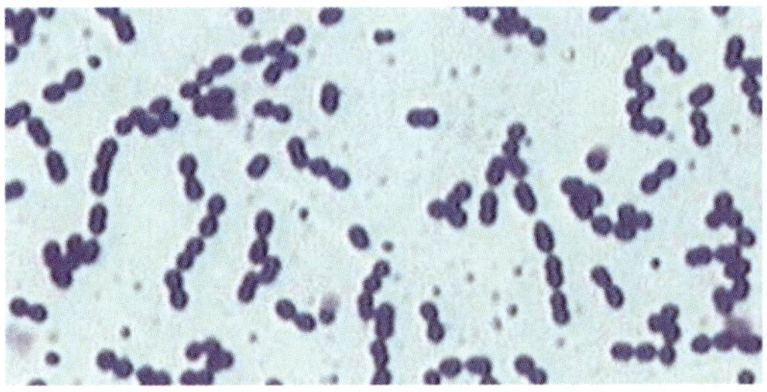

Gram Stain: *E.faecium*

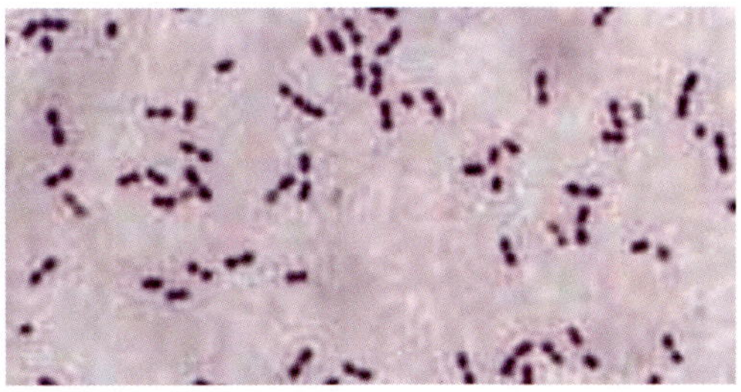

S.pneumoniae

(3) 배지, 배양 및 집락특성

[형태와 배양]

통성혐기성 균으로서 호기배양, 혐기배양, 탄산가스배양 어느 조건에서도 양호하게 발육한다.

[관찰의 point]

면양 혈액한천배지에서 35~37℃, 24시간 배양을 하면 크기가 **1~2 mm 정도의 회백색 반투명, 편평, 정원형 집락을 형성한다.**

일반적인 집락의 주변에 α-용혈환을 확인할 수 있다.

6.5% Nacl첨가 액체배지에서 발육, 40% 담즙첨가 배지에서 발육을 하며 42℃에서도 발육이 가능한 특성을 갖고 있다.

혈액한천배지에서 집락은 *Streptococcus agalactiae*나 *Listeria monocytogenes*가 두균이 유사하지만, 본 균은 빈약한 α-용혈성 및 작은 집락이 감별점이다.

* 유사한 좁은 용혈대 균주의 비교 감별특성

Tests	*S.agalactiae*	*E.faecium*	*L.monocytogenes*
Gram Stain	G+C, Long Chain Cocci	G+C, Short Chain Cocci	G+Plump Bacilli
Catalase	−	−	+
Hemolysis	β	α, γ	β

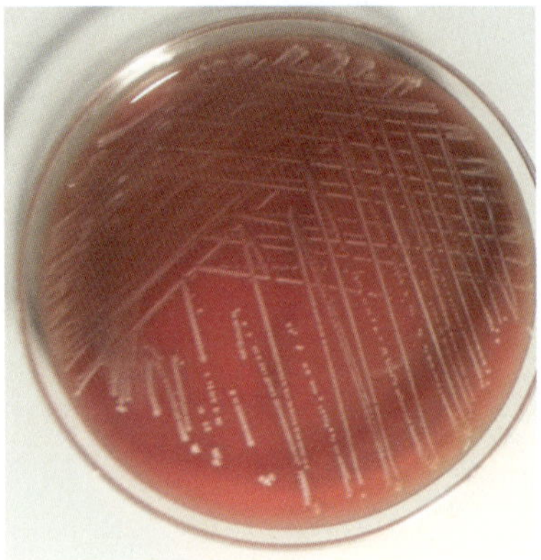

E. faecium Colony on BAP

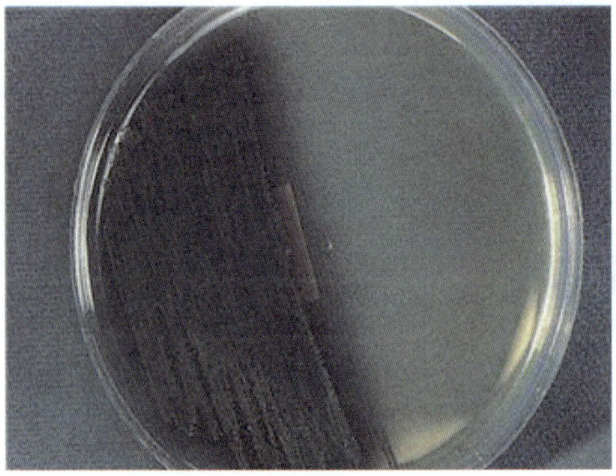

Bile Esculin Test (Lt: 양성, RT: 음성)

(4) 확인감별특성

균속 동정으로 Catalase, Oxidase는 음성이고 OF에서는 포도당을 발효한다.

균종 동정으로는 **Esculin을 가수분해 하는 것 중** *E. faecium***은 Arginine, Lactose, Mannitol이 양성이며,** *E. faecalis*와 동일한 공통성상이지만 Sorbitol에 경우 *E. faecalis*는 양성이지만 *E. faecium*은 음성이고, Arabinose와 Raffinose에 경우 *E. faecalis*는 음성이지만 *E. faecium*은 양성으로 차이나는 감별기준의 특성을 살펴 볼 수 있다.

[동정의 point]

두 균주가 SF배지에서 황색을 띠는 것은 동일한 공통 성상이지만, *E. faecalis*는 *Enterococcus* 속의 속한 균종 중 유일하게 Pot. tellurite을 환원하고 *E. faecium*은 **Pot. tellurite을 환원하지 않는 차이가 있는 것도, 아주 특징적인 감별 기준**이 된다.

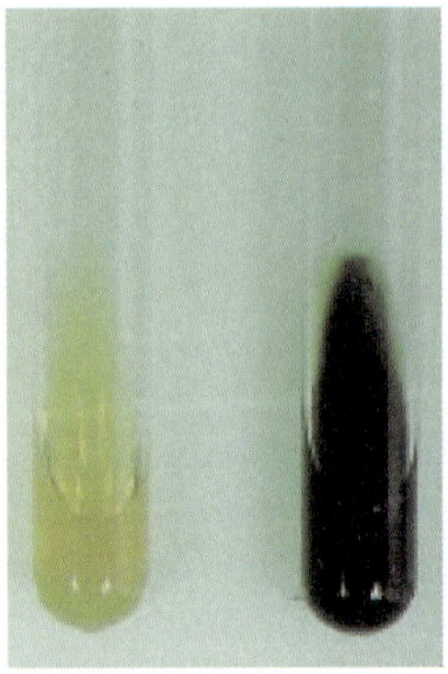

Esculin (Rt: +)

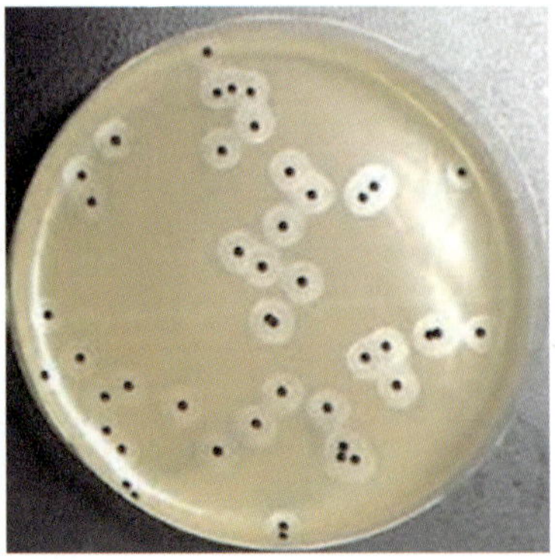

Pot.tellurite(+: Black)

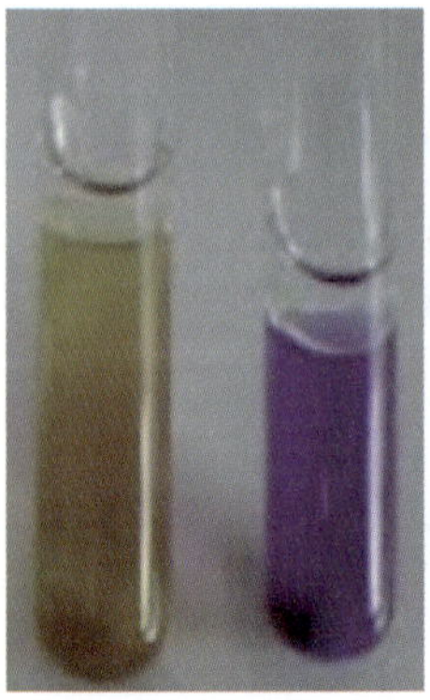

Arginine(Rt: +)

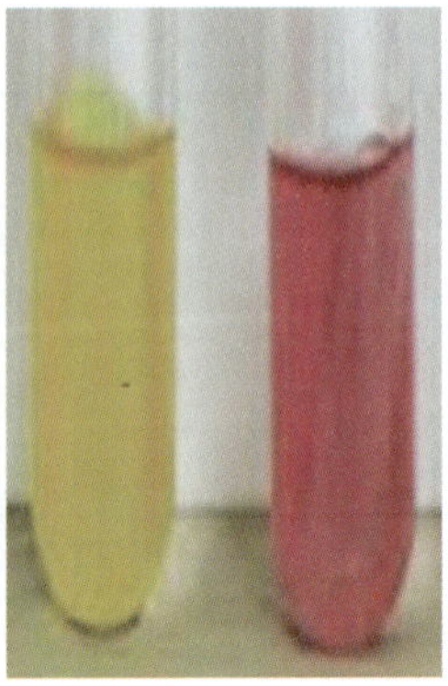

Mannitol(Lt: +)

Vancomycin내성 장구균(VRE)의 분리

*Enterococcus*속 균 중에서, 특히 *E. faecalis* 및 *E. faecium*에서는, Vancomycin 내성에 주의를 요해야 한다. 그 분리에는 VRE선택 배지가 시판되고 있는 것의 성능을 이해하고 사용한다면 편리하다. Vancomycin 첨가 Enterococo Seru 한천 배지에서 발육하는 *Enterococcus*속 균은, Esculine 가수분해 선택배지에서는, *Leucono*속 균, *Lactobacillus*속 균, *Pediococcus*속 균 등도 발육하는 경우가 있는 것에 주의를 요한다.

Vancomycin에 대한 MIC치가 6 μg/mL 이상의 경우는 VRE라고 하며, 보건소에 신고가 필요시되고 있다.

VRE의 판정

VRE는 Vancomycin 내성 유전자(Van A, van B, Van C)를 보유하고 있는 장구균에 있다. 정확한 VRE의 판정은 PCR 법으로 유전자형의 결정을 하고 있지만, 큰 감별시에는 Vancomycin(VCM) 및 Teicoplanin(TEIC)을 이용한 미량 액체 희석법으로 MIC치를 측정하여 판정한다.

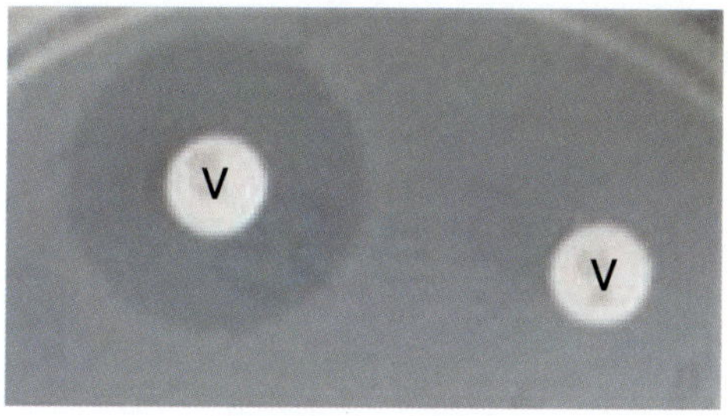

VRE: Rt, VSE: Lt

(5) 항균제감수성

Cephem계 항생제에 자연내성이 있다. *E. faecalis*와 다른 **Penicillin계 항생제에 내성을 보이며, Imipenem에도 내성균주가 많다.** Glycopeptide계 항생제가 제1선택 항생제라고 하지만, 내성균주(VRE)를 확인할 수 있는 것에 주의가 필요하다. VRE감염증의 치료에서는, Linezolid, Qinupristin/Dalfopristin, Dalfomycin의 효과가 기대된다.

5) *Streptococcus pneumoniae* (폐렴구균)

(1) Disease

인간의 구강내 · 상기도에 상재하고, 건강성인의 30~70%가 보유하고 있다. 주로 **폐렴, 중이염, 수막염, 유방염, 안결막염 등을 일으킨다.** 본 균은, 복수, 요, 질분비물, 창상분비물 등에서도 분비된다. 유아중이염의 3대원인균(*S. pneumoniae, Haemophilus influenzae, Moraxella catarrhalis*)의 하나가 있고, 특히 페니실린계 항생제 및 Cephem계 항생제에 내성을 갖는 *S. pneumoniae*에 의한 중이염은 난치성이 있어서 주의가 필요하다.

(2) 형태 및 구조

[형태]

직경 0.5~1.0 μm 전후의 연쇄상의 Gram 양성 구균이다. 협막은 갖고 있지만, 편모와 아포는 없다.

[관찰의 point]

연쇄는 짧고, 쌍구균상으로 장타원형의 약간 뾰족해진 란셋상을 띤다. 협막을 갖고 있고, 균체의 주변에 탈색이 된 것으로 관찰이 되는 경우도 있다. 음성화된 소견(균의 사멸)도 많이 보이고, 그것이 본균의 특징으로 되어 있다.

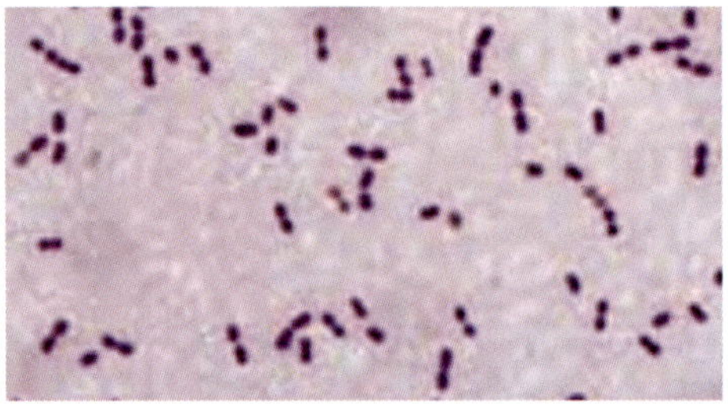

*S.pneumoniae*의 Gram Stain

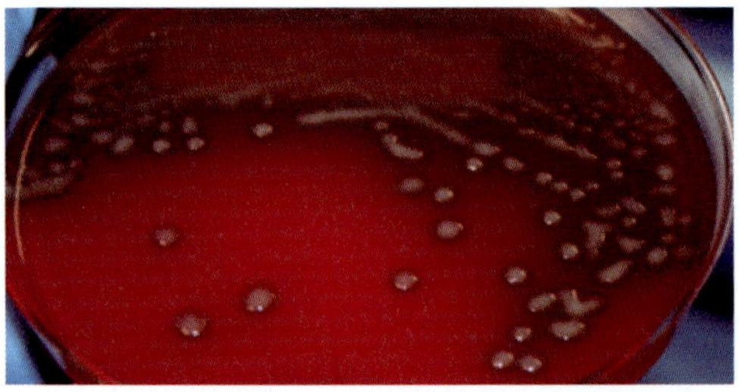

*S.pneumoniae*의 α-Hemolysis on BAP

(3) 배지, 배양 및 집락특성

[형태와 배양]

통성혐기성균으로, 혈액 한천배지나 Chocolate 한천배지에서 탄산가스 배양으로 양호하게 발육을 한다.

[관찰의 point]

면양혈액한천 배지상에서는 35~37℃, 24시간 배양으로 **α-용혈성을 동반한 투명한 0.5~2 mm 집락을 형성한다. α-용혈환은 집락주변이 좁고, 경계가 불명료하고 약간 녹색을 띠는 용혈대가 생기는 것을 말한다(불완전용혈).** 또, 시간이 경과하면 자가 융해를 하며, 중심부가 함몰한 특징적인 집락을 형성한다. 협막이 존재하며, 직경 0.5~2 mm 정도의 투명한 이슬방울 모양의 Mucoid형 집락을 형성하는 경우가 있지만, Gr. A & B *Streptococcus*는 β-용혈을 일으키는 차이를 기준으로 잡아서 비교 감별을 해 나갈 수 있다.

* *S.pneumoniae* & Gr. A & B *Streptococcus* 분리 집락의 비교감별

Tests	*S.pneumoniae*	Gr. A & B Strepto.
Hemo Pattern	α-Hemo.~	β-Hemo.~
Colony Size(mm)	2	2~3
Colony Shape	Small Round Concave	Small Round Convex

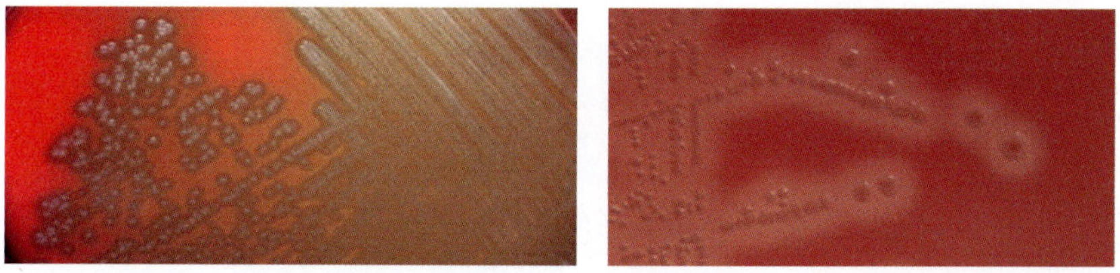

S. pneumoniae α-Hemo Colony & Gr. A & B Strepto. ~β-Hemo Colony on BAP

(4) 확인감별특성

균속 동정으로 Catalase, Oxidase는 음성이고 OF에서는 포도당을 발효한다.

균종 동정으로는 **Optochin 감수성 시험에 감수성, 담즙용해시험 양성, 협막팽화시험 양성**, Inulin, Raffinose**당분해시험 양성**이며, 협막 항원중 1, 2, 3, 4, 7, 8, 12, 19Type이 독력이 강한 협막 Type이다.

그 외에 Latex응집반응, API Strepto Kit, Vitek, MicroScan 등을 이용하여 동정을 하고 있다.

※ 연쇄상구균의 확인감별 특성

균종 / Tests	Gr.A	Gr.B	Gr.D		S.pneumoniae
	S.pyogenes	*S.agalactiae*	*E.faecalis*	*E.faecium*	
Hemolysis	β	β	α, β, γ	α, γ	α
Bacitracin	S	R	R	R	S
SXT	R	R	R	R	S
ASLO	+	−	−	−	−
Dick	+	−	−	−	−
CAMP	−	+	−	−	−
Sod. hippurate	−	+	−	−	−
VP	−	+	−	−	−
BEA	−	−	+	+	−
PYR	+	−	+	+	−
SF Broth	−	−	+	+	−
6.5% NaCl	−	−	+	+	−
Pot.tellurite	−	−	+	−	−
Pyruvate	−	−	+	−	−
Sorbitol	−	−	+	−	−
Bile solubility	−	−	−	−	+
Capsule swelling	−	−	−	−	+
Optochin	−(R)	−(R)	−(R)	−(R)	+(S)
Inulin	−	−	−	−	+
Raffinose	−	−	−	+	+

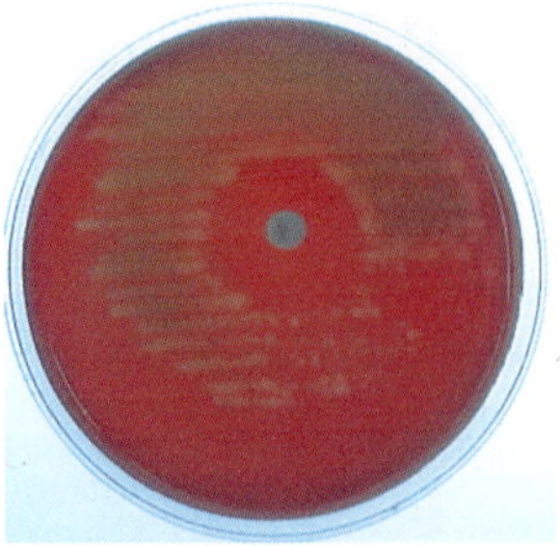

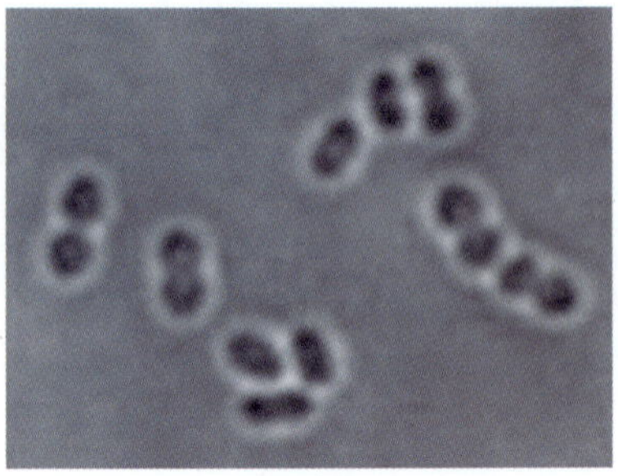

Optochin Test: (S: *S.pneumoniae*) **CST: (Swell: *S.pneumoniae*)**

*CST= Capsule Swelling Test

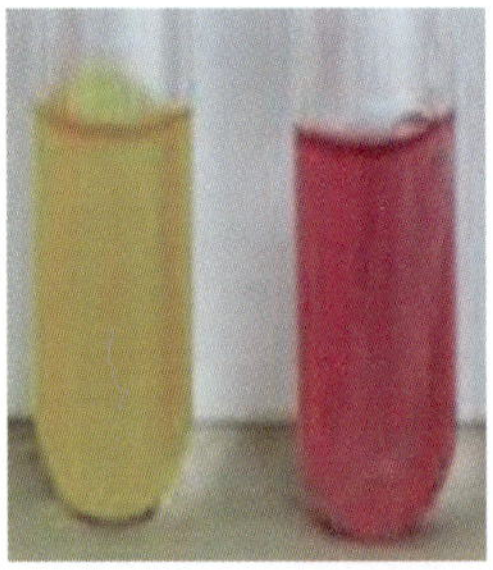

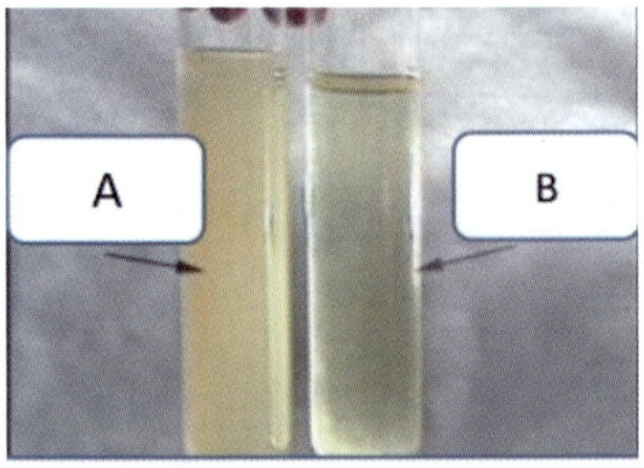

Inulin(+ : Lt: *S. pneumoniae*) **BST: (B: + : *S. pneumoniae*)**

*BST= Bile Solubility Test

신속 검사

SliTexPneumoKit(Sysmax · Biomeriux)는, *S. pneumoniae*의 협막다당체에 대한 특이항체를 감작시킨 라텍스시약을 써서 라텍스 응집반응에 의한 신속검출을 하는 시약이다.

혈액배양에서 양성을 보는 경우는, 그람염색에서 *S. pneumoniae*의 가능성을 확인하여 주고, 무성할 때 취한 배양액 1 mL을 원심시켜서 Slide상 등에서 테스트를 한다.

2분 이내에 감작라텍스에 명확한 응집을 확인한 경우를 양성으로 판정한다.

특징적인 테스트

담즙용해시험이 유용하다. 순 배양한 피검균을 생리식염액 2 mL에 농후하게 부유시킨다. 2등분 후, 한편에 10% Sod. desoxycholic acid액을 3 drops, 또 한편에 생리식염수를 3 drops 적하 후, 35~37℃에서 30분간 방치한다. 양성이면 균부유액이 투명하게 된다.

(5) 항균제감수성

Penicillin계 항생제가 제1선택제로 되며, 제3세대 Cephalosphorin계 항생제(Cefriiaxone, Ceftazidime), Carbaphenem계 항생제, Quinolone계 약 Macroride계 항생제 Azithromycin), Glycopeptide계 항생제 등 선택제의 범위는 넓다.

Streptococcus 총 정리

• Gr. A *Streptococcus* 총 정리

1. Gram + Long Chain Cocci
2. Facultative anaerobic
3. Cat. Oxi, O-F : −/−/F
4. β-Hemo
5. **Baci: S, SXT: R,** PYR: +, ASLO: 125↑, Dick: +

• Gr. B *Streptococcus* 총 정리

1. Gram + Long Chain Cocci
2. Facultative anaerobic
3. Cat. Oxi, O-F: −/−/F
4. β-Hemo
5. Baci: R, SXT: R
6. (CAMP, Hipp, VP): all +

• *S. pneumoniae* 총 정리

1. Gram + DiploCocci
2. Facultative anaerobic
3. Cat. Oxi, O-F: −/−/F
4. **Cap: 형성**
5. **Opto: S, Cap Swell: +, BST: +,**
6. **(Inulin, Raffinose): all +**

• *Enterococcus(E. faecalis, E. faecium)* 총 정리

1. Gram + Single, Pair, Short Chain Cocci
2. Facultative anaerobic
3. Cat. Oxi, O-F : −/−/F
4. (SF, PYR, BEA, 6.5% Nacl, Mannitol, Arginine): all +

5. **Bile 40%: G, ∴ 장내세균 기본 분리배지에서 발육이 됨**
6. SF Broth 배양후 황변
7. 10℃ or **42℃: Growth**
8. **항생제 내성**: Van, Pc, Cepha 등 ….
9. 장에 상재 하지만, **비뇨기계 감염증**, (창상, 심내막)염, **유발**
10. ***E. faecalis*는 좁은 β-용혈, (Pot.tellurite, Pyruvate) all+**
11. ***E. faecium*은 *(Arabinose, Mellibiose) all+**
12. ***E. casseliflavus & E. gallinarum* 은 *(MGP, Ara, Melli) all+**

* Gram (+) 구균 균속의 비교 감별

Tests	*Micrococcus*	*Staphylococcus*	*Streptococcus*
Catalase	+	+	−
Oxidase	+	−	−
O-F	O	F	F

* CAMP (+) Strains 감별 비교

	CAMP			
Tests	*Gr. B Strepto*	*L. mono*	*Cl. per*	*V.c El-Tor*
Gram Stain	G+C, Chain	G+SB	G+LB	G-LB, Curved
Mot	−	+	−	+
Hemo	Beta	Beta	Double Hemo	Beta
Oxi	−	−	−	+
Cat	−	+	−	+

* *Ω* Narrow B-Hemolytic colony 중 Gr B Strepto, *E.facalis*, L.mono~의 감별

	S.aga~	*E.faecalis*	*L.mono.~*
Gram Stain	Long Chain G+C	Short Chain G+C	G+SB
Mot	−	−	+
Cat	−	−	+
PYR	−	+	−
CAMP/VP	+/+	−/−	+/+

문제

1. *Staphylococcus*와 *Micrococcus*의 균속 감별법이 아닌 것은?

① Catalase ② O-F Test
③ Lysostaphin(200 ㎍) ④ Bacitracin(0.04 unit)

2. *Staphylococcus*와 *Streptococcus*의 균속 감별법이 아닌 것은?

① Catalase ② O-F Test
③ Sero Agg. ④ Gram stain

3. *Streptococcus*와 *Enterococcus*의 균속 감별법이 아닌 것은?

가. Catalase	나. O-F Test
다. Gram stain	라. Oxidase

① 가, 나, 다 ② 가, 다
③ 나, 라 ④ 라
⑤ 가, 나, 다, 라

4. *S. aureus* 감별 중 틀린 것은?

① Pot. tellurite 환원 - 흑색 - Reductase
② Mannitol분해-Yellow-Phenol Red
③ Novobiocin - 감수성 - 16 mm ↑
④ DNase - Blue – 1N-HCl

5. *S. pyogenes* 감별 중 틀린 것은?

① Streptokinase - M.protein - phagocytosis억제
② ASLO - 양성 - 125 ↑
③ Bacitracin - 감수성 - 11 mm ↑
④ Dick test - Toxin - 발적

6. *S. agalactiae* 감별 중 틀린 것은?

① CAMP: β-lysin *S. aureus*: Synergestic Hemo
② Vp: 5% α-naphtol, 40%KOH: Red
③ Hippurate: Ferric Amm.Citrate: 황색
④ SXT: 11 mm ↓ 내성

7. *E. faecalis* 감별 중 틀린 것은?

① Mannitol - phenol Red-황색
② SF – BCP - 자색
③ Arg - BCP -자색
④ PYR - dimethylaminocinnamaldehyde

8. *S. pneumoniae* 감별 중 틀린 것은?

① Bile sol: Amidase: Turbid
② Inulin: phenol Red: 황색
③ Optochin: 18mm ↑ : S
④ Cap swell: Type specific antiserum & Methlylene Blue : swell

9. *S. aureus*와 *S. saprophyticus*의 감별은?

가. Novobiocin	나. Mannitol
다. Polymixin	라. Sucrose

① 가, 나, 다 ② 가, 다
③ 나, 라 ④ 라
⑤ 가, 나, 다, 라

1. ① 2. ② 3. ⑤ 4. ④ 5. ④ 6. ③ 7. ② 8. ① 9. ②

10. *S. aureus*가 생성하는 대사산물 중 틀린 것은?

① Enterotoxin-설사유발
② Staphylokinase-fibrinolysin
③ Hyaluronidase-WBC파괴
④ Gelatinase-단백분해

11. β-lactamase 생성균주는?

① *M. varians* ② *S. pyogenes*
③ *S. agalactiae* ④ *S. aureus*

12. M-protein 소유 균주는?

① M. varians ② *S. pyogenes*
③ *S. agalactiae* ④ *S. aureus*

13. *S. pyogenes*와 *S. agalactiae*의 감별은?

가. VP 나. Baci
다. Hipp 라. CAMP

① 가, 나, 다 ② 가, 다
③ 나, 라 ④ 라
⑤ 가, 나, 다, 라

14. *S. pyogenes*가 생성하는 독소의 특징은?

① Enterotoxin-식중독
② Staphylokinase-plasma clot
③ Erythrogenictoxin-성홍렬
④ β-lactamase-pc 내성

15. Baci에 S이고 SXT에 R인 β-hemolytic strain은?

① *S. aureus* ② *S. pyogenes*
③ *S. agalactiae* ④ *S. pneumoniae*

16. ASLO 양성 균주는?

① *S. pyogenes* ② *S. agalactiae*
③ *E. faecalis* ④ *S. pneumoniae*

17. *S. agalactiae* & *S. pneumoniae*의 감별은?

가. Bile sol 나. Raffinse
다. Cap.swell 라. Oxidase

① 가, 나, 다 ② 가, 다
③ 나, 라 ④ 라
⑤ 가, 나, 다, 라

18. *S. agalactiae*의 감별 특성 중 틀린 것은?

① CAMP 양성 ② Bile에 용균 양성
③ VP양성
④ Hippurate 양성

19. Baci에 R이고 SXT에 R인 β-hemolytis strain은?

① *S. aureus* ② *S. pyogenes*
③ *S. agalactiae* ④ *S. pneumoniae*

20. *S. agalactiae* & *S. pyogenes*의 감별은?

가. Catalase 나. OF
다. Oxidase 라. VP

① 가, 나, 다 ② 가, 다
③ 나, 라 ④ 라
⑤ 가, 나, 다, 라

10. ③ 11. ④ 12. ② 13. ⑤ 14. ③ 15. ② 16. ① 17. ① 18. ② 19. ③ 20. ④

21. *E. faecalis & S. pyogenes*의 감별은?

가. 6.5% Nacl	나. Pot. tell
다. Baci	라. Bile sol

① 가, 나, 다 ② 가, 다
③ 나, 라 ④ 라
⑤ 가, 나, 다, 라

22. *E. faecalis*의 감별 특징 중 틀린 것은?

① Lactose ② Arginine
③ SF ④ Bile sol

23. *E. aecalis*의 항생제 내성인 것은?

가. Penicillin	나. Vancomycin
다. Oxacyline	라. Cephalothin

① 가, 나, 다 ② 가, 다
③ 나, 라 ④ 라
⑤ 가, 나, 다, 라

24. *Enterococcus & Non-Enterococcus*의 감별은?

가. Oxidase Test	나. 40% Bile에서 발육
다. Catalase Test	라. Arginine 가수분해

① 가, 나, 다 ② 가, 다
③ 나, 라 ④ 라
⑤ 가, 나, 다, 라

25. *S. pneumoniae*의 감별이 아닌 것은?

① 40% Bile 배지에서 발육
② Amidase 생성
③ 협막 팽화시험
④ Optochin 감수성 시험

26. Lancet 형 G(+) Diplococci α–Hemolytic colony로서 Optochin에 감수성인 것은?

① *S. pneumoniae* ② Viridans
③ *E. avium* ④ *E. durans*

27. β–Hemolytic strain은?

가. *S. pyogenes*	나. *M. roseus*
다. *S. agalactiae*	라. *S. pneumoniae*

① 가, 나, 다 ② 가, 다
③ 나, 라 ④ 라
⑤ 가, 나, 다, 라

28. α–Hemolytic Colony인 것은?

가. *S. pyogenes*	나. *Viridans*
다. *S. agalactiae*	라. *S. pneumoniae*

① 가, 나, 다 ② 가, 다
③ 나, 라 ④ 라
⑤ 가, 나, 다, 라

29. Lancet 형 G(+)diplococci로 Inulin & Raffinose 양성인 것은?

가. *S. pyogenes*	나. *Viridans*
다. *S. agalactiae*	라. *S.pneumoniae*

① 가, 나, 다 ② 가, 다
③ 나, 라 ④ 라
⑤ 가, 나, 다, 라

21. ① 22. ④ 23. ⑤ 24. ④ 25. ① 26. ① 27. ② 28. ③ 29. ④

30. Glucose를 Oxidation하고 Bacitracin(0.04 unit), Lysozyme 50 ㎍에 감수성이지만, Lysostaphin 200 ㎍에 내성인 Gram (+) 사련구균은?

① *Streptococcus* ② *Staphylococcus*
③ *Enterococcus* ④ *Micrococcus*

31. 위성현상에 필요치 않은 것은?

① *S. aureus* ② BAP
③ NAP ④ *Hinfluenzae*

32. Gram 양성 구균으로 7.5% Nacl 첨가배지에서 발육을 하고 Mannitol, Trehalose 분해 및 DNase 양성인 것은?

① *M. vaians* ② *S. aureus*
③ *S. agalactiae* ④ *S. pneumoniae*

33. 6.5% Nacl 첨가배지에서 발육을 하고 Catalase, Oxidase는 음성이지만 SF, PYR이 양성이며 Pot. tellurite를 환원하는 균주는?

① *E. faecalis* ② *S. aureus*
③ *S. agalactiae* ④ *S. pneumoniae*

34. Pot. tellurite 환원하며 Mannitol은 양성이지만, Oxidase는 음성인 것은?

가. *S. aureus* 나. *C. diphtheriae*
다. *E. faecalis* 라. *L. monocytogenes*

① 가, 나, 다 ② 가, 다
③ 나, 라 ④ 라
⑤ 가, 나, 다, 라

35. Catalase는 양성, Oxidase는 음성이며 Novobiocin에 감수성, Polymixin-B 에 내성인 것은?

① *M. roseus* ② *S. agalactiae*
③ *S. aureus* ④ *S. Saprophyticus*

36. Catalase는 음성, Oxidase도 음성, 10℃와 20% Bile 존재 시에도 발육이 가능한 것은?

① *Micrococcus* ② *Streptococcus*
③ *Staphylococcus* ④ *Enterococcus*

37. Mannitol, Trehalose, Urea 및 H_2S가 양성인 G+C, Cluster인 균은 ?

① *S. pyogenes* ② *S. agalctiae*
③ *E. faecalis* ④ *S. aureus*

38. Mannitol, Trehalose, Phosphatase 및 Gelatinase 양성인 G(+)C, Cluster 인 균은 ?

① *S.pyogenes* ② *S.agalctiae*
③ *S.aureus* ④ *E.faecalis*

39. ASLO와 Dick 양성 반응 시 추가로 추정 동정용 항생제 감수성 시험은 ?

① Novobiocin ② Bacitracin
③ Polymixin-B ④ Optochin

40. Catalase 음성으로 VP 및 Hippurate 양성인 신생아 수막염을 유발시키는 것은 ?

① *S. agalctiae* ② *S. pyogenes*
③ *S. aureus* ④ *E. faecalis*

30. ④ 31. ③ 32. ② 33. ① 34. ② 35. ③ 36. ④ 37. ④ 38. ③ 39. ② 40. ①

41. Oxidase & Catalase 양성이지만 Lysostaphin 200 ㎍에 내성인 G(+)Tetra Cocci는?

① *Micrococcus* ② *Staphylococcus*
③ *Streptococcus* ④ *Enterococcus*

42. Oxidase는 음성이지만 Catalase양성이며 *Bacitracin 0.04 unit와 Lysozyme 50 ㎍에 내성인 것은?*

① *Micrococcus* ② *Staphylococcus*
③ *Streptococcus* ④ *Enterococcus*

43. Oxidase & Catalase 모두 음성이면서 Pot. tellurite을 환원하며 6.5Nacl 첨가배지에서 발육을 하고 Vancomycin, Cephalothin, Penicillinc에 내성인 것은 ?

① *S. aureus* ② *S. agalactiae*
③ *E. faecalis* ④ *S. pneumoniae*

44. PYR과 ASLO에 양성이지만 Bacitracin에는 감수성이고 Oxidase는 음성인 β-Hemo, Chain shaped G(+)Cocci는?

① *S. aureus* ② *S. agalactiae*
③ *E. faecalis* ④ *S. pyogenes*

45. PYR에 음성이고 Baci에 내성이지만 VP와 Hippurate에 양성인 β-Hemo, Chain shaped G(+) cocci는?

① *S. aureus* ② *S. pyogenes*
③ *E. faecalis* ④ *S. agalactiae*

46. PYR, SF, Pot. tellurite, Mannitol, Arginine 양성이지만 MGP는 음성인 것은?

① *S. aureus* ② *S. pyogenes*
③ *E. faecalis* ④ *S. agalactiae*

47. 10℃, 42℃, 20% Bile 첨가 배지에서 발육이 가능하고 Mannitol & Lactose 양성이지만, Vancomycin, Cephalothin, Penicillin에 내성인 것은?

① *S. aureus* ② *E. faecalis*
③ *S. pyogenes* ④ *S. agalactiae*

48. CAMP Test를 하기 위한 균주는?

① Oxi: −, OF: F, Cat : −, β-Hemo chain shaped G+C
② Oxi: +, OF: F, Cat : +, β-Hemo chain shaped G+C
③ Oxi: +, OF: O, Cat : −, α-Hemo chain shaped G+C
④ Oxi: −, OF: F, Cat : −, α-Hemo chain shaped G+C

49. *S. pneumoniae*의 감별 특징이 아닌 것은?

① β-Hemo ② Bile solubility
③ Raffinose ④ Cap. Swelling

50. Viridans & *S. pneumoniae*의 감별은?

가. Inulin 나. 6.5Nacl
다. Cap. Swelling 라. SF

① 가, 나, 다 ② 가, 다
③ 나, 라 ④ 라
⑤ 가, 나, 다, 라

41. ① 42. ② 43. ③ 44. ② 45.④ 46. ③ 47. ② 48. ① 49. ① 50. ②

II

Gram Negative Cocci

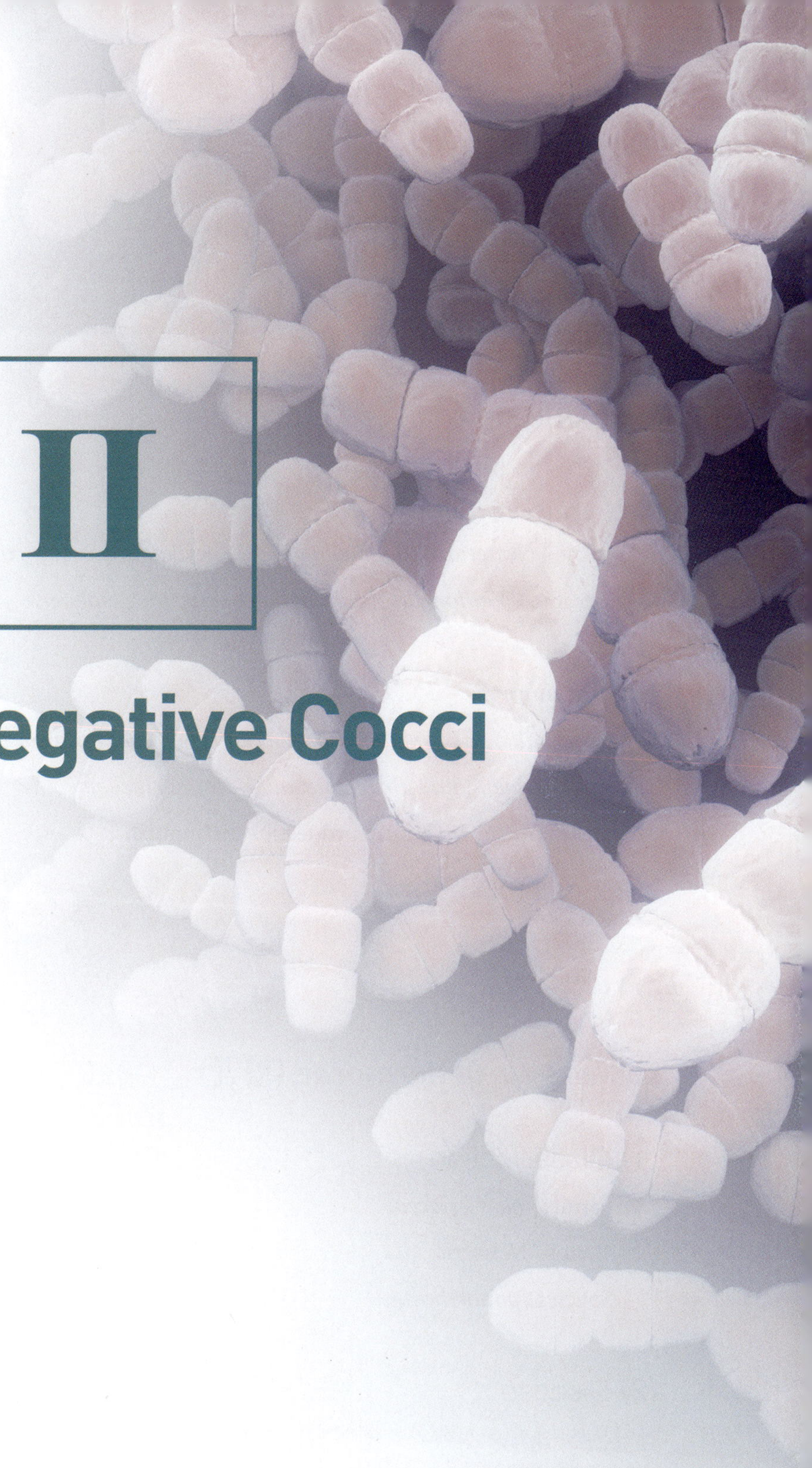

II. Gram Negative Cocci

*** Classification ;**

Neisseriaceae

Aerobic ; *Nesseria, Branhmella,* (G-B ; *Acinetobacter, Moraxella*)

Anaerobic ; *Veillonella, Acidoaminococcus, Megasphaera*

***Nomenclature ;**

N.catarrhalis → Branhamella catarrhalis → Moraxella catarrhalis

Moraxella lacunata ; *Brucellaceae → Neisseriaceae*

※ Biochemical & Genitic properties distinguish

1. *Neisseria*

1) *Neisseria gonorrhoeae* (임균)

(1) Classification

Family: *Neisseriaceae*

Genus: *Neisseria*

Species: *gonorrhoeae*

(2) Disease

감염은 직접적인 성행위로 감염되는 것으로 오래 전 부터 알려져 있으며. 정상적인 성행위보다 난교 등의 비정상적인 성행위 시 비뇨기계에 감염율이 더욱 높다.

주요한 감염부위는 비뇨생식기로 **여성에 경우 질, 자궁내막, 자궁경관, 난관, 난소 등, 남성은 성기, 요도, 전립선, 부고환 등에 감염증을 유발한다.**

남성에서는 급성요도염이 대다수를 점하고 있으며, 약 80%는 감염 후 1주이내에 발증을 한다. 초기배뇨통이나 외요도구의 발적을 보이고, 황색의 농후한 농이 외요도구에서 배설이 된다. **여성에서는 자궁경관염, 질염,** 요도염을 흔히 일으킨다.

신생아에 경우는 결막염을 유발시키기도 하며, 드물게 있는 감염증으로는 인두염, 후두염, 직장염, 관절염, 심내막염, 혈류감염증(균혈증) 등을 유발하는 경우도 있다.

(3) 형태 및 구조

[형태]

직경 0.5~1.0 μm의 신장형태 또는 누에 콩모양의 구균으로, 2개의 균이 오목한 부분이 마주 보고선 그람음성쌍구균으로 존재한다. 신선분리주에서는 섬모와 협막양 구조가 존재하지만, 계대와 함께 소실된다. 편모와 아포는 없다.

*N. gonorrhaeae*는 Gram **음성 쌍 구균**이지만, ***S. pneumoniae*는 Gram** 양성 쌍구균**인** 차이를 기준으로 잡아서 비교 감별을 해 나갈 수 있다. 물론, 검체의 Origin의 차이가 있어서 실무에선 직접적인 비교 감별의 대상균주는 아니지만, 쌍구균의 동일한 배열을 비교감별의 학습차원에서는 유용한 비교감별 기준이 되며, **비뇨기계 검체 중에서 검출이 되는 *H. ducreyi*는 Gram 장타원형의 음성 소간균이면서 송사리떼럼 뭉쳐진 배열상의 염색성과 작고 편평하며 회백색의 분리집락 및 Glucose, Lactose & Sucrose 당을 비분해 하며,** Indole, Urea, Ornithine 도 음성인 확인 감별특성의 차이를 기준 잡아서 비교 감별을 해 나갈 수 있다.

[관찰의 point]

다핵백혈구의 세포질내에 탐식된 것이 관찰되지만, 일반적인 **백혈구 세포질 내에서 보는 쌍구균을 확인하는 경우가 많다.** 감염초기에서는, 특징적인 형태가 Methylene Blue단염색에서도 충분히 관찰이 된다. 도말검사는, 남성의 경우, 외요도구를 확장시켜서 직접 Slide glass에다 하는 직접도말 방법도 있다.

* *N. gonorrhaeae & S. pneumoniae* 염색성 등의 비교감별

Tests	*N. gonorrhaeae*	*S. pneumoniae*	*H. ducreyi*
Specimen	비뇨기계 가검물	객담 및 상기도 검체	**비뇨기계 가검물**
Gram Stain	**Gram(−) Soy Bean Shaped Intracellular Diplococci**	Gram(+) Lancet Shaped **Diplococci**	**Gram(−) Short Bacilli**
Arrangement	Pair form	Pair form	Clustered School of fish (송사리 떼 배열상)

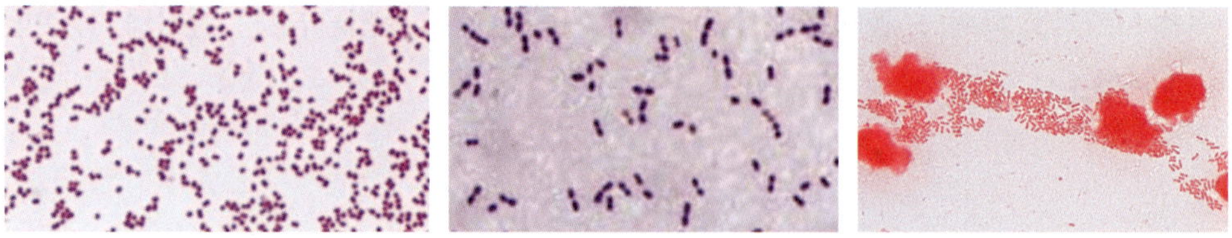

Gram Stain: *N. gonorrhoeae*, *S. pneumoniae*, *H. ducreyi*

(4) 배지, 배양 및 집락특성

[형태와 배양]

Nutrient agar에서는 영양 요구성이 맞지 않아서 발육이 되지 않으나, **Chocolate한천배지, GC Medium이나 Thayer Martin선택배지가에서 *N. gonorrhaeae*는 작고, 볼록하며, 빤짝이며 회백색이거나 무색 투명한 전형적인 집락을 관찰 할 수 있지만, Chocolate한천배지에서 *H. ducreyi*는 작고, 다소 편평하며, 회백색인 집락을 형성하는 차이를 기준으로 비교 감별을 해 갈 수 있다.**

N. gonorrhaeae 의 적절한 배양 조건은, 3~10%의 탄산가스배양이 필요하고, 습도도 충분히 갖추어진 것이 중요하다. 최적 발육온도는 36~37℃에서 발육이 잘 되지만, 30℃ 이하나 40℃에서는 사멸을 한다. 순수 배양을 한 평판상의 (0.5~2 mm)집락의 보존은, 실온에서 약 2일간, 4℃에서는 10일 정도 보존이 가능하나, 저온(2~8℃)에서 장기보관시 쉽게 사멸이 된다.

영양요구성을 충족시켜주기 위하여 Hemoglobin, Cysteine, Glucose, Pyruvate, Lactate, Pyrimidine, Purine 등이 배지내에 갖추어져야 전형적인 집락형성을 잘 관찰 할 수 있다.

고온, 저온, 다습, 건조, Ethanol, Formalin 등에 저항력이 약하다.

[관찰의 point]

신선분리주의 집락은, **소 원형, 복록렌즈상, 약간백색, 반투명, Butter상 경도를 보이고, 섬모를 갖고 있다.**

계대와 동시에, 크고 평탄한감의 집락이 많이 형성이 되고, 섬모는 소실이 되어 있다. 검체를 직접 초대분리 배양은 면양혈액한천배지에서 발육은 혈액이 갖고 있는 자연 면역성 때문에 배양 조건을 잘 갖추어 줄지라도 배양이 안 된다.

* *N. gonorrhoeae* & *H. ducreyi* 분리집락의 비교감별

Tests	*N. gonorrhoeae*	*H. ducreyi*
Size(mm)	2	2~3
Color	**Greish or Colorless**	Greish
Shape	**Small Round Convex Glystening**	Small Round Flat

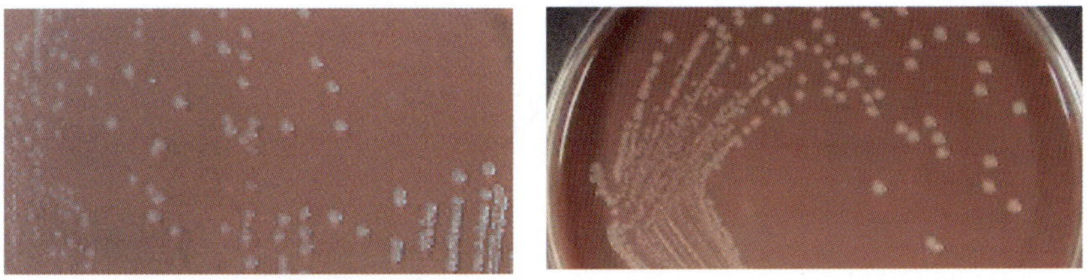

Neisseria gonorrhoeae & *H. ducreyi* Colony on Chocolate

(5) 확인감별특성

균속 동정으로 Catalase, Oxidase는 양성으로 균속간에는 동일한 성상이며, O-F에서는 포도당을 산화한다.

본 균의 균종 동정으로는 *N. meningitidis*와 생화학적 성상 중 당 분해능의 차이가 있는데, **Maltose 분해능이 본 균은 음성이지만, *N. meningitidis*는 양성인 것이 중요한 감별 기준이 되고 있다. Oxidase 활성 양성으로 *N. meningitidis*와 공통항원을 갖는다.**

그 외에 Phade Bact Coaagglutination Test, Fluorescent Ab Test, EIA, Vitek, MicroScan 등으로 동정을 하고 있다.

* *Neisseria gonorrhoeae* & *N.meningitidis* 등의 비교 감별 특성

Test	*N. gonorrhoeae*	*N. meningitidis*	*M. catarrhalis*
Glucose	+	+	–
Maltose	–	+	–
Lactose	–	–	–
Sucrose	–	–	–
DNase	–	–	+
Nitrate	–	–	+

* *Neisseria gonorrhoeae* 의 당 분해능 비교 감별

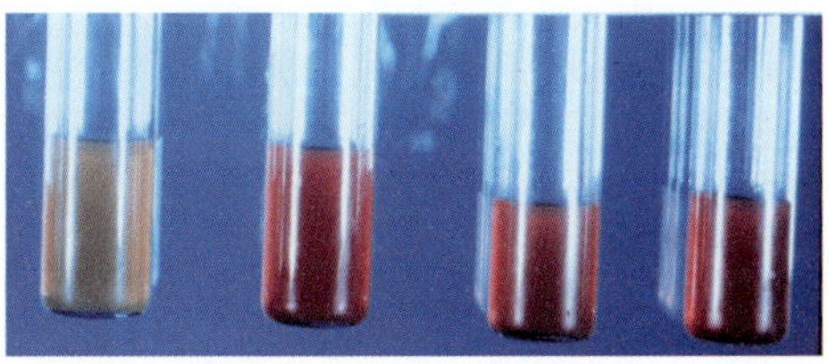

Glucose	Maltoae	Lactose	Sucrose
+	–	–	–

(6) 항균제감수성

본래 Penicillin계 항생제에 감수성이 높고, 제일 선택제로 이용되었지만, Penicillinase 생산임균(PPNG: Penicillinase-Producing *N. gonorroeae*)이 세계적으로 확대되었다.

Plas-mid성 PPNG의 검출율은 5~15%이었지만, 현재는 2% 전후로 감소 경향이다.

한편, Quinolone계 항생제 내성이 문제가 되고 있고, 내성율은 20% 이상으로 상승을 했다.

임균성요도염의 치료는 Ceftriaxone의 단회 정맥투여가 주류이다. 역시, *Chlamydia trachomatis*와 혼합감염이 의심스러운 경우는 Azithromycin (2 gm)의 단회 경구투여 등을 한다.

2) *Neisseria meningitidis* (수막염균)

(1) Classification

Family: ***Neisseriaceae***

Genus: ***Neisseria***

Species: ***meningitidis***

(2) Disease

유행성 뇌척수막염균성 수막염의 원인균이다. 비말 감염에 의해 상기도를 경유하여 발병이 시작된다. 뇌척수막염, 심내막염, 폐렴, 결막염, 관절염, 급성신부전증, 균혈증 등을 유발한다.

5세 이하의 소아가 발병환자 중 과반수를 차지하며, 겨울부터 봄까지 범발성이다. 감염되어도 현성 감염환자가 되기보다는 보균자가 되는 경우가 많다.

(3) 형태 및 구조

[형태]

N.meningitidis 는 직경 0.6~1.0 μm의 신장형 또는 강낭콩 모양의 Gram음성 구균으로, 2개의 균이 평면에서 상대하여(마주보고) 있지만, *H.influenzae*는 Gram 음성 소간균으로 아포와 편모는 없지만, 협막을 형성하고 있다.

[관찰의 point]

뇌척수액의 임상재료를 직접 그램염색을 하였을 때는 **그램음성쌍구균이 백혈구 세포질 내에서 확인이 되고,** 배지상에서 발육한 집락을 염색시에는 내세포성 그램 음성 쌍구균은 관찰이 되지 않고 단순한 그램음성 쌍구균으로만 관찰이 된다.

* *N.meningitidis & H.influenzae* 염색성의 비교감별

Tests	*N. meningitidis*	*H. influenzae*
Shape	G (−), Oval Coccus	G (−), Short Bacilli
Arrangement	Pair	Disperse
Size(μm)	0.8	2

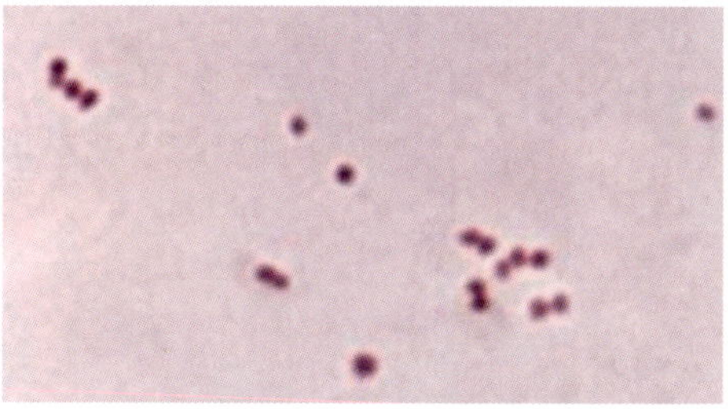

N. menigitidis: Gram Stain

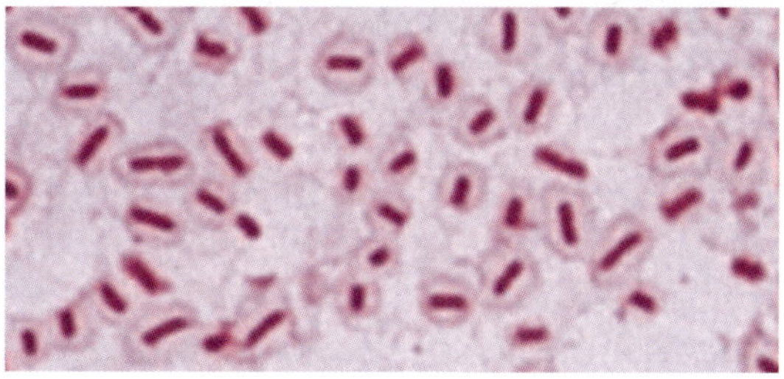

H. influenzae: Gram Stain

(4) 배지, 배양 및 집락특성

[형태와 배양]

통성혐기성 균으로, 호기배양, 혐기배양, 탄산가스배양의 어느 조건에서 발육은 가능하지만, 주로 호기성 조건하에서 **5~10%의 탄산가스배양에서 양호하게 발육이 된다.**

Chocolate한천배지 또는 GC Medium에서는, 37℃, 24시간 배양으로 직경 0.5~2 mm 전후의 평활, 볼록렌즈상, 중앙부가 약간 희게 보이고, 띠 주변이 정원형의 소형 집락을 형성한다.

인두점액 검체로 부터 검출을 하고저 할 경우, 선택배지로서 Thayer·Martin 선택배지를 이용한다.

영양요구성을 충족시켜주기 위하여 Hemoglobin, Cysteine, Glucose, Pyruvate, Lactate 등이 배지내에 갖추어져야 전형적인 집락형성을 잘 관찰할 수 있다.

고온, 저온, 다습, 건조, Ethanol, Formalin 등에 저항력이 약하다.

[관찰의 point]

*N.gonorrhoeae*와 비교해 보면 약간 발육능은 양호하지만 집락의 색깔, 형태, 크기질감의 차이는 거의 없기 때문에 **검체의 Origin과 염색성 및 당 분해능을 관찰하여 비교감별 기준을 잡아간다.** 집락이 자가융해가 강하고, 호기환경하에서 보습에 방치하면 빠르게 사멸한다. 분리당초의 균은 3~4일 간 방치하면 사멸을 하기 때문에, 2~3일간에 1회 계대배양을 한다, 적절한 습도를 갖춘 탄산가스환경의 부란(배양)기에서 보존을 한다.

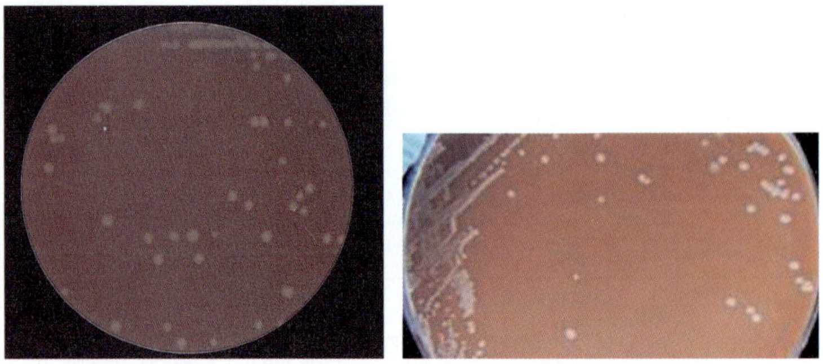

N. menigitidis & *H. influenzae* Colony on Chocolate Med.

(5) 확인감별특성

균속 동정으로 Catalase, Oxidase는 양성이고 O-F에서는 포도당을 산화한다.

균종 동정으로는 Oxidase활성 양성인 *N.gonorrhoeae*와 생화학적 성상 중 당분해능의 차이가 있는데, *N. gonorrhoeae*는 *Maltose* 분해능이 음성이지만, 본 균은 **Maltose분해능이 양성인 것이 중요한 감별 기준이 되고 있다.**

그 외에 Phade Bact Coagglutination Test, Fluorescent Ab Test, EIA, Vitek, MicroScan 등으로 동정을 하고 있다.

[동정의 point]

뇌척수액에서 Oxidase활성 양성의 그람음성쌍구균이 확인이 되면, 본 균으로 가능성이 아주 높다.

* *Neisseria gonorrhoeae* & *N.meningitidis* 등의 비교 감별 특성

Tests	*N. gonorrhoeae*	*N. meningitidis*	*M. catarrhalis*
Glucose	+	+	−
Maltose	−	+	−
Lactose	−	−	−
Sucrose	−	−	−
DNase	−	−	+
Nitrate	−	−	+

* *Neisseria meningitidis* 의 당 분해능 비교 감별

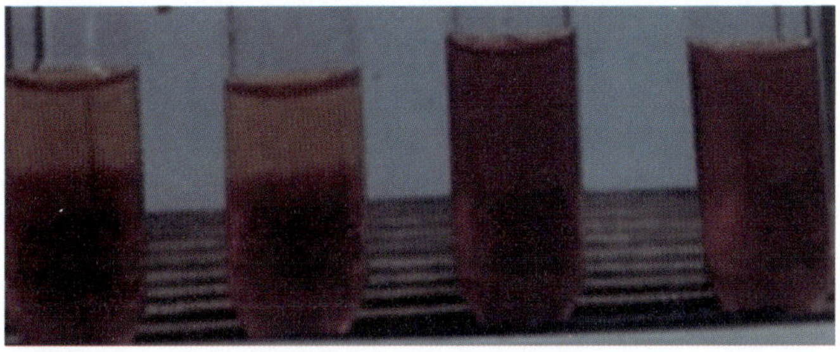

Glucose	Maltoae	Lactose	Sucrose
+	+	−	−

신속 검사

Pastorex *Meningitidis*(Bio · Rad)는 뇌수막염의 원인균이 되고 있는 세균에 대한 협막다당체 항원의 항체를 감작시킨 라텍스시약을 써서, **뇌수막염(외에, 혈청, 흉수, 뇨)의 체액검체 또는 집락에서 원인균을 검출하는 시약이다.** 검출가능한 *Neisseria meningitidis*의 혈청군 A, B, C, Y/W-135가 있다. 국내분리주는 B, Y군인 것이 많다.

본 키트는 *Neisseria meningitidis* 외에도, *Eschericia coli* K1, *Haemophilus influenzae* b, *S. pneumoniae*, Group B *Streptococci*도 검출을 한다.

(6) 항균제감수성

Cefazidime이나 Ceftriaxone에 의한 항균요법을 쓴다. Penicillin계 항생제(Penicillin G 나 Ampicillin), Carbaphenem계 약, Chloramphenicol 등을 선택하는 것도 있다.

2. *Moraxella*

1) *Moraxella catarrhalis*

(1) Classification

Family: ***Neisseriaceae***

Genus: ***Moraxella***

Species: ***catarrhalis***

(2) Disease

상기도, 구강, 비강, 인강의 점막에 비 병원성 상재균의 정상 상주균으로 인식이 되어 오다가 최근에 저항력이 낮은 자의 **호흡기감염증, 기관지염, 상악동염, 심내막염, 뇌막염 등을 유발시켜 오고 있다.**

(3) 형태 및 구조

[형태]

*M.catarrhalis*는 **Gram 음성 쌍구균으로,** 객담 검체나 인후 및 상기도 검체의 도말염색에서 Multinuclear Neutrophil의 세포질 내에 그람음성쌍구균(0.8~1.2 μm)의 관찰로 본균의 진단을 추정할 수 있기도 하지만, *A. baumannii*는 Gram 음성 Coccobacilli(구간균)으로 대부분 Single form 이지만, Pair form으로 관찰되는 것을 큰 줄기로 잡아서 비교 감별을 해 나가야 한다. 편모, 아포, 협막은 없다.

[관찰의 point]

항생제투여전에 검체를 채취하여 그람염색을 해야 Multinuclear Neutrophil의 세포질내에 그람음성쌍구균을 관찰 할 수 있다.

*** *M. catarrhalis & A. baumannii* 염색성의 비교감별**

Tests	*M. catarrhalis*	*A. baumannii*
Shape	**Oval**	Oval(Plump rod)
Arrangement	**Pair**	Single, Pair
Size(μm)	**1.0~1.5 × 1.5~2.5**	0.9~1.6 × 1.5~2.5

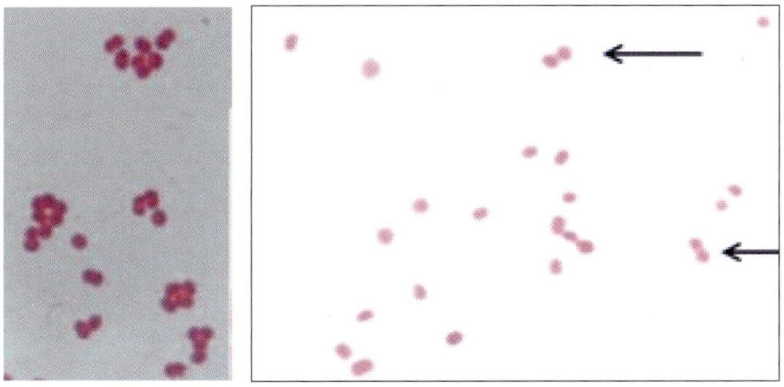

M. cartarrhalis(Lt) *A. baumanni* (Rt): Gram Stain

(4) 배지, 배양 및 집락특성

[형태와 배양]

통성혐기성 균으로, 호기배양, 혐기배양, 탄산가스배양의 어느 조건에서든 발육은 가능 하지만, 호기성 조건하에서 발육을 잘 하며, 5~10%의 탄산가스배양에서 더욱 양호하게 발육이 된다. **면양혈액한천배지에서는, 37℃, 24시간 배양으로 직경 0.3~1 mm 전후의 집락을 형성하고, 평활, 볼록렌즈상, 중앙부가 약간 희게 보이고, 띠 주변이 정원형의 소형 집락을 형성 한다.** Chocolate한천배지에서도 같은 성상의 집락을 형성한다.

상기도 및 인두점액에서의 본 균을 검출 하고저 할 경우, 선택배지로서 Thayer·Martin선택배지를 이용 시 집락이 형성 되는 경우가 있지만 Colistin때문에 대부분 집락형성이 잘 안된다.

NAP와 BAP에서도 발육이 가능하지만, ***M. catarrhalis*를 선택적으로 잘 분리 해내기 위해서는** BAP 1 ml당 Vancomycin(10 ug), Trimethoprim(5 μg), Amphotericin-B(2 μg), Acetazolamide (10 μg)을 첨가하여 별도로 만든 **선택용 BAP로** 35℃, 24시간 배양을 하면, *Neisseria*균속 중 타 균종들을 억제시키고, *M.catarrhalis*의 분리를 용이하게 해 낼 수 있다.

영양요구성을 충족시켜주기 위하여 Hemoglobin, Cysteine, Glucose, Pruvate, Lactate등이 배지내에 갖추어져야 전형적인 집락형성을 잘 관찰 할 수 있다.

고온, 저온, 다습, 건조, Ethanol, Formalin 등에 저항력이 약하다.

A.baumannii 도 BAP에서 용혈이 없는 다소 편평하고 소형의 회백색 집락을 형성하는 특성을 갖고 있으며, MacConkey에서는 회백색 집락을 형성하기도 하지만, 대부분 Pinnkish Red 집락을 형성하는 차이를 감별 기준으로 비교감별을 해 나갈 수 있다.

[관찰의 point]

*N. gonorrhoeae, Neisseria meningitidis*와 비교해보면 약간 발육이 양호하지만 BAP에서 발육을 할 지라도 용혈성을 확인할 수 없다. BAP에서 35℃, 24시간 배양을 하면, **집락은 2~4 mm 크기이며, 백금이로 채균시 부스러지지 않고 평판배지표면으로 밀려가면서 채균이 잘 안 되는 특성을 갖고 있다.**

*** *M. catarrhalis* & *A. baumannii* 의 Gram Stain & 분리집락의 비교감별**

Tests	*M. catarrhalis*	*A. baumannii*
Gram Stain	**G(−) DiploCocci**	**G(−) Coccobacilli**
Chocolate	Greish White	Greish White
BAP	Greish White	Greish White
MacConkey	**Greish White,Convex**	**Pinkish, Greish White, Flat**

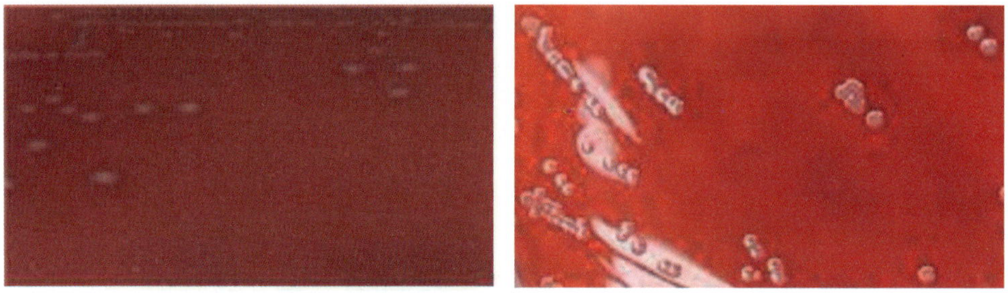

M. catarrhalis (Lt) & ***A. baumannii*** (Rt) Colony on BAP

(5) 확인감별특성

균속 동정으로(Oxidase, Catalase)가 양성이며,

균종 동정으로**(DNase, Nitrate환원)이 양성이지만, Glucose, Lactose, Sucrose, Maltose, Fuructose 모든 당 분해능이 음성인 것이 특징이다.**

Oxidase, Catalase 양성과 그람염색의 동일한 공통의 성상을 갖고 있는 *N.gonorrhoeae, Neisseria meningitidis* 와 감별은(DNase, Nitrate 환원)양성 및 당분해 음성으로 감별의 기준을 찾아 정확한 분리 동정을 해 낼 수 있다.

*** *Neisseria gonorrhoeae, N. meningitidis* & *Moraxella*의 비교 감별 특성**

Tests	*N. gonorrhoeae*	*N. meningitidis*	*M. catarrhalis*
Glucose	+	+	−
Maltose	−	+	−
Lactose	−	−	−
Sucrose	−	−	−
DNase	−	−	+
Nitrate	−	−	+

* Gram 음성구균의 확인감별 특성

Tests		*N. gonorrhoeae*	*N. meningitidis*	*M. catarrhalis*
TM발육능		+	+	−
Oxidase		+	+	+
Catalase		+	+	+
DNase		−	−	+
Nitrate		−	−	+
당분해능	Glucose	+	+	−
	Maltose	−	+	−
	Lactose	−	−	−
	Sucrose	−	−	−
	Fructose	−	−	−
	Mannitol	−	−	−
β-lactamase		+	−	+

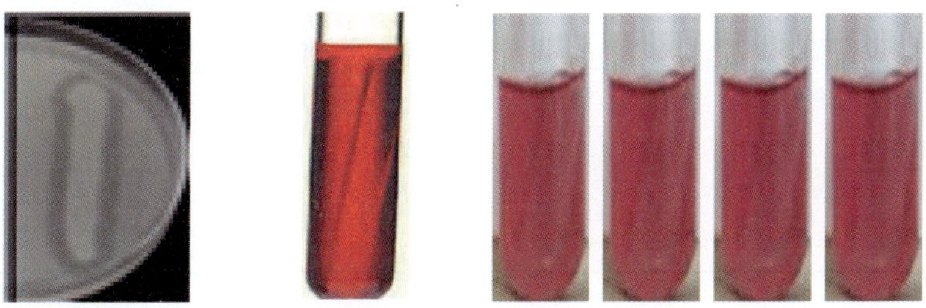

DNase + | Nitrate Test + | Glu − | Mal − | Lac − | Suc −

M. catarrhalis **의 중요 확인 감별성상**

(6) 항균제감수성

Rifampicin, Erythromycin에는 감수성이 높고, Tetracycline, Chloramphenicol도 감수성이다.

예전에는 β-lactamase를 생성하지 않다가 근래에 와서 낮게는 37% 높게는 80%(후진국) 정도를 생성하여 Penicillin계열의 항생제에 내성이 날로 높아가고 있다.

* *Neisseria, Branhamella, Kingella*의 균종별 확인 감별특성

Tests	*N. gonorrhoeae*	*N. meningitidis*	*N. lactamica*	*N. cinerea*	*N. sicca*	*N. flavescens*	*Moraxella (Branhamella)*	*Kingella*
pigment on nutrient agar	−	−	−	−	+	+	−	−
Catalase on 3% H_2O_2	+	+	+	+	+	+	+	−
Superoxol (30% H_2O_2)	+	−	−	−	−	−	−	−
MTM, ML, NYC	+	+	+	d	−	−	d	+
Nutrient medium	−	−	+	+	+	+	+	−
Glucose	+	+	+	++	+	−	−	+
Maltose	−	+	+	−	+	−	−	−
Sucrose	−	−	−	−	+	−	−	−
Lactose	−	−	+	−	−	−	−	−
Fructose	−	−	−	−	+	−	−	−
DNase	−	−	−	−	−	−	+	−
NO_3	−	−	−	−	−	−	+	+
NO_2^{++}	−	d	d	+	+	+	+	−

Neisseria 총 정리

1. Gram - SoyBean Shaped Intracellular Diplococci

2. Aerobic

3. (Cat, Oxi): all (+)

4. 5% CO_2 & 2% Hb & Abundant **Moisture**

5. Ng의 균종 감별: CTA 당 분해시험, PCR, ELISA

*** *Neisseria* 균종감별은: Glu, Mal, DNase, Nitrate**

(*Ng*: Glu만, *Nm*: Glu & Mal, *M. cata*: DNase & Nitrate): +

6. *Neisseria* 중 ß-Lactamase 생성은? *N. gonorrhoeae*

7. ß-LactamaseTest: Phenol법(+ : 황색), **Nitrocephin법(+: 적색)**

8. *Neisseria* 중 ONPG양성은? *N. lactamica* (Glu, Mal, Lac) all (+)

9. **항원구조:** 섬모: **단백항원**, 세포벽: Lipopolysaccharide

외막: Protein

10. *N. gonorrhoeae* & *H. ducreyi* 의 비교감별

Tests	*N. gonorrhoeae*	*H. ducreyi*
Gram Stain	G(−) Diplococci	G(−)Short Bacilli
Glucose	+	−
X-factor	−	+

11. *N. menigitidis* & *H. influenzae* 의 비교감별

Tests	*N. gonorrhoeae*	*H. influenzae*
Gram Stain	**Gram(−) diplo Coci**	Gram(−) Short Bacilli
Maltose	+	−
X & V factor	−	+
β-lactamase	−	+

12. *M. catarrhalis*: Nitrate & DNase: all (+)

13. 당류 비분해

14. 저항력이 약함

저온, 고온, 건조, 다습, Ethanol, Phenol, Formalin

III

Gram Positive Bacilli

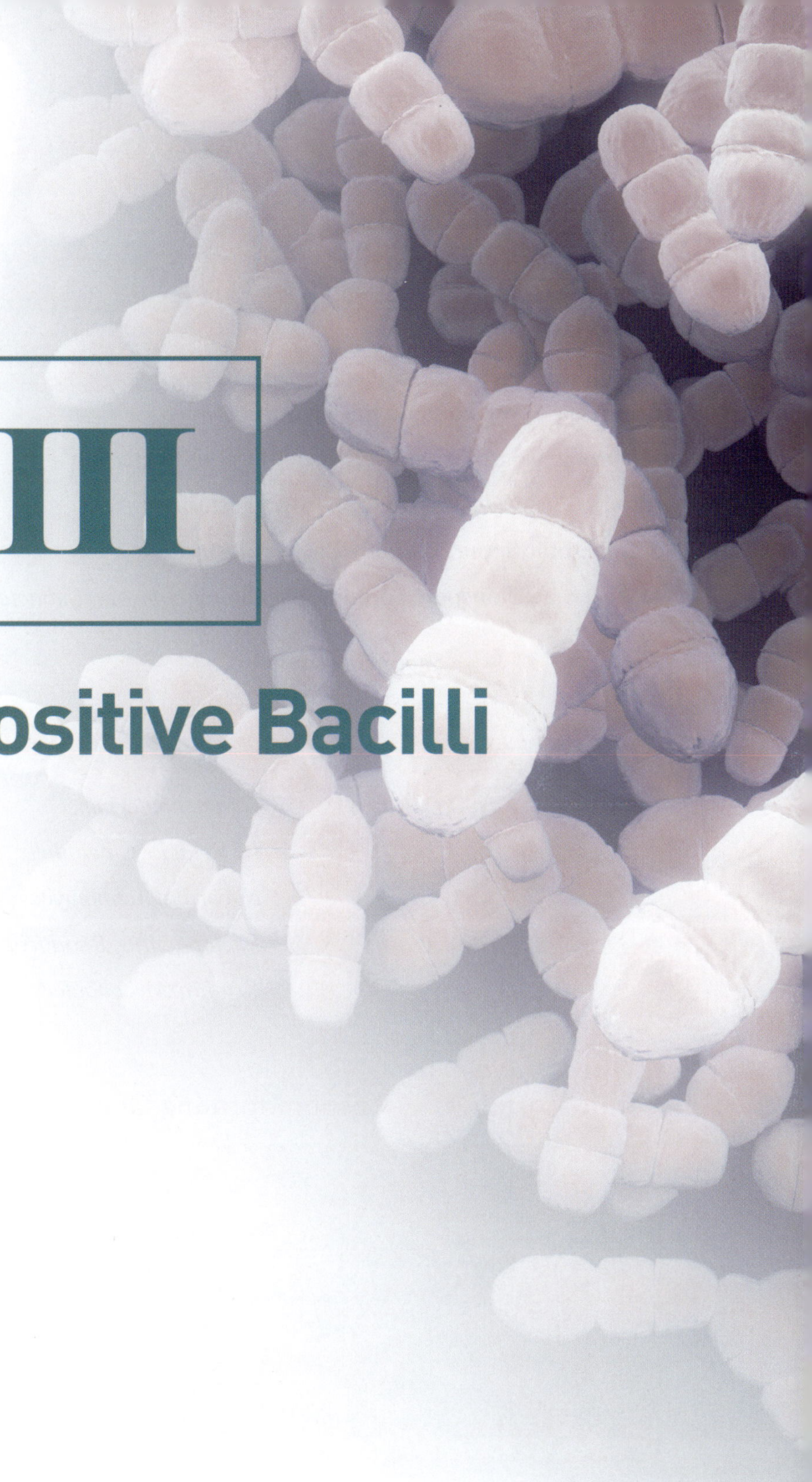

III. Gram Positive Bacilli

1. **Aerobic Spore Forming Bacilli; *Bacillus***
2. Aerobic Nonspore Forming Bacilli; ***Corynebacterium***
Listeria, *Erysipelothrix, Nocardia*, ***Mycobacterium***
3. **Anaerobic Spore Foreming Bacilli; *Clostridium***
4. Anaerobic **Nonspore Forming Bacilli;** *Actinomyces, Eubacterium*

Spore Formation

+ (Spore Formation +)
  - *Bacillus spp. (Aerobic)*
  - *Clostridium (Anaerobic)*
− (Spore Formation −)
  - *Corynebacterium,*
  - *Listeria, Erysipelothrix,*
  - *Nocardia, Actinomyces,*
  - *Lactobacillus, Rhodococcus,*
  - *Kruthia, Mycobacter*ium

* Spore forming & Nonspore forming Gram positive Bacilli 비교 감별

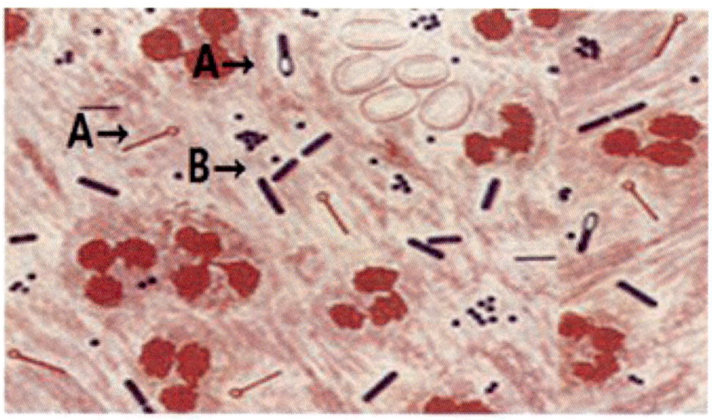

A: Spore forming G+B, B: Nonspore forming G+B

1. *Bacillus*

*** Classification**

Family: *Bacillaceae*

Genus: ***Bacillus***

Species: ***anthracis, cereus, subtilis***

1) *Bacillus anthracis*

(1) Disease

가축이나 포유동물 중에서 소, 말, 양, 염소 등의 **폐탄저, 장탄저 및 신장탄저병**을 유발시키며, 악성 농포형성 피부탄저, 비장증대, 패혈증 등을 유발시킨다.

(2) 형태 및 구조

*B. anthracis*는 Gram **양성의 굵고 긴 (0.5~1.2-2.5~10 μm) 간균으로 양단이 대나무 모양이며, 장연쇄 배열을 하는 특징이 있고** 중앙성 아포와 협막을 갖고 있지만, 편모는 없다. *L. monocytogenes*는 **Gram양성의 굵고 짧은 Plump Bacilli로 관찰**되는 것으로 Gram 염색시 대간균과 폭이 넓은 소간균의 차이를 기준을 잡아서 비교 감별을 해 나갈 수 있다.

* *B. anthracis* & *L. monocytogenes* **의 비교 감별특성**

Tests	*B. anthracis*	*L.monocytogenes*
Shape	**Straight Bar**	Plump(Short) Bar
Size(μm)	**10**	3
Arrangement	**Long Chain**	Single, Pair, Disperse

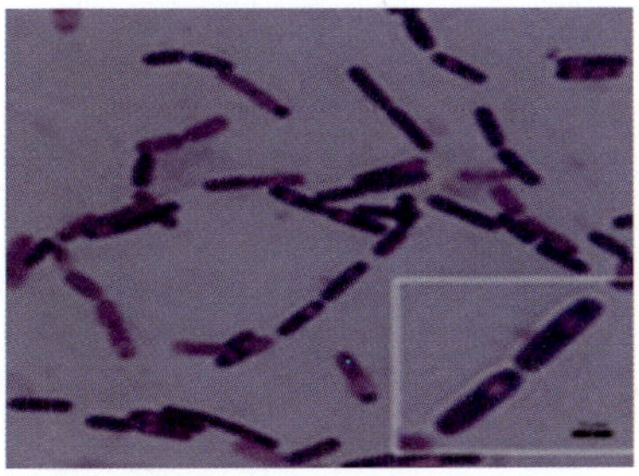

B. anthracis: Gram Stain

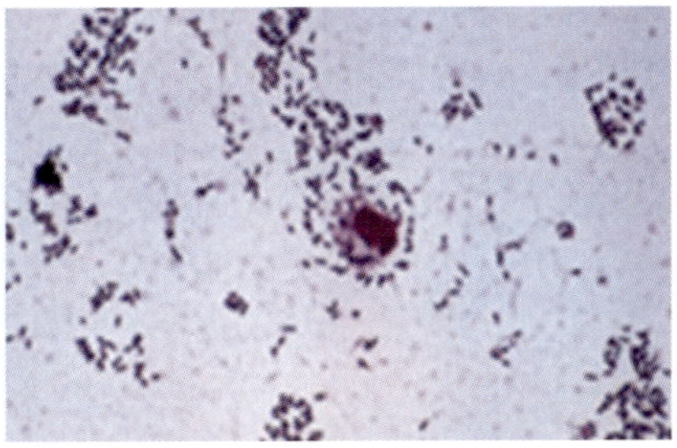

L. monocytogenes: Gram Stain

* *Bocillus & Listeria* Gram Stain의 비교 감별

Strains	Size(μm)	Arrange	Morphology
Bacillus	**10**	Long Chain	
Listeria	**3**	Single, Pair	

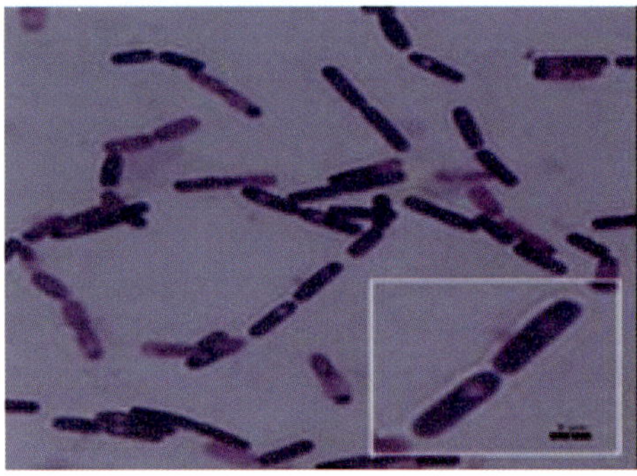

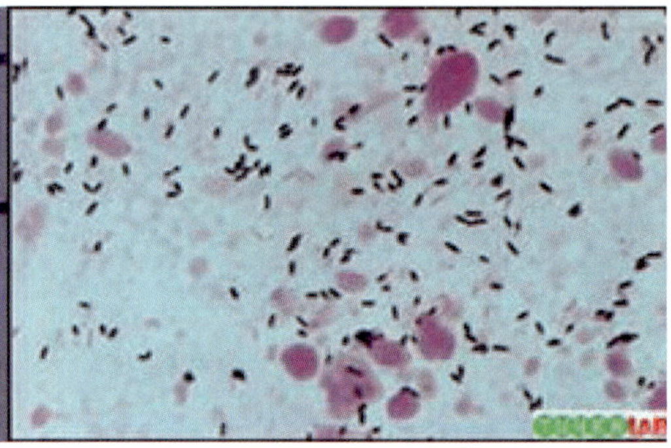

(3) 배지, 배양 및 집락특성

호기성, 통성혐기성으로 NAP 및 BAP에서 37℃, 24시간 배양으로 잘 발육을 하며 특히, 집락이 크고 불규칙하며 파상의 회백색으로 납작하며 거칠며 불투명한 2~4 mm의 집락을 형성한다. 용혈능은 없다.

호기성균이지만 액체배지에서 침전상으로 발육하는 예외적인 특징을 보여주고 있다.

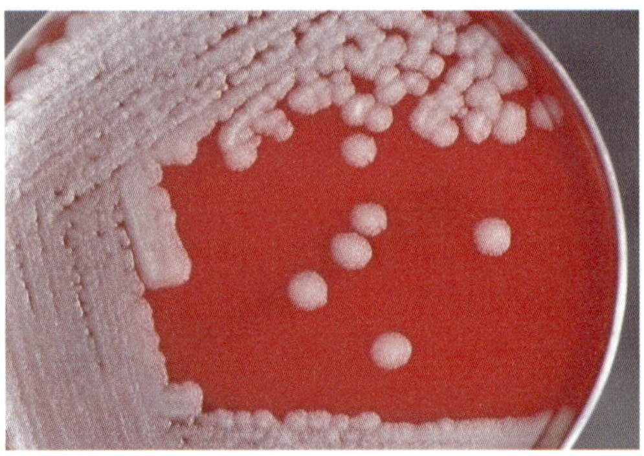

B. anthracis Colony on BAP

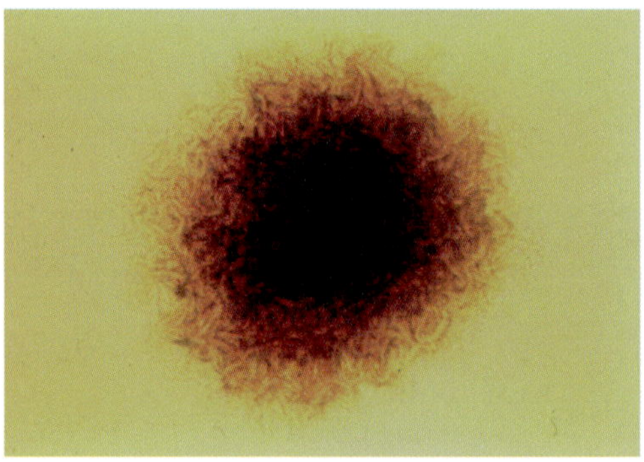

B. anthracis Picture Closed up Colony

〈예제〉 예상균주의 확인 감별성상 중 음성은

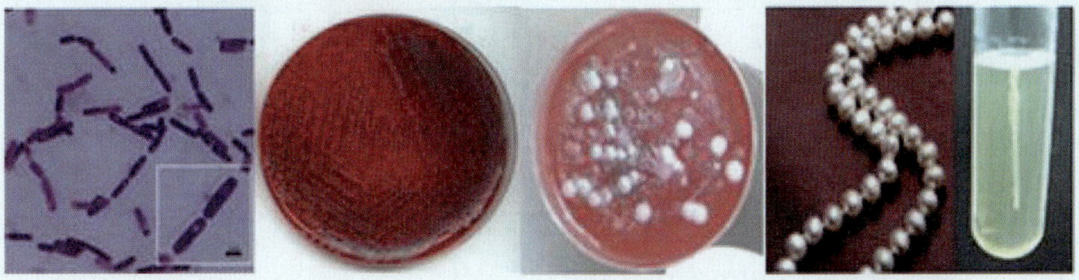

① Lecithinase
② Nitrate
③ Catalase
④ Glucose
⑤ CO_2, Gas & H_2S

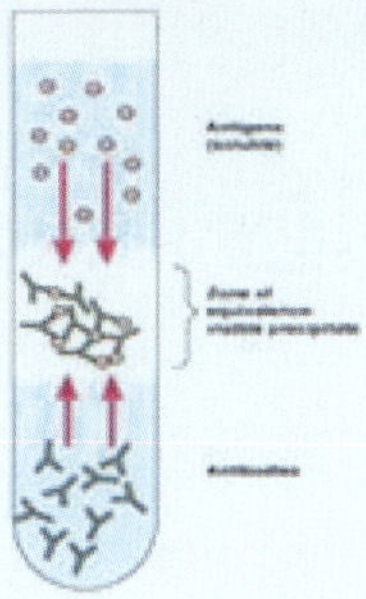

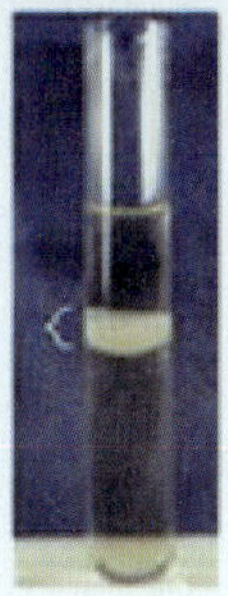

정답 ⑤

(4) 확인감별특성

(Catalase, Nitrate환원, VP, Glucose발효)양성이지만, (Motility, 용혈능, Indole, H_2S, Glucose발효 시 가스 생성)은 음성이다. 특히, ***Bacillus* 균속 중 균종 감별 시(Lecithinase, Ascoli, Pearl)Test 양성과 (Motility, 용혈능) 음성이 중요한 특징으로 감별 기준을 잡아서 비교 감별을 해 나갈 수 있다.**

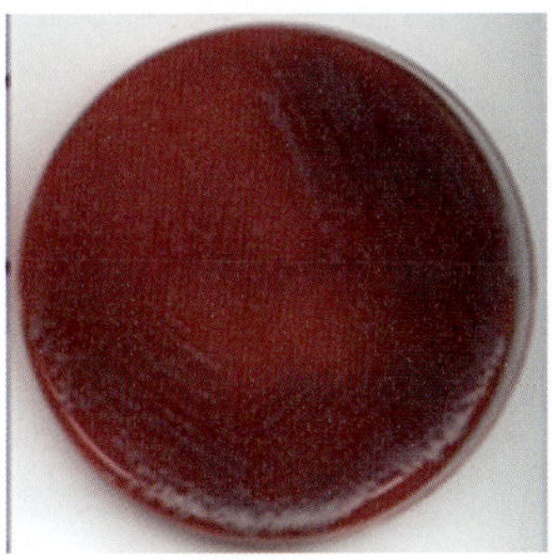

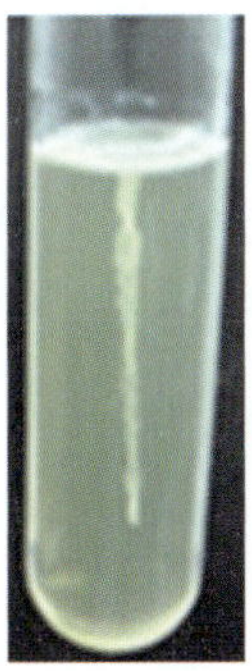

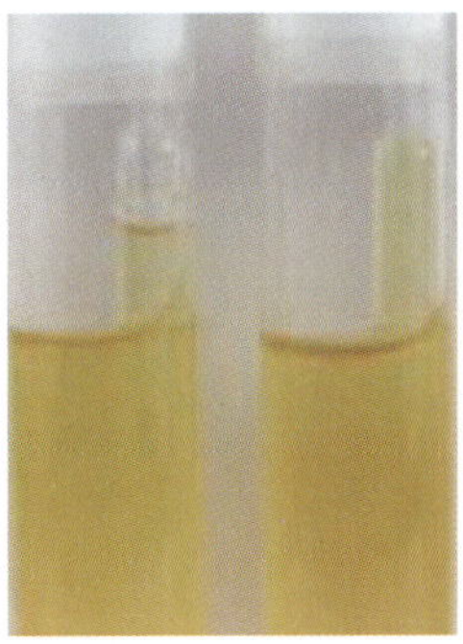

Hemo (−) Mot (−) Glu (+) Gas (−) : (Rt)

***B.anthracis* 의 기본 확인 감별성상**

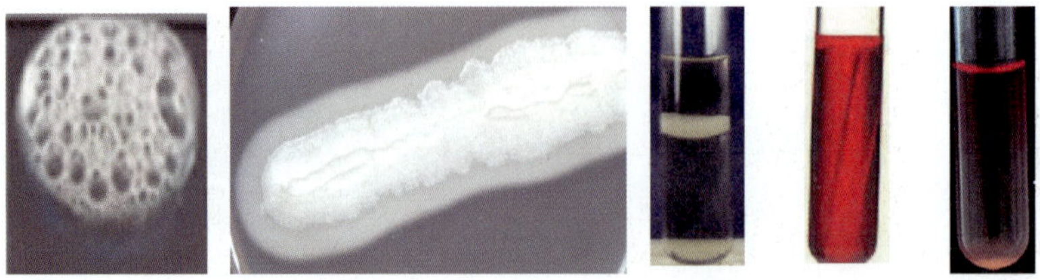

***B. anthracis* 의 확인 감별성상**

(5) 항균제감수성

Penicillin, Streptomycin 등의 항생제에 감수성이다.

2) *Bacillus cereus*

(1) Disease

넓은 환경에 분포하고, 검체에 혼입된 균으로서 눈에 잘 보이지만, 때로는 혈류감염증을 일으킨다. 안과 영역에 있어서는, 이물의 혼입에 의해서 생겨 각막농양의 원인균이 된다. **본 균은 식중독의 원인균으로 분류 되어 있다. 내열성 장독소에 의한 구토형 식중독과 이열성 장독소에 의한 설사형 식중독**의 2가지 식중독이 있다.

(2) 형태 및 구조

[형태]

*B.cereus*는 양단은 직각으로, 통상연쇄 배열을 하고, 크기가 1.0~1.2 × 2.5~10 μm의 Gram 양성대간균이다. 주모성 편모와 균체중앙에 1개의 타원형 아포를 갖고 있지만 협막은 없다. 장내세균 중에서 *E. coli*는 Gram 음성 Plump간균으로 *B. cereus* 보다는 현저히 작으며(1.1~1.5 × 2.0~3.0), 주모성 편모를 갖고 있는 소간균이지만 아포와 협막은 없다.

[관찰의 point]

연쇄로 불규칙적인 큰 그람양성간균이다. *Bacillus*속 균 중에는, 타세포에서 대사되는 물질이 존재하지 않으면, 증식되지 않는 균도 있다. 수막염 등에서 검경에 의해 Gram양성간균이 확인된 경우에서도, 배양으로 발육되지 않는 것이 있다.

* *B. cereus* & *E. coli* 염색성의 비교감별

Tests	*B. cereus*	*E. coli*
Gram Stain	**Gram (+) Bacilli**	G (−) B
Length(μm)	**10**	3
Width(μm)	**1.2**	1.5
Shape	**Wide & Long**	Wide & Short

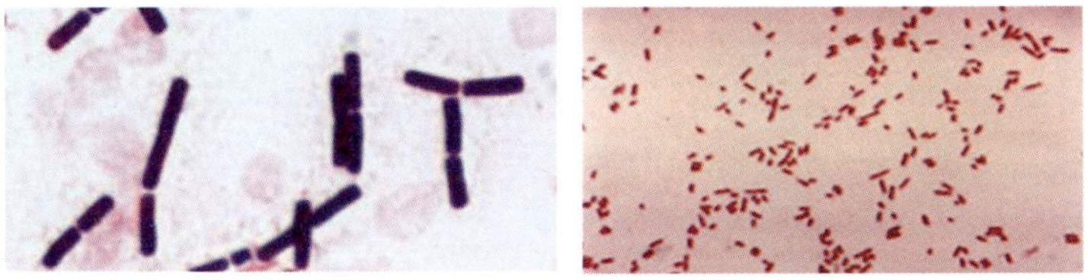

B.cereus (Lt) & *E. coli* (Rt): Gram Stain

(3) 배지, 배양 및 집락특성

[형태와 배양]

편성호기성균으로, 지적온도는 35~37℃이다. **주모성 편모를 갖고 있어서, 운동성이 있다.** ***B. cereus*는** BAP에서 Large Round Convex & β-용혈성 집락을 형성하지만, ***E. coli*는** Small Round Convex, 용혈을 띠거나 용혈을 형성하지 않는 집락, 그 차이의 기준을 갖고 설사 및 장염 환자로부터 *B. cereus*를 비교 감별을 해 나가야 한다. 자연계에 많이 존재하는 것에서, 검체 채취 전에 피부소독을 충분히 하지 않아서 검체의 오염(Contamination)이 되었다고 생각되는 경우도 많이 있다. 저온, 고온, 다습 및 건조 등에 저항성이 강하다.

[관찰의 point]

면양혈액한천배지에 있어서 35~37℃, 24시간 배양으로 β-용혈성, 2~4 mm의 집락을 보인다. 또, 난황첨가 Mannitol식염한천배지에서 발육을 하고, Lecithinase생산을 하며 집락 주변에 유백색의 혼탁대(난황반응)를 형성한다.

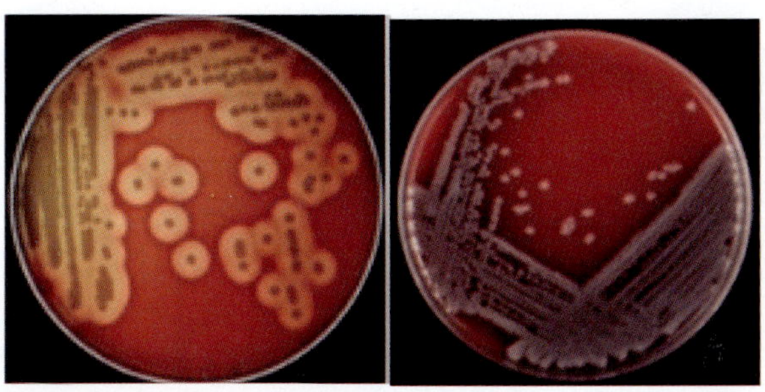

Bacillus cereus & *E.coli* Colony on BAP

(4) 확인감별특성

균속 동정으로 Catalase는 양성이지만, Oxidase는 불규칙적인 양성, Nitrate Reductase 양성이고, 균종 동정으로 *B. cereus*는 **운동성(주모성), β-용혈을 띠며, Glucose를 분해하지만, 가스 생성은 없으며 Starch(전분)를 가수분해하지만,** Mannitol을 비분해하고, Lecithinase 반응이 양성이어서, 난황첨가 Mannitol 식염한천배지상에서 배지색은 적색을 띠고, 집락주변부는 유백색의 혼탁대(난황반응)를 볼 수 있다. 같은 *Bacillus*속 균에는 유사한 균이 있으면, 결정적인 동정은 난해한 것도 있다.

* *B. anthracis* & *B. cereus*의 Mot 비교 감별

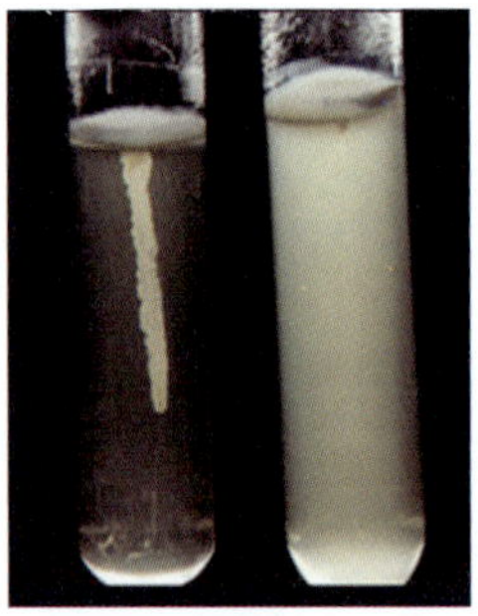

Strains	Mot	Flagella
B. anthracis	−	Non
B. cereus	+	Present

* *B. anthracis*와 *B. cereus*의 차이점

Characteristic	*B. anthracis*	*B. cereus*
Hemolysis	−	+
Motility	−	+
Salicin	−	+
Growth in penicillin (10 U/mL) agar	−	+
Growth on phenylethyl alcohol agar (PEA)	−	+
Pearls reaction	+	−
Pathogenicity for mice by injection	+	−
Lecithinase	+	+
Gelatin	−/+	+

3) *Bacillus subtilis*

(1) Disease

건초, 토양, 대기 및 수질의 자연계에 비병원성으로 분포해 있다가 저항력이 낮은 사람의 **눈에 감염이 되어 안염, 결막염 및 각막염 등을 유발**시킨다.

(2) 형태 및 구조

Gram 양성 대간균(0.5~1.2-2.5~10 μm)으로 중앙성 아포, 주모성 편모를 갖고 있지만 협막은 없다.

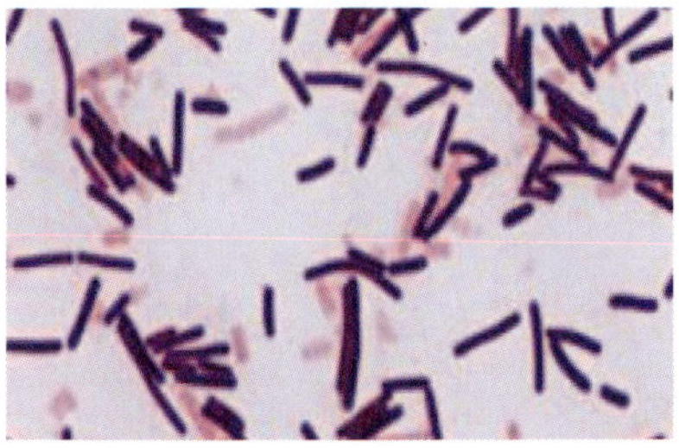

B. subtilis: Gram Stain

(3) 배지, 배양 및 집락특성

호기성, 통성혐기성으로 NAP 및 BAP에서 37℃, 24시간 배양으로 잘 발육을 하며 특히, 집락이 크고 불규칙하며 파상의 크림색~우윳빛으로 납작하며 거칠며 불투명한 2~4 mm의 집락을 형성한다. β-용혈을 일으킨다.

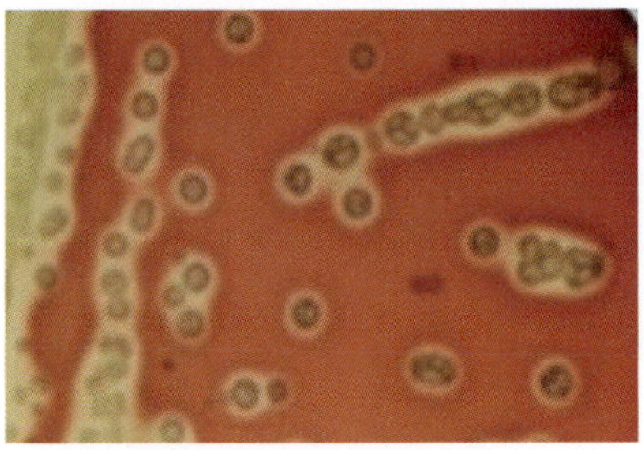

B. subtilis Colony on BAP

(4) 확인감별특성

균속 동정으로 Catalase양성이고,

균종 동정으로(**Motility, Hemolysis, Nitrate, Starch, Glucose, Mannitol)양성**(Lecithinase, Indole, Glucose 발효시 가스 생성) **음성**을 띤다.

Bacillus 균속중 Catalase양성의 동일한 공통성상을 갖고 있는 3균주의 감별은 Mannitol 양성인 *B. subtilis*균종과 Mannitol 음성인 *B. anthracis*와 *B. cereus*로 균종을 감별해 볼 수 있다.

* *Bacillus*의 기본 확인감별 특성

Strains	Spore	Capsule	Motility	Hemolysis	Pearl test	Lecithinase
B. anthracis	중앙	+	−	−	**+**	**+**
B. cereus	중앙	−	+	β	−	+
B. subtilis	중앙	−	+	β	−	−

* *Bacillus* 중요 균종의 비교 감별특성

Tests	*B. anthracis*	*B. cereus*	*B. subtilis*
Motility	−	+	+
Hemolysis	−	+	+
Lecithinase	**+**	**+**	−
Nitrate	**+**	**+**	−
Indole	−	−	−
Mannitol	−	−	**+**
Arabinose	−	−	**+**
Xylose	−	−	**+**

* *B. subtilis* 의 확인 감별특성

Tests		*B.subtilis*
단백 분해능	**Leci(−)** **Nit (−)**	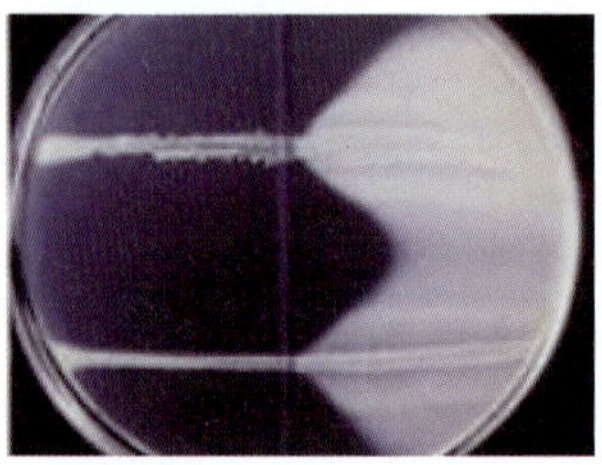 Lecithinase(− : Lt) 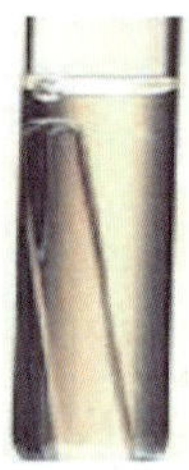 Nitrate(−)
당 분해능	**(MAX) all (+)**	 Mannitol(+)  Arabinose(+)  Xylose(+)

* Leci=Lecithinase, Nit=Nitrate, Lt : Left

* MAX = Mannitol, Arbinose, Xylose

* *Bacillus* 균속 중 중요 균종의 확인감별 특성

Tests	Species of *Bacillus*					
	anthracis	*cereus*	*subtilis*	*coagulans*	*licheniformis*	*megaterium*
Gram stain	+	+	+	+	+	+
Size	Large	Large	Small	Small	Small	Large
Spore shape	Round	Round	Round	Round	Round	Round
Spore location	Central	Central	Central	Central Terminal Subterminal	Central	Central
Swelling of vegetative cell	–	–	–	V	–	–
Catalase	+	+	+	+	+	+
Capsule	+	–	–	–	+	V
* Motility	–	+	+	+	+	V
* Hemolysis	–	+	+	N	N	N
* Lecithinase	+	+	–	–	–	–
Gelatin	+	+	+	–	+	+
Glucose	+	+	+	+	+	+
* Mannitol	–	–	+	V	+	V
* Arabinose	–	–	+	V	+	V
* Xylose	–	–	+	V	+	V
* Salicin	–	+	N	N	N	V
Anaerobic growth	+	+	–	+	+	–
Growth at pH〈6	+	+	+	+	+	+
Growth in 7% NaCl	+	V	+	–	+	+
Growth at 50℃	–	–	+	+	+	–

(5) 항균제감수성

Penicillin, Streptomycin, Tetracycline 등의 항생제에 감수성이다.

Bacillus 총 정리

1. Gram + Wide & Long Bacilli
2. Aerobic, Spore forming Bacilli
3. 저항성강함: 10℃ or 42℃: Growth
4. **Cat + 이지만, Glu발효시 Gas 비 생성**
5. **Bs는 Leci (−)이지만, Ba & Bc는 Leci +**
6. Bs는 MAX +이지만, Ba & Bc는 MAX −
7. Ba는 Fla는 − 이지만, Cap 형성
8. Ba는 Sal (−)이지만, Bc & Bs 는 Sal +
9. Gel은 Ba: d, Bc & Bs: +
10. **Ba : Mot & Hemo: (−) 이지만, (Leci, Ascoli, Pearl)Test +**
11. **Ba: Mot & Hemo: −이지만, Bc & Bs는** (+)

*__Bs__=*B. subtilis*, **Ba**=*B. anthracis*, **Bc** = *B. cereus*

2. *Corynebacterium*

*** Classification**

Famly; *Corynebacteriaceae (Mycobacteriaceae)*

Genus; *Corynebacterium*

Species; *diphteriae, ulcerans*

1) *Corynebacterium diphtheriae*

(1) Disease

가을, 겨울, 봄철에 많이 유행하며 저항력이 낮은 **소아들의 인후, 편도, 후비강에 감염**이 많지만, 근자에는 예방접종에 의해 검출이 현저히 떨어졌다. 환자로부터 비말 및 호흡기 감염방식으로 감염되어, 상기도, 인후, 편도, 후두 및 기관의 점막을 침범하여 **편도 및 인후부위에 위점막을 형성하면서 부종으로 기도를 압박하게 되어 호흡장애를 초래**하게 되므로 질식사에 위험이 아주 크다. 생성하는 **외독소에 의하여 안면근 마비, 연하작용의 불가, 심장자극 전도장애 등을 유발**시킨다.

(2) 형태 및 구조

Gram 양성(0.3~0.8-1.0~8.0 μm) 대간균으로, 편모, 협막, 아포 등을 갖고 있지 않지만, 균체 양단에 이염색소체를 갖고 있는 것이 이 균의 특징이다. **Gram 양성 대간균이 V자형, W자형, Y자형, L자형의 알파벳 배열을 관찰할 수도 있다.**

이염색소체의 관찰은

Albert염색 (MG: Greenish, Cell Body: Brown),

Neisser (MG: 흑색, Cell Body: 갈색)염색으로 명확히 관찰할 수 있다.

염색에서 유사형태를 하고 있는 구강내 상주균인 *Diphtheroides*는 독소 생성능 시험에서 음성이기 때문에 감별이 가능하다.

(3) 배지, 배양 및 집락특성

호기성으로 위점막을 Loeffler serum agar slant로 증균배양을 해야 **이염색소체가 잘 관찰이 되며,** 1~3 mm의 **원형, 편평, 회백색 ~크림색의 집락을 형성**한다.

Cystine tellurite blood agar에서는 Tellurite을 환원하여 마늘냄새의 특유한 냄새가 나는 회색 ~ 흑색집락을 형성하며, 이 분리배양 시 잡균은 선택적으로 발육이 되지 않는다.

Tinsdale agar 분리 배양에서는 **갈색의 집락을 형성**한다. 상주균은 선택적으로 억제가 되고, *S. aureus*나 *P.*

vulgaris 발육은 하지만 갈색집락으로 자라지 않고 회백색의 집락으로 관찰되며 Gram염색과 Coagulase, Pot. tellurite, H_2S생성능 등으로 감별을 해낼 수 있다.

* Pot.tellurite 양성 균주의 비교감별 특징

Tests	*C. diphtheriae*	*S, aureus*	*P. vulgaris*
Gram stain	**G(+)B**	G(+)C	G(−)SB
Coagulase	**−**	+	−
Pot.tellurite	**강+**	약+	−
H_2S	−	−	강(+)

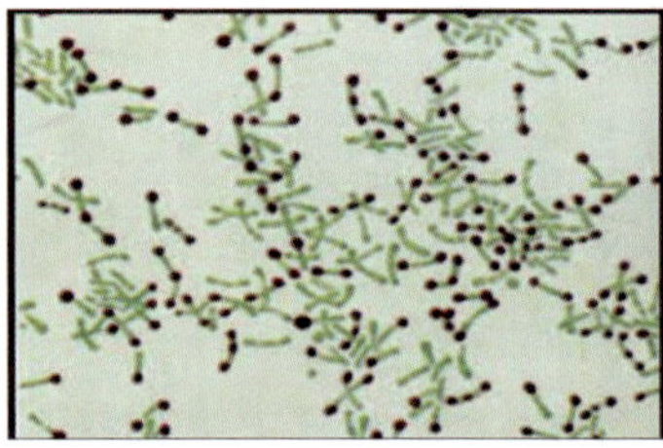

C. diphtheriae: Albert Stain

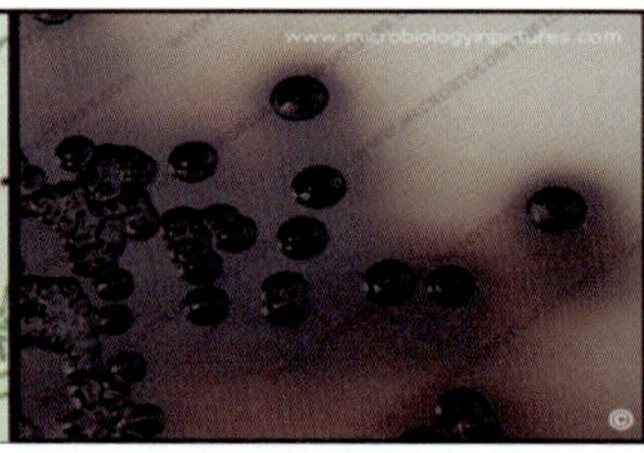

Pot.tellurite: 환원

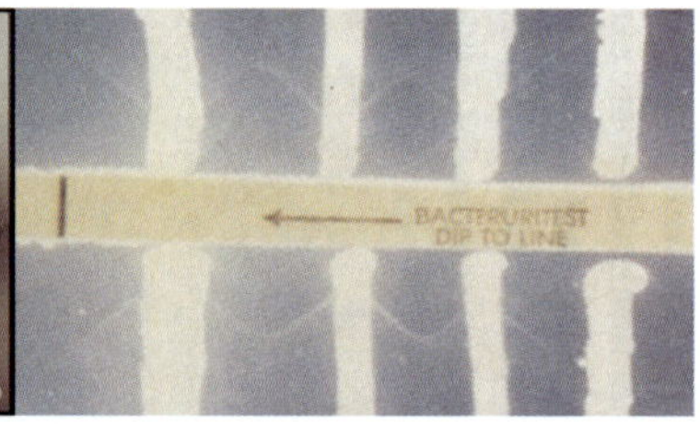

Elek독소생성능시험: 침강선

(4) 확인감별특성

균속 동정으로(Oxidase, Catalase) 양성이고, 균종 동정으로**(이염색소체, Pot.tellurite, Schick Test, Elek Test, Nitrate, Indole, Starch, Glucose, Maltose) 등이 양성**이며, (Motility, Urea, Gelatin, Lactose, Sucrose, Trehalose) 등은 음성이다.

집락의 색깔, 용혈능, 전분 분해능 및 당 분해능에 따라서 Gravis, Mitis, Intermedius 3가지 생물형으로 대별한다.

* *C. diphtheriae*의 기본 확인 감별특성

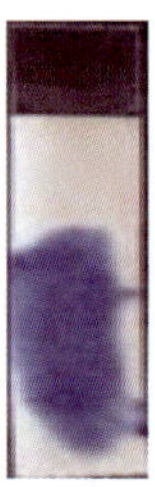

Oxidase
+

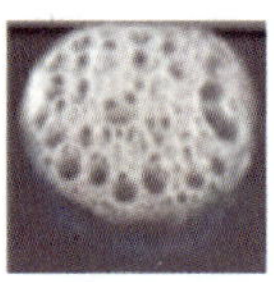

Catalase
+

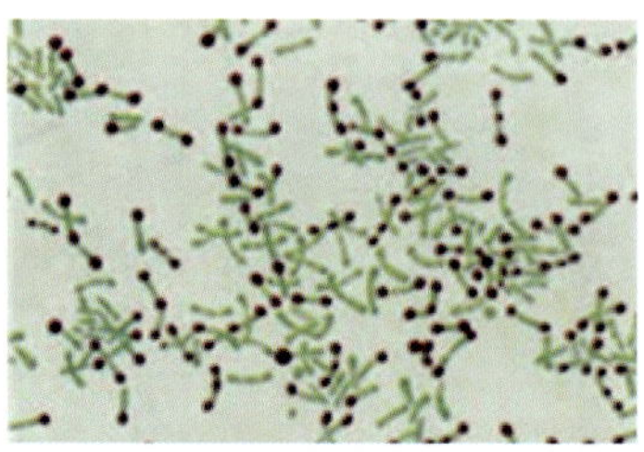

Albert Stain
Metachromatic Granule:
Yellowish Green
Cell Body: Greenish Black

* *C. diphtheriae*의 분리집락, 확인 감별 및 균종 동정시험

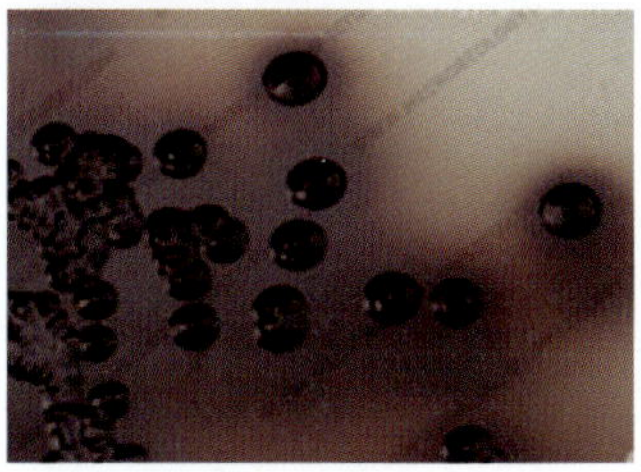

Pot.tellurite
Reduction/Black

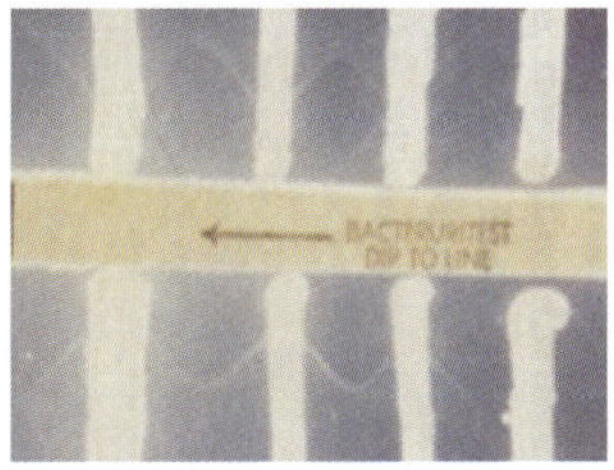

Elek Test
Precepitin line: *C. diphtheriae*

* *C. diphtheriae*의 3가지 생물형

Bio types	Colony	특징	Hemolysis	Glycogen	Glucose	Sucrose	Toxin
Gravis	**크다** 불규칙하다	짧다 이염소체 적다	−	+	+	−	+
Mitis	**작다** 습윤	길고 **만곡** 이염소체 많다	β	−	+	−	+
Intermedius	**매우작다** 톱날모양	길고 다형태 이염소체 적다	−	−	+	−	+

(5) 항균제감수성

Penicillin에 감수성이지만, Rifampin이나 Macroride에 내성이다.

* *Corynebacterium*의 확인감별 특성

Tests	*C. diphtheriae*	*C. ulcerans*	*C. pseudotuberculosis*	*C. xerosis*	*C. jeikeium* (Gr JK)	*C. urealyticum* (Gr D-2)	*C. pseudodiphethriticum*	*C. striatum*	*C. kutscheri*
Tinsdale halo	+	+	+	−	−	−	−	−	−
Cat	+	+	+	+	+	+	+	+	+
β-Hemo	Mitis	V	+	−	−	−	−	−	−
Mot	−	−	−	−	−	−	−	−	−
Nitrate	+	−	V	+	−	−	+	+	+
Urease	−	+	+	−	−	+	+	−	+
Esculin	−	−	−	−	−	−	−	−	+
Glucose	+	+	+	+	+	−	−	+	+
Maltose	+	+	+	+	V	−	−	−	+
Sucrose	−	−	−	+	−	−	−	+	+

C. diphtheriae 총 정리

1. Gram + Medium, Large Bacilli /
   ***(Albert & Neisser Stain: Metachromatic Granule)**
2. Aerobic
3. (Cap, Fla, Spo) –
4. (Oxi, Cat) all +
5. Black Colony on Tinsdale or
   Cystine Tellurite Blood Agar
   by Pot.tellurite Reduction
6. **(Ind & Nit) +, (Glu& Mal) all +**이지만, (Urea & Gelatin) all –
7. **(Schick & Elek) all +**

* *Ω* Pot. tellurite(+) Strains 감별비교

	Pot. tellurite 공통양성			
Tests	*S.aureus*	*E.faeca~*	*L.mono~*	*C.diph~*
GS	G+C, Cluster	G+C, Chain	G+SB	G+LB
Mot	–	–	+	–
Hemo	Beta	Alpha	beta	Mitis만
Oxi	–	–	–	+
Cat	+	–	+	+

3. *Listeria*

*** Classfication**

Family: *Corynebacteriaceae (Lactobacteriaceae)*

Genus: ***Listeria***

Species: ***monocytogenes***, *grayi, murrayi*

1) *Listeria monocytogenes*

(1) Disease

면양, 소, 돼지 등의 많은 동물에 자연감염을 일으키고, 인간한테는 리스테리아증은 **결막염이 최고로 많으며, 다음으로 뇌염이나 혈류감염증 등이 있다.** 임부의 자궁내 감염증은 태아패혈증, 유산, 신생아사망의 원인이 된다.

성인은 혈액질환이나 악성림프종 등의 면역능 저하환자로 발생한다. 식중독의 원인균이기도 하다. 야채, 생유, Soft Cheez, 수입가공식육 등의 식품으로부터 전염의 주의를 하여야 한다. 본 균은 저온에서도 증식이 되기 때문에 냉장고의 과신은 금물이다.

(2) 형태 및 구조

[형태]

크기가 0.5×0.5~2 μm의 그람양성 단 간균 (Gram (+) **Plump** Bacilli) 이다.

Plump = 폭이 넓고 길이가 짧은간균.

예); (Plump Bacilli = ① G + B: *L.monocytogenes*, ② G − B: *E. coli*)

[관찰의 point]

수액이나 양수에서 Gram양성 단 간균이 확인된 경우, 본균의 혼재를 의심한다. 세포내 기생성이 강해서, Gram염색 시 백혈구내에 탐식된 소견에 주의해서 관찰해야 하며, Diff Count 시 Monocyte가 많이 증가한 것을 관찰 하는 것이 본 균을 감별진단 해 가는데 중요한 기준이 되고 있다.

연쇄 배열 또는 single form으로 불규칙적인 다 형태성 그람양성 간균이다. 수막염 등의 검체에서 검경에 의해 Gram 양성간균이 확인된 경우에서도, 배양으로 발육되지 않은 것이 있다.

* *L. monocytogenes* & *E. coli* 의 비교 감별특성

Tests	*L. monocytogenes*	*E. coli*
Gram Stain	**G (+) Plump Bacilli**	G (−) Plump Bacilli
Arrangement	**Single, Disperse**	Disperse
Shape	**폭이 넓고, 길이가 짧다**	폭이 넓고, 길이가 짧다
CFS	**−/+/−**	−/+/−
Cat/Oxi	**+/−**	+/−

*CFS = Capsule, Flagella, Spore
*Cat/Oxi = Catalase/Oxidase

* *L. monocytogenes* 기본 확인감별 성상

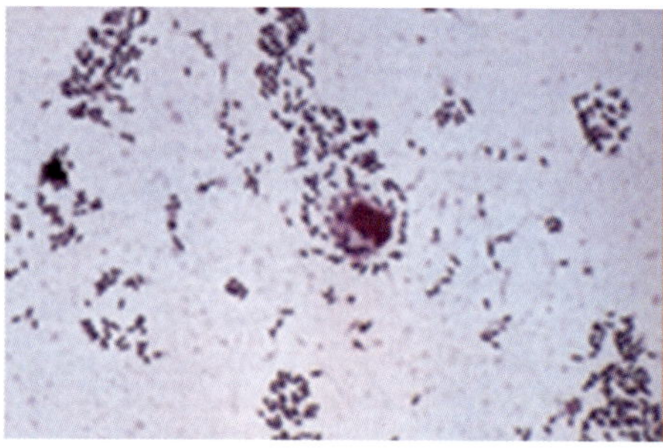

Gram Stain
Gram (+) Plump B.~

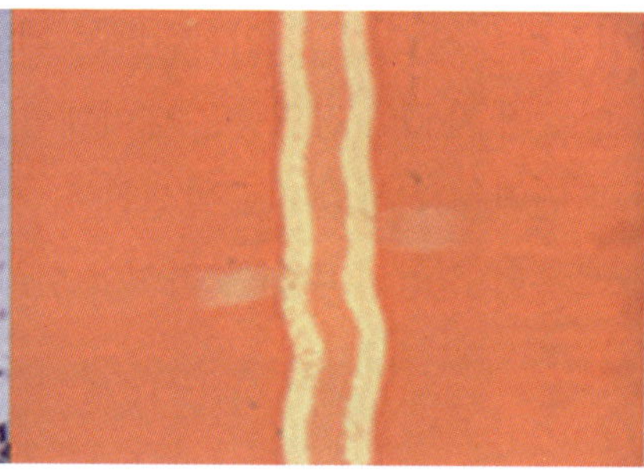

CAMP
Synergestic Hemo.~

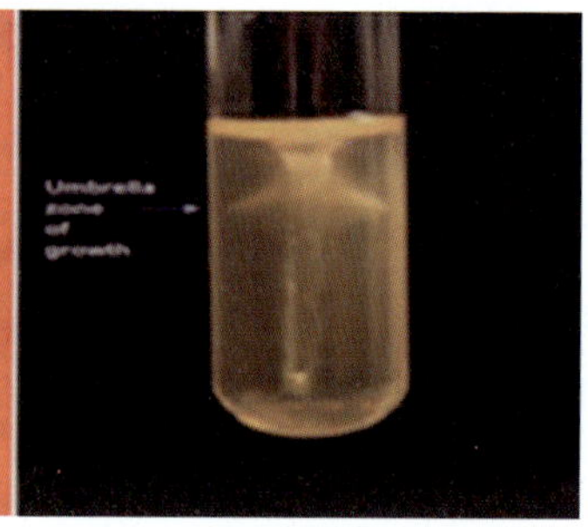

Mot(25℃)
Umbrella Shaped Turbid

(3) 배지, 배양 및 집락특성

[형태와 배양]

통성혐기성균으로 면양혈액한천배지상에서 *Enterococcus faecalis*나 *Streptococcus agalactiae*와 닮은 0.5~1.5 mm의 회백색 반투명의 **용혈대가 좁은 집락을 형성**한다.

지적온도 35~37℃, 24~48시간 배양으로 발육이 되지만, **4℃에서도 발육이 가능**하다.

37℃에서는 운동성이 관찰이 안 되지만 **22~25℃ 반고체배지에서 배양 시 우산 펼친 모양의 혼탁대 관찰로 특징적인 운동성이 관찰되는 것이 본균의 특징**이다.

[관찰의 point]

면양혈액한천배지에서는 **집락이 작고, 좁은 β-용혈 성을 보이는 것이 특징**이다. 이 용혈성은 집락이 작아서 실제론 용혈이 있지만, 눈으로 보지 못하는 경우가 있다. 집락과 용혈능에서는 유사성이 있지만 Gram염색성, 25℃에서 운동성, 6.5% Nacl Tolerance, Pot.tellurite 환원능 등의 특징으로 본균을 감별해 내야 한다.

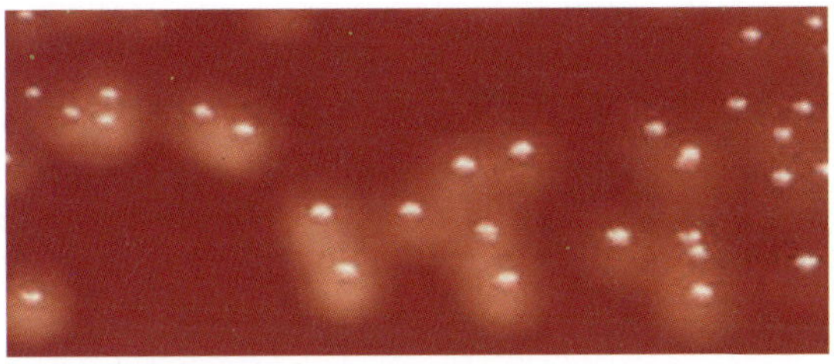

L. monocytogenes Colony on BAP

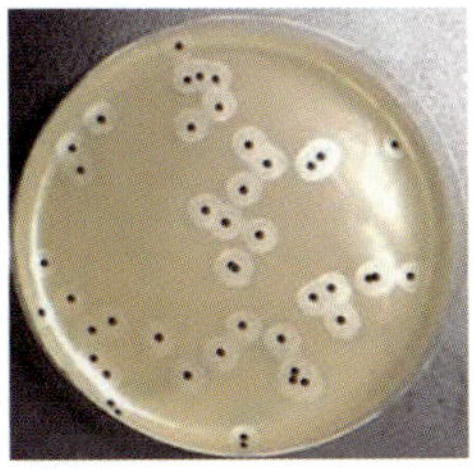

Pot.Tellurite 환원 흑색집락

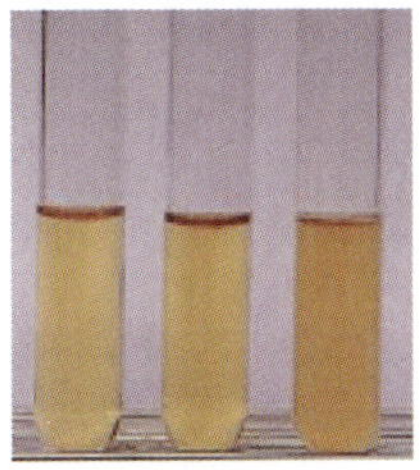

6.5% Nacl Tolerance

* 좁은 용혈대 형성 균주의 비교감별 특징

Strains	Gram stain	Cat	Mot (25℃)	6.5% Nacl	Pot.tellurite
S.agalactiae	G (+) Long Chain C.	–	–	–	–
E.faecalis	G (+) Short,Diplo C.	–	–	+	+
L.monocytogenes	G (+) Plump B.	+	+	+	+

*G = Gram, C = Cocci

(4) 확인감별특성

균속 동정으로 Catalase는 양성이지만 Oxidase는 음성이다.

균종 동정으로 **β-용혈성, CAMP, 25℃에서 운동성, 6.5% NaCl에서 증식, Pot.tellurite환원, Sod.hippurate 및 Esculin가수분해시험 양성, MR & VP는 양성이지만** Indole과 Citrate, Mannitol 및 **H_2S는 음성이다.**

그 외에도 Anton's Eye Test, DNA probe Method 등으로 동정이 되고 있다.

* *L. monocytogenes*와 다른 그람 양성 균과의 비교 감별특징

Strains	Catalase	Esculin	Motility	β-Hemolysis	6.5% NaCl
Listeria monocytogenes	**+**	**+**	**+**	**+**	**+**
Corynebacterium spp	+	–	V	V	V
Streptococcus agalactiae	–	–	–	+	–
Enterococcus spp	–	+	–	V	+

[동정의 point]

37℃보다 **28℃배양조건에서, 운동성이 증강**이 된다. *Listeria*속은 7균종이 있지만, 인간에게 병원성을 보이는 것은 *L. monocytogenes*뿐이다. **검체가 수액인 경우, 그람양성 소간균으로 보이고,** 배지상의 성상중에 **Catalase 활성이 있으면 본균의 의심이 강하면 중간 보고를 하여야 한다.**

특징적인 Test

*L. monocytogenes*는 통성혐기성이지만, 어느 쪽에서는 미혐기성으로서, SIM배지 등의 **반유동고층배지를 이용해서, 25~30℃에서 48~72시간 정도 배양을 하면,** 배지표면에서 수 mm 하층에 **우산 펼친 모양의 혼탁한 발육이 관찰**된다. 이 운동성 양성의 소견을 우산 펼친 모양의 발육(Umbrella Shaped motility)이라고 불리어진다.

* *L. monocytogenes* 의 기본 확인 감별특성

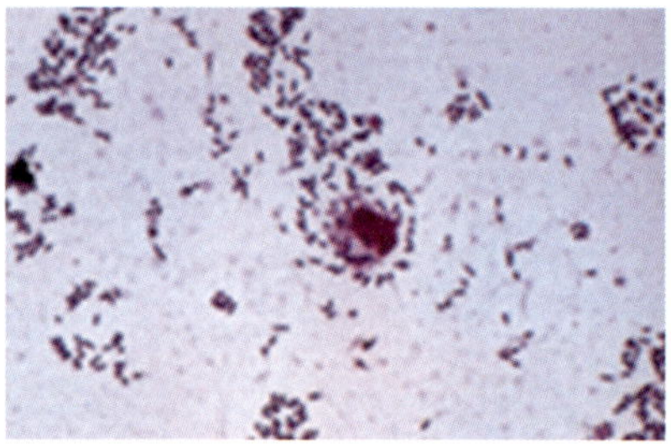

Gram Stain
Gram(+) Plump B.~

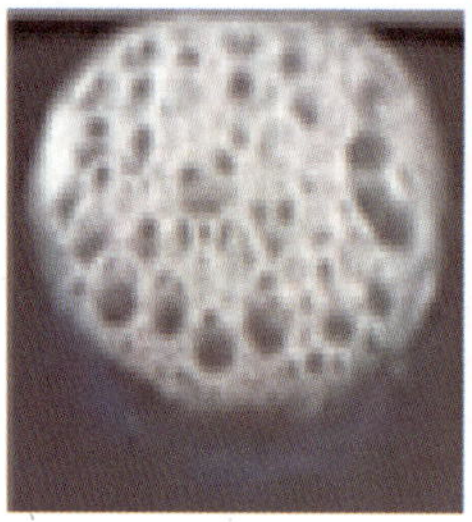

Catalase
+

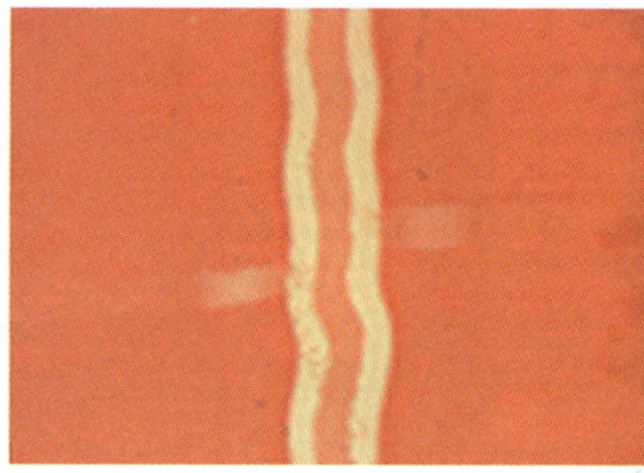

CAMP
+

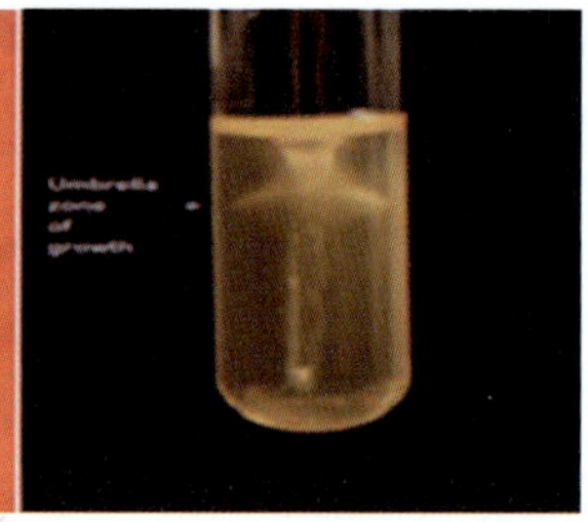

Mot (25℃)
+

* *Listeria & Erysiphelothrix* 확인감별 특성

Tests	*L. monocytogenes*	*E. rhusiopathiae*
Catalase	**+**	–
Oxidase	–	–
Motility(25℃)	+	–
Hemolysis	**β**	**None or (α)**
4℃발육능	**+**	**–**
Hippurate	**+**	**–**
Esculin	**+**	**–**
Salicin	**+**	**–**
CAMP	**+**	
MR	+	–
VP	+	–
Indole	–	–
Citrate	–	–
Sucrose	–	–
Nitrate	–	–
Gelatin	–	–
Urea	–	–
CO_2 Gas	–	–
Glucose	+	+
Lactose	+(70%, d)	+(delayed)
H_2S	**–**	**(Weakly +)**

* *Listeria & Erysiphelothrix* 비교 감별 특성

L. monocytogenes		*E. rhusiopathiae*	
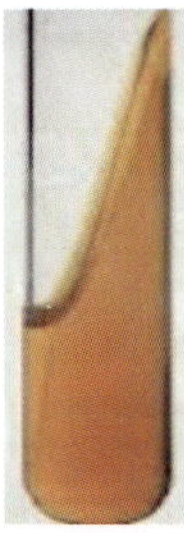	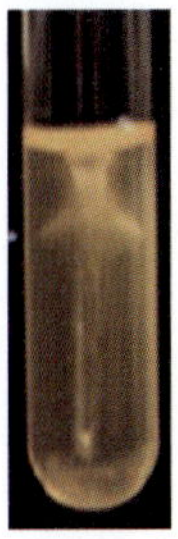	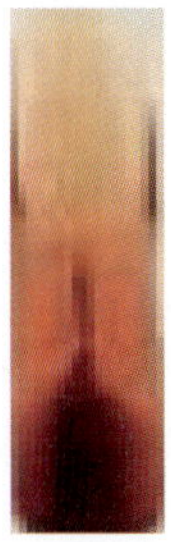	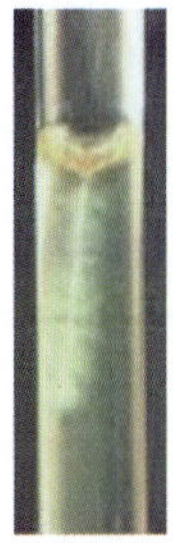
Lac/H_2S	Mot	Lac/H_2S	Gelatin(22℃)
+/−	+	+/+	**Test Tube Brush**

* *Listeria, Corynebacterium, Erysipelothrix*의 확인 감별특성

Strains	Cat	Mot	Esculin	Glucose	H_2S	Hemo	Nitrate	Urea
C.diphtheriae	+	−	V	V	−	**Mitis**	V	V
L. monocytogenes	**+**	**+**	**+**	**+**	−	**β**	−	−
E. rhusiopathiae	−	−	−	+	**+**	None, α	−	−

(5) 항균제감수성

고용량의 Ampicillin이 제1선택제이다. Penicillin계 항생제에 Allergey가 있는 환자한테는 ST합제나 Carbapenem계 항생제를 선택하는 경우가 있다. 중증예에서는, 고용량의 Ampicillin과 Gentamycin과의 병용투여를 한다.

*ST = Sulfamethoxazole Trimethoprime

L. monocytogenes 총 정리

1) 질환

① 신생아 뇌수막염, 뇌염, 패혈증 등 기회 감염, 면역력 저하자에게 쉽게 발병

② Listeriosis유발, 인축 공통 감염증.

우유, 치즈, 햄, 어묵, 채소 등에 의해 식중독 유발.

2) 형태

① **G+plump Bacilli,** 총모성 편모, **22~25°C에서 활발한 운동성,**

② SIM 배지에서 **우산 펼친 모양의 혼탁대 형성(Mot: +)**

3) 배양

① **BAP(β-용혈),** NAP 비 발육

② **22°C 내외에서 잘 발육 및 운동성 양성, (4°C, 42°C에서도 발육이 가능)**

4) 확인 감별 성상

양성: Catalase, Motility, Hemolysis, CAMP, Hipp, Esculin, 6.5% Nacl, Pot.tell, MR, VP

음성: H_2S**, Oxidase,** Indole, Citrate, Mannitol

5) Anton Test: Monocyte 증가

4. *Erysipelothrix*

* **Classfication**

Family: *Erysipelotrichaceae*

Genus: ***Erysipelothrix***

Species: ***rhusiopathiae***

1) *Erysipelothrix rhusiopathiae*

(1) Disease

설치류(다람쥐, 청솔모, 쥐), 어류, 조류, 가축동물 등에 상재하며 오염된 물, 식품, 토양에서도 서식을 하고 있다. 낮은 온도, 알카리성 pH, 유기물질이 있는 환경하에서 생존기간이 다소 길다. 사육사, 도살업자등의 상처난 피부 등을 통하여 인수공통감염증(Erysiperoid)을 유발시킨다. 치료시기가 늦어지면 **관절염,심낭염, 뇌농양 및 패혈증**을 일으키기도 한다.

(2) 형태 및 구조

[형태]

Gram 양성 C자형 굽은 소간균(0.2~0.4 × 1.2~1.7 μm)이다.

아포, 협막 및 편모 모두 없다.

[관찰의 point]

Gram 양성 간균 중 소간균은 *E. rhusiopathiae* 와 *L. moncytogenes*가 있는데, *E .rhusiopathiae*는 폭이 좁고 길이가 다소 길지만, *L. moncytogenes*는 폭이 넓고 길이는 짧은 것을 관찰하는 것으로 두 균을 감별해 갈 수 있는 기준을 잡아 비교 감별을 해 낼 수 있다.

*** *E. rhusiopathiae & L. moncytogenes* 형태 등의 비교 감별 특성**

Tests	*E. rhusiopathiae*	*L. moncytogenes*
Gram Stain	G(+) Short or Curved Bacilli	G(+) Plump Bacilli
폭(μm)	0.2~0.4	0.5
길이(μm)	1.2~1.7	0.5~2
관찰	폭이 가늘고 길이가 대체로 길다	폭이 굵고 길이는 짧다

* *E. rhusiopathiae & L. moncytogenes* Gram Stain의 비교감별

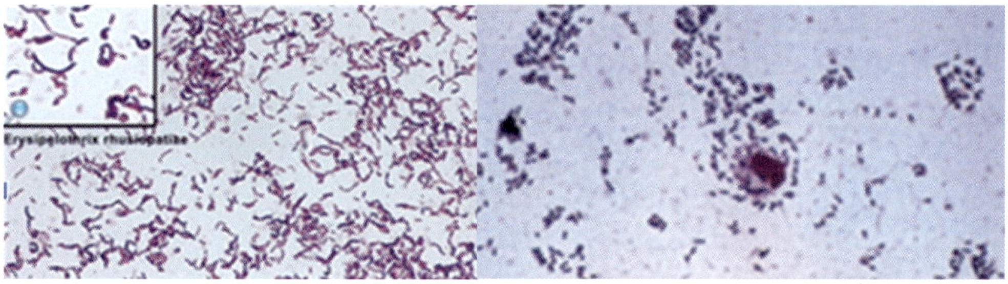

(3) 배지, 배양 및 집락특성

양성세균 증균용배지(TSB, BHI)에 손가락, 발가락 및 피부의 상처를 접종하여 통성혐기성 조건하에서 35℃로 18시간을 배양하여 얻은 균부유액을 BAP에 사분획 획선도말 접종을 하여, 배양(35℃/18hrs)을 하면 둥글고, **융기된 비용혈성의 1 mm 내외의 소형 집락을 관찰** 할 수 있다.

배양시간이 48~72시간 길어지면 집락은 커질 뿐만이 아니라, 거칠고 불규칙한 집락을 관찰 할 수 있으며 아주 드물게 α-용혈이 관찰되는 경우도 있다.

[형태와 배양]

통성혐기성 조건하에서 BAP(35℃/18hrs)로 배양 해 보면 **작고 융기된 비 용혈성 집락의 관찰**이, 좁은 β-용혈대를 형성하는 Gram 양성 소간균인 *L. monocytogenes*와 감별 해 갈 기준을 잡는 것으로 비교 감별을 해 나 갈 수 있다.

* *E. rhusiopathiae & L. monocytogenes* 의 비교 감별특성

Tests	*E. rhusiopathiae*	*L. monocytogenes*
Culture Temp.(℃)	35	25
Mot(25℃)	–	+
Hemolysis	–/α-Hemo	Narrow β-Hemo.~

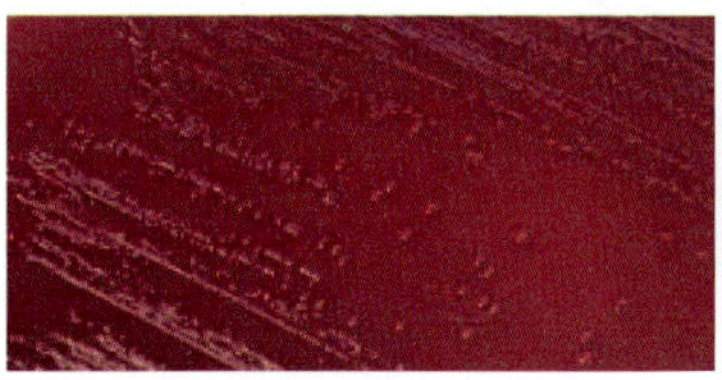

BAP
Non Hemo
E. rhusiopathiae

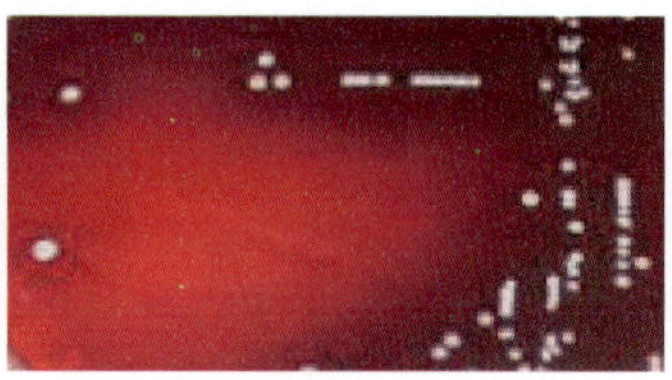

BAP
α-Hemo
E. rhusiopathiae

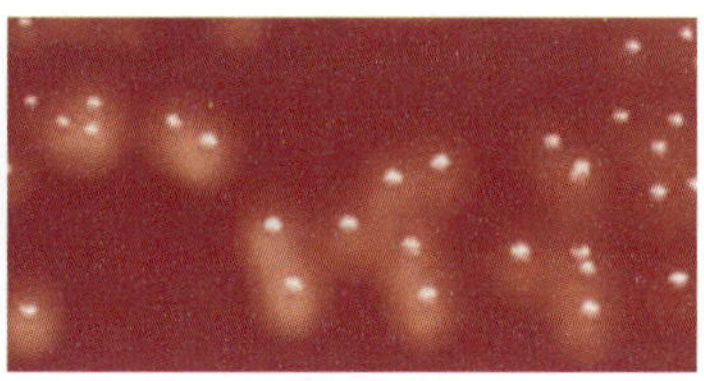

BAP
β-Hemo
L. monocytogenes

E. rhusiopathiae & L. monocytogenes Colony on BAP

(4) 확인감별특성

Catalase, Oxidase 및 Nitrate음성이다. 대분분의 당류 분해가 없으나, Glucose발효, Lactose발효를 할 뿐만이 아니라, H_2S를 약 양성 정도로 생성하는 것과 Gelatin(22℃) 배지로 배양 시 Test Tube Brush 상으로 혼탁 발육하는 성상이 Gram양성 소 간균인 *L. monocytogenes* 와 차이가 나는 비교되는 감별 특징이 있다.

기본적으로 *E. rhusiopathiae*는 Catalase와 Oxidase모두 음성이지만, ***L. monocytogenes*는** Oxidase는 음성이지만 Catalase는 양성이면서 CAMP와 25℃에서 Mot가 양성인 차이를 비교해서 감별 기준을 잡아 정확히 분리 동정을 해 낼 수 있다.

[관찰의 point]

인체 병원성 Gram양성 소 간균 중 H_2S를 소량 생성하는 것을 관찰하는 것으로 본 균을 감별 진단해 갈 수 있는 큰 줄기를 잡을 수 있다.

인체병원성 세균중 H_2S를 소량 생성하는 균주는 Gram 음성 대간균 중 장내세균에 속한 *Salmonella typhi*도 있지만, *S. typhi*는 Gram 음성 대간균이고 Catalase는 양성이지만, Lactose를 비분해 하는 극명한 차이가 있는 것으로 정확한 감별 기준을 잡을 수 있다.

***L. monocytogenes* 감별 특징의 으뜸은** 25℃ Mot에서 우산펼친 모양의 혼탁대를 형성하는 운동성이며, *E. rhusiopathiae* 와도 비교 감별 기준이 된다.

*** *E. rhusiopathiae* & *L. monocytogenes* (H_2S 약양성 균주) 등의 비교 감별특성**

Tests	*E. rhusiopathiae*	*S.* Typhi	*L. monocytogenes*
Gram Stain	G(+) Short / Curved B.	G(-) L. B.~	G (+) Plump B.~
Catalase	−	+	+
Oxidase	−	−	−
Lactose	+	−	+/d
KIA/TSI	A/AH_2S	K/AH_2S	A/A
H_2S	W+	W+	(−)
CAMP	−	−	+
Mot(25℃)	−	+(37℃)	+
Test Tube Brush in Gelatin(22℃)	Growth	−	−

* S= Short, L= Long, B=Bacilli, W=Weakly, Plump=두툼한(폭이 넓고 길이가 짧은)

※ * *E. rhusiopathiae & L. monocytogenes* (H_2S 약양성 균주) 등의 비교 감별특성

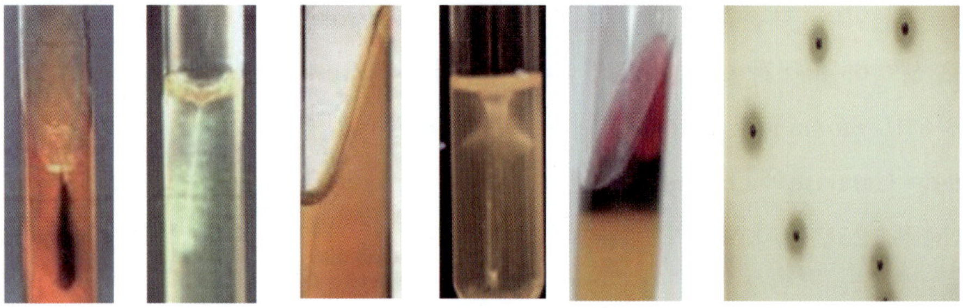

TSI Gelatin(25℃) TSI SIM TSI BS

A/AH_2S Test Tube Brush A/A Umbrella Shaped A/AH_2S Center for Black

E. rhusiopathiae *L. monocytogenes* *S. typhi*

(5) 항균제감수성

Cephalosphorin, Erythromycin, Penicillin, Tetracycline에 감수성을 띠우며, **Vancomycin, Aminoglycoside 및 Sulfinamide에는 내성**이다.

E. rhusiopathiae 총 정리

1. Gram + Narrow Short, Curved Bacilli

2. Cap, Fla, Spo)all −

3. (Oxi& Cat) all −

4. (Glu& Lac) all +

5. G+B중 **H_2S는 Unique (+)** → ∴ A/AH_2S

6. Hemo: None or α-Hemo

7. *Lm* & *Er* 의 감별은?

Cat, β-Hemo, CAMP, MR/VP, Mot(25℃), H_2S

Tests	*L. monoctogenes*	*E. rhusiopathiae*
Cat	+	−
β-Hemo	+	−
CAMP	+	−
MR/VP	+/+	−/−
Mot(25℃)	+	−
H_2S	(−)	**+**

8. 감염증: 유단독증, 창상감염, 심내막염

5. *Nocardia*

Classification

Family: *Mycobacteriaceae*

Genus: ***Nocardia***

Species: ***asteroides,*** *brasiliensis, caviae*

1) *Nocardia asteroides*

(1) Disease

본균은 방선균의 일종으로, 토양 중이나 자연계에 널리 분포하고 있다. **약한 기도감염에서 시작하여 인간의 폐에 병변을 형성한다.** 그 후, 가슴을 처음으로 신, 간, 비 등에 혈행성 전이소를 만드는 경우가 있다. 또, 외상 등에서 경피적감염을 하고, 종풍이나 경결을 동반한 화농성병변을 형성하는 것도 있다. 일반적인 기초질환을 갖고 있는 환자에서 발증을 하는 것이 많고, 스테로이드약을 사용하고 있는 증례도 많다.

인간에 감염증을 일으키는 *Nocardia*속 균은, *N. asteroides* Group (*N. asteroides, N. farcinica, N. nova*)이 최고로 많고, 다음으로 *N. brasiliensis*로, *N.otitidiscaviarum*의 보고는 극도로 적지 않다. 방선균목에는, 본균 외에 *Actinomyces*속 균, *Streptomyces*속 균이나 *Acinomadura*속 균 등이나, 신속발육성의 *Mycobacterium*속 균이 있다.

(2) 형태 및 구조

[형태]

직경 0.5 × 1.2~3 μm의, 분지된(나무가지 상) 균사체에서 성숙이 되고, 단렬(끊어지고, 찢겨진)간상 또는 구상이다. 드물게 기균사를 형성한다. 그람양성으로 발육기에 있어서, 부분적 항산성(약 항산성)이다. 편성호기성균이다. 기균사는, 세균에 속한 방선균이나 진균이 배지에서 영양분을 섭취하여 생육하는 경우, 배지내에 들어가 붙어 있지 않고 공기중에 신장한 균사를 말한다.

[관찰의 point]

크기가 0.5×1.2~3 μm의 **그람양성으로 폭은 가늘고 길이는 약간 긴 간균**이다.

짧은 균사체인 경우, *Corynebacterium*속 균과 분리되는 것이 있다. 발육이 완만해서, 이것에 의한 도말소견을 보았을 때에는 배양을 연장할 필요가 있음을 느낀다. Ziehl-Neelsen염색에서 적색으로 염색이 되지 않고, **Kinyon 염색에서 적색으로 염색이 된다.**

Kinyon항산균 염색에는 탈색제로, 염산알코올 대신 0.5% 석탄산 용액을 이용한다.

*Actinomyces*속 균에 비해서 만곡의 정도가 약하고 나무가지 펼쳐진 형상이며 폭이 가늘고 길이는 약간 긴 적색의 간균이 관찰이 된다.

* *Nocardia* & *Actinomyces*의 기본 비교 감별특성

Strains	Gram stain		
	Color	Shape	Arrangement
Nocardia	Violet	Narrow Bar	Branched form
Actinomyces	Violet	Narrow Bar	Antler form

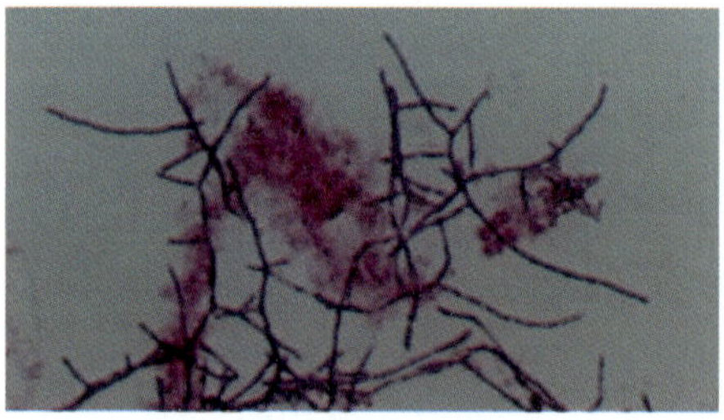

N. asteroides Gram Stain

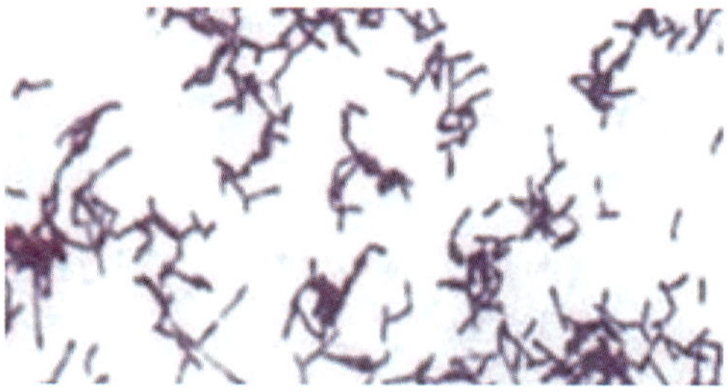

A. israelii Gram Stain

(3) 배지, 배양 및 집락특성

[형태와 배양]

발육은 완만하고, 28~30℃**에서 3~7일간 호기성으로 배양**을 한다. *N .asteroides*는 45℃에서도 발육이 가능하다. 분리당초에는 백아색의 기균사를 착생하는 2~3 mm의 백색으로, 주름상이다. 불규칙적인 집락을 형성하지만, 계대함에 따라 기균사의 착생이 나쁘게 되고, **Ogawa 배지나 SDA배지에서 황색**~등색주변부의 색깔을 띤 집락을 형성한다.

[관찰의 point]

도말검사소견을 근본으로 집락을 관찰하지 않으면 Colony를 보지 못하고 놓치는 위험성이있다. 배양접시의 뚜껑을 열었을 때에 **곰팡이 냄새를 내는 것도 많다.** Ogawa배지나 SDA배지외에 면양혈액한천배지나 Chocolate배지에서도 발육을 하지만 **Ogawa배지나 SDA배지에서 전형적인(주름지고 거칠은) 황색의 집락을 관찰 할 수 있다.**

* *N. asteroides* & *A. israelii* 의 배양특성 비교감별

Components	*N. asteroides*	*A. israelii*
산소 요구도	**호기성**	미호기성/혐기성
배양온도	**28~30℃**	37℃
배양기간	**5일 내외**	5일 내외
분리배지	**Ogawa/SDA**	TSA, BHIA, BAP
분리집락	**Rouh, Irregular Colony Yellow, Deep Orange Yellow**	Molar Shaped Micro Colony Creamy White Small Colony

* *N. asteroides* & *A. israelii* 분리집락의 비교감별

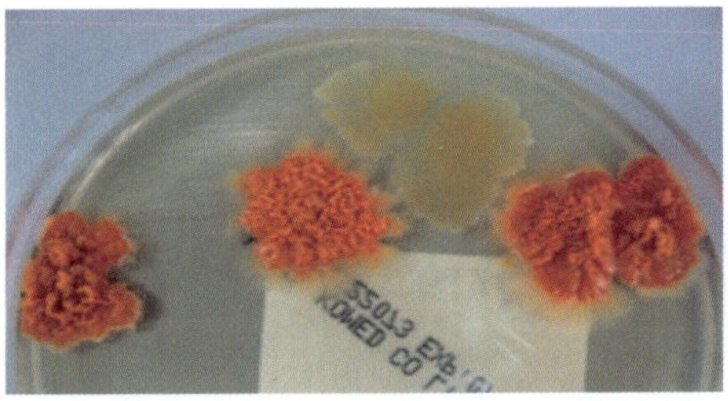

N. asteroides Colony on SDA

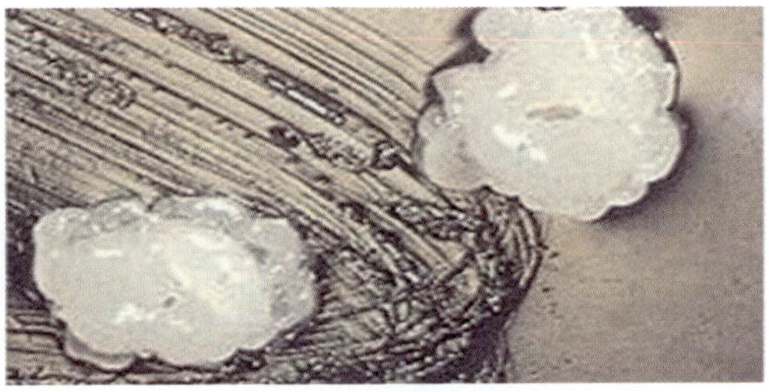

A. israelii Picture Closed up Colony

(4) 확인감별특성

균속 동정으로 Oxidase, Catalase & Nitrate가 양성이고,

균종 동정으로 **Urease, Esculin, Glycerol 및 Succinate는 양성**이지만, Lactose, Mannitol, Trehalose, Raffinose, Rhamnose, Xylose, Galactose, Adonitol, Inocitol, Sorbitol 등은 음성이다. 그 외에 조직 중의 *N. asteroides*의 확인은 GMS염색을 하여 관찰을 할 수 있다.

* *Nocardia asteroides*의 확인감별 특성

Tests	*N.asteroides*
Nitrate	+
Urea	**+**
Esculin	**+**
Glucose	**+**
Mannitol	−
Indole	−
Casein	−

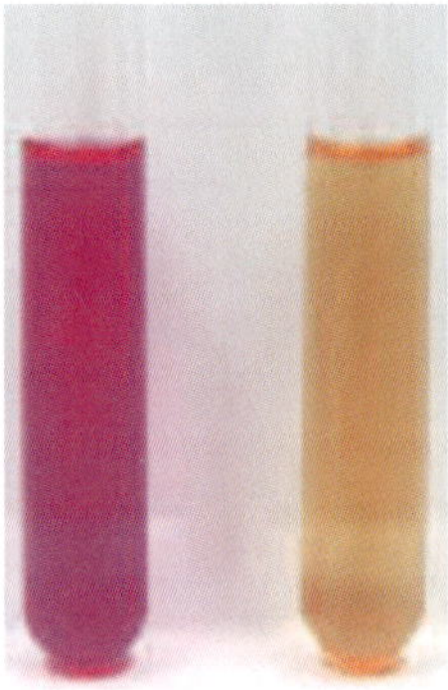

N. asteroides (Urea +: Lt)

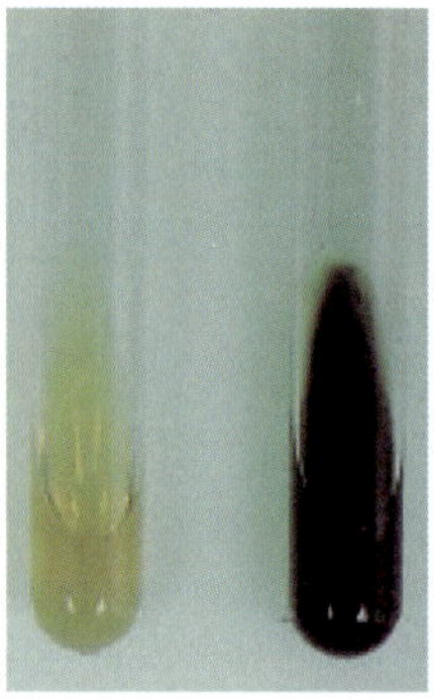

N. asteroides (Esculin +: Rt)

(5) 항균제감수성

ST합제, 제3세대 Cephalosporin(Ceftriaxone이나 Ceftazime 등), Carvaphenem계 항생제, Amikacin, Minocycline, Linezolid 등이 선택제로 사용된다.

단지, *N. farcinica*는 ST합제나 제3세대 *Cephalosporin*계 항생제에 내성의 경향이 있다. 외과적 처리가 필요한 것도 있다. 피부농양이나 임파절염에 대해서는 ST합제나 Min-ocycline의 경구투여를 한다. 그러나 뇌 *Nocardia* 증이나 폐렴에 대한 치료에서는, 최초의 3~4주간은 ST합제와 β-lactam계 항생제를 병용하고, 또 6개월간 ST합제를 투여한다.

*** ST = Sulfamethosazole Trimethoprime**

N. asteroides 총 정리

1. Gram + Filamentous Branched Bacilli
2. **Aerobic, Slightly AFB, GMS Stain**
3. **(Cat & Oxi) +**
4. (Cap, Fla, Spo) −
5. Yellow Colony on SDA or Ogawa, 28~30℃/5days
6. (Esculin & Urea): +
7. Disease: Opportunistic Pulmonary disease. (Lung, Brain, Kidney)Abscess
8. ß-lactamase; +

형태 및 성상

(1) Gram (+): 분지형or Filament상의 막대균

(2) **Kinyoun항상성 염색 ⇒ 분지된 균사모양 관찰**

(3) **Urea & Esc: +**, (Ind, Casein): all (−)

배양

(1) 분리배지: Ogawa, Sabouraud Dextrose Agar, 혈액한천배지, 보통한천배지

(2) **배양온도 및 기간:** (28~30℃ 최적) / **3~10일간**

(3) **집락색깔: 오렌지색~황색집락**

(4) 집락의 질감: 상층부: 주름져 있고, 주변부: 불규칙적인 Margine 형성.

6. *Actinomyces*

Classification

Family: *Lactobacteriaceae*

Genus: ***Actinomyces***

Species: ***israelii****, bovis, odontolyticus*

1) *Actinomyces israelii*

(1) Disease

정상인의 타액, 치아표면, 치육, 편도선와에 존재하고, 주로 두부나 경부에 감염증을 일으킨다. 우치나 구강외상의 수주간 후에 통증이 있는 특성의 굳은 종장이 생긴다. **피부에 외누공을 만들고, 개구장해를 동반한 것이 많다, 드물게 하악골의 골막염이나 골수염을 일으킨다.**

타액선이나 농에 0.2~2.0 mm 정도의 **큰 균괴(유황과립: Sulfur granule)가 확인이 된다**.

검사재료에서 과립을 보는 것이 중요하다. **폐렴환자는 드물게 또는, 기관지확장증 등의 만성기도감염증의 환자 등에 발증을 한다.** 하대(아래띠)를 중심으로 감염증이 생겨서, 발열이나 혈담을 동반한 핵이 보이는 것에 의해, 농흉이 진전을 한다. 그러나 폐에 의한, 뇌, 골, 간, 신 등에 전파소가 생기는 것도 있다. 원인균으로 *A. israelii*가 최고로 많다.

(2) 형태 및 구조

[형태]

직경 0.2~1.0 μm로 **곧은, 또는 약간 만곡된 그람양성간균**이다. 길이는 5~10 um 또는 그 이상의 섬세한 Filament상을 띠는 것도 있다. 편성혐기성균으로, 편모, 아포, 협막은 없고, 비 항산성 균이다. Gram 염색의 관찰로 *Norcadia*균 속과의 감별은 난해하다.

[관찰의 point]

크기가 0.2 × 5 μm 내외의 그람양성 (중) 간균으로 폭은 가늘고, 길이는 긴 간균이다.

Nocardia 균속은 펼쳐진 나무가지 형상으로 주로 관찰이 되지만, ***Actinomyces* 균속은** 주로 **사슴뿔 형상으로 배열이 관찰 되기 때문에 Gram stain 검경 시 부터 차이가 나는 배열상 등으로 감별 기준을 잡아 비교 감별을 해 나 갈 수 있다.**

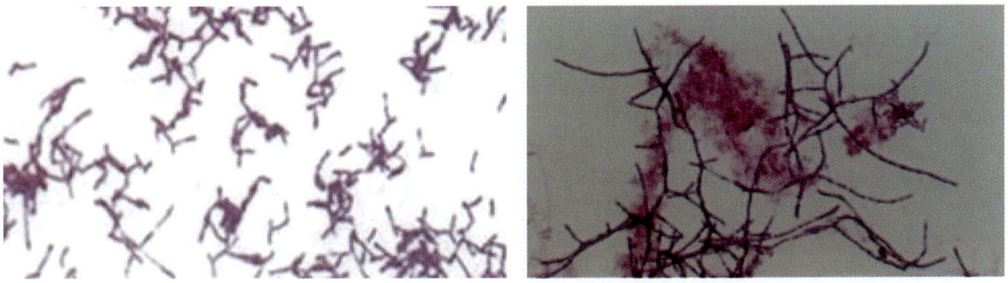

A. israelii **(Lt):** Gram Stain(Gram(+) Antler Shaped Bacilli)
N. asteroides **(Rt):** Gram Stain(Branched form Bacilli)

(3) 배지, 배양 및 집락특성

[형태와 배양]

Tryptic soy agar를 이용해서, **35~37℃로 3~7일간 혐기배양을 한다.** 편성혐기성균 또는 미호기성 균으로, 성숙집락은 0.1~0.3-0.5~2.0 mm, **R형, 불투명, 백색 또는 회백색, 원형 또는 불규칙적인, 미소집락으로 융기한 형상이 마치 구치상(어금니표면모양, 거미모양)의 집락을 형성하는 특징을 관찰**하여 객담 검체 중 *A. israelii*를 분리 해 가는 기준을잡아 갈 수 있다.

때로는 S형 집락이 관찰 되기도 하며, BAP에서 발육은 하지만 비 용혈성이다.

[관찰의 point]

매우 작은 집락은, 어떤 중심점에서 방사상으로 분지한 길거나 짧은 균종들의 균사체(거미의 발모양: Spider form)의 집합체로서 균사는 때로는 인접하여 만곡되어 V, Y, T자형을 띠기도 한다.

* *A. israelii* & *N. asteroides* 의 배양특성 비교감별

Components	*N. asteroides*	*A. israelii*
산소 요구도	호기성	미호기성/혐기성
배양온도	28~30℃	37℃
배양기간	5일 내외	5일 내외
분리배지	Ogawa/SDA	**TSA,BHIA, BAP**
분리집락	Rouh, Irregular Colony Yellow, Deep Orange Yellow	Molar Shaped Micro Colony Creamy White Small Colony

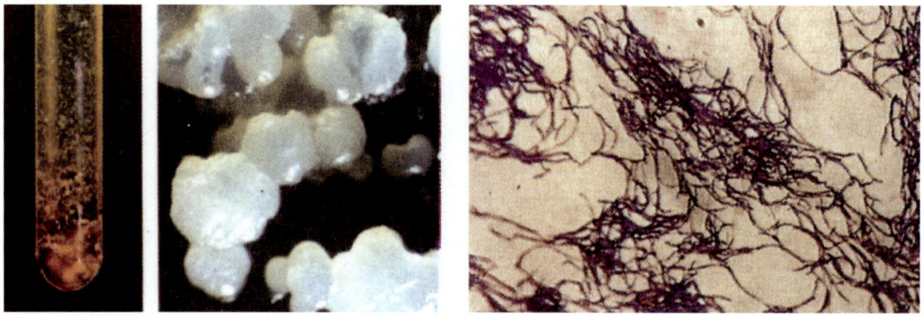

A. israelii: Thioglycollate Broth 하층발육,
Molar Surface Shaped Colony, Sulfur Granule

(4) 확인감별특성

균속 동정으로 Catalase, Oxidase, Urea가 음성이고, Nitrate는 음성 내지는 d급 양성 정도이다. 균종 동정으로 Esculin을 가수 분해하며, Glucose, Sucrose, Maltose, Trehalose, Raffinose는 양성이지만 가스는 생성을 하지 않는다. 당 발효 시험중 Mannitol이 음성인 것이 발효하는 다른 당류 중 비교시 되는 특징이다.

*** *N. asteroides* & *A. israelii* 의 비교 감별 특성**

Strains	Oxi	Cat	Nit	Urea	Esc
N. asteroides	+	+	+	+	+
A. israelii	−	−	−/d	−	+

*** *N. asteroides* & *A. israelii* 의 비교 감별 특성**

Strain	Oxi	Cat	Nit	Urea	Esc
N. asteroides	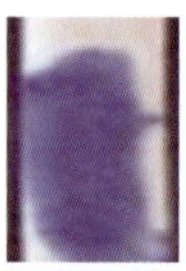	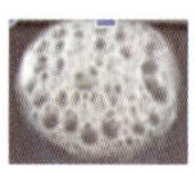	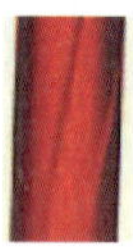	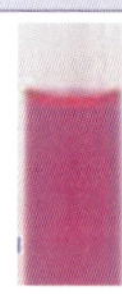	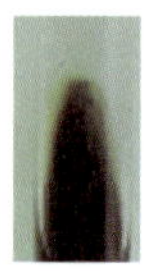
A.israelii	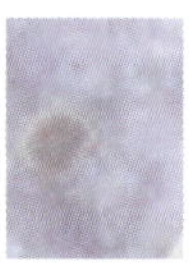	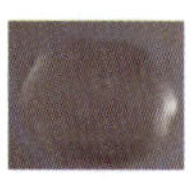	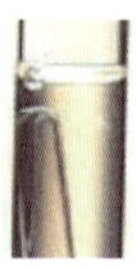	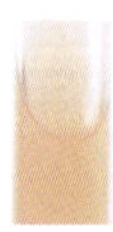	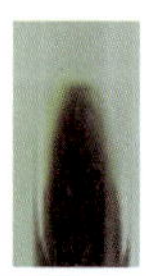

* *A.israelli*의 확인감별 특성

Tests	*A. israelli*
Oxidase	**−**
Catalase	**−**
Nitrate	−/d
Gelatin	−
DNase	−
Glucose	+
Urea	**(−)**
Esculin	**+**
Arginine	+
Xylose	+
Raffinose	+
Cellobinose	+

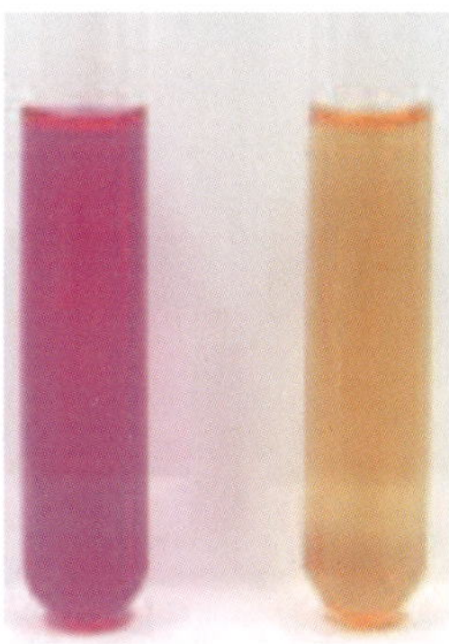

A. israelii (Urea − : Rt)

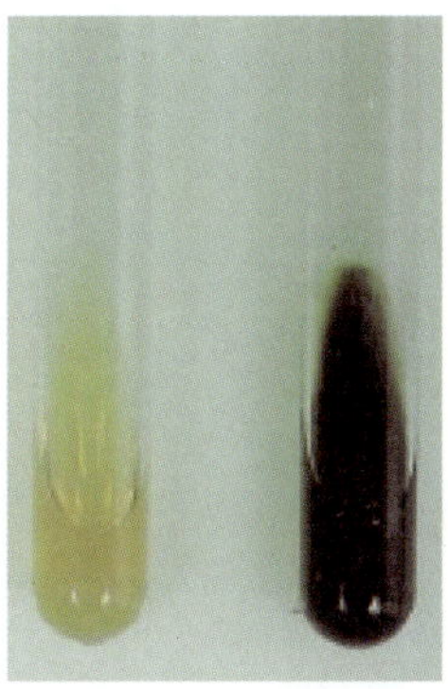

A. israelii (Esculin + : Rt)

(5) 항균제감수성

Penicillin G 와 Cephalosporin (Ceftriaxone 등)이 감수성이며, Carvaphem계 항생제, Macroride계약, Clindamycin, Tetracycline계약 등도 선택제로 되며, 외과적 처리가 필요한 것도 있다.

A. israelii 총 정리

1. Gram + Branched Mycerium, **Antler Shaped Bacilli**
2. **Sulfur Granule**
3. (Cap, Fla, Spo) all –
4. Anaerobic or Microaerobic
5. Down layer(Bottom) Turbid in Thioglycollate Broth
6. **Spider Micro or Molar Surface Shaped Colony Cream Color Colony on TSA, 37℃/5days**
7. Glu; F But, Gas Non-foremation
8. **Esc: + But, Urea: –**
9. Pc, EM, AMG: S
10. Disease: (Lung,, Appendix, Peritoneal)Abscess

7. *Mycobacterium*

*** Classification**

Family: *Mycobacteriaceae*

Genus: ***Mycobacterium***

Species: ***tuberculosis,*** *bovis, avium, microti, simiae, marinum* 등,....

1) *Mycobacterium tuberculosis*

(1) Disease

환자로부터 비말 및 호흡기감염방식으로 감염되어 **폐결핵, 장결핵, 신결핵, 관절결핵 등을 유발시킨다.** 잠복기 과정에서 현성감염으로 이환된 경우 면역이 되어 Tuberculin 반응에 양성으로 확인이 된다. 음성일 경우, BCG예방주사를 맞혀서 면역이 되도록 한다.

(2) 형태 및 구조

Gram 염색으로 양성 대간균(0.3~0.6-1~4 μm)으로 관찰이 되지만, **AFB Stain으로 적색의 뭉쳐진 가늘고 긴, 대간균을 확인할 수 있다**. 편모, 협막, 아포 모두 없다.

결핵균군에(*M.tuberculosis, M.bovis, M.africanum, M.ulcerans*), 비정형 항산성균군(군: 광발색군, Ⅱ군: 암발색군, Ⅲ군: 비발색군, Ⅳ군: 신속발육군)으로 대별한다.

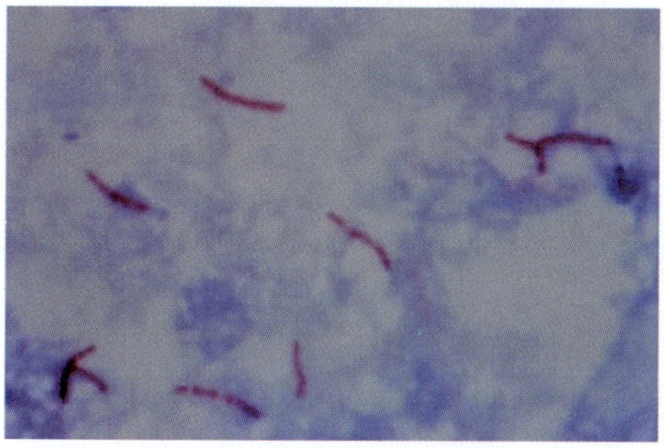

M. tuberculosis (AFB Stain)

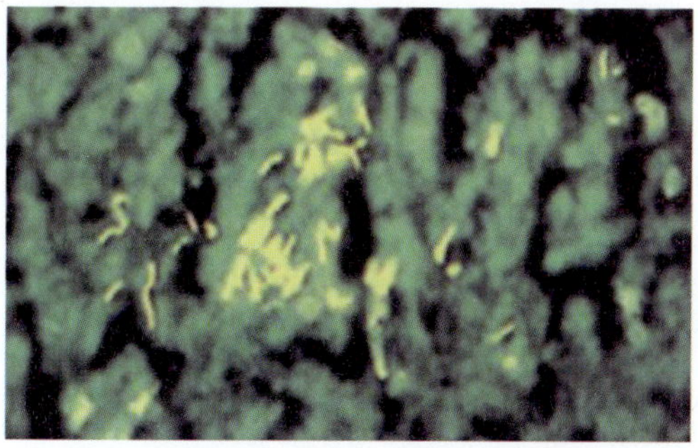

M. tuberculosis (Fluorescens Stain)

(3) 배지, 배양 및 집락특성

증균배지로 **Dubos, Glycerin, Sauton, Kirchner** 등이 이용되고 있으며, 분리배지로는 **Ogawa, Lowenstein-Jensen, Petragnani, Middle Brook(7H10, 7H11), 1% Ogawa, 3% Ogawa 등을 사용**하고 있다. 호기성으로 **Ogawa 배지에 37℃ /6~8주를 배양하면, 2~5 mm의 거칠고 불규칙적인 담황색 집락을 관찰할 수 있다.**

3주전에 생성되는 집락은 배제한다.

*** 인형결핵균의 검출율을 높이기 위하여**

소화처리 과정(NALC) → 집균화 과정(3,000 rpm/20 min) → 중화 과정 → 배양 과정(37℃ /6~8주) 〈배양시 중화과정을 필히 해야 한다.〉

AFB 염색시에는 중화과정이 필요하지 않다.

NALC용액으로 전 처리한 경우엔 중화과정을 생략할 수 있다.

이 외에도 PCR, FA염색법 등으로 동정을 한다.

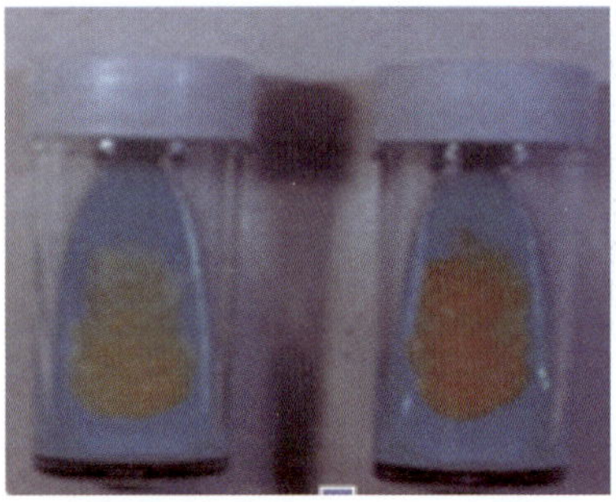

M. tuberculosis Colony on Ogawa

(4) 확인감별특성

(Niacin, Nitrate, Neutral Red, Urea)양성이며, T_2H(5 μg)에 감수성이다.

(내열성 Catalase, Arylsulfatase, Tween 80) 등에 음성이다.

* *M. tuberculosis*의 확인감별 특성

Tests	*M. tuberculosis*
Niacin	+
Nitrate	+
Neutral red	+
Urease	+
Cord formation	+
T_2H^c 감수성(5 μg)	+

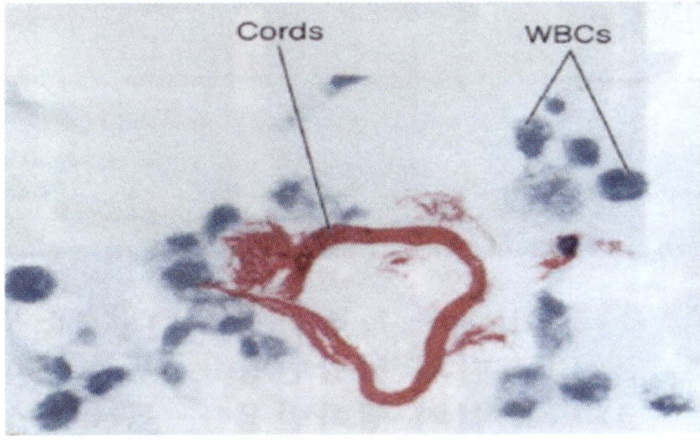

M. tuberculosis: Cord formation(+)

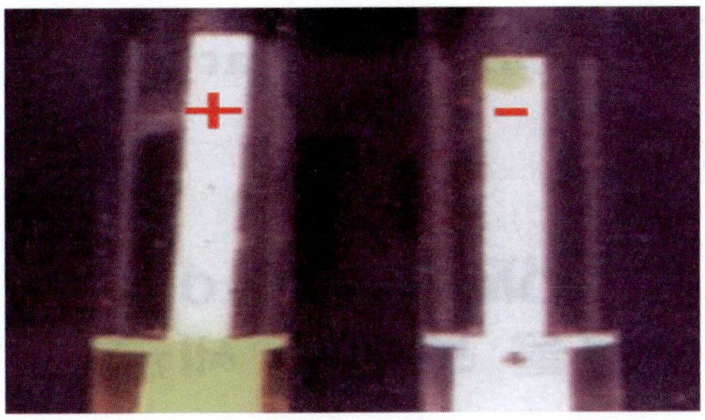

Niacin(+)

* *Mycobacterium*의 확인감별 특성

Tests	*M. tuberculosis*	*M. bovis*	*M. kansasii*	*M. scrofulaceum*	*M. avium*	*M. fortuitum*
Growth	d	d	d	d	F	
Colony	R	R	S/R	S	S/R	S/R
Pigment	–	광발색	암발색	–	–	
Niacin	+	–	–	–	–	
T_2H감수성(5㎍)	(S)	(R)	(R)	(R)	(R)	
NO_3환원 +	+	+	–	_	+	
Urease	+	+	+	+	–	+
Catalase Semi	–	_	+	+	–	+
68℃ Catalase Thermo	–	_	+	+	+	+
Tween 80 가수분해	–	_	+	–	–	+
Pot.tellurite 환원	–	–	–	–	+	+
3일 Arylsulfatase 활성	–	–	–	–	–	+
5% NaCl 내성	–	–	–	–	–	+

(5) 항균제감수성

Rifambutin, Clarithromycin, Azithromycin, Rifampin, Ethambutol, INH, PAS, Streptomycin 등을 2~3제 병용 투여하거나 단독 6~9개월 투여하면서 항생제 감수성 검사를 실시하여 내성균의 출현여부를 확인해 가면서 내성균 출현 유무에 따라 2차 항 결핵제를 선별하고 농도도 적절히 투여하도록 한다.

* INH = IsoNicotinic acid Hydrazid

* PAS = Para Amino Salicylic acid

M. tuberculosis 총 정리

1. AFB/Gram + medium, Long Bacilli
2. Aerobic
3. (Cap, Fla& Spo): all −
4. **분리동정과정: Digestion → Centrifugation → Neutralization → Culture**
5. **Culture Duration: 37℃/8wks**
6. **Sauton, Dubos, Kirthner/ Ogawa, L-J, Petrgnani**
7. **Orange Yellow, Rough, Irregular**
8. **Niacin, Nitrate, Neutral Red, Urea, T2H(5 ㎍), Cord Formation**

*** Niacin Test 준비물:**

Heated DW, Cyanogenbromide, AnilinAlcohol

9. Pre Treatment: 4%(NaoH, KOH), NALC…
10. **배양 시급검체: Epitherial Cell은 적고 Neutrophil ↑**
11. Mt의신속정성검사: PCR
12. Mt의 신속정량검사: ELISA
13. 비정형항산성균 Gr. I: *M. marinum,*
    M. kansasii, M. simiae (Photochromogen)
14. ***M. kansasii& M. marinum* 의 감별: Nitrate(+/−)**
15. ***Mtuberculosis & M. simiae* 의 감별: Nitrate(+/−)**
16. **Tuberculin 0.1 mL 주사**/ 48~72시간 후 /
    발적부위 지름: 10 mm발적: 양성: 이전에 **결핵균감염. BCG 접종받은자.**
    발적부위 지름: 15 mm 이상 발적: 양성: **결핵균감염으로 판단.**
    음성(9 mm이하) 시: BCG Vaccine 접종.
17. **Catalase Semi Cuantative 50 mm ↑ : *M. godonae, M, Simiae, M. kansasii***
18. **Catalase Semi Cuantative 45 mm ↓ : *M. tuberculosis,*** *M. bovis, M. marinum*

IV

Anaerobic Bacteria

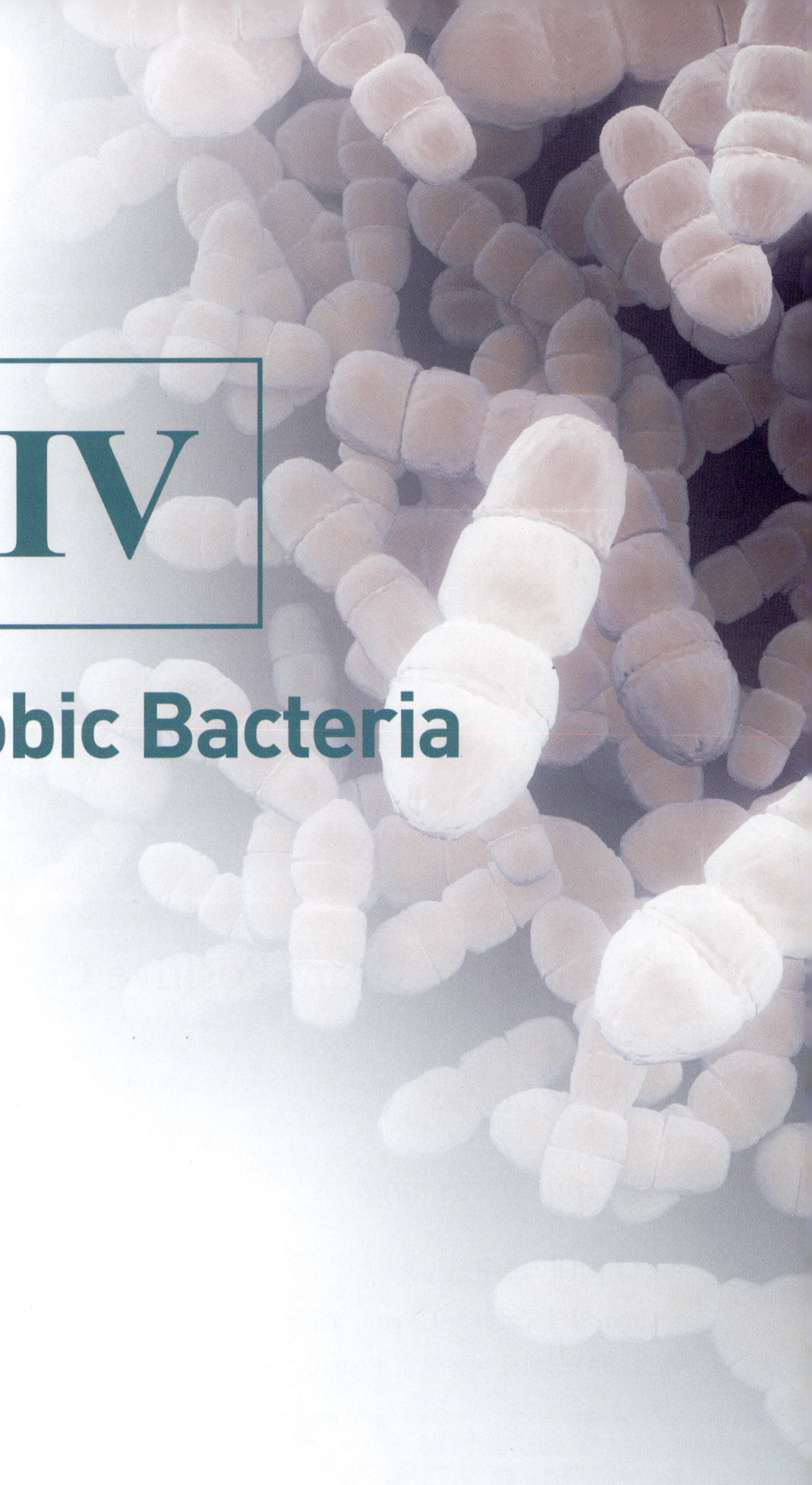

IV. Anaerobic Bacteria

혐기성 균의 분류

- Gram Stain
  - Gram(+)
    - Coccus
      - *Peptococcus*
      - *Peptostreptococcus*
    - Bacilli
      - Spore(+)
        - *Clostridium*
      - Spore(－)
        - *Propionibacterium*
        - *Eubacterium*
        - *Bifidobacterium*
  - Gram(－)
    - Coccus
      - *Veillonella*
      - *Acidaminococcus*
    - Bacilli
      - *Bacteroides(Prevotella)*
      - *Fusobacterium*

*Anaerobic Gram Positive Cocci

1. *Peptococcus*

1) *Peptococcus magnus*

(1) 형태 및 구조

Gram 양성 구균(0.3~1.3 μm), 쌍구균 또는 불규칙한 구형 포도상 구균과 유사한 배열 협막, 편모 및 아포 모두 비형성 BAP상에서 비용혈성, Round, convex, smooth, shiny의 0.5 mm내외의 집락.

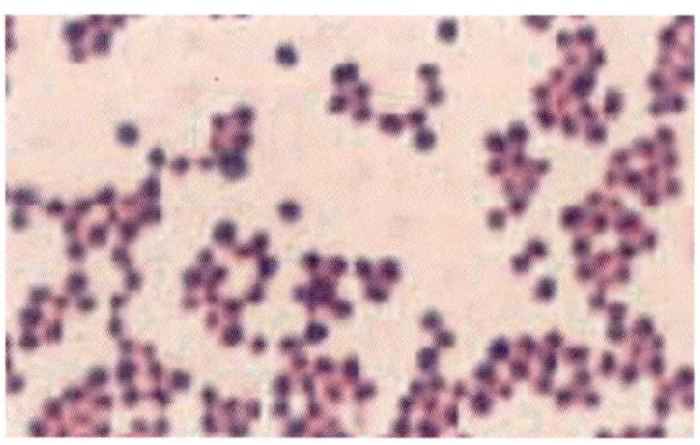
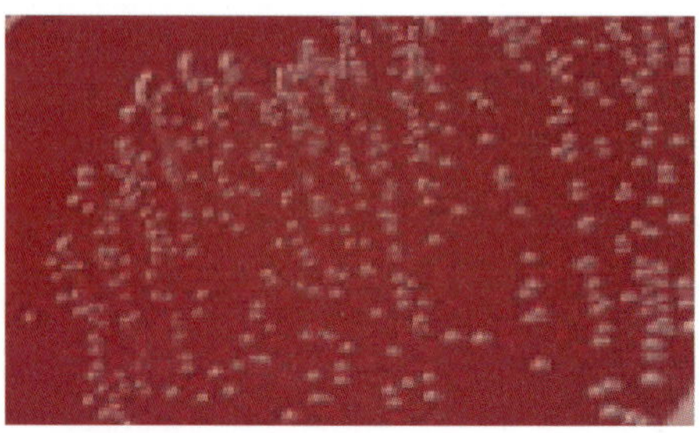

Peptococcus : Gram Stain *Peptococcus* Colony on BAP

(2) 확인감별특성

+: Catalase(±): Gelatinase,

-: Hemolysis, Indole, Nitrate, Urea, *대부분의 당 비발효

** Peptococcus magnus*

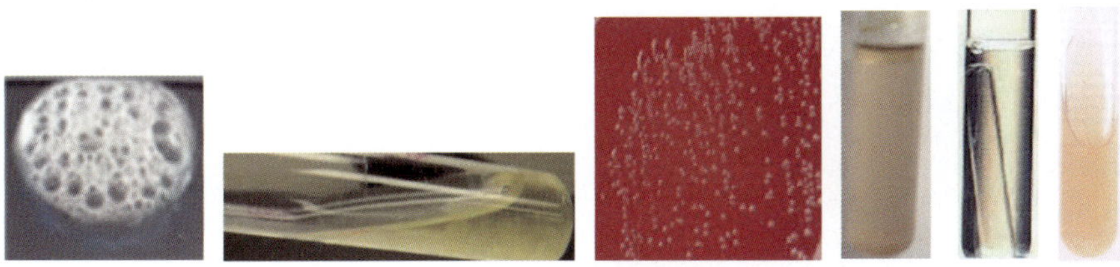

Cat	Gelatin	BAP	Ind	Nit	Urea
+	+	Non-Hemo	-	-	-

P. magnus 총 정리

1. Anaerobic Gram (+) Cocci
2. **Cat: +**
3. Hemo & Mot: -
4. Gelatin은 분해하지만
   단백 비 분해/당 비 분해성: (Ind, Nit, Urea) all Negative,
5. 당류 비발효

2) *Peptostreptococcus micros*

(1) 형태 및 구조

Gram 양성 구균(1.0 μm 내외), 연쇄상 배열 협막, 편모 및 아포 모두 비형성 BAP상에서 **비용혈성**, Round, convex, smooth, opaque shiny의 0.5 mm내외의 집락.

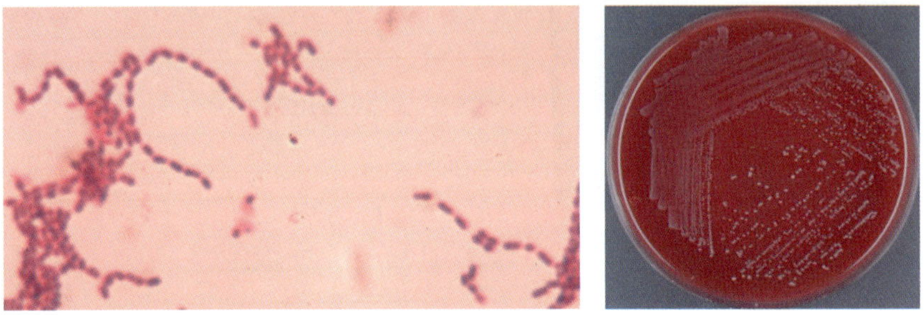

Peptostreptococcus micros (Gram Stain & Colony on BAP)

(2) 확인감별특성

+: **Indole: (*P. asaccharolyticus* 동 균속 중 유일하게 Indole양성인 균종)**

−: Catalase, Nitrate, Urea Indole *대부분의 당 비발효

***P. asaccharolyticu* & *P. micros* 의 비교 감별특성**

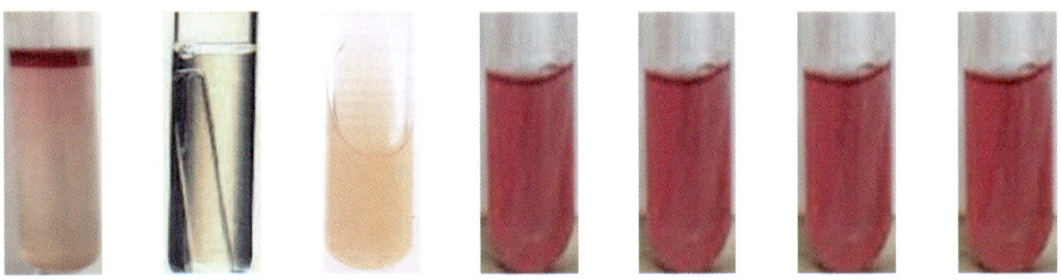

Ind	Nit	Urea	Glu	Lac	Suc	Mal
+	−	−	−	−	−	−

P. asaccharolyticus

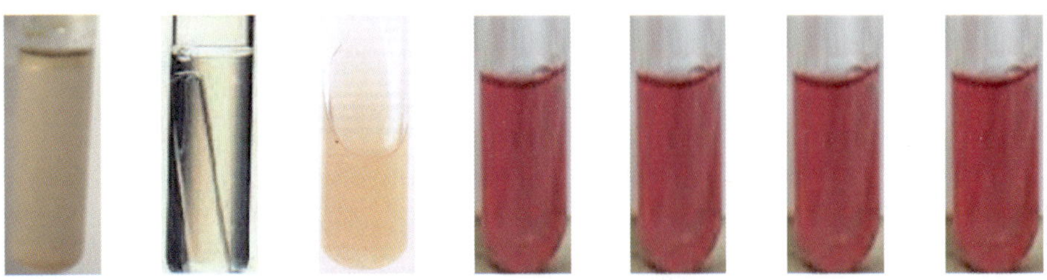

Ind	Nit	Urea	Glu	Lac	Suc	Mal
−	−	−	−	−	−	−

P. micros

* *Peptostreptococcus* 총 정리

1. Anaerobic Gram (+) Chain Cocci
2. (Cat, Hemo & Mot): all Negative
3. 단백 비 분해: (Ind, Nit, Urea): all Negative
   *P. micros*는 Ind, Nit, Urea 음성이지만,
   (*P. sacchaolyticus*는 예외적으로 **Indole만은 양성**이다.)
4. 당류 비발효

Anaerobic Gram Positive Bacilli

2. *Clostridium*

*** Classification**

Family: *Bacillaceae*

Genus: ***Clostridium***

Species: ***perfringens, tetani, botulinum, difficile,*** *butyricum* 등

1) *Clostridium perfringens*

(1) Disease

토양 중에 상재하고 있다가 감염되어, **식중독, 장염, 인공유산, 가스괴저, 창상감염, 균혈증 등을 유발시킨다.** 108 정도를 경구적으로 섭취 시 감염되어 **장독소를 생산**하면서 장염 등의 감염질환을 야기시킨다. α, β, ε, τ의 4가지 독소생성능에 따라, A, B, C, D, E의 5가지 Type로 분류하는데 이중 A Type이 99% 정도 식중독 및 가스괴저질환을 일으킨다.

(2) 형태 및 구조

Gram 양성(0.6~2.4×1.3~19.0 μm)으로 양단이 둥근 대간균이며 중앙성 내지는 편재성 아포를 형성한다.

주모성 편모는 없지만 검체를 직접 협막 염색 시 협막이 관찰이 되기도 한다. **균주들 간에는 협막다당체를 갖고 있는 정도가 다양**하여 협막이 없는 것도 있다.

*Cl. perfringens*는 폭이 넓고 긴 Gram 양성간균이지만, *P. micros*는 구형의 장연쇄 배열을 한 Gram양성 구균인 기준을 잡아서 비교 감별을 해 나 갈 수 있다.

*** *Cl. perfringens* & *P. micros* 염색성의 비교감별**

Tests	*Cl. perfringens*	*P. micros*
Gram Stain	Gram (+) Long Bacilli	Gram (+) Long Chaon Cocci
Size (μm)	2.4~19	1.0
Shape	Wide & Long Bacilli	Round form Cocci
Arrangement	Disperse	Long Chain

※ Cl. perfringens & Peptosreptococcus micros 염색성의 비교 감별특성

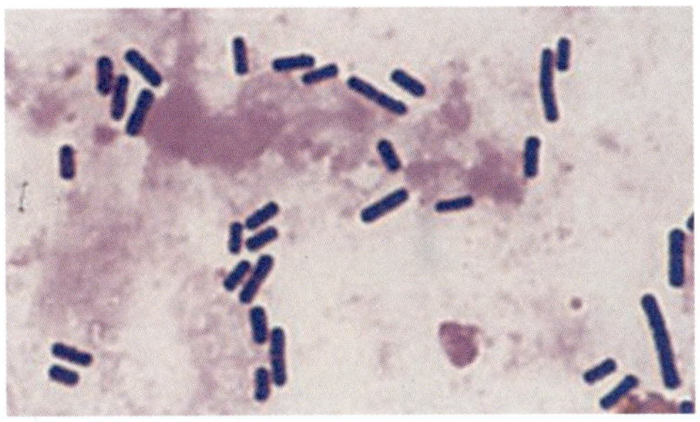

Cl. perfringens : Gram Stain

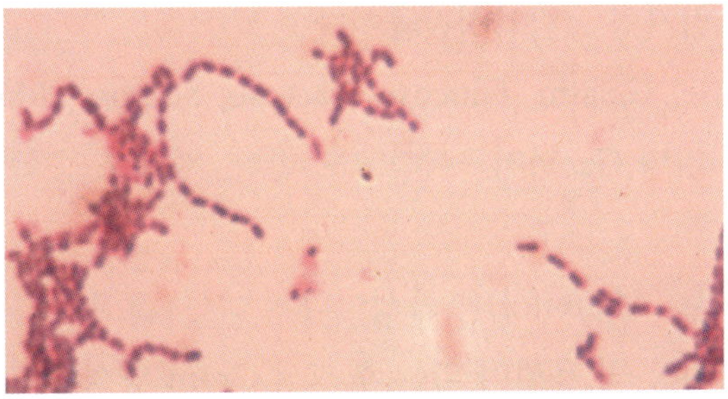

Peptosreptococcus micros Gram Stain

(3) 배지, 배양 및 집락특성

NAP와 BAP에서 발육을 하며 특히, BAP에서 37℃ /24시간 혐기배양으로 편평하고, 주변부가 **불규칙하고, 거칠며, 2~5 mm의 α-용혈 및 β-용혈의 이중용혈대를 형성하고 역 CAMP도 관찰이 되는 특징이 이 균을 분리하는 데 중요한 특징이다.**

※ Clostidium perfringens

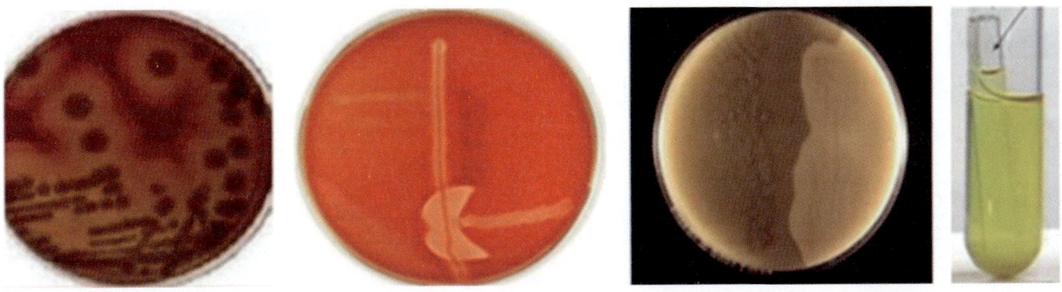

Cl. perfringens: Double Hemolysis(+) / R-CAMP(+) / Lecithinase(+) / Glu(+) & Gas(+)

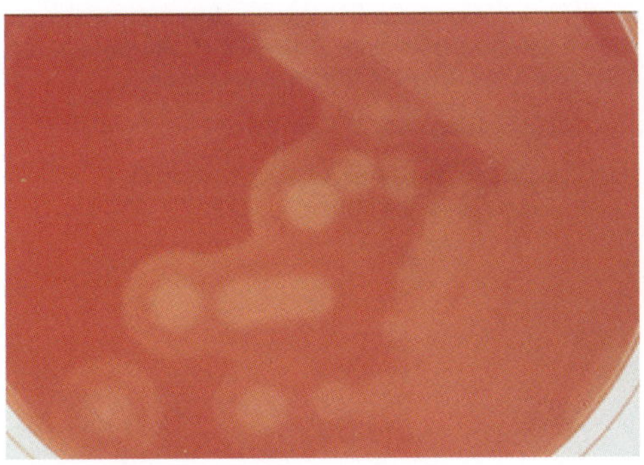

C. perfrigens on Brucella agar.
double-zone 베타용혈

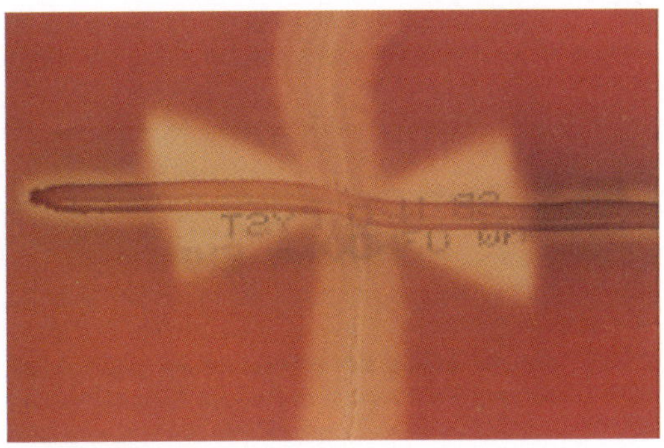

역 CAMP 시험: *C. perfrigens*는 세워서,
*S. agalactiae*는 옆으로 접종

(4) 확인감별특성

단백분해성, 당분해성 혐기성 그람양성간균이다.

(Hemolysis, Lecithinase, Gelatin, Glucose, Lactose, Sucrose, Maltose, Salicin)은 양성이고, 당분해시 Gas를 형성하는 특징이 있어서 일명 Gas괴저균이라고도 한다. 항독소 중화반응을 통해서 병원성 독소생성을 확인할 수 있다.

(Motility, Indole, Lipase, Mannitol)은 음성이다.

Mot & Indole 음성의 성상 및 용혈이 있는 혐기성 Gram 양성 대간균 중 *Cl. perfringens*와 *Cl. tetani*의 감별의 기준을 잡아 갈 수 있다.

Mannitol 분해능이 음성인 *Cl. perfringens*는 Mannitol 분해능이 양성인 *Cl. difficile*과의 중요한 감별 기준을 잡아서 비교 감별을 해 나갈 수 있다.

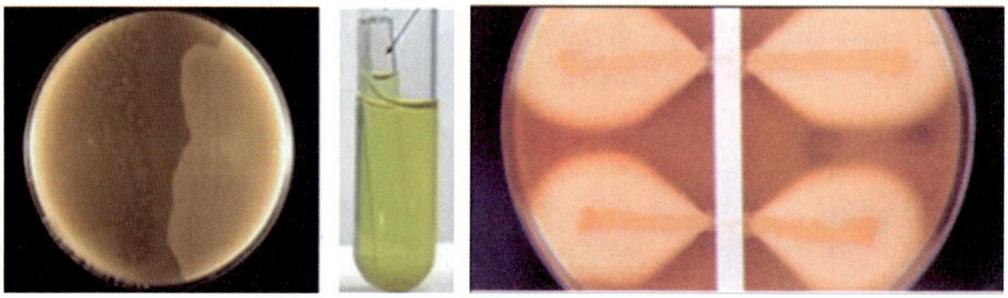

Cl. perfringens: Lecithinase(+) 당분해시험 및 가스생성(+) 항독소 중화반응(+)

* *Cl. perfringens & Cl. tetani* 의 비교감별 특성

Tests	*Cl. peringens*	*Cl. tetani*
CAMP	+	−
Leci	+	−
Mot	−	+
Ind	−	+

* *Cl. perfringens* & *Cl. tatani* 의 비교감별 특성

Tests	*Cl. peringens*	*Cl. tetani*
R-CAMP	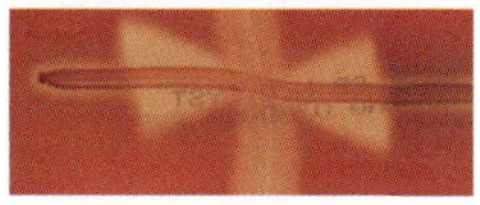 (+)	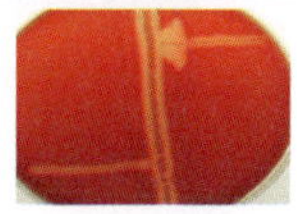 (−: Bottom)
Lecithinase	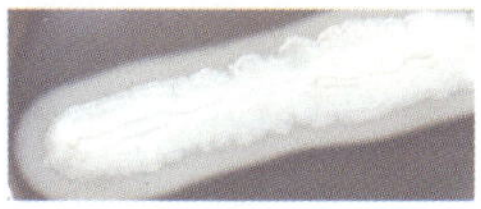 (+)	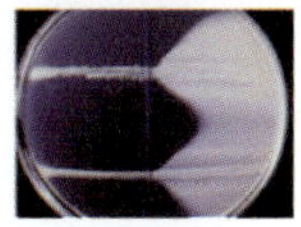 (−: Lt)
Motility	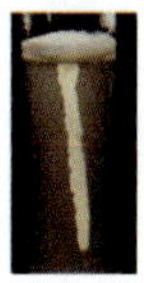 (−)	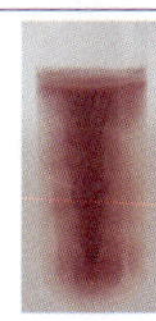 (+)
Indole	 (−)	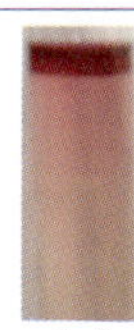 (+)

* *Cl. difficile* & *Cl. pefringens*의 비교 감별 특성

Tests		*Cl. difficile*	*Cl. perfringens*
기본감별	**Hemolysis**	**−**	β
	R-CAMP	−	**+**
	Motility	**+**	−
단백분해능	Lecithinase	−	(+)
	Nitrate	−	(+)
	Casein	−	(+)
	Gelatin	+	(+)
	Indole	−	−
당분해능	Mannitol	+	−
	Lactose	−	+
	Glucose	+	+

* *Cl. difficile* & *Cl. pefringens* 의 비교 감별특성

Tests		*Cl. difficile*	*Cl. perfringens*
기본감별	Hemolysis		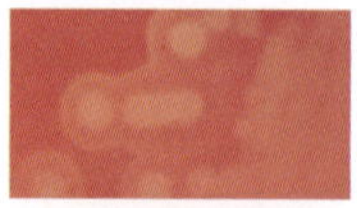
	R-CAMP	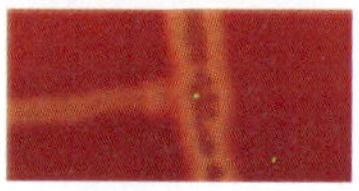	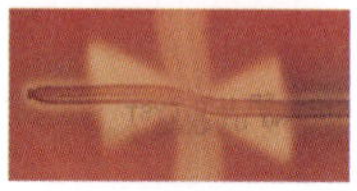
	Motility	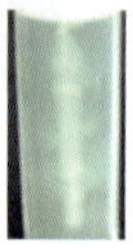	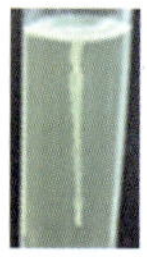
단백분해능	Lecithinase	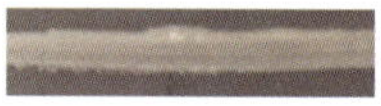	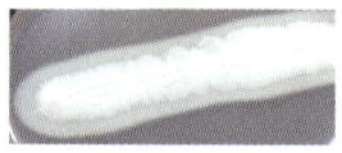
	Nitrate	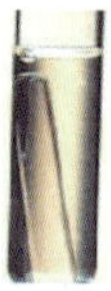	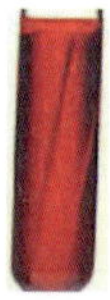
	Indole	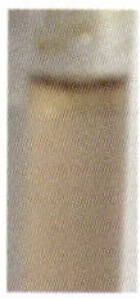	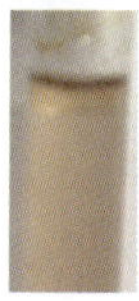
당분해능	Mannitol	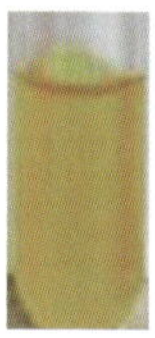	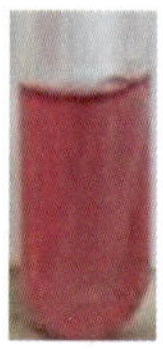

(5) 항균제 감수성

Penicillin계열의 항생제에 대부분 감수성이다.

Cl. perfringens 총 정리

1. Anaerobic Gram(+) Spore forming 대간균
2. Cat & Mot: all(−)
3. Double Hemo: (+)
4. **Lecithinase**, Nit, Gel, Casein: all (+)
5. 단백 및 당 분해성(예외 단백 중 Ind: (−), 당류 중 Mannitol: (−)
6. MAX: (−)
   MAX = Mannitol, Arabinose, Xylose
7. 난황독소 중화시험: (+)

2) *Clostridium tetani*

(1) Disease

토양 및 대기 중에 상재해 있다가 감염이 되어 **국소괴사, 전신경련, 연하곤란, 개구곤란, 안면마비, 강직성 발작, 신경전도 장애, 파상풍(신경독=Tetanuspamin) 등을 유발시킨다.**

(2) 형태 및 구조

Gram 양성(0.5~2.3-1.2~18 μm)의 대간균으로 병원성 아포형성균 중 원형의 **말단아포(Drum Shaped Terminal Spore)를 형성하고 있는 것이 비교 감별 기준으로 비교 감별을 해 나갈 수 있다.** 주모성 편모는 형성하고 있지만 협막은 없다.

* *Cl. tetani* & *Cl. perfringens* 염색성의 비교감별

Gram Stain	*Cl. tetani*	*Cl. perfringens*
Gram Stain	**Gram (+) Long Bacilli**	Gram (+) Long Bacilli
Spore Location	**Terminal**	Central
Flagella	**+**	−

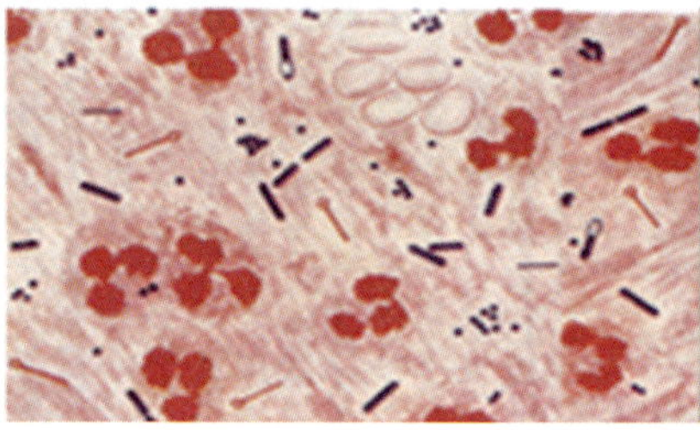

Cl.tetani : Spore Stain(Terminal Spore)

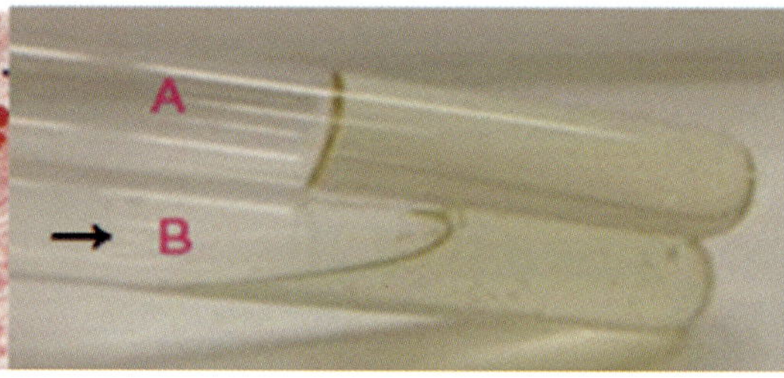

Gelatin Test (+)

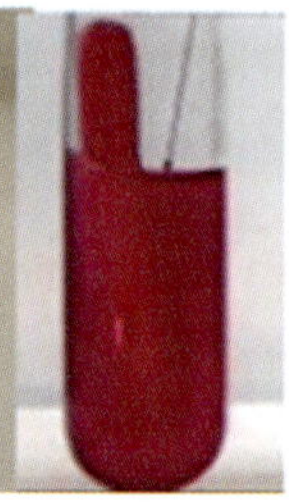

Glucose(- & Gas -)

* *Clostidium tetani*

- Tetanospasmin이라는 toxin에 의한 파상풍을 일으키며 신경독소작용의 구성물과 결합하여 뉴런작용을 억제한다

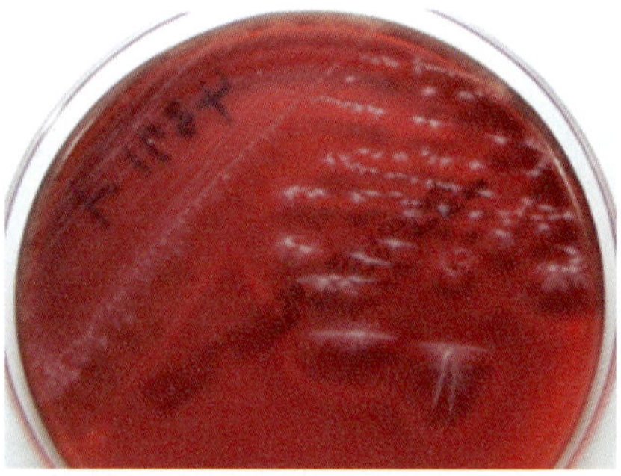

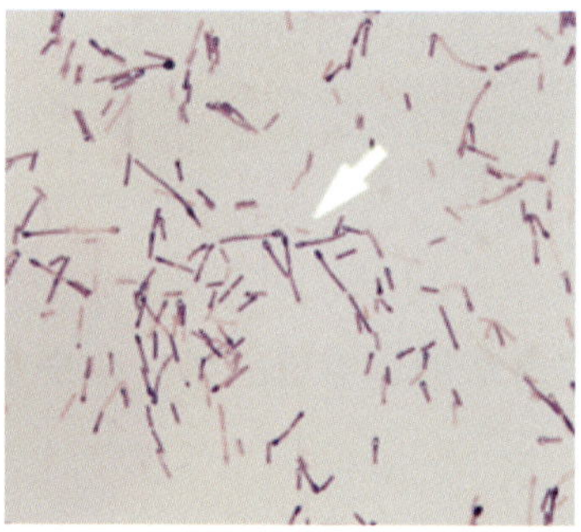

- 집락은 회색이고 반투명하고 불규칙한 뿌리 모양을 보이고 유주현상으로 배지를 덮고 있다. 그람염색에서 드럼채 모양을 한다.

(3) 배지, 배양 및 집락특성

BAP에서 발육을 하며 특히, BAP에서 37℃/24시간 혐기배양으로 편평하고, 주변부가 불규칙적이고, 거칠며, 4~6 mm의 집락이 크면서, β-용혈을 형성하는 특징을 확인하는 것이 이 균을 분리하는 데 중요한 특징으로 비교감별 시 활용이 되고 있다.

(4) 확인감별특성

단백 분해성 당 비분해성 혐기성 Gram 양성간균.

(Hemolysis, Motility, Gelatin)이 양성이고, Indole은 d급 양성이지만

(Lecithinase, Lipase, Glucose, Lactose, Sucrose, Mannitol, Maltose, Salicin)은 음성이다.

Mannitol 분해능이 음성인 *Cl. tetani*와 *Cl.perfringens*는 Mannitol 분해능이 양성인 *Cl. difficile*과의 중요한 감별 기준이 되고 있다.

*** *Cl. perfringens Cl. tetani,*와 *Cl. difficile*의 비교 감별특성**

Strains	Mot	Hemo	R-CAMP	Lecithinase	Indole	Mannitol
Cl. perfringens	−	+	+	+	−	−
Cl. tetani	+	+	−	−	d	−
Cl. difficile	+	−	−	−	−	+

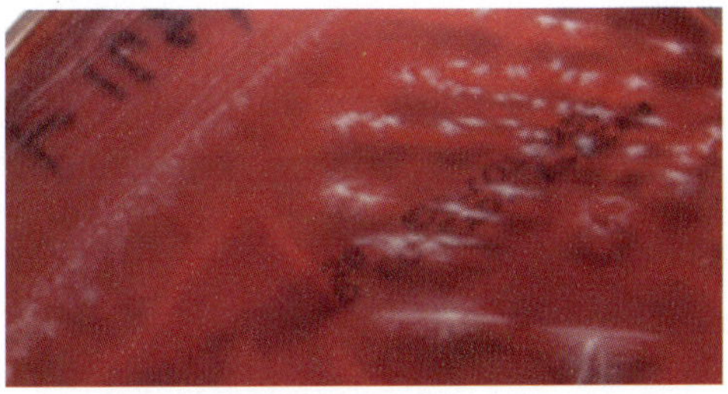

Cl. tetani Colony on BAP

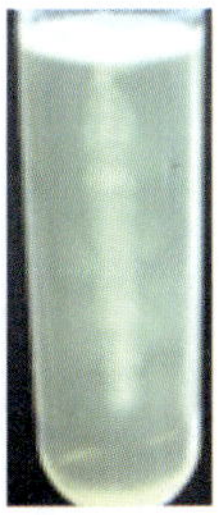

Mot(+)

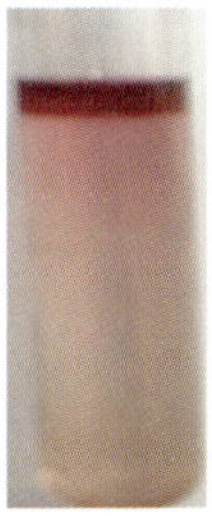

Indole(+)

(5) 항균제감수성

Penicillin계열의 항생제에 대부분 감수성이다.

* *Cl. tetani* 총 정리

1. Anaerobic Gram(+) Spore forming 대간균
2. Cat & Lecithinase: all (−)
3 Mot. & Hemo: all (+)
4. Indole: d급 양성
5. 단백 분해성 / 당 비분해성(1탄당, 2탄당 및 복합당 모두 비분해)
6. MAX: (−)
   MAX = Mannitol, Arabinose, Xylose

3) *Clostridium difficile*

(1) Disease

*Clostridium difficile*은 항균제 관련 **하리증(설사)·장염의 주요한 원인균**이다.

항생제 장기투여 시 위막성대장염을 주로 유발 시킨다. 이는 의료관련 감염증의 중요한 원인균으로 주목이 되어 왔다.

(2) 형태 및 구조

[형태와 배양]

굵고 긴 Gram 양성(0.3~2.3-1.0~18 μm) 간균으로, 주모성의 편모를 갖고, 난원형이고 장방형의 편재성 아포를 만든다. Gram 양성이지만, 2일간 이상의 배양에서는 음성으로 쉽게 염색이 된다.(양성 간균이지만 장기 배양시 음성균으로 Gram 염색소견이 관찰되지만, *F. nucleatum*의 양단은 방추상인 차이를 감별 기준으로 잡아서 비교 감별을 해 나 갈 수 있다.

*** *Cl. difficile* & *F. nucleatum* 염색성의 비교 감별**

Components	*Cl. difficile*	*F.nucleatum*
Gram Stain	G(+) W/L Bacilli	G(−) N/L Bacilli/Spindle Type
Size(μm)	2.3×18	0.9×10.8
Shape	다소 굵고 길다	양단이 뾰족한(방추상) 가늘고 길다

* W/L = Wide/Long, N/L = Narrow/Long

*** *Cl. difficile* & *F. nucleatum* 염색성의 비교 감별**

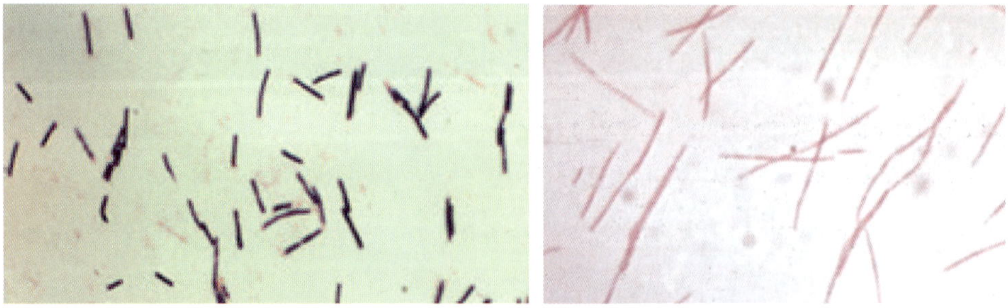

Cl. difficile Gram Stain: Gram (+) 대간균
F. nucleatum Gram Stain: Gram (−) 방추상 간균

(3) 배지, 배양 및 집락특성

다종의 균이혼재한 분변검사에서 *C. difficile*을 선택분리하는 것은 CCFA배지(Cychlocerine Cefoxitin Fluctose Agar) 또는 CCMA (Cychlocerine Cefoxitin Mannitol Agar)를 사용하고, 35~37℃, 24~48시간, 혐기배양을 한다. 장내세균총 등은 대부분은 Cychlocerine과 Cefoxitin 항생제에 감수성이어서 발육이 억제되지만 *C.difficile*은 이들 항생제에 내성이어서 발육에 지장을 받지 않고 자라면서, Fructose 혹은 Mannitol을 분해하여 황색의 집락을 형성하고, 집락주변도 황변을 일으켜 타 균종으로 부터 감별해 낼 수 있는 큰 줄기를 잡아서 비교 감별을 해 낼 수 있다.

* **무산소성 아포 그람양성 막대균 *Clostidium difficle***

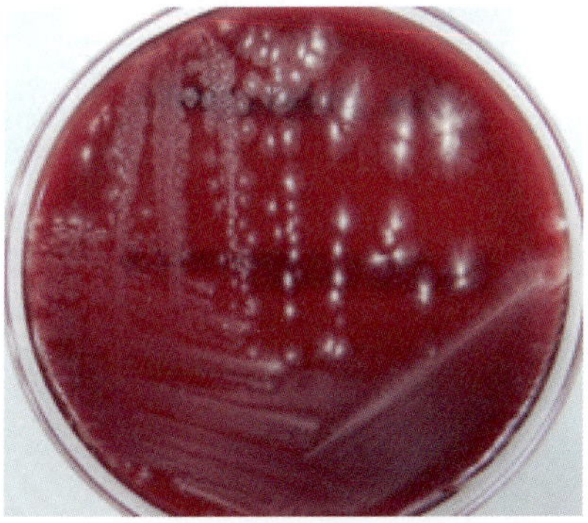

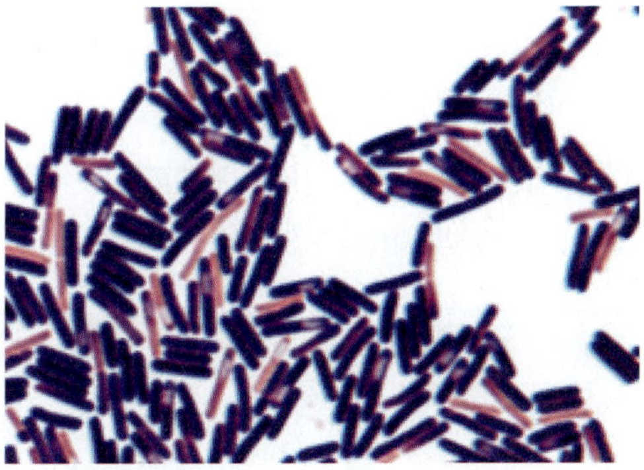

- *C. difficle*: 항생제와 관련된 설사와 위막성 대장염(pseudomembranous colitis)을 일으키는 무산소성세균이다. 독성이 있는 균주와 없는 균주가 있으며, 독성균주는 toxin A와 B가 있으며, 전통적인 검사방법은 세포배양으로 cytopathathic effect(세포 변성 효과)로 검사를 하였으나, 최근에는
- 면역학적 방법으로 toxin A와 B를 동시에 검사할 수 있다.

[관찰의 point]

CCFA(CCMA)배지상의 집락은 원형으로 주변이 약간 부정, 불투명한 광택이 없는 특징적인 집락을 형성한다. 혐기성 환경에서 자라서 적어도 1시간 이내에 UV램프를 조사하면, **본 균의 집락은 황색의 형광을 발한다.**

2~3 mm 때로는 5 mm의 집락 주변이 황색으로 둘러싸여 있고, 집락의 크기는 배양시간에 의해 다소 차이가 난다. 장파장 적외선 조사에 의한 황금색의 형광을 발한다. *C. difficile* 이외의 균이 발육을 했어도, S형으로 작은 집락으로 감별은 용이하다. 황색으로 독특한 향의 집락이 확인된다면, 채균을 하여 선택배지에 계대배양을 한다. **혐기조건하에서 집락주변이 불규칙한 황색의 집락으로 양호하게 발육을 하면, *C. difficile*을 의심한다.**

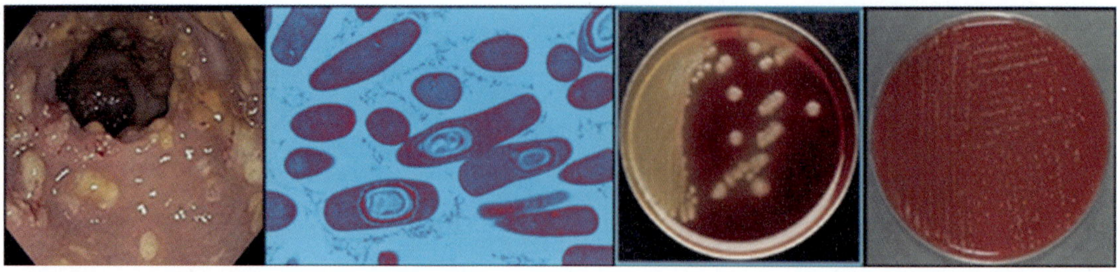

Cl.difficile: 위막성대장염 Spore Stain(Central Spore)
CCMA(Mannitol: +) BAP(Non Hemo)

(4) 확인감별특성

균속 동정으로 Oxidase와 Catalase가 모두 음성이다.

균종 동정으로 Lecithinase와 Indole이 음성이며, Gelatin을 가수분해하며, Glucose, **Mannitol, Fructose, Mannose와 Cellobiose를 발효**하지만, Lactose, Maltose, Arabinose, Xylose는 발효를 하지 않는다.

그 외에도 CDT Latex 응집시험, Imunochromato법, Fluorescent Ab, GLC 등으로 동정을 한다.

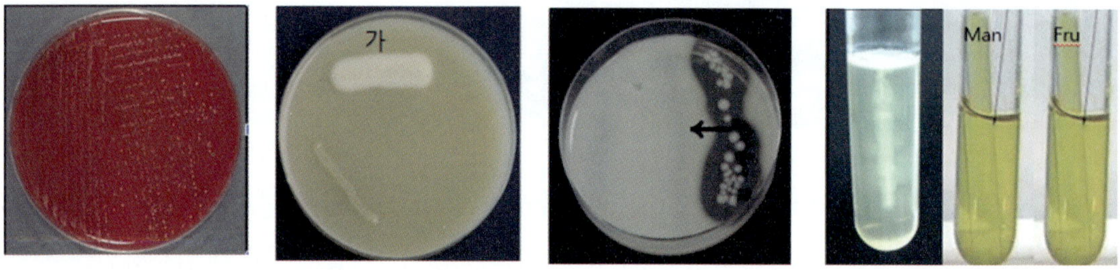

Cl. difficile: BAP(NonHemo), Lecithinase(-: Bottom), Lipase(-: Lt)
Mot(−), Mannitol(+) & Fructose(+)

신속 검사

CDT Latex 응집시험은 독소 검출시험이 아니지만, *C. difficile*의 항원을 검출하는 데 사용이 편리한 Slide 응집시험이다.

Imunochromato법은 독소를 생산하는 균주는 Toxin A와 Toxin B의 양독소를 생산하는 균주(A+B+균주), Toxin B를 생산하는 균주(A-B+균주)가 존재한다. 병원인자인 Toxin A 및 Toxin B를 검출하는 Imunochromato법의 시약을 이용해서 분변에서 직접 신속 검사가 된다.

배양을 위한 전처리

분변에 등량의 순 알코올을 가하여, 때때로 교반을 하면서, 실온에서 30분~1시간 방치하면서 아포를 선택한다.

Pasteur Pipette 4방울(약 100 uL)을 선택배지에 도포하는 것에 의해 목적균이 양호하게 분리된다.

선택배지로서는, **CCFA배지와 CCMA배지(**Cycloserine·Cefoxitin·MannitolAgar)**가** 있다.

(5) 항균제감수성

경증예에서는 혼합 항균제투여를 중지하고, 수일간 경과해서도 경결하지 않을 때에 **Metronidazole 또는 Vancomycin의 경구투여**를 한다. 중증예나 끈질긴 재발에서는 Vancomycin의 경구투여를 한다. 치료기간은 10일간으로 치료가 되지만, 임상증상(하리증) 등의 개선의 효과를 봐서 치료를 종료한다. 무증상이 있다면 치료하지 않는다. 지사약은 사용하지 않는다.

Cl. difficile 총 정리

1. Anaerobic Gram (+) Spore forming 대간균
2. Cat & Lecithinase: all (−)
3 Mot.는 (+)이지만 Hemo는 (−)
4. Mannitol & Fructose: 양성

4) *Clostridium botulinum*

(1) Disease

토양, 야채 및 육류에 상재해 있다가 경구적으로 감염이 되어 **식중독, 창상보툴리스증**(창상부위에 가스괴저증), **영아보툴리스증**(변비, 근이완) 등을 일으키며, 특히 저항력이 낮은 영아에 감염 시 돌연사의 원인이 되기도 한다.

균체외독소는 혈청학적 특이성에 따라 A, B, C, D, E, F, G의 7가지 Type으로 분류되는 중 인체에 병원성인 것은 A, B, E, F의 4가지 Type이고, 동물에 병원성인 것은 C, D의 2가지 Type이다.

질병 Type에는 **식중독, 창상보툴리스증, 영아보툴리스증**의 3가지로 대별이 된다.

(2) 형태 및 구조

Gram **양성(0.6~1.4-3.0~20.2 μm)으로 양단이 둥글고, 난원형**의 중앙성 아포를 형성하고 있지만, *Cl. tetani*는 Terminal Spore를 형성하고 있는 차이를 기준으로 비교 감별을 해 나갈 수 있다. 주모성 편모는 갖고 있지만 협막은 없다.

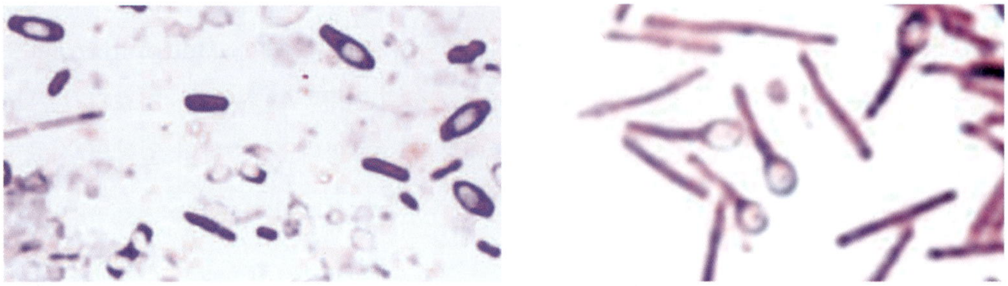

Cl. botulinum: Gram Stain (G+LB)
Cl. tetani: Gram Stain(G+LB, Exospore)

(3) 배지, 배양 및 집락특성

BAP에서 2~3 mm의 용혈환을 관찰할 수 있고, 난황 배지에서 집락주변이 불규칙하고 표면이 거칠며, **진주모양으로 볼록하며 광택**이 나면서 집락 경계부위가 혼탁대를 형성하는 특징적인 집락을 관찰할 수 있다.

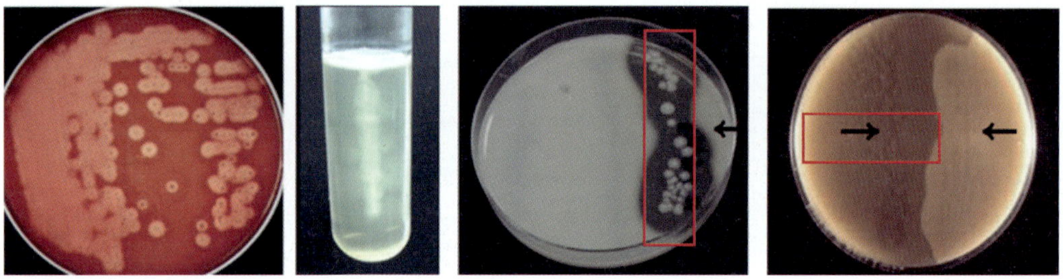

Cl. botulinum: Hemo(+) & Mot(+) Lipase(+) Lecithinase(-)

(4) 확인감별특성

(Hemolysis, Motility, **Lipase**, Gelatin, Glucose, Maltose, Salicin)은 **양성이고**,

(Lecithinase, Indole, Lactose, Sucrose, Mannitol)은 음성이다.

(Hemolysis, Motility, **Lipase)는 양성이지만 Lecithinase음성이면** *Cl. botulinum***을 추정할 수 있다.**

* *Cl. botulinum*의 중요 확인 감별특성

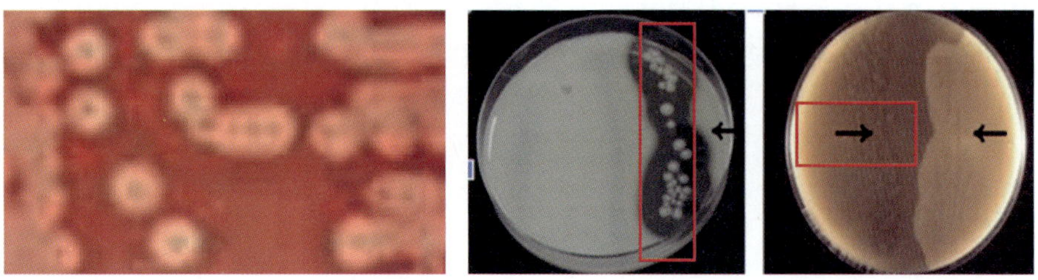

BAP β-Hemo | Lipase + | Lecithinase -

(5) 항균제감수성

항생제보다 항독소 혈청요법이 주로 사용된다.

Cefoxitin, Cefotaxime, Ceftazidime, Ceftizoxime, Monolactam, Cefoferazone에 내성이다. Penicillin에는 감수성이다.

Cl. botulinum 총 정리

1. Anaerobic Gram (+) Spore forming 대간균
2. Cat & Lecithinase: all (−)
3. Mot. & Hemo: all (+)
4. Lipase: (+) 〈4 균주 중 Unique한 특징〉

Cl. peringens, Cl. tetani, Cl. difficile, Cl. botulinum 중 *Cl. botulinum*만이 Lipase 양성으로 비교감별의 큰 줄기가 되는 것으로 이들 4균주와 차이점을 비교해서, 비교 감별을 해 낼 수 있다.

*Anaerobic Gram Negative Bacilli

3. *Bacteroides*

*** Classification**

Family: *Bacteroidaceae*

Genus: ***Bacteroides***

Species: ***fragilis, melanogenicus,*** *cacae, distasonis, ovayus, merdae, stercoris, vulgatus, uniformis, thetaiotaomicron*

**Bacteroides melaninogenicus* 30:259 (AL) ≡ *Prevotella melaninogenica*

Bacteroides ureolyticus 30:261 (AL) ≡ *Campylobacter ureolyticus*

1) *Bacteroides fragilis*

(1) Disease

인체의 소화관, 특히 대장, 외음부, 질, 요도 등에 상재하며, 대변 1 gm당 10^{10}정도 존재하는 것으로 보아, 대장균보다 약 100배 이상 더 많은 것으로 보고되고 있다. 환자검체 중 분리되는 혐기성세균의 약 40~50%를 차지하고 있다.

복강내 감염증, 간농양, 횡경막하농양, 호흡기계감염증, 패혈증 등을 유발시킨다.

(2) 형태 및 구조

Gram 음성 간균(0.8~1.3-1.6~8.0 μm)으로 폭이 좁고 길이가 다소 길고, 양단이 둥근 간균이고 협막은 갖고 있지만, 편모와 아포는 없다. ***Cl. tetani*는 폭이 넓고 길며 Terminal Spore를 형성하고 있다.**

* *B. fragilis & Cl. tetani* **염색성의 비교감별**

Tests	*B. fragilis*	*Cl. tetani*
Gram Stain	Gram (−) Bacilli	Gram (+) Bacilli
Size (μm)	1.3×8	2.3×18
Spore	Abscent	Terminal Spore
Capsule	+	−
Shape	**가늘며 다소 짧음**	넓고 길며 말단외생 아포

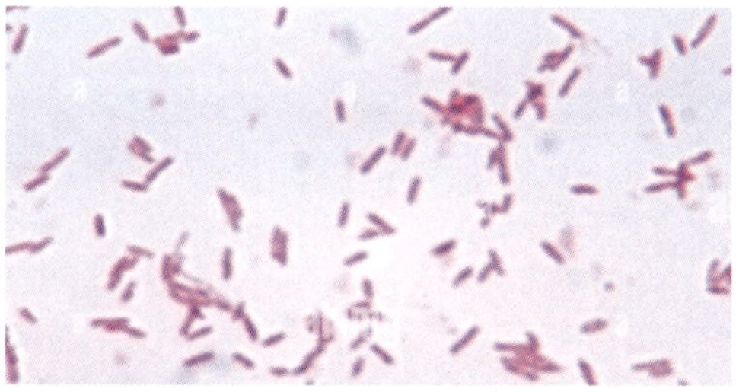

Gram Stain
Gram (-) N/L Bacilli

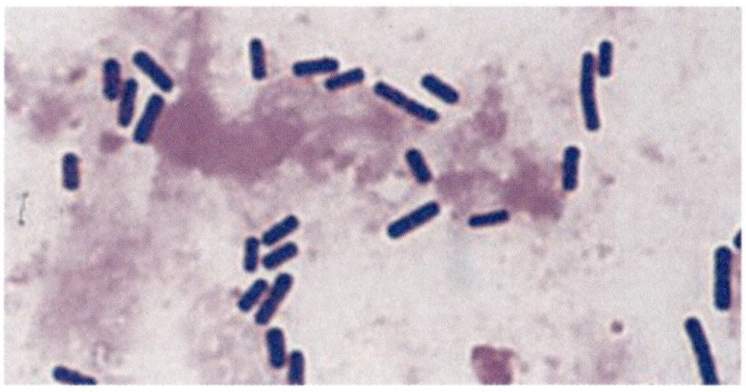

Gram Stain
Gram (+) W/L Bacilli

***B. fragilis & Cl. botulinum* 염색성의 비교감별**

* N/L = Narrow/Long W/L = Wide/Long

(3) 배지, 배양 및 집락특성

혐기성으로, GAM, 혈액첨가 TEP배지에서, 1~3 mm의 **비용혈성, 원형, 편평, 광택, 회백색의 집락을 관찰할 수 있다. 20%의 소담즙 액체배지에서도 잘 발육을 한다.**

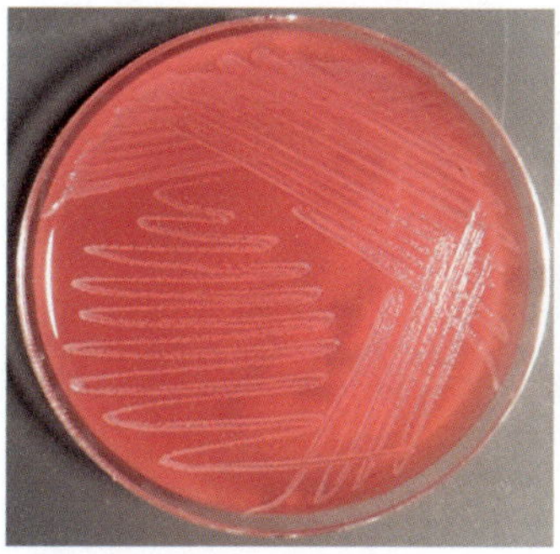

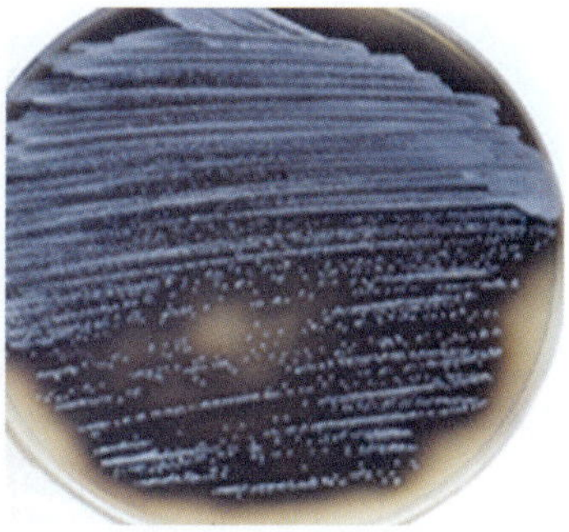

***B. fragilis*: BAP(Non-Hemo) BBE Agar(Esculin +: Black)**

(4) 확인감별특성

(Catalase, Esculin, Glucose, Sucrose, Galactose, Glutamic acid)에 양성이고,
(Motility, Hemolysis, Indole, Rhamnose, Salicin, Trehalose)**음성**이다.

* *B. fragilis* 의 감별 성상

Strains	Cat	Esc	Glu	Suc	Mot	Hemo	Ind
B.fragilis	+	+	+	+	−	−	−

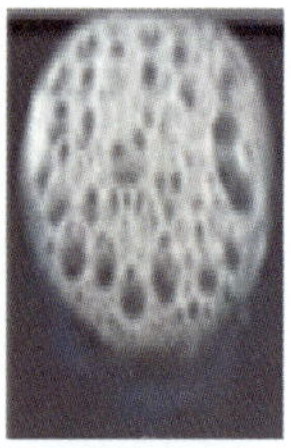 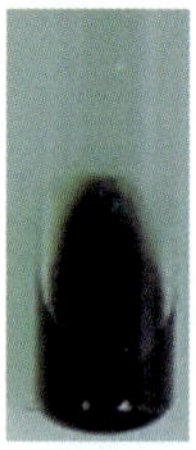

B.fragilis: Catalase (+), Esculin (+)

(5) 항균제감수성

Penicillin, Cephlaosporin, Colistin, Nalidixic acid, Aminoglycoside 등에 내성이고, **Macrolide, Lincomycin, Cefoxitin 등에는 감수성**이다.

* *B. fragilis* 총 정리

1. Anaerobic Gram (−) 중 간균
2. Cat & Esculin: all (+)
3. Mot. & Hemo: all (−)
4. 20% Oxen Bile Juice Broth: Growth

4. *Fusobacterium*

• Classification

Family: *Bacteroidaceae*

Genus: ***Fusobacterium***

Species: ***necrophorum, nucleatum***

1) *Fusobacterium necrophorum/nucleatum*

(1) Disease

인체의 구강, 상기도, 소화관, 외요도, 질 등에 상재한다. **호흡기계감염증, 폐렴, 간농양, 비뇨생식기계감염증, 장관수술 후 감염증 등을 유발시킨다.**

(2) 형태 및 구조

Gram 음성 간균(0.3~0.9-1.4~10.8 μm)으로

*Fusobacterium necrophorum*은 **선형 긴 간균**으로 폭이 팽대해 있는 다형태성을 띠기도 하고 ***Fusobacterium nucleatum*은 양단이 뾰족한 방추상**으로 보통 관찰이 되고 있다.

*** *F. necrophorum & F. nucleatum* 염색성의 비교감별**

Tests	*F. necrophorum*	*F. nucleatum*
Gram Stain	Gram (−) N/L Bacilli	**Gram (−) Spindle Type Bacilli**
Size (μm)	0.9×10.8	**0.7×10**
Shape	폭이 좁고 길이가 김	**중앙부는 넓고 양단은 뾰족함**

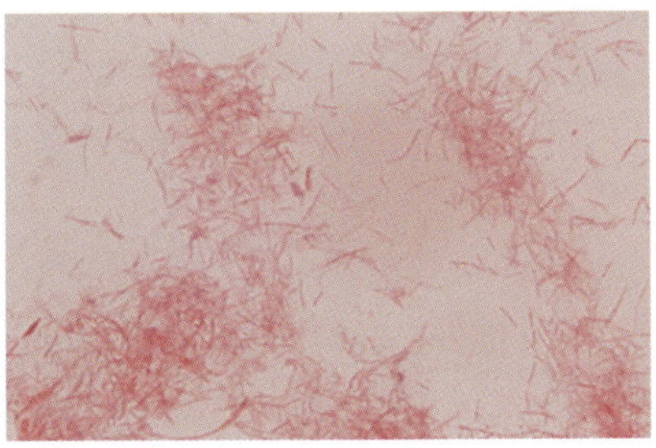

Gram Stain: ***F. necrophorum***

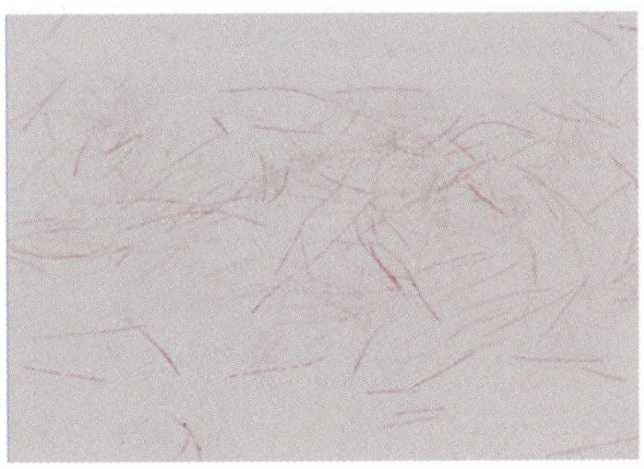

F. nucleatum

(3) 배지, 배양 및 집락특성

혐기성으로 BAP배지에서 **2 mm pin point Form의 비용혈 내지는 일부 α-용혈을 일으키기도 하는 집락으로, 광택성, 불투명, 회백색, 불규칙적인 집락을 형성한다.**

*** *Fusobaterium & Cl. botulinum* 분리 집락의 비교감별**

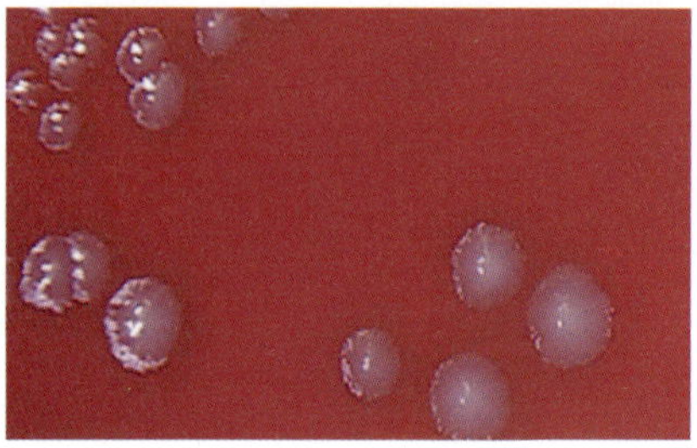

Fusobacterium Colony on BAP

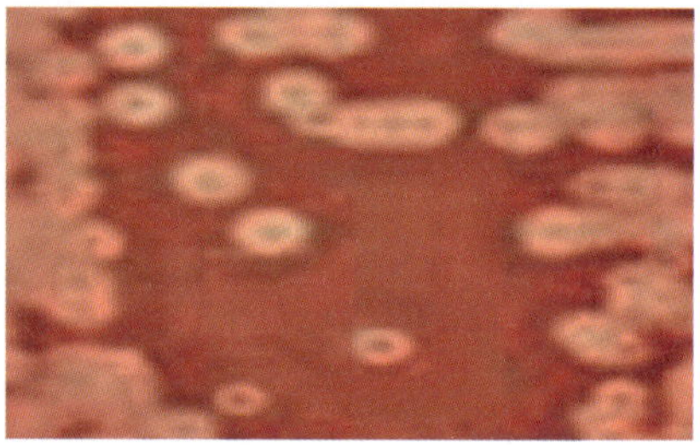

Cl. botulinum Colony on BAP

(4) 확인감별특성

두 균주가 Indole이 양성인 것은 동일한 공통성상이지만, **Maltose양성인 것은 *Fusobacterium nucleatum*이고,** 음성인 것은 *Fusobacterium necrophorum*으로 두 균주 감별에 기준이 되는 특징을 잡을 수 있다.

그리고 두 균주(20% 담즙에서 발육능, Esculin, Glucose, Mannose) 공통으로 음성이다.

*** *F.nucleotum & F.necrophorum* 의 비교 감별특성**

Strains	Indole	Maltose	담즙(20%)	Esc	Glu	Mannose
F. nucleotum	+	+	NG	–	–	–
F. necrophorum	+	–	NG	–	–	–

*** *F. nucleotum & F. necrophorum* 의 비교 감별특성**

Strains	Indole	Maltose
F. nucleotum	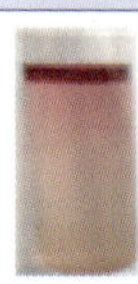	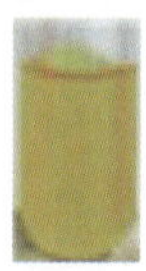
F. necrophorum	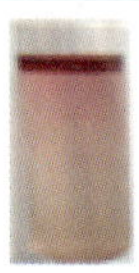	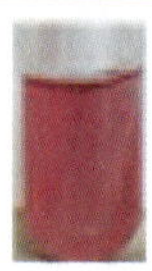

(5) 항균제감수성

Penicillin, Chloramphenicol, Metronidazole 등에 감수성이다.

Fusobacterium 총 정리

1. Anaerobic Gram (−) 중 간균

   ***F.nucleotum*: 방추상 간균**

   ***F.necrophorum*: 선형 간균**

2. Indole: (+)
3. Esculin: (−)
4. Mot. & Hemo: all (−)
5. 20% Oxen Bile Juice Broth: NG

문제

1. *Neisseria*균 속의 특징 중 틀린 것은?

① G-C ② Oxidase : +
③ Catalase : + ④ Mot : +

2. Soybean shaped Intracellular G-diplococci로 Gulcose만 분해하는 것은?

① *N. lactamica* ② *M. catarrhalis*
③ *N. gonorrhoeae* ④ *N. meningitidis*

3. 분리배지, 분리배양법 및 집락의 특성이 틀린 것은?

① TM - 35℃/48hrs, 5% CO_2-Greish white: Ng
② BAP - 37℃/24hrs -α-hemo, Greish white: Nm
③ GC - 35℃/48hrs, 5% CO_2-Greish white: Ng
④ NAP - 37℃/24hrs- Nonpigmented opague: Mc

4. CTA Glucose 당배지에서 접종 후 35℃/24hrs 배양 후 황변이고 Lactose, Maltose, Sucrose, Fructose는 무변이고, DNase와 Nitrate도 음성이면 예상되는 균주는?

① *N. gonorrhoeae* ② *N. menigitidis*
③ *N. lactamica* ④ *M. catarrhalis*

5. *N. gonorrhoeae*와 *N. menigitidis*의 감별은?

가. Oxidase 나. Catalase
다. Glucose 라. Maltose

① 가, 나, 다 ② 가, 다
③ 나, 라 ④ 라
⑤ 가, 나, 다, 라

6. *N. menigitidis*와 *M. catarrhalis* 의 감별은?

가. Glucos 나. Maltose
다. DNase 라. Nitrate

① 가, 나, 다 ② 가, 다
③ 나, 라 ④ 라
⑤ 가, 나, 다, 라

7. β- lactamase 생성균주는?

① *N. gonorrhoeae* ② *M. sacci*
③ *N. menigitidis* ④ *N. lactamica*

8. *Bacillus*균 속의 특징 중 틀린 것은?

① O-F : O ② Glucose : +
③ Catalase : + ④ G+B

9. 증균배지의 사용이 틀린 것은?

① *Staphylococcus*: NB
② *Bacillus*: Thio
③ *Neisseria*: BHI
④ *Streptococcus*: TSB

10. 분리배지, 분리배양법 및 집락의 특성이 틀린 것은?

① BAP: 35℃/48hrs: greish white, β-hemo: Bc
② NAP: 37℃/48hrs: cream color, β-hemo: Bs
③ TSA: 35℃/24hrs: greish white: Non-hemos: Ba
④ EMB: 37℃/24hrs: pinkish Red: Bc

1. ④ 2. ③ 3. ② 4. ① 5. ④ 6. ⑤ 7. ① 8. ① 9. ③ 10. ④

11. Ascoli, Pearl, Lecithinase는 양성이지만, Hemo와 Mot는 음성인 것은?

① *B. cereus* ② *B. subtilis* \
③ *L. monocytogenes* ④ *B. anthracis*

12. Hemo, Mot, Lecithinase는 양성이지만 Mannitol은 음성이며 Glucose 발효시 Gas 비생성인 spore forming G+B는?

① *B. anthracis* ② *B. subtilis*
③ *B. cereus* ④ *L. monocytogenes*

13. Hemo, Mot, Mannitol은 양성이지만 Lecithinase은 음성인 Spore forming G+B는?

① *B. anthracis* ② *B. subtilis*
③ *B. cereus* ④ *Lmonocytogenes*

14. *B. anthracis*와 *B. cereus*의 감별은?

가. Hemo 나. Lecithinase
다. Mot 라. Mannitol

① 가, 나, 다 ② 가, 다
③ 나, 라 ④ 라
⑤ 가, 나, 다, 라

15. Catalase, Oxidase, Glucose, Maltose, Nitrate는 양성이면서 이염색소체를 형성하는 것은?

① *C. diphtheriae* ② *L. monocytogenes*
③ *N. asteroides* ④ *A. israelii*

16. Catalase, Hemo, Mot는 양성이지만 Oxidase, H_2S는 음성인 Non spore forming G+B는?

① *C. diphtheriae* ② *L. monocytogenes*
③ *N. asteroides* ④ *A. israelii*

17. *C. diphtheriae*와 *L. monocytogenes*의 감별은?

가. Oxidase 나. Catalase
다. Mot 라. Mannitol

① 가, 나, 다 ② 가, 다
③ 나, 라 ④ 라
⑤ 가, 나, 다, 라

18. *N. asteroides*의 특성 중 틀린 것은?

① Gram+ 구형 or 사상형간균
② 약 항산성
③ 25~30℃/5days on SDA
④ 37℃/5days on TSA

19. *N. asteroides*의 음성반응인 것은?

① Nitrate ② Urea
③ Mannitol ④ Esculin

20. *A. israelii*의 특성 중 틀린 것은?

① Gram+ 사상형간균, sulfur granule
② 10% CO_2 발육장애
③ spider micro colony
④ 37℃/5days on BHIA

21. *A. israelii*의 음성반응인 것은?

① Catalase ② Glucose
③ Esc ④ Arginine

11. ④ 12. ③ 13. ② 14. ② 15. ① 16. ② 17. ② 18. ④ 19. ③ 20. ② 21. ①

22. *M. tuberculosis*의 특성 중 틀린 것은?

① 혈액배양에서 잘 배양
② 호기성이지만 Cat 음성
③ 대조염색으로 Methylene Blus 사용
④ 6~8주 배양 시 거칠고 담황색집락 형성

23. *M. tuberculosis*의 분리배지는?

① Sautan ② 7H10
③ Dubos ④ Kirchner

24. *M. tuberculosis*의 분리 배양 결과로 맞는 것은?

① Sautan: 30℃/5days, 회백색
② Kirchner: 25℃/3wks, pink
③ Middle brrok: 5~10% CO_2, 37℃/8wks, 담황색의 거칠고 불규칙한 집락
④ Dubos: 42℃/6wks yellow

25. *M. tuberculosis* 의 음성은?

① Niacin ② Urea
③ Nitrate ④ Arylsulfatase

26. Oxidase와 Catalase 양성이면서 Glucose와 Maltose이 양성인 것은?

가. *N .gonorrhoeae* 나. *C. diphtheriae*
다. *L. monocytogenes* 라. *N. meningitidis*

① 가, 나, 다 ② 가, 다
③ 나, 라 ④ 라
⑤ 가, 나, 다, 라

27. Glcose만 양성인 G- Soybean shaped Intracellular diplo cocci는?

① *N. meningitidis* ② *N. gonorrhoeae*
③ *N. lactamica* ④ *M. catarrhalis*

28. 수막염을 유발하며 Glucose와 Maltose가 양성인 G-diplo cocci는?

① *N. meningitidis* ② *N. gonorrhoeae*
③ *N. lactamica* ④ *M. catarrhalis*

29. Glucose, Lactose, Sucrose, Maltose는 음성이지만 DNase와 Nittrate양성인 것은?

① *N. meningitidis* ② *N. gonorrhoeae*
③ *N. lactamica* ④ *M. catarrhalis*

30. NAP 및 22℃에서 발육할 수 있으나 대부분의 탄수화물에서 산을 생성하지 않고 질산염을 환원하는 균주로 구강, 비강, 인강에 상주균으로 존재하는 G-diplococci는?

① *N. meningitidis* ② *N. gonorrhoeae*
③ *N. lactamica* ④ *M. catarrhalis*

31. β-lactamase 생성균주는?

가. *S. aureus* 나. *E. faecalis*
다. *N. gonorrhoeae* 라. *N. meningitidis*

① 가, 나, 다 ② 가, 다
③ 나, 라 ④ 라
⑤ 가, 나, 다, 라

32. Mot와 Hemo는 음성이지만 Leci양성인 G+B는?

① *Banthracis* ② *Bsubtilis*
③ *Bcereus* ④ *Lmonocytogenes*

22. ① 23. ② 24. ③ 25. ④ 26. ③ 27. ② 28. ① 29. ④ 30. ④ 31. ① 32. ①

33. Motility와 Hemolysis는 양성이지만 Lecithinase음성인 Gram(+)Bacilli는?

① *Banthracis* ② *Bsubtilis*
③ *Bcereus* ④ *Lmonocytogenes*

34. Motility와 Hemolysis는 음성이지만 Ascoli와 Pearl 양성인 G+B는?

① *B. subtilis* ② *B. cereus*
③ *Banthracis* ④ *Lmonocytogenes*

35. Shick, Elek, Cat, Oxi, Glu, Mal 양성이면서 이염색소체를 형성하는 것은?

① *B. subtilis* ② *B. cereus*
③ *B. anthracis* ④ *C. diphtheriae*

36. 전분분해능과 Mot는 음성이지만 용혈능이 있는 *C.diphtheriae* 의 생물형은?

① Elek ② Intermedius
③ Gravis ④ Mitis

37. Oxidase와 H_2S는 음성이지만 Catalase, Hemo, Mot는 양성인 G+B는?

① *B. subtilis* ② *B. cereus*
③ *Lmonocytogenes* ④ *C. diphtheriae*

38. *L. monocytogenes*과 *E. rhusiopathiae*의 감별은?

가. β-hemo 나. Cat
다. Mot 라. H_2S

① 가, 나, 다 ② 가, 다
③ 나, 라 ④ 라
⑤ 가, 나, 다, 라

39. *N. asteroide*와 *A. israelii*의 감별은?

가. Nit 나. Cat
다. Urea 라. Esc

① 가, 나, 다 ② 가, 다
③ 나, 라 ④ 라
⑤ 가, 나, 다, 라

40. *M. tuberculosis*의 배양순서로 맞는 것은?

① 집균 – 소화 – 중화 – 배양
② 소화 – 집균 – 중화 – 배양
③ 중화 – 소화 – 집균 – 배양
④ 중화 – 집균 – 소화 – 배양

33. ② 33. ② 34. ③ 35. ④ 36. ④ 37. ③ 38. ⑤ 39. ① 40. ②

V

Enterobacteriaceae

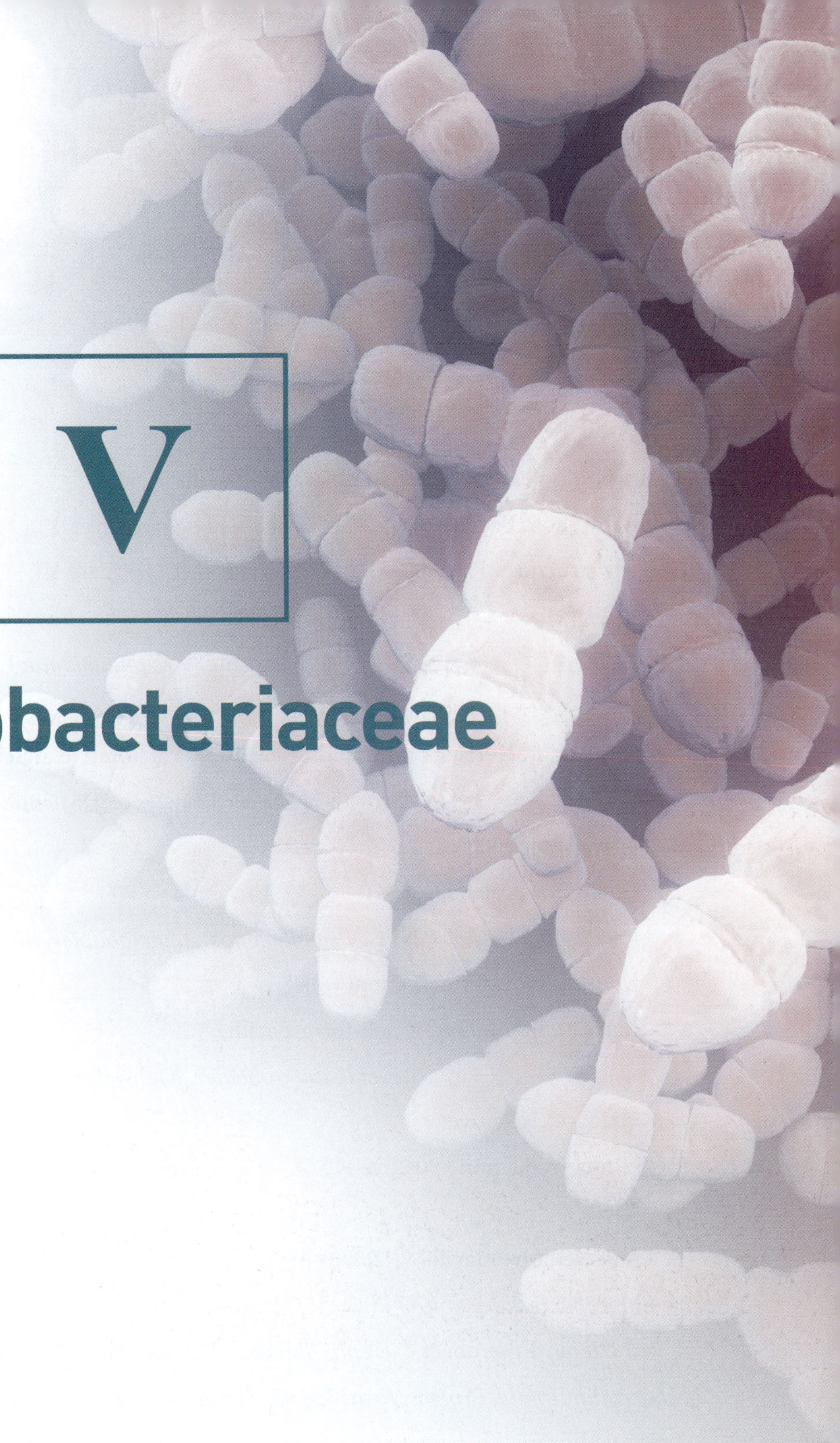

V. Enterobacteriaceae

장내세균과의 기본정의

1. **Morphological characteristics**: Gram - Bacilli
   (Gram-Short Bacilli: *Bordetella, Brucella, Legionella etc*)
2. **Basic structure**: Flagella + : (Peritrichate 주모성편모 형성),
   예외 Flagella − : 장내 세균중 편모 비 형성 균주(*Klebsiella., Shigella*)
   Capsule −, (예외 Capsule + *K. pneumoniae)*
   Spore −
3. **Culture characteristics**: Mesophilic, Neutral, Falcultative anaerobic,
   Growth enhancer(발육촉진 성분): Bile
4. **Biochemical properties;**
   ① Glucose: Fermentation
   (예외 = 비 발효균: GNFB: *Pseudomonas, Acinetobacter, Alcaigenes, Moraxella, Flavobacterium*)
   ② Lactose: Non-fermentation(−)
   (**Lactose Fermenter**: 〈Coli-form Bacilli〉
   ; *E.coli, Enterobacter, Klebsiella, Citrobacter*)
   ③ Oxidase: Negative
   ③ Nitrate reduction: Positive

※ Gram Negative Bacilli: 약 1,000여종

★ *Enterobacteriaceae*: 75+/−2%

* Pathogenic Enterobact.; *E.coli, Shigella, Salmonella, Citrobacter, Edwardsiella, Klebsiella, Entrobacter, Serratia, Hafnia, Proteus, Providencia, Morganella, Yersinia*

* **Nonpathogenic** intestinal normal flora; *Lactobacillus, Eubacterium, Bifidobacterium*

★ Nonenterobacteriacae; 20+/−5%

GNFB(15+/−2%); *Pseudomonas, Acinetobacter, Alcaligenes, Moraxella, Flavobacterium*

Curved Gram - B.; (5+/−2%) *Vibrio, Campylobacter, Helicobacter*

Short Gram - B.; *Hemophilus, Bordetella, Brucella, Pasteurella*

★ Gram – Bacteria의 세포벽 구성성분

Oligosaccharide combination배열: Type Specific Hapten determinant

N-acetylglcosamine, Dextrose, Galactose, Heptose

Lipid is linked to peptidoglycan

Alternating heptose and phosphate

☆ G-B의 Endotoxin MW: 100,000~900,000

★ *Enterobacteriaceae*의 Antigen

O-Ag (Somatic Ag): **균체**항원

H-Ag (Hauch Ag): 운동성 **편모**항원

K(Vi)-Ag (Capsular/Envelope Ag): **협막**(외피) 항원

1. O–Ag

성분: Lipopolysaccharide, 위치: Cell wall

관찰: Serological Agglutination Test로 장내세균 감별

① Heat, Acid, Alcohol Stable(Resistance 100℃/30 min)

② O Ag의 혈청학적응집능 차이로 장내세균의 Gr. 감별
(예; *Salmonella, Shigella, E. coli*, etc.,)

2. H–Ag

성분: Protein 위치: Flagella

관찰: ① Flagella Stain,

② Semisolid media Culture,

③ Hangingdrop Method,

④ H-Ag Agglutination.

① Heat, Acid, Alkali: Labile

② Sero & Bio Type 감별에 이용

3. K(Vi)–Ag

성분: Polysaccharide, 위치: 세포벽 외피협막,

관찰: Stain & Phage typing에 의해 Subspecies세별

① Phenol, Heat(100℃/10min): Labile

② K-Ag: *K. pneumoniae*,

③ Vi-Ag: *S. typhi*

Exchanged Nomenclature(Scientific Name)

Bacteroides melaninogenicus 30:259 (AL) ≡ *Prevotella melaninogenica*
Bacteroides ureolyticus 30:261 (AL) ≡ *Campylobacter ureolyticus*
Brucella abortus 30:270 (AL) = *Brucella melitensis*
Brucella canis 30:270 (AL) = *Brucella melitensis*
Brucella suis 30:270 (AL) = *Brucella melitensis*
Chlamydia pneumoniae 39:88* ≡ *Chlamydophila pneumoniae*
Clostridium difficile 30:279 (AL) ≡ *Clostridioides difficile*
Enterobacter aerogenes 30:293 (AL) ≡ *Klebsiella aerogenes*
Flavobacterium meningosepticum 30:300 (AL) ≡ *Elizabethkingia meningoseptica*
Pseudomonas mallei 30:352 (AL) ≡ *Burkholderia mallei*
Pseudomonas maltophilia 31:195* ≡ *Stenotrophomonas maltophilia*
Pseudomonas pseudomallei 30:353 (AL) ≡ *Burkholderia pseudomallei*
Propionibacterium acnes 30:346 (AL) ≡ *Cutibacterium acnes*
Salmonella choleraesuis 30:360 (AL) = *Salmonella enterica*

FROM LIST OF PROKARYOTIC NAMES VALIDLY PUBLISHED updated December 2017

1. *Escherichia coli*

* **Classification:**

Famly: *Enterobacteriaceae*

Genus: ***Escherichia***

Species: ***coli,*** *adecarboxylate, blattae, hermannii, vulneris, fergusonii*

1) *Escherichia coli* (대장균)

(1) Disease

인간 및 동물의 장관내에 상재한다. *E. coli*에 의해서 유발될 수 있는 질병은 장관감염증과 장관외의 감염증으로 대별될 수 있다.

장관외의 감염증은 요로계통 감염, 창상감염, 신생아수막염, 급성단순성 방광염이나 급성 신우 신장염의 원인균의 대부분은 *E. coli*가 점유하고 있다.

장관내 상재균과 병원성 대장균을 감별하기 위하여 혈청학적 응집시험을 시행하여 ETEC, EIEC, EPEC, EHEC, EAEC(장관독소생산성, 장관조직침입성, 장관병원성, 장관출혈성, 장관흡착성)대장균을 감별한다.

(2) 형태 및 구조

[형태]

Gram 음성 소 막대균으로 0.2~0.6 × 1.1~1.5 μm의 크기로 **구 (짧은)막대균상**의 경우 감염병 초기에 감창양증상(부스럼)에서도 관찰이 되고 있다.

[관찰의 point]

양단은 둔 원형이다. 도말검사에서 보면은 장내세균으로 확인되는 것도 있으나, 균종의 확정은 곤란하다. 포도당 발효 Gram 음성 막대균보다 **굵고 짧은 형상을 띤다.**

* Plump & Short Bacilli 의 비교 감별특성

Strains	Gram Stan	Size(μm)	Color	Shape	Fla	Oxi/Cat
L.mono~	G+Plump Bacilli	0.5×1	Violet	Plump Bacilli	Lopho~	−/+
E.coli	G-Plump Bacilli	0.6×1.5	Red	Plump Bacilli	Peri~	−/+

* L.mono~ = *L.monocytogenes*, Fla = Flagella,
Oxi = Oxidase, Cat = Catalase

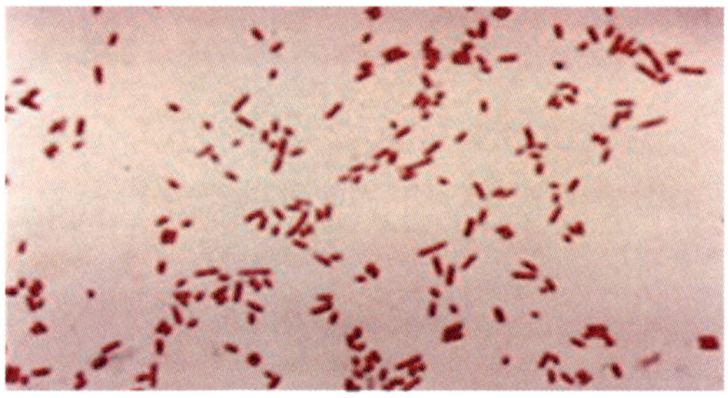

E. coli: Gram Stain(G−PB)

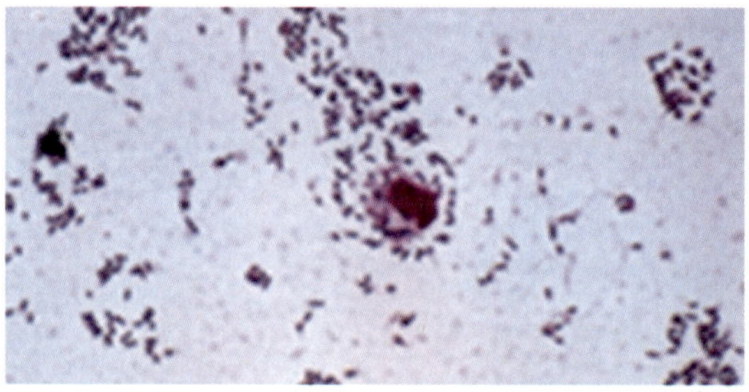

L. monocytogenes: Gram Stain(G+PB)

* *E. coli* & *L. monocytogenes*의 특징적인 형태 비교감별

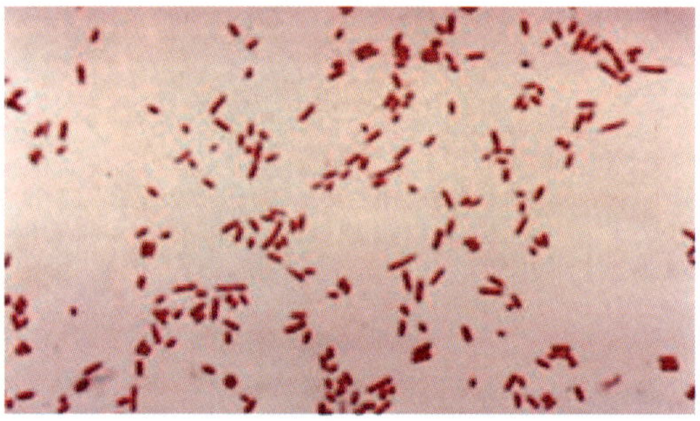

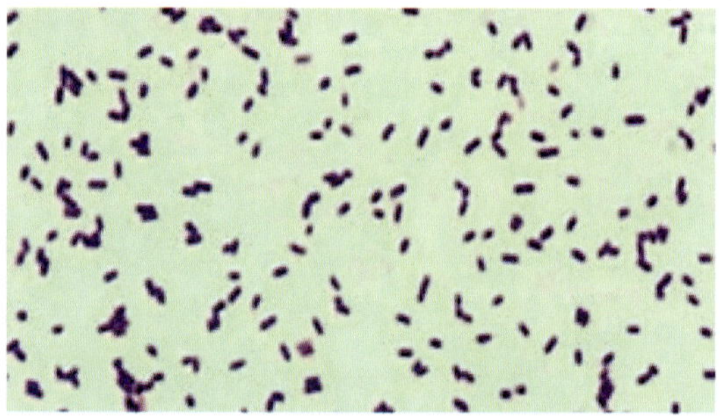

Tests	*E.coli*	*L. monocytogenes*
크다	짧고 다소 통통	짧고 통통하다
길이(μm)	1.1~1.5(0.4~1.0)	0.5~1.5
폭(μm)	0.2~0.6	0.3~10
협막	−	−
편모	주모성	총모성

* *E. coli* & *K. pneumoniae*의 특징적인 형태 비교 감별

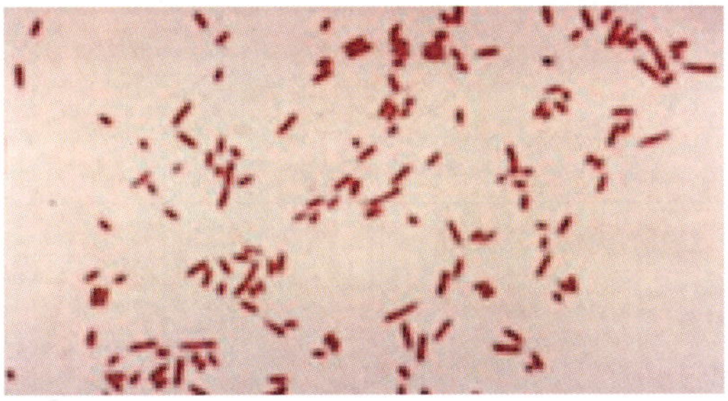

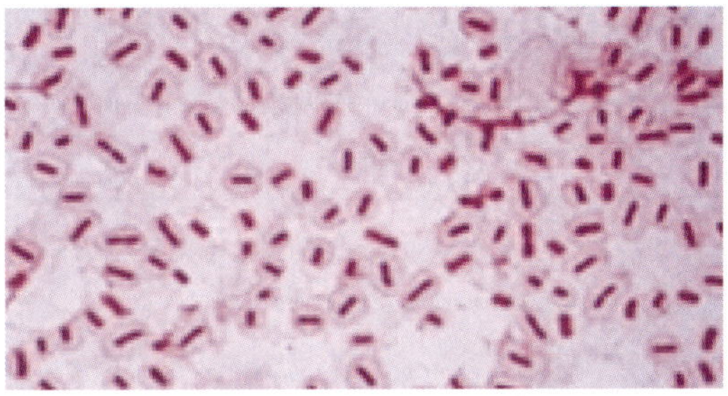

Tests	*E.coli*	*K. pneumoniae*
크다	짧고	길다
길이(μm)	1.1~1.5	0.6~6.0
폭(μm)	0.2~0.6	0.3~10(3~4)
협막	−	+
편모	주모성	무편모

(3) 배지, 배양 및 집락특성

[형태와 배양]

통성혐기성 균으로, 호기배양, 혐기배양, 탄산가스배양의 어느 조건에서도 발육은 양호하다.

[관찰의 point]

대장균의 균주는 **Lactose를 분해**한다.

MacConkey 한천배지에서는 35~37℃, 24시간 배양으로, **1~2 mm의 짙은 Pinkish Red, 혼탁, 둥근, 소형집락을 형성**하고 담즙산을 추출하기 위한 집락이 혼탁해 있다.

한편 Lactose, Sucrose 비분해 균주도 존재하고, MacConkey한천 배지에서 *Shigella*속 균에 유사한 반투명 집락을 형성하는 경우가 있다. *Klebsiella pneumoniae, Enterobacter cloacae, Serratia marcescens* 집락과 비교하면 편평하고 **작은 집락을 형성**한다.

면양 혈액한천배지에서 발육은 양호하다. **회백색, 불투명, 광택이 있는 정원형 집락**을 형성한다.

용혈성을 보이는 것도 있고 용혈성을 볼 수 없는 것도 있다.

E. coli **O157; H7**은 **Sorbitol MacConkey 배지에서 무색의 집락을 형성**한다(장관내 상재하는 *E. coli*는 핑크색을 띤다).

* MacConkey 상에서 *Coli-form Bacill* 등의 집락 비교감별

Tests	*E. coli*	*K.p*	*C.f~*	*Ent.aero~*	*S.m~*	*S.son~*
Colony Color	S–P–R	W–P–R	P–R	P–R	M–G–W	S–G–W
Size	소형	**대형**	대형	대형	중형~소형	소형

S-P-R= Small Pinkish Red, W-P-R= Whitish Pinkish Red,
P-R= Pinkish Red, M-G-W=Medium Greish White,
S-G-W=Small Greih White
Cell Size = 대형: 6 μm 내외, 소형: 3 μm 이하

* *E. coli*의 집락 비교 감별

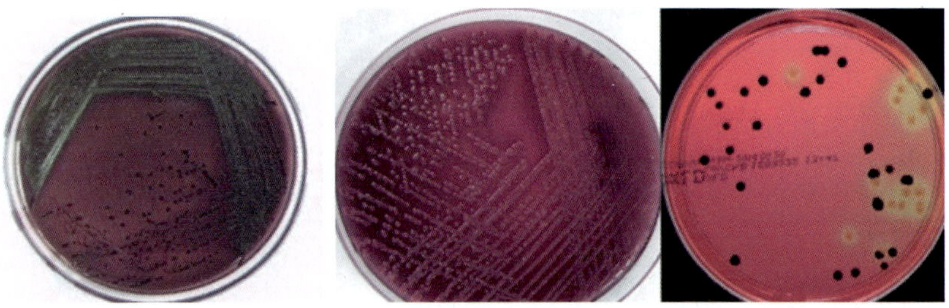

	EMB	Mac	XLD
Color	GMS	Dark Pinkish	Yellow
Size(mm)	2	2	2~3
Morphology	Small Round Convex	Small Round Convex	Medium round Convex

* HE & XLD에서 *E. coli* & *K. pneumoniae*의 집락 비교 감별

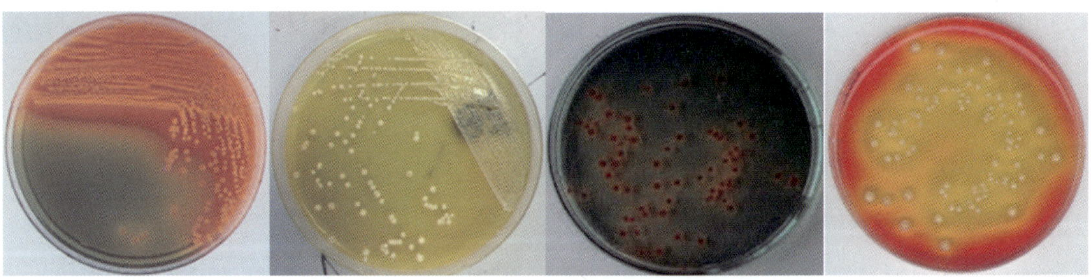

[*E. coli*] [*K. pneumoniae*]

	HE	XLD	HE	XLD
Color	Salmon pinkish	Yellow	Yellow	Yellow
	Orange Yellow			
Size(mm)	2	2	3	3~4
Morphology	Small Round Convex	Small round Convex	Large Round Convex	Large Round Convex

*** 장내세균 집락 총정리, 집락색깔, 형태, Size 비교감별**

*** MacConkey 배지상에서 장내세균 집락성상 비교 감별**

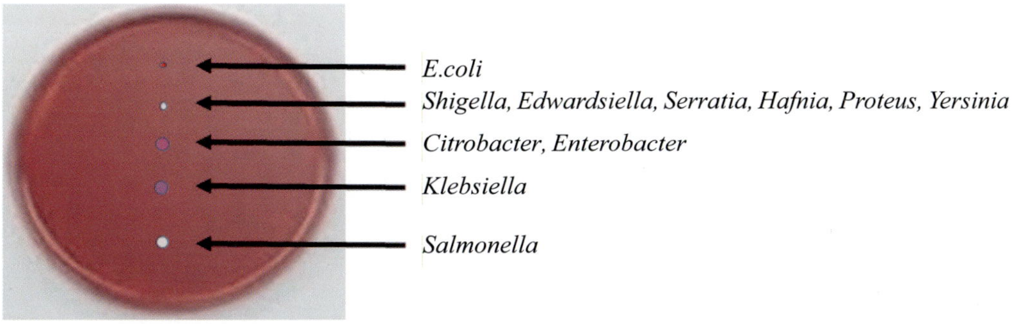

Lac + : Pinkish Red, **Lac –** : Greish White

*** Coli-form Bacilli 중 Mac 상에서 *E. coli & K. pneumoniae* 의 집락 비교감별**

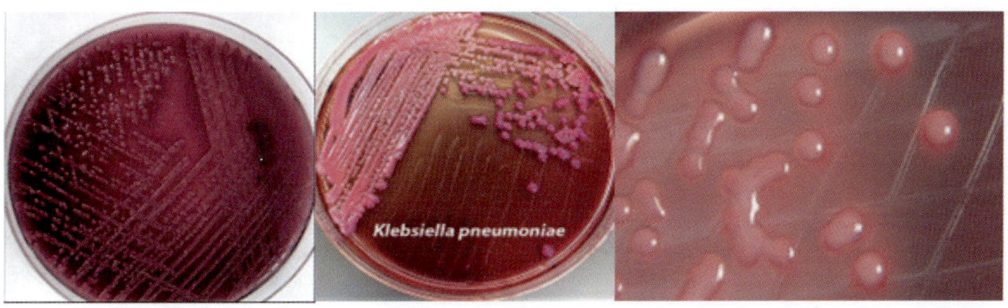

E. coli *K. Pneumoniae* *K. Pneumoniae*(Close Up colony)

	E. coli	*K. Pneumoniae*
Color	Dark Pink	Pale Pinkish Whitishy
Viscosity	None	Strong Mucoid
Size(mm)	2	3~5
Morphology	Small round Convex	Large Round Convex

(4) 확인감별특성

A/AG, + + – –

일반적으로는 Glucose, Lactose(100%) 및 Sucrose(50%)를 발효하고, Gas를 생산한다. H_2S는 음성이지만, Mot는 양성이다. IMViC 중 Indole, MR은 양성이지만,

VP와 Citrate는 음성이며, Lysine은 양성이지만, Arginine은 음성이고, Ornithine은 d급 양성이다.

E. coli O-157, H-7은 **Sorbitol이 음성이고, β–Glucuronidase를 생성하지 않아서 MUG도 음성인 것으로 이들이**

양성인 비병원성 *E. coli*를 감별할 수 있는 특징적인 기준을 잡아서 감별을 해 갈 수 있다.

장관내 상재하는 *E. coli*와 병원성 *E. coli*를 감별하기 위하여 혈청학적 응집시험, SMac, MUG, PCR 및 EIA (Shiga Toxin검출) 등으로 동정을 한다.

* O–157, H–7 *E. coli* & General *E. coli* 의 비교 감별특성

Tests	O-157, H-7 *E. coli*	General *E. coli*
MacConkey	**Pinkish Red**	Pinkish Red
Sorbitol-MacConkey	**Greish White**	Pinkish Red
Sorbitol	–	+
β-Glucuronidase	–	+
MUG	–	+

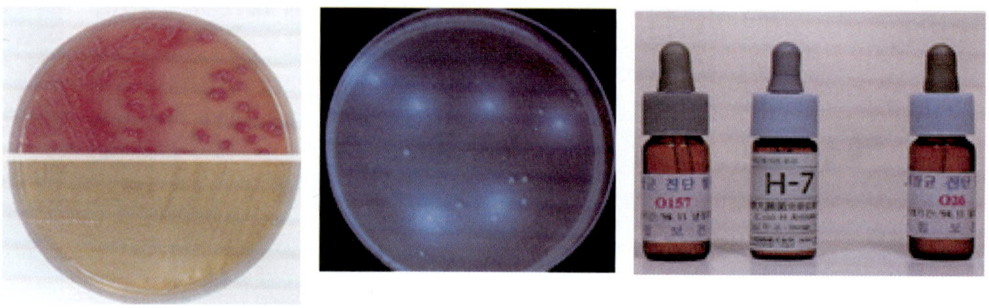

Upper: General *E. coli* Fluorscence Colony G. *E. coli* O-157, H-7 Diagnosis Serum
Bottom: O-157, H-7 EHEC on MacConkey with Sorbitol
* G.= General, EHEC = Entero Haemorrhagic *E. coli*

* *E. coli*의 1차 확인 감별 성상

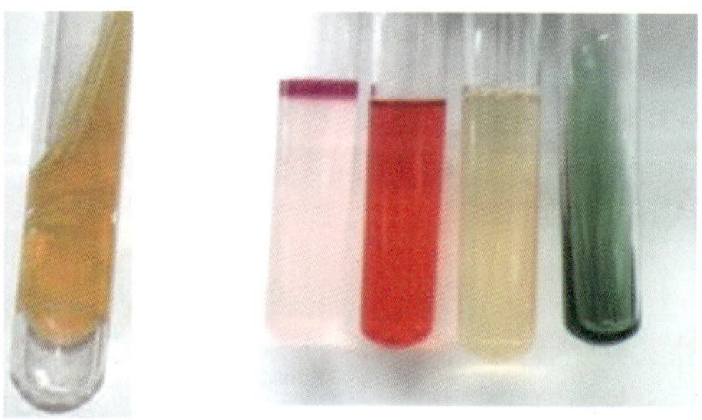

A/Ag + + – –

* *E. coli* 의 확인 감별성상

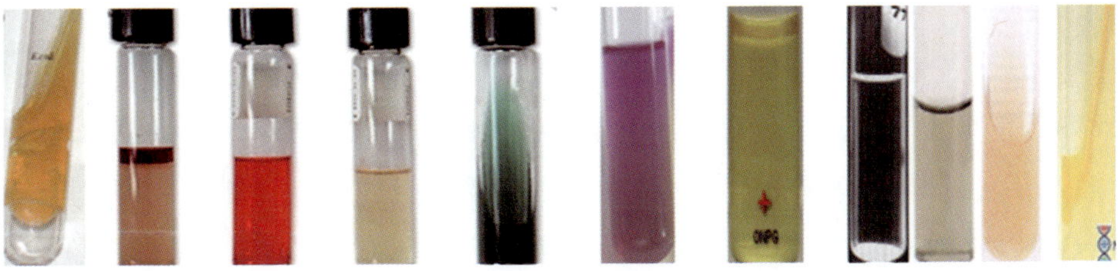

KIA	Indole	MR	VP	Citrate	LAO	ONPG	KMUP			
A/AG	+	+	−	−	+ − d	+	−	−	−	−

* *E. coli*의 API Result

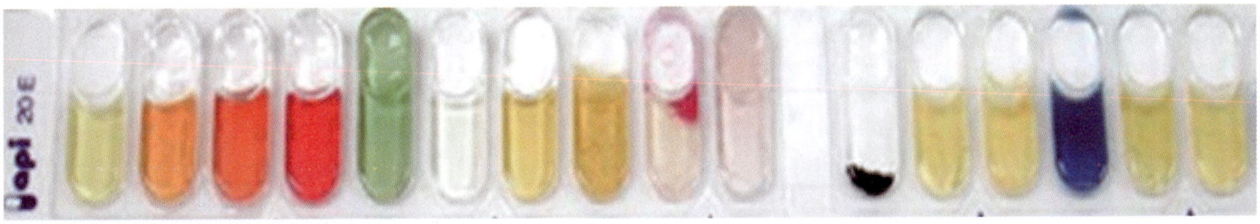

ONPG	Lys	Arg	Orn	Cit	H_2S	Urea	TDA	Ind	VP	Gel
+	+	−	d	−	−	−	−	+	−	−

Glu	Main	Ino	Sor	Rha	Sac	Mel	Amy	Ara		
+	+	−	+	+	+50	+75	−	+		

기질특이성 확장형 *β*-lactamase(ESBLs)

ESBLs (Extended-Spectrum β-lactamase)는 본래 **Penicillin계 항생제로 보이는 것을 분해하는 효소**가, 그것밖에 없는 제1세대에서 제4세대 Cephalosporin계 항생제나 Monobactam계 항생제를 분해하고, 기질특이성이 확장된 효소로 되어 있다. **Cephamycin계 항생제, Oxacephem계 항생제, Carbaphenem계 항생제는 분해되지 않는다.**

β-lactamase저해 항생제의 저해효과가 기대된다. 미량 액체 희석법에 의한 ESBLs 생산균의 검출에는, CLSI에서 규정된 것이 있다. ESBLs 유전자는 Plasmid상에 존재하고, 접합 등에 의해서 균종을 초월하여 전파된다.

(5) 항균제감수성

β–lactamase저해 항생제, 배합 Penicillin계 항생제, 많은 Cephem계 항생제, Carbaphenem계 항생제, Amino glycoside계 항생제에 감수성을 띠고 있지만, Quinolone계 항생제에는 내성균주가 많다.

최근 Cephalosphorin계 항생제나 Monobactam계 항생제에도 내성 ESBLs생산균이 확대되어 있다.

급성단순성 요로감염증의 경우, 경증에서 중등증의 외래동원환자에는, **Quinolone계 항생제, 경구 Cephem계 약 ST (Sulfamethoxazole Trimethprim)합제 등의 경구투여,** 신우신염 입원환자에는 Quinolone계 항생제나 β-lactamase 저해 항생제 배합 Penicillin계 항생제 등의 정맥 내 투여를 한다.

2. *Escherichia coli* (장관출혈성 대장균: EHEC)

(1) Disease

Vero toxin (Shiga like toxin: Stx)를 생산하고, 출혈을 동반한 장염이나 용혈성 요독소증후군(Hemolytic Uremic Syndrome: HUS)을 일으킨다. *E. coli*는, 균의 표면에 있는 O항원(세포벽유래)과 H항원(편모유래)에 의한 자세한 분류가 되고 있다. 「O-157」과는 O항원에 의해 157번째에 발견된 것이다(현재 약 180가지가 분류되고 있다).

(2) 형태 및 구조

[형태]

Gram 음성 막대균으로 0.2~0.6×1.1~1.5 μm의 크기로 **구형 짧은 막대균상(Plump Bacilli)**의 경우도 있다. **주모성 편모와 Pili를 갖고 있고,** 아포는 없지만 협막을 갖고 있는 것도 있다.

[관찰의 point]

양단은 둔 원형이다. **포도당발효 Gram 음성 막대균보다 굵은 형상을 띤다.** 도말검사에서 보면은 장내세균으로 확인되는 것도 있으나, 균종의 확정은 곤란하기에 추가로 분리집락과 확인 감별성상을 비교 감별하여 감염세균의 신속 정확한 균종을 비교감별 진단을 해 간다.

* *E. coli* 유사균주의 비교 감별

Strains	Shape	Size(μm, 폭~길이)
E. coli	굵고 짧다(Plump Bacilli)	0.6~1.5
Pse.aeruginosa	가늘고 약간 길다(Short Bacilli)	0.4~3
A. baumannii	굵고 짧다, Pair, Single 장타원형(Cocco Bacilli)	1.5~2.5

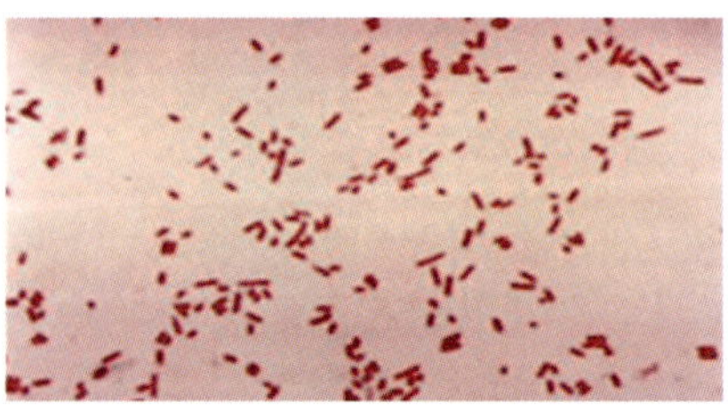

Gram Stain: *E. coli*

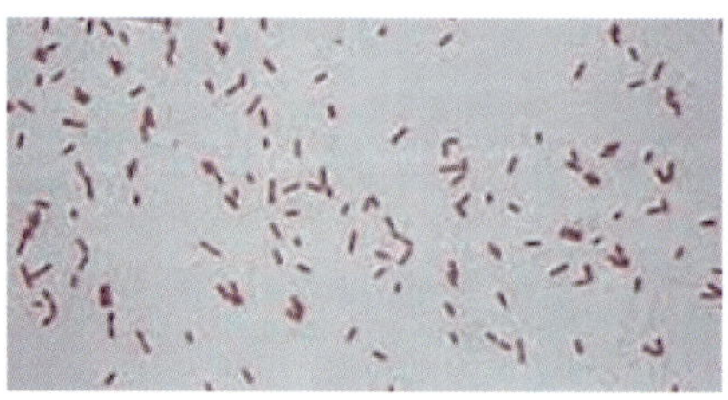

Pse.aeruginosa

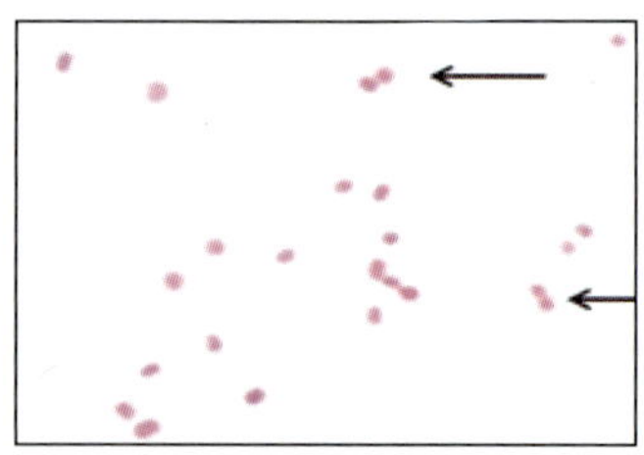

A. baumannii

(3) 배지, 배양 및 집락특성

[형태와 배양]

분변에서는 선택성이 있는 EMB배지(GMS Colony)나 MacConkey한천배지(P-R Colony) 등을 이용하고, 35~37℃, 18~20시간을 배양한다. 목적균을 효율적으로 분리하는 방법으로, 효소기질배지의 사용이 유용하게 쓰이고 있다. Chrom Agar-STEC은 EHEC O-157, O-26, O-111 등, 주요한 EHEC로 특징적인 등색을 발색시켜 보는 것이 감별에 용이하다.

GMS Colony= Greenish Metalic Sheen Colony

P-R Colony= Pinkish Red Colony

[관찰의 point]

주요혈청군에 있어서, O-157은 등**색**(UV조사 시 형광을 내고), O-26은 등**색**(UV조사 시 형광을 내고), O-111은 **등색**(UV조사 시 형광을 내고)을 보여주고, 선택제 혼합물의 첨가에 의한 기타 장내 미생물의 발육을 억제한다.

* 등색 = 주황색 (Red + Yellow)

UV(366 nm)를 조사하는 것에 의해 MUG의 양성 반응인 청색을 확인하여, O-157의 간이 감별도 추정이 가능하다. 한편, Vi EHEC(한천배지상에서는, O-157무색반투명)으로 중심부갈색의 집락, O-26은 녹색의 집락, O-111은 연지색(엷고밝은적색) 집락을 보인다.

* *E. coli* O-157, H-7 집락 비교 감별

E. Coli O-157 : H7 **집락**

상: MacConkey agar: lactose 분해하여 pink-red 색
하: MacConkey sorbitol 비분해로 무색집락
제1군감염병, Shiga toxin(verotoxin)

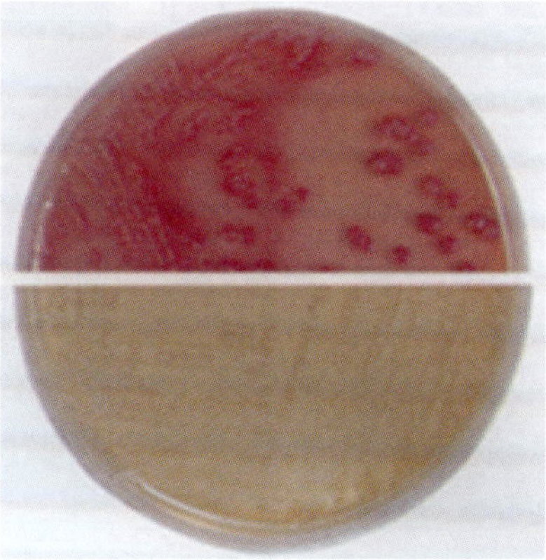

(4) 확인감별특성

A/AG, + + − −, **(β−glucuronidase, MUG)** −

일반적인 *E. coli*와 유사한 생화학적인 성상을 갖고 있으며, 포도당을 발효하고, Gas생산 양성이고, Lactose 와 Sucrose의 2가지 당을 발효하고, H_2S는 음성. Lysine, Indole 및 MR이 양성 이지만, VP반응과 Citrate는 음성이다. Ornithine은 d급 양성이다.

신속검사

장관출혈성대장균(EHEC)의 확정진단에는 Vero 독소(VT-1, VT-2)의 확인이 불가능하다.

주) Vero독소(Vero Toxin; VT)은 시가 적리균이 생산하는 시가독소와 동일하고, 이들을 정리해서 시가독소 Family라 부르는 것이 아메리카 미생물학회에서 제창되었다.

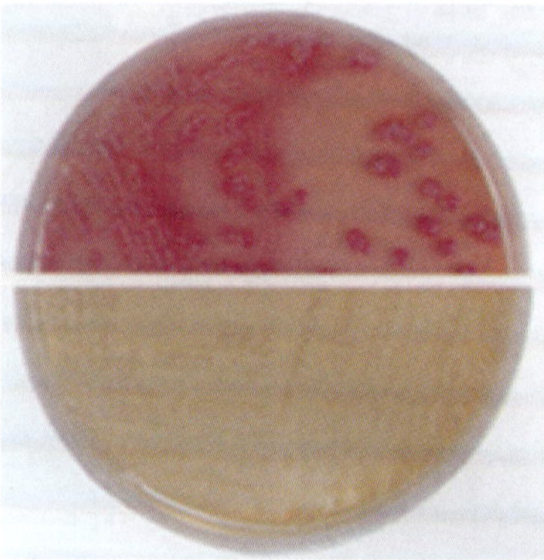

E. Coli O-157 : H7 **집락**

상: MacConkey agar: lactose 분해하여 pink-red 색
하: MacConkey sorbitol 비분해로 무색집락
제1군감염병, Shiga toxin(verotoxin)

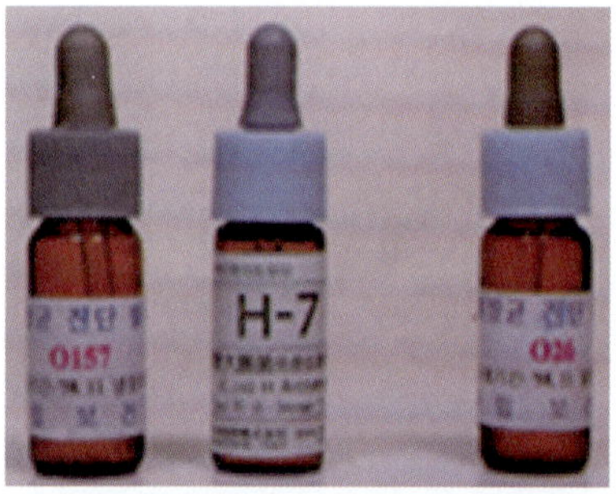

E. Coli O-157 : H7 **집락**

E. Coli O-157, H7 과 O-26 진단혈청
MacConkey sorbitol agar에서 발육된 무색 집락을 O-157, H7 진단혈청으로 Slide에 응집반응을 실시한다.
(*E. coli*의 병원성, 비병원성- 혈청학적 반응)

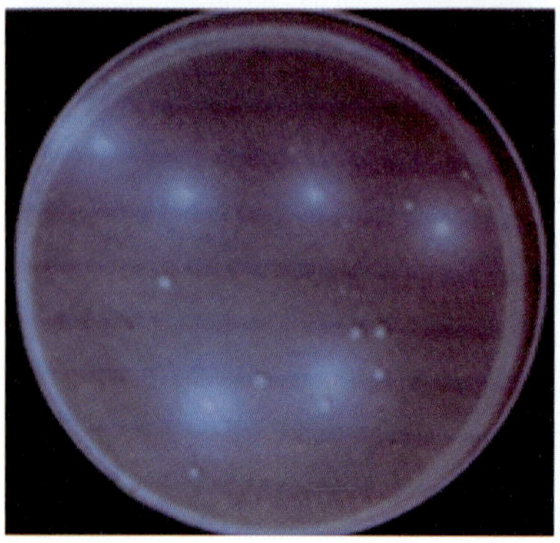

Fluorocult MUG agar**에서** *E. coli* O-157:H7 **집락**

Fluorocult agar에는 4-methyl-umbelliferyl B-D-glucuronide(MUG)가 들어있다.
E. coli 가 발육되면 녹색집락인데(MUG) 형광물질이 B-D-glucuronidase를 생성하여 UV light하에서 *E. coli*는 형광빛을 나타내며, *E. coli* O-157: H-7(EHEC type)은 형광빛을 나타내지 않는다.

혈청형별 검사

병원성대장균의 혈청형을 결정한다. **EHEC의 많은 혈청형 O–157이 있지만**, O-26도 고빈도로 분리되고 있고, O-26, O-111, O-121, O-103, O-91 등 다양한 혈청형의 보고를 볼 수 있다. 시판혈청에서 확정되지 않는 균주도 존재한다.

장관출혈성 대장균(EHEC)은 독소의 검출이 최고로 중요시되고, 혈청형은 보조적인 검사 수단이 된다.

(5) 항균제감수성

원칙은 대증요법을 쓰고 있다. 다만, 지사약의 투여는 금기시되고 있다.

본 증에 있어서는, 해외에서는 항균약을 사용 하지 않는 의견이 강하다.

① 항생제에 의한 장내세균총의 배제가 본균의 증식을 초래함
독소의 생산과 장관에서의 흡수를 촉진하는 것도,

② 항생제가 균체에 대한 용균을 하는 치사적 작용에 의해 독소가 대량 방출되는 것을 막으며, 금기되어 있다.
우리나라에서는, 항균약을 사용하는 Group 중에서 조기 투여된 증례쪽이 HUS의 발생율이 낮은 것으로 보고 되어있다. 사용 항생제로써, **소아에는 Ofloxacin, Norfloxacin, Kanamycin 중 1제, 성인에는 Quinolone 계 항생제이지만, Fosfomycin의 어느 것이든 병 초기에 3~5일간 경구 투여를 추천하고 있다.**

***HUS = Hemolytic Uremic Syndrome(용혈성 요독 증후군)**

E. coli O-157, H-7 총 정리

1. Gram – Plump & Short Bacilli
2. **GMS colony on EMB**
3. **Colorless colony on Mac with Sorbitol**
4. **A/AG, ++−−**
5. Lys: +, Arg: −, Orn : d
6. (−): KCN, Malonate, Urea, PPA
   Sorbital, MUG, β-D-Glucuronidase

3. *Shigella*

***Classification:**

Family: *Enterobacteriaceae*

Genus: ***Shigella***

Species: ***dysenteriae, flexneri, boydii, sonnei***

1) *Shigella dysenteriae*

(1) Disease

*Shigella dysenteriae*는 **적리(이질)의 전형적인 증상을 일으키고,** 최고 중독이 되는 내력이 있다. 적리 발증 예에서 검출 빈도는 1% 정도가 된다.

용혈성요독증, 점액성 혈변을 동반한 이질, 탈수증, 장관의 괴사, 궤양, 신경전도장애, 순환기장애 등을 유발한다.

혈액중에 침입을 하지 않아서 특이적 항체를 형성하지는 않는다.

(2) 형태 및 구조

그람음성(0.3~1.2-1.8~4.2 μm) **소막대균,** 편모, 아포 및 협막 모두 없다.

*** *Shigella & Salmonella*의 형태학적 비교감별**

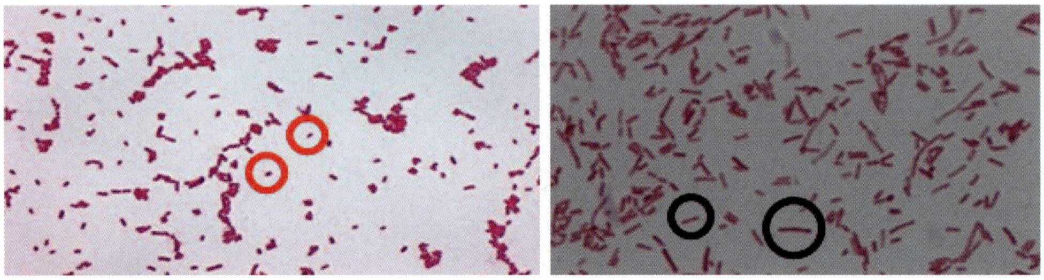

	Shigella	*Salmonella*
Length Size(μm)	1~4.2(≤2)	2.0~5.0(≥)
Width Size(μm)	0.3~1.2	0.7~1.5
CFS	− − −	− + −

CFS = Capsule, Flagella, Spore

* *Shigella*와 *E. coli*의 Gram 염색과 분리 집락의 비교감별 총정리

Strains	G-S	Mac	EMB	SS	HE	XLD
Shigella	G-SB	Small, Round Convex G-W	G-W	G-W	Green	Red
E. coli	G-PB	Small, Round Convex P-R	GMS	Inhibition	O-Y	Y
Y. enterocolitica	G-SB	Small, Round Convex G-W	P-R	G-W	Y	Red

(3) 배지, 배양 및 집락특성

[형태와 배양]

*Shigella dysenteriae*는, **MacConkey배지로 37℃, 18~20시간 배양에서, 회백색, 반투명, 이슬 모양의 볼록한 1~2 mm 크기의 집락**을 형성하고 있다.

SS한천배지에서는 작고 회백색이며 볼록한 집락을 형성하지만, 발육을 하지 않는 균주가 존재하며, 비 선택분리배지를 필히 병용해야 한다.

[관찰의 point]

SS한천배지의 특징은, 35~37℃, 18~20시간 배양에서,

무색투명~반투명(회백색), 이슬모양~볼록렌즈상의 소형집락을 형성하고, 그 크기는 1~2 mm로 *Escherichia coli* 보다 약간 작아 보이기도 한다.

* *Shigella*의 Mac, SS 분리배지별 분리집락

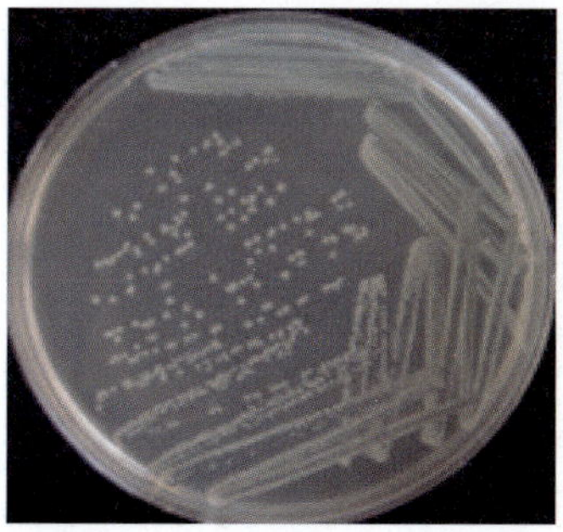

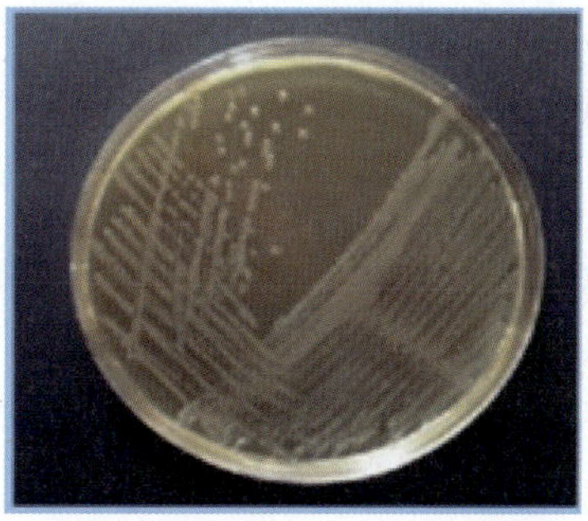

Tests	Mac	SS
Color	Greish White	Greish White
Size(mm)	1~2	1~2
Morphology	Small Round Convex	Small Round Convex

* *Shigella*의 HE, XLD 분리배지별 분리집락 비교감별

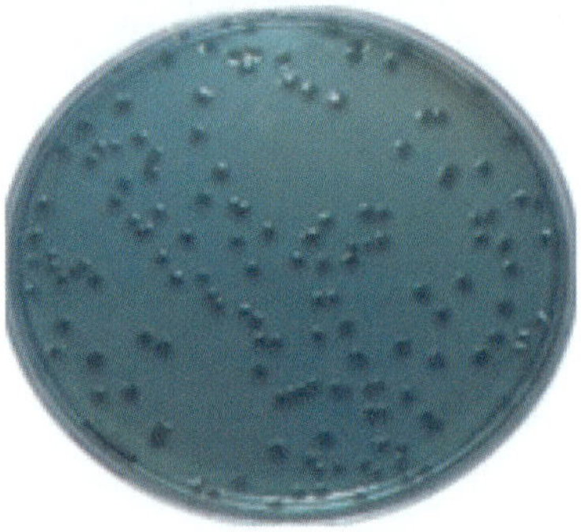

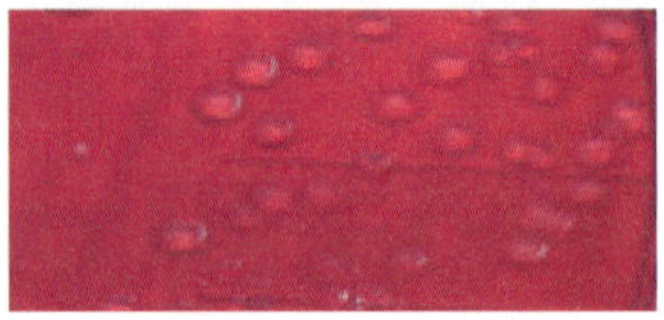

	HE	XLD
Color	Green	Red
Size(mm)	2	2
Morphology	Small Round Convex	Small Round Convex

* Macconkey Agar 상에서 *Shigell* & *S. paratyphi-A* 집락의 비교 감별

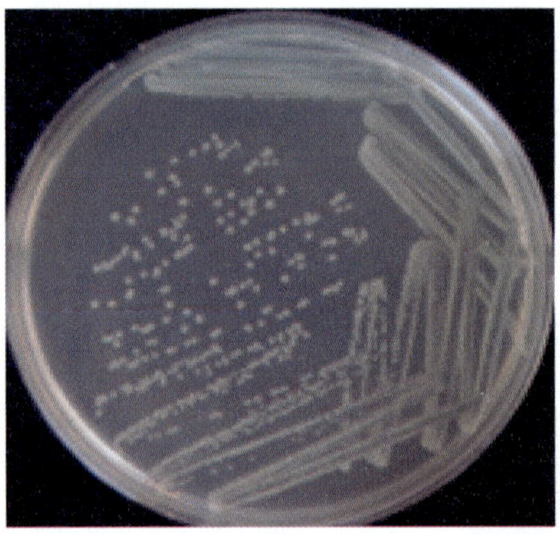

Shigella

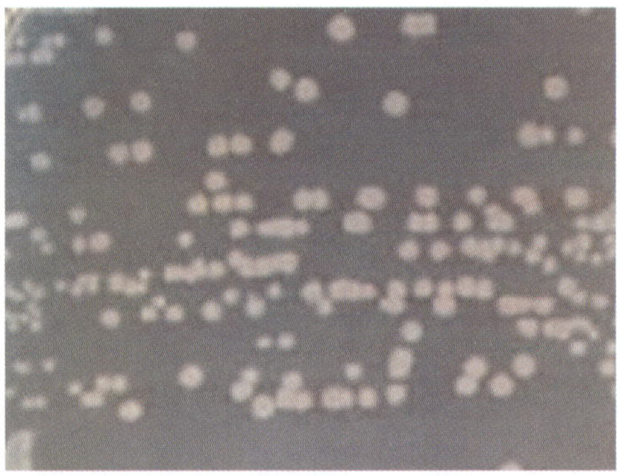

S. paratyphi-A

Tests	*Shigella*	*S. paratyphi-A*
Size(mm)	2	3~4
Morphology	Small Round Convex	Large round Convex

(4) 확인감별특성

K/A, *Shigella* A & B Gr은 d + − −, C & D Gr.은 − + − − 이고,

Lys, Arg, Orn 세가지 아미노산 모두 음성이지만, *S. sonnei*는 ONPG와 Ornithine이 예외적으로 양성이다. ***S. dysenteriae*는 Mannitol이 음성**이지만 *Shigella* Gr. B, C, D는 양성으로 당류 분해 중, *S. dysenteriae*는 Mannitol 음성이 타 균종(*Shigella* Gr.B, C, D)과 차이가 있는 것으로 확인 감별 기준이 되고 있다. 포도당을 일반적으로 발효를 하지만, Gas**는 생산하지 않는다. H_2S와 운동성도 음성이다.**

(CO_2 Gas, H_2S & Mot all Negative), KMUP(KCN, Malonate, Urea, PPA) 모두 음성이다.

Shigella Gr. A & B 의 1차 확인 감별성상

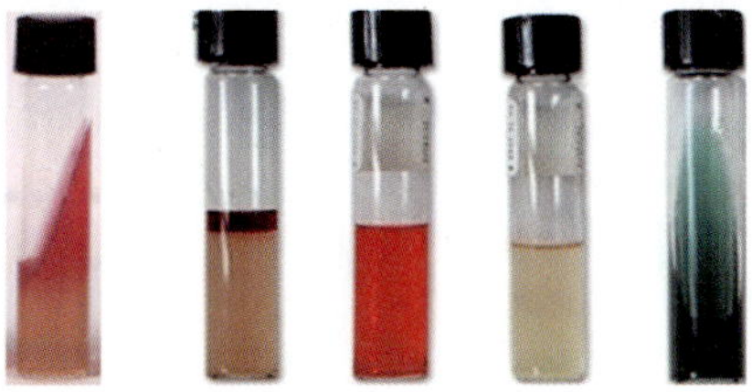

KIA	Indole	MR	VP	Citrate
K/A	+(d)	+	−	−

* *Shigella* Gr. A & B 의 확인 감별성상

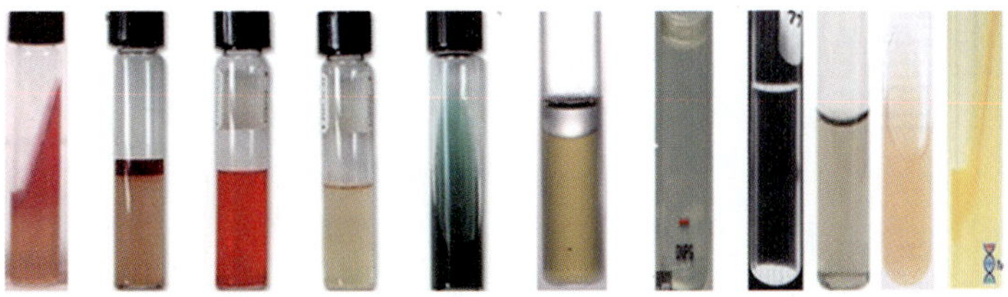

KIA	Indole	MR	VP	Citrate	LAO	ONPG	KMUP
K/A	+	+	−	−	all(−)	−	all(−)

Shi. Gr. A & B ; K/A, d + − − /LAO ; − − − /ONPG ; KMUP ; all −
Shi. Gr. D ; K/A, − + − − / LAO ; − − + / ONPG ; = / KMUP ; all −

혈청형별 검사

*Shigella*속의 균종은 혈청학적 성상에 따라 4개의 아군 Subgroup으로 나누어진다.

Shigella dysenteriae(지가균): A아군(O항원 1~12형으로 분류된다): 적리균면역혈청 1호 Set내에 지가적리균 A 다가로 응집되는 것에는 1~7형, A1다가에서 응집되는 것은 8~12형을 각각 응집시험에서 확인한다. 이것은 적리균 면역혈청 1호 Set 중에 포함되어있는, 적리균의 혈청형분류는 균종 전부 독립시켜 분리된다.

Shigella spp. 혈청형
O 항원에 대한 혈청형 검사
Sero Group A: *S.dysenteriae*
Sero Group B: *S.flexneri*
Sero Group C : *S.boydii*
Sero Group D: *S.sonnel*
(*Shigella*는 항원과 당분해능의 차이로 4균종으로 분류.)

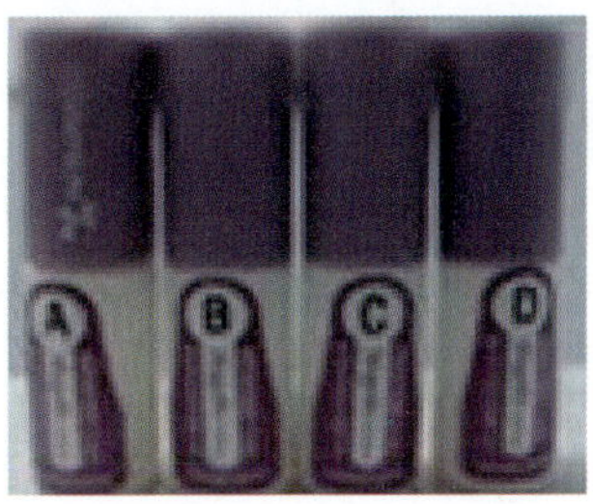

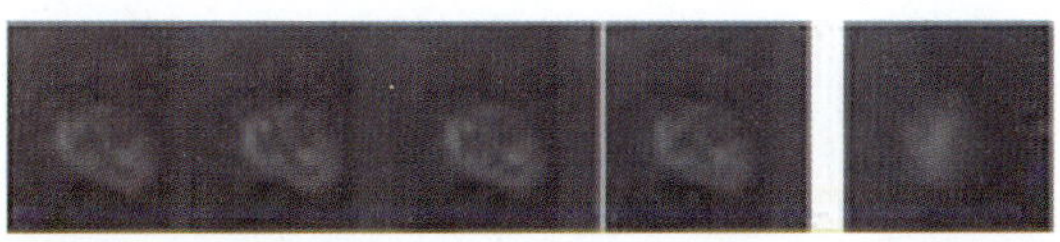

Gr. A B C D 음성

(5) 항균제감수성

유아, 고령자, 중증예, 감염이 확대되는 우려가 강한 경우 등에서 항생제 요법을 쓴다. Quinolone계 항생제(성인)이나 Azithromycin의 경구투여가 추천장려되어 왔지만, Ceftriaxone이나 ST (Sulfamethoxazole Trimethoprim) 합제도 감수성이 있다면 사용가능하다. 치료기간은 3일간이 표준이지만, 문헌에 의하면 3~5일간의 기간을 투여하기도 하며, 경증에는 1회 투여를 해 보면서 하는 것도 좋은 것으로 보고된 것도 있다.

2) *Shigella flexneri*

(1) Disease

*S.flexneri*는 **적리발증예의 84%가 검출된다**. 경미한 하리증 또는 무증상으로 경과하는 경우도 있다.

(2) 형태 및 구조

그람음성(0.3~1.2-1.8~4.2 μm), **소막대균,** 편모, 아포 및 협막 모두 없다.

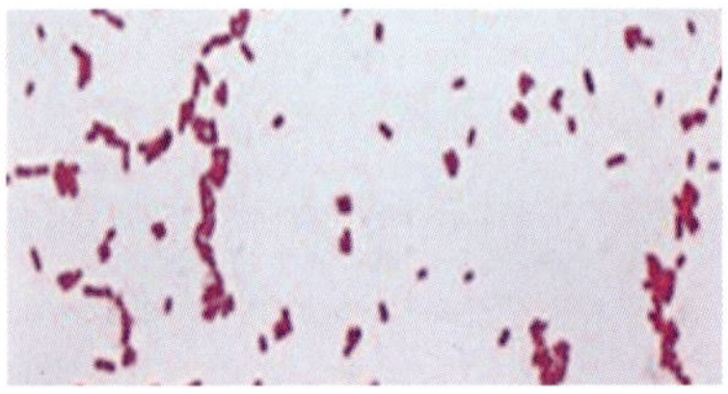

Shigella: Gram Stain

*** *E. coli, S. flexneri & Y. enterocolitica*의 Gram Stain 비교 감별**

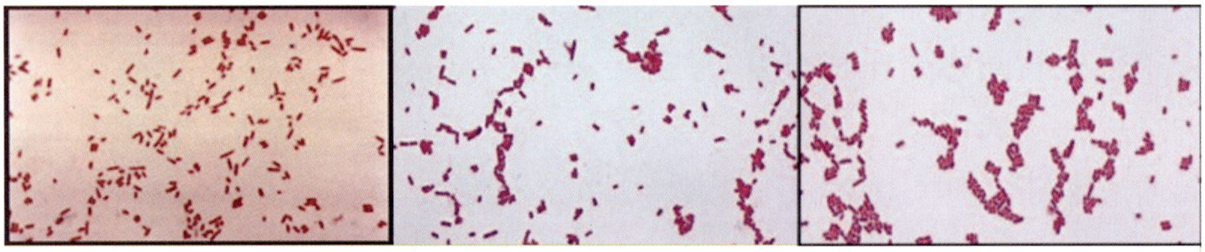

E. coli *S. flexneri* *Y.enterocolitica*

	E. coli	*S. flexneri*	*Y.enterocolitica*
Size(μm)	0.4×0.6(0.5)	0.3×1.2(0.7)	0.5×1.0(0.75)
Cap	–	–	–
Fla	+	–	+(25℃)

(3) 배지, 배양 및 집락특성

[형태와 배양]

*S. flexneri*에는 MacConkey배지로 37℃, 18~20시간 배양에서, 회백색, 반투명, 이슬모양의 볼록한 1~2 mm 크기의 집락을 형성하고 있다. ***Salmonella*의 집락과 유사하나 집락의 사이즈가 작다.** SS한천배지에서는 작고 회백색이며 볼록한 집락을 형성하지만, SS한천 배지에서 발육을 하지 않는 균주가 존재하며, 비선택분리배지를 필히 병용한다.

[관찰의 point]

SS한천 배지상의 특징은, 35~37℃, 18~20시간 배양으로, **무색투명~반투명(회백색), 이슬모양~볼록한 소형 집락을 형성**하고, 그 크기는 1~2 mm로 *Escherichia coli*보다 약간 작다.

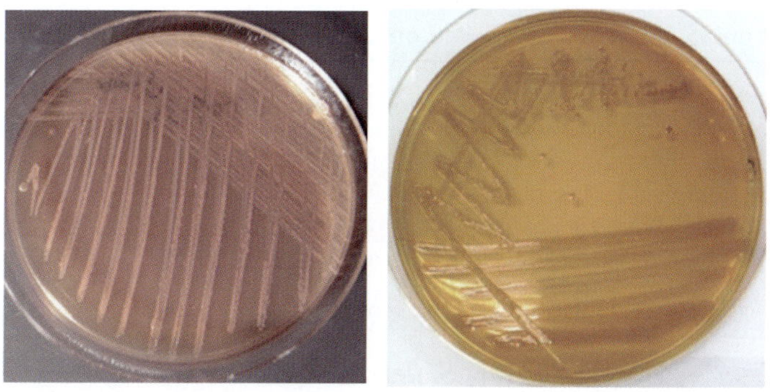

S.flexneri Colony on MacConkey & SS

* *E. coli, S. flexneri & Y. enterocolitica*의 분리집락 비교감별

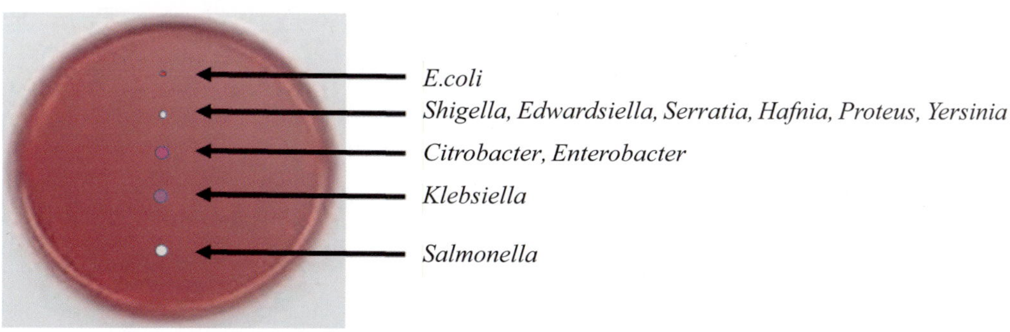

* *E. coli, S.flexneri & Y.enterocolitica* 의 Mac상에서 분리집락 비교감별

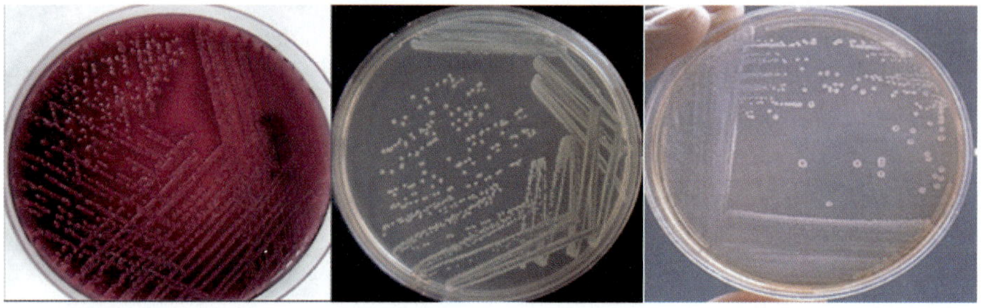

Tests	*E.coli*	*S.flexneri*	*Y.enterocolitica*
Size(mm)	1.5	1.5	1.5
Color	Dark Pinkish Red	Greish White	Greish White
Pattern	Small Round Convex	Small Round Convex	Small Round Convex
Distinguish	GMS on EMB	G-W on SS	Red on CIN

(4) 확인감별특성

K/A, d + - -, Lys, Arg, Orn 세가지 아미노산 모두 음성

일반적으로 당류를 발효하고, Glucose발효 시 Gas와 H_2S 음성 및 운동성 음성인 점이 타균과 비교시 되는 특징으로 장내세균 중에서 *Shlgella* 균속을 감별 해 내는 기준이 되는 것이다. ***S. flexneri***와 *S. sonnei*의 균종 감별은 ***S. flexneri* 의 경우** Mellibiose와 Raffinose가 **d급 양성**의 결과 확인으로 검출율이 높은 두 균주 중 *S. flexneri*를 감별 해 낼 수 있는 기준을 잡아 갈 수 있다. *S.sonnei*는 Ornithine과 ONPG가 양성인 감별 기준으로 이들이 음성인 *S.flexneri*를 비교 감별 해 낼 수 있다.

Lysine, Arginine, Ornithine 3가지 아미노산 분해 시험 모두 음성이다. Lactose(유당), Sucrose(백당)도 모두 비 분해 한다. Indole (d급)양성, MR반응 양성이지만, VP와, Citrate는 음성이다.

KCN, Malonate, Urea, PPA 모두 음성이다.

* *S. flexneri & S. sonnei* 의 비교 감별특성

Tests	*S. flexneri*	*S. sonnei*
Mellibiose,	d	−
Raffinose	d	−
Ornithine	−	+
ONPG	−	+

* *S. flexneri* & *S. sonnei* 의 비교 확인 감별성상

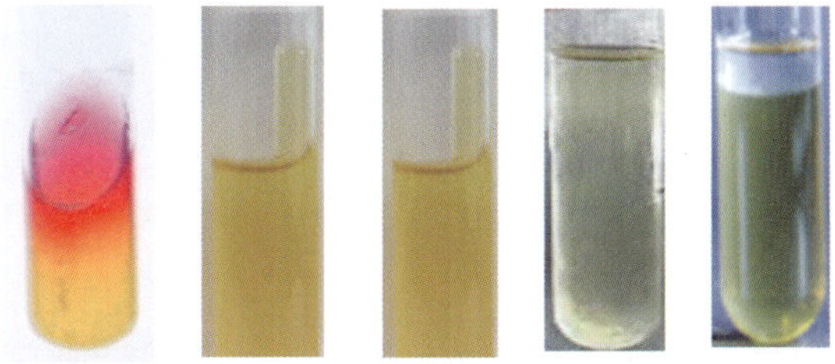

KIA Mellibiose Raffinose ONPG Ornithine

K/A S.flex.~ : (Mel & Raff)d S.son.~ : (ONPG & Orn)+

* Mell = Mellibiose, Raff = Raffinose

* *Shigella* Gr. A & B 의 확인 감별성상

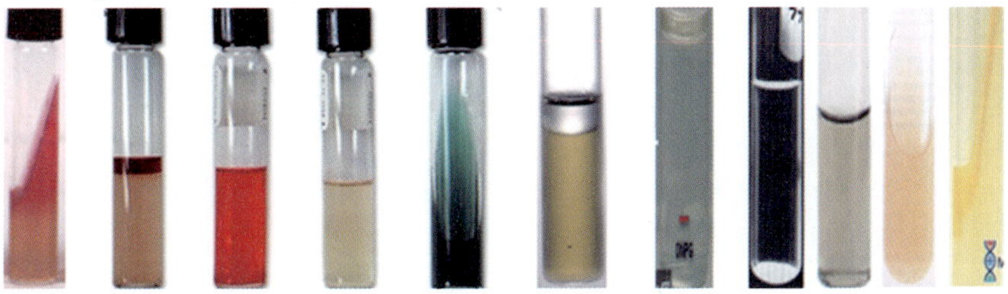

KIA	Indole	MR	VP	Citrate	LAO	ONPG	K	M	U	P
K/A	+(d)	+	–	–	all(–)	–	–	–	–	–

혈청형별 검사

S. flexneri : B아군: Ⅰ~Ⅵ형, (3)4, 6, 7(8)군이 균의 형별에 해당한다. 적리균 면역혈청「Seiken」1호 Set 중에 포함될 수 있는 B다가 혈청으로 응집된 것에 대하여 각각에 혈청 Ⅰ형에서 Ⅵ형, (3)4, 6, 7(8)군을 시험한다(사용법은 첨부문서를 따른다). 기타, Screening의 Set로서 적리균 면역혈청 2호Set, 3호Set가 시판되고 있다.

(5) 항균제감수성

유아, 고령자, 중증예, 감염이 확대되어 강해지는 경우 등에서 항생제요법을 쓴다. Quinolone계(성인)나 Azithromycin의 경구투여가 추천 장려되고 있지만, Ceftriaxone이나 ST합제(Sulfamethoxazole Trimethoprim)도 감수성이 있다면 사용이 가능하다. 치료기간은 3일간이 표준이지만, 문헌에 의하면 3~5일간의 사용기간도 있고, 경증에 경우에는 1회로 투여를 하는 투여법도 좋은 것으로 보고되고 있다.

3) *Shigella boydii*

(1) Disease

*S. boydii*에 의한 급성장염은 우리 나라에서는 드물다.

(2) 형태 및 구조

그람음성(0.3~1.2, 1.8~4.2 μm), **소막대균**, 편모, 아포 및 협막 모두 없다.

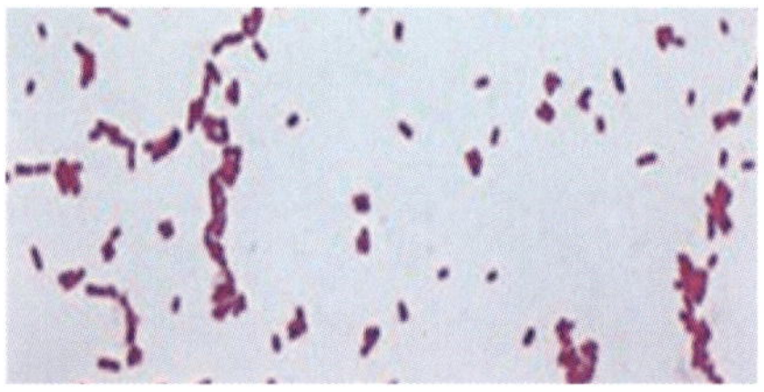

Shigella: Gram Stain

(3) 배지, 배양 및 집락특성

[형태와 배양]

*S. boydii*에는 MacConkey배지로 37℃, 18~20시간 배양에서, Lactose를 발효하지 않아서, **회백색, 반투명, 이슬모양의 볼록한 1~2 mm 크기의 집락을 형성**하고 있다. *Salmonella*의 집락과 유사하나, 본 균의 집락의 사이즈가 작다. **SS한천배지에서는 Lactose를 분해(발효) 하지 않고 H_2S를 생성하지 않아서 작고 회백색이며 볼록한 집락을 형성**하지만, 억제도가 높아서 SS한천 배지에서 발육을 하지 않는 균주가 존재하며, 비 선택분리배지를 필히 병용을 하여 놓치지 말고 분리해 내야 한다.

[관찰의 point]

SS한천 배지상의 특징은, 35~37℃, 18~20시간 배양으로, **무색투명~반투명(회백색), 이슬모양~볼록한 소형 집락을 형성**하고, 그 크기는 1~2 mm로, 동일한 배지(MacConkey)로 동일한 시간(18hrs)을 배양 후 관찰 시 *Escherichia coli*보다 약간 작다.

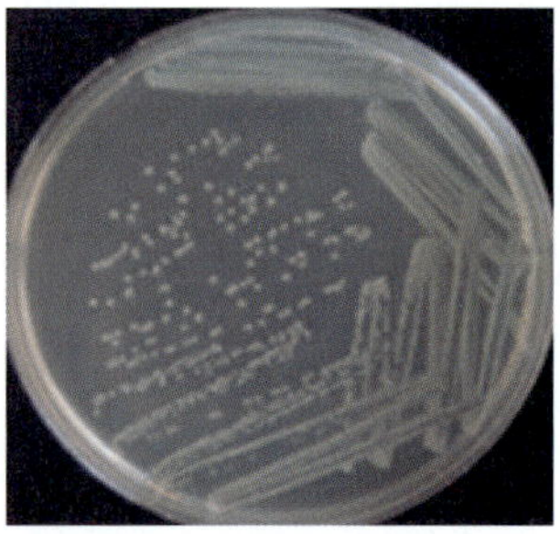

Shigella colony on Mac

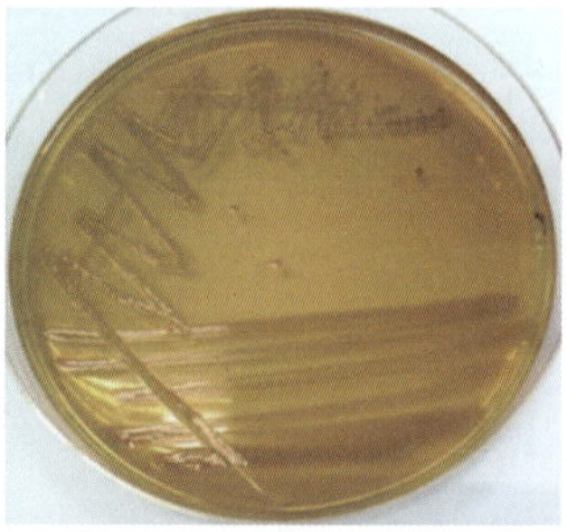

Shigella colony on SS

(4) 확인감별특성

K/A, - + - -, Lys, Arg, Orn 세가지 아미노산 모두 음성

일반적으로 당류를 발효하고, Glucose발효 시 Gas를 생성하지 않으며, H_2S와 운동성 모두 음성인 점이 타균과 비교시 되는 특징으로 장내세균중에서 *Shlgella* 균속을 감별 해 내는 기준이 되는 것이다. Lysine, Arginine, Ornithine 3가지 아미노산 분해 시험 모두 음성이다. Lactose 및 Sucrose를 분해 하지 않는다.

IMViC 중 MR반응은 양성이지만, Indole, VP 및 Citrate는 음성이다.

KCN, Malonate, Urea, PPA 모두 음성이다.

* *S. boydii*의 확인 감별성상

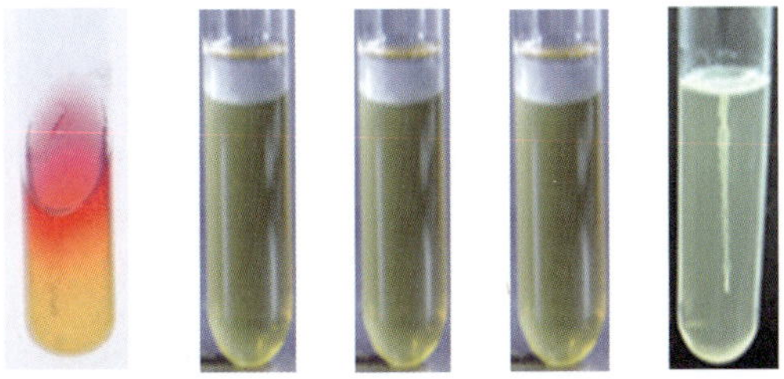

KIA : K/A, LAO : all Negative　　Mot : (-)

혈청형별 검사

S.boydii: C아군: 1~18형이 균의 형별에 해당한다. 적리균 면역혈청 1호 Set중에 포함되어 있는 C다가, C1다가, C2다가, C3다가로 구분한다.

어디에나 응집된 경우는, 해당하는 각각의 혈청에 결과가 된다. C다가에 응집한 균주에 대해서는 혈청 1형에서 7형, C1다가에 대해서는 8~11형, C2다가에 대해서는 12~15형, C3다가에 대해서는 16~18형을 시험한다. 기타, Screening의 Set로서 적리균 면역혈청 2호 Set, 3호 Set가 시판되고 있다.

(5) 항균제감수성

유아, 고령자, 중증예, 감염이 확대되어 강해지는 경우 등에서 항생제 요법을 쓴다. Quinolone계(성인)나 Azithromycin의 경구투여가 추천 장려되고 있지만, Cetriaxone이나 ST합제(Sulfamethoxazole Trimethoprim)도 감수성이 있다면 사용이 가능하다. 치료기간은 3일간이 표준이지만, 문헌에 의하면 3~5일간의 사용기간도 있고, 경증예에는 1회로 투여를 하는 투여법도 좋은 것으로 보고되고 있다.

4) *Shigella sonnei*

(1) Disease

*S. sonnei*는 **적리발증 예상 환자 중에서 약 80%가 검출된다.** 경미한 하리증, 또는 무증상으로 경과하는 경우도 있다.

(2) 형태 및 구조

그람음성(0.3~1.2-1.8~4.2 μm), **소막대균,** 편모, 아포 및 협막 모두 없다.

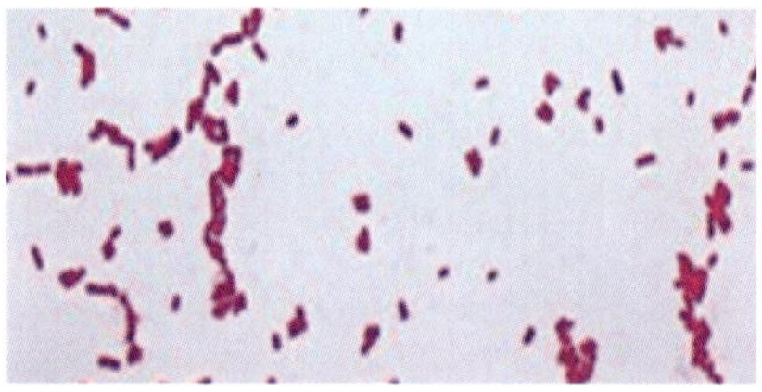

***Shigella*: Gram Stain**

(3) 배지, 배양 및 집락특성

[형태와 배양]

*S. sonnei*는 **MacConkey배지로 37℃, 18~20시간 배양에서, 회백색, 반투명, 이슬모양의 볼록한 1~2 mm 크기의 소형 집락을 형성**하고 있다. *Salmonella,* 특히 *Salmonella paratphi-A*의 집락과 유사하나 집락의 사이즈가 작다. **SS 한천 배지에서 작고, 회백색의 볼록한 집락을 보통 형성**하지만, 발육을 하지 않는 균주가 존재하며, 비선택 분리분리 배지를 필히 병용을 한다.

[관찰의 point]

SS한천 배지상의 특징은, 35 ~37℃, 18~20시간 배양으로, **무색투명~반투명(회백색), 이슬모양~볼록렌즈상의 집락을 형성**하고, 그 크기는 1~2 mm이다.

*S. sonnei*는 유당 비 분해이며, 20시간 이상을 경과하면 MacConkey한천배지 및 SS한천배지 상에서는 불투명하고 **엷은 핑크색(느린 Lactose분해능)** 소형집락을 형성하기도 한다.

Lactose분해균과 약간 차이가 나는 것이 있는데 감별에 충분한 주의가 필요하다.

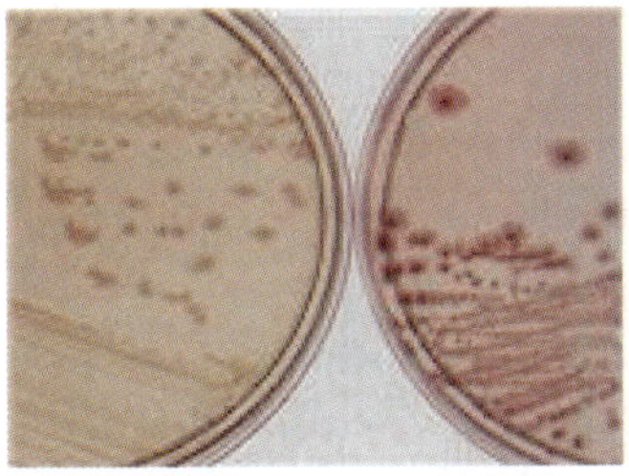

S. sonnei Colony on MacConcey
(오른쪽 24~48시간 경과후 모습)

(4) 확인감별특성

K/A, − + − −, Lys, Arg, Orn 중 (예외적으로 4균종 중 **Ornithine 만 양성**.)

일반적으로 포도당을 발효하고, Glucose 발효 시 Gas **생산도 없고,** H_2S **생산도 없으며, 편모가 없어서 운동성은 음성이다.**

IMViC 중 MR만 양성이고 Indole, VP 및 Citrate는 음성이다.

Lysine 음성, Arginine 음성, **Ornithine탈탄산은 양성이다.**

Lactose와 Sucrose는 18시간 배양 후 **비** 분해 하지만, 장기 배양 시

***S. sonnei* 는 Lactose & Sucrose의 느린 분해성으로 장기 배양 후 약한 양성을 띤다.**

Lactose가 느리게 분해하므로 **ONPG는 당연히 양성이다.**

*S. sonnei*와 *S. flexneri*의 감별은 **ONPG, Ornithine 양성**의 결과 확인으로 검출율이 높은 두 균주 중 *S. sonnei*를 감별해 낼 수 있는 기준을 찾아 확인 감별을 해 낼 수 있다.

* *S. flexneri* 와 *S. sonnei*의 중요 성상 비교감별

Tests	*S. flexneri*	*S. sonnei*
ONPG,	−	+
Ornithine	−	+
Raffinose	d	−
Melibiose	d	−
IMViC	d + − −	− + − −
Indole	+(d)	(−)

* *S. flexneri* & *S.sonnei* 의 비교 확인 감별성상

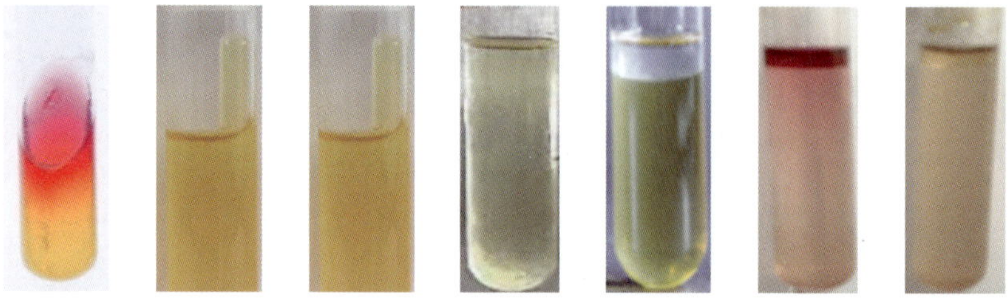

KIA Mellibios Raffinose ONPG Ornithine Ind(+) Ind(−)

K/A *S.flex.*~ : (Mel, Ra & Ind)d *S.son.*~ : (ONPG & Orn)+, Ind(−)

* *Shigella* 균종의 확인감별 특성

Tests	Reaction of :			
	S. dysenteriae	*S. flexneri*	*S. boydii*	*S. sonnei*
KIA	K/A	K/A	K/A	K/A
IMViC	d + − −	d + − −	− + − −	− + − −
Trehalose	89%	62%	85%	100%
Raffinose	−	(d)	−	−
Melibiose	−	(d)	−	−
Arabinose	43%	62%	94%	94%
Mannitol	−	+	+	+
ONPG	V	−	V	(+)
Ornithine	−	−	−	(+)
Serogroup	A	B	C	D

* *S. sonnei* 의 확인 감별성상

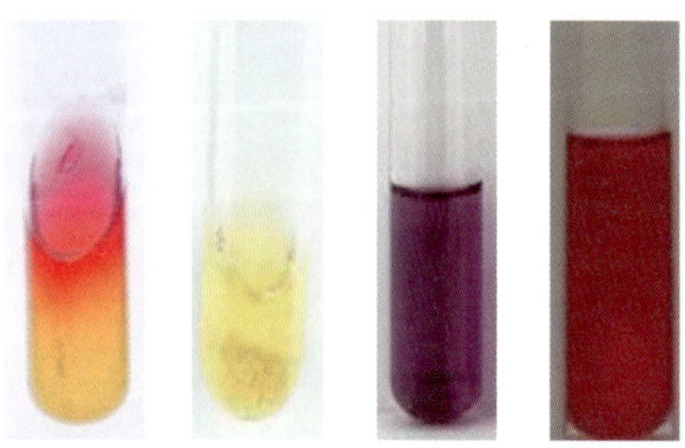

KIA **ONPG** **Ornithine** (Raffinose & Mellibiose)

K/A + + **−**

* 장내세균 중 Gram - Short Bacilli의 비교감별

Gram Stain	Mac	EMB	SS	CIN	KIA	IMVIC	Strains
	P-R	GMS	P-R		A/AG	++−−	*E.coli*
Gram-Short B.~~	G-W	G-W	G-W		K/A	−+−−	*S.sonnei*
	G-W	P-R	G-W	Red (Bulls Eye Shaped Colony)	K/A	d+−−	*Y.enterocolitica*

Gram Stain	GLS	LAO	KMUP	KIA	IMVIC	Strains
	+++	+−d	− − −	A/AG	++−−	*E.coli*
Gram-Short B.~~	+−−	−−+	−−−−	K/A	−+−−	*S.sonnei*
	+−+	−−+	−−+−	K/A	d+−−	*Y.enterocolitica*

Gram-Short B. P-R(GMS) → A/AG, ++−− ~~~~~: *E.coli* Presumtive~~~~~

혈청형별 검사

*S. sonnei*는 Ⅰ상과 Ⅱ상의 두가지 항원형밖에 없다. *S. sonnei*: D아군(Ⅰ상: Smooth형, Ⅱ상: Rough형)으로 D 다가에 응집된 균주에 대해서, Ⅰ상과 Ⅱ상 혈청으로 확정을 한다.

적리균 면역혈청 중에 Screening Test에 의해 다가면역혈청이 조제될 수 있다.

기타, Screening Set에 적리균 면역혈청이 시판되고 있다.

(5) 항균제감수성

유아, 고령자, 중증예, 감염이 확대되어 강해지는 경우 등에서 항균제 요법을 쓴다. Quinolone계(성인)나 Azithromycin의 경구투여가 추천 장려되고 있지만, Ceftriaxone이나 ST (Sulfamethoxazole Trimethoprim)합제도 감수성이 있다면 사용이 가능하다.

치료기간은 3일간이 표준이지만, 문헌에 의하면 3~5일간의 사용기간도 있고, 경증예에는 1회로 투여를 하는 투여법도 좋은 것으로 보고되고 있다.

Shigella 총 정리

1. Gram (−) Short Bacilli
2. Colorless colony on Mac, EMB, SS
3. Mot, CO_2 Gas, H_2S: all Negative
4. KIA & TSI: K/A,
5. IMViC: (Gr.A & B: d + − −, (Gr. C & D: − + − −)
6. KCN, Malonate, Urea, PPA: all (−)
7. Decarboxylase Test(LAO): all Negative (예외: Gr. D: Orn: +)
8. Gr. B: Mellibiose, Raffinose(d)
9. Gr. D: Orn, ONPG: (+)
10. Gr. A: Mannitol: (−), ∴ (Gr. B, C, D: (Mannitol: +)
11. Colorless(Greish White), **Small** Colony on SS
12. ***Shigella* & *Y. enterocolitica* 의 비교감별은?**

Tests	*S. flexneri*	*Y. enterocolitica*
Mot(25℃)	−	+
Suc	−	+
Urea	−	+
ONPG	−	+
Orn	−	+

4. *Salmonella*

* **Classification:**

Family: *Enterobacteriaceae*

Genus: ***Salmonella***

Species: ***typhi, paratyphi-A, typhi-B, enteritidis***

Everthella bacilli = *Salmonella eberthella*

(1880, Gaffky. 최초 분리배양, 순수배양-실험동물실험)

1) *Salmonella* Typhi

(1) Disease

오염된 식품이나 물을 섭취 시 경구감염된다. 소장에 도달한 *S. typhi*는 점막에 침입하고, 잠복기간 중에 **위장관염, 장염, 장티푸스열, 식중독을 유발**하며 특히, 림파조직에서 증식하고, 혈액 중에 들어가 균혈증을 유발한다.

(2) 형태 및 구조

그람음성 대막대균(0.7~1.5-2.0~**5.0 μm**), **주모성 편모형성 및 Vi항원을 소유**하고 있지만 아포와 협막은 형성하고 있지 않다.

* *Salmonella* & *E. coli* **의 형태학적 비교 감별**

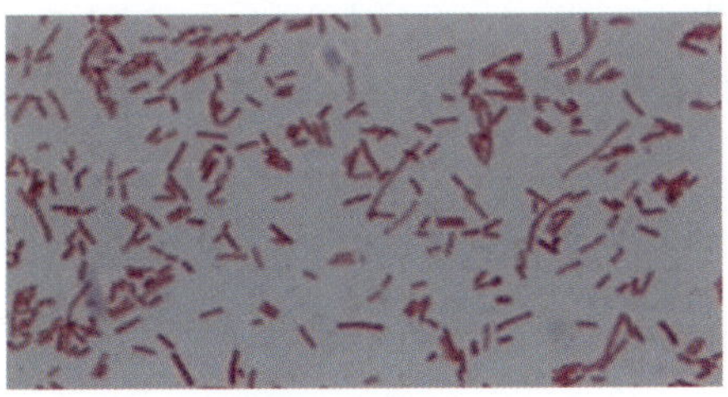

Salmonella

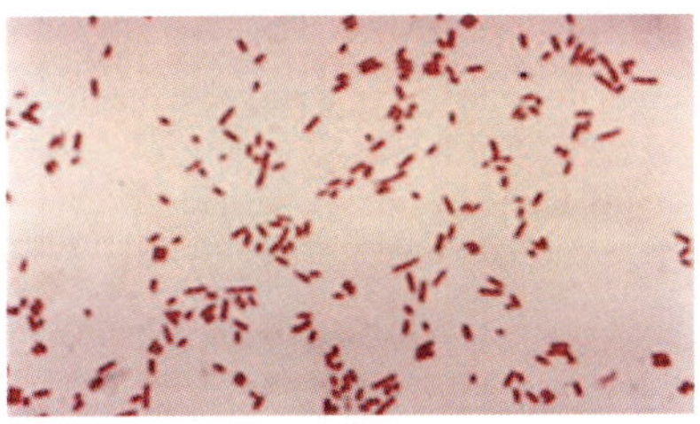

E. coli

Tests	*Salmonella*	*E. coli*
크기	길다	짧고
길이(μm)	5~6	1.5~2
폭(μm)	2~3	1.1
특징	폭이 넓고 길이도 길다	폭이 다소 넓고 길이가 짧다

* XLD Agar 상에서 *Salmonella* 균속 중 중요 균종의 집락 비교 감별

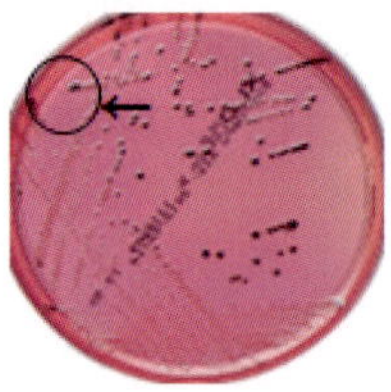

S. paratyphi-A

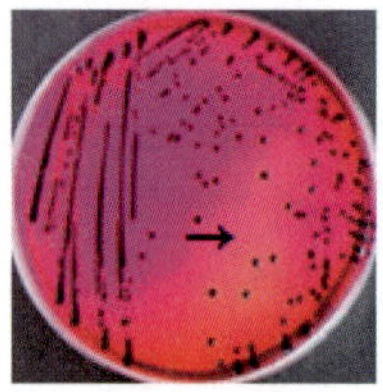

S. typhi

→

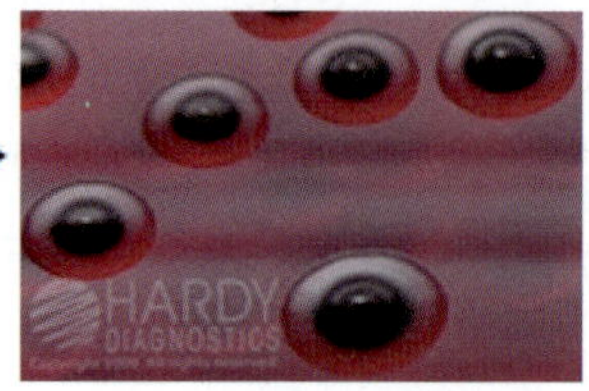

S.typhi Close Up Colony

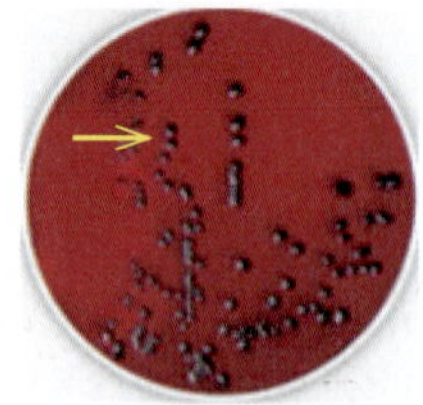

S. paratphi-B
S. enteritidis

Strains	Xylose	H_2S	Colony
S.paratyphi – A	–	–	Red
S.paratyphi - B	+	–	Black
S.typhi	–	Weakly +	Center for Black
S.enteritidis	–	+	Black

XLD = Xylose Lysine Desoxycholate

* *S. typhi* 비교균주와 분리 배지별 집락성상 비교감별

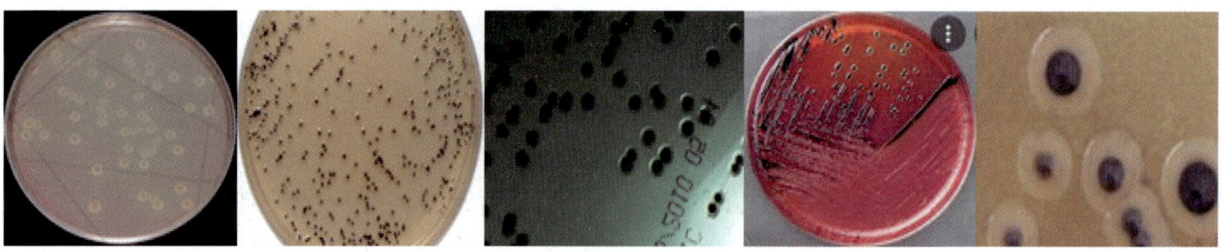

Stains	Mac	SS	HE	XLD	BS
E.coli	P-R	P-R	O-Y	Y	NG
Shigella	G-W	G-W	Green	Red	NG
S.Typhi	G-W	Center for black	Center for black	Center for black	Center for black
S.enteritidis	G-W	Black	Black	Black	Black

(3) 배지, 배양 및 집락특성

[형태와 배양]

*S.*Typhi의 검출에는 **분변을 첨가하여 혈액배양을 하고, 담즙 배양을 한다.** 유열기에 혈액배양을 하면 검출율이 높다. 무증후성 병원체 보유자(보균자)에서는, 분변배양, 담즙배양을 한다.

[관찰의 point]

SS한천 배지상의 특징은 35~37℃, 18~20시간 배양으로, **유화수소 비생산(또는 중심부가 아주 짧게 흑색), 무색투명의 Smooth한 큰 집락을 형성한다.**

MacConkey 한천배지상에서 2~4 mm의 무색투명, 액체배양 후의 분리배지상의 집락의 성상에서 1차동정시험을 한다.

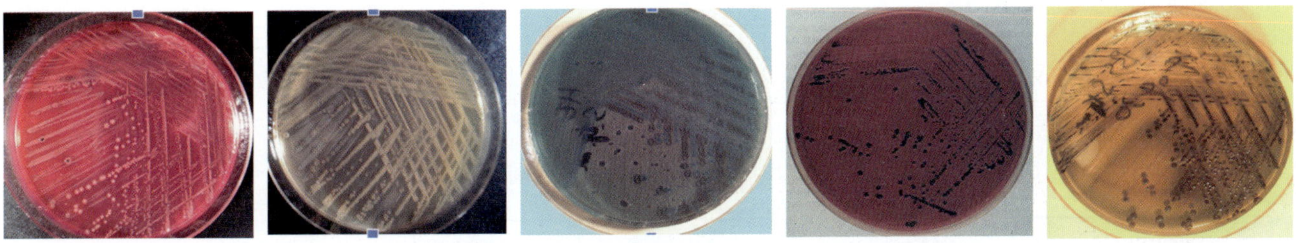

*S.*Typhi: Mac　　SS　　HE　　XLD　　BS

HE배지나 XLD배지에서 집락 중앙부가 흑색을 띠고, 주변부는 각각 녹색(HE)이나 적색(XLD)을 띤다. BismuthSulfite(BS) 한천배지상에서 집락 중앙부가 흑색을 띠고 집락주변부가 무색투명한 큰 집락을 관찰하여 장티푸스 보균자 색출에 이용하고 있다.

(4) 확인감별특성

K/AH_2S, − + − −, Lys, Arg, Orn중 **Lysine만 양성**

일반적으로 포도당을 발효하지만, Gas 생산은 볼 수 없다.

Lactose 및 Sucrose는 분해를 하지 않는다. H_2S는 양성이지만 생산량은 적고, TSI배지의 사면부와 고층부 접합점 부분에 소량의 H_2S를 생산 하는 것이 많다.

Lysine 과 MR은 양성이지만, Indole, VP 및 Citrate는 음성이다. Vi-Ag을 갖고 있으며, 운동성이 있다.

*S.*Typhi와 *S. paratyphi-A*의 감별은 *S. typhi*는 H_2S 생성과 Lysine양성으로 *S.paratyphi-A*와의 감별 기준을 잡아서 비교 감별을 해 낼 수 있다.

* *S.Typhi* & *S. paratyphi-A*의 비교 감별특성

Tests	*S. typhi*	*S. paratyphi-A*
H_2S	+	−
Lysine	+	−
Vi-Ag	+	−
CO_2 Gas	−	+
Ornithine	−	+
Arabinose	−	+
Rhamnose	−	+

Strains	KIA	Ind	MR	VP	CIT
S.typhi	K/A H_2S	−	+	−	−
S.paratyphi-A	K/AG		+	−	−
S.enteritidis	K/AGH_2S	−	+	−	+
S.arizonae	A/AGH_2S K/AGH_2S	−	+	−	+

* *Salmonella*균속 중 중요 균종의 핵심 중요 성상 비교감별

Strains	KIA	IMViC	Decarboxylase	Rhamnose
S.typhi	K/AH_2S	−+−−	Lysine만 +	−
S.paratyphi -A	K/AG	−+−−	Ornithine만 +	+

Rhamnose = *S.typhi*: *S.paratyphi-A* = 0: 100

Arabinose = *S.typhi*: *S.paratyphi-A* = 2: 100

1) A군: ***S.paratyphi A***

2) B군: *S.paratyphi B, S.typhimurium*

3) D군: ***S. typhi,*** *S.enteritidis*

* *Salmonella* Group의 중요 균종 확인감별 특성

Tests	Reaction of :			
	S. typhi	*S. paratyphi-A*	*S. cholerae-suis*	*other*
KIA	K/AH_2S	K/AG	K/AGH_2S	K/AGH_2S
IMViC	− + − −	− + − −	− + − +	− + − +
H_2S	【+】	−	+	+
Lysine decarboxylase	【+】	−	+	+
Glucose gas production	−	+	+	+
Ornithine decarboxylase	−	【+】	+	+
Arabinose fermentation	−	【+】	−	+
Rhamnose fermentation	−	【+】	+	+
Trehalose fermentation	+	+	−	+

* *S.* Typhi의 1차 확인 감별성상

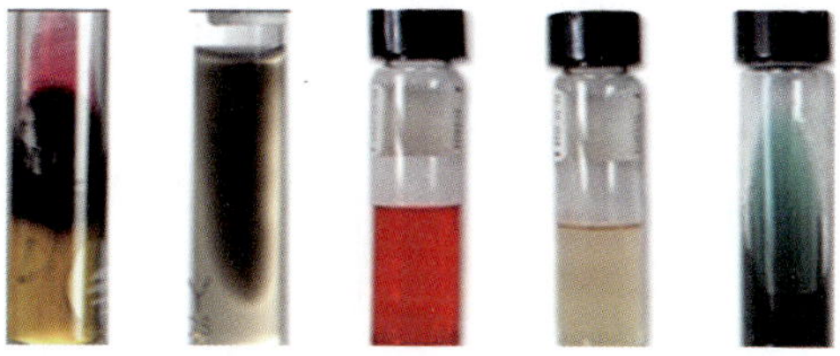

KIA	Indole	MR	VP	Citrate
K/AH_2S	–	+	–	–

* *S.* Typhi 의 확인 감별성상

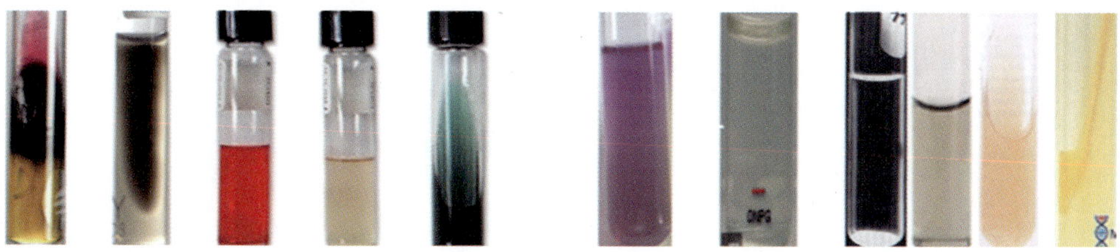

KIA	Indole	MR	VP	Citrate	Lys	ONPG	K	M	U	P
K/AH_2S	–	+	–	–	+	–		all (–)		

*** H_2S 약 양성 균주의 비교감별**

Strains	Gram Stain	Mot	KIA/TSI	H_2S	Glu	Lac	Suc
*S.*Typhi	G-LB	+	K/AH_2S	**Weakly**	+	–	–
E.rhusiopathiae	G+SB **G+CB**	–	**A**/AH_2S	**Weakly**	+	+/d	–

* * H_2S 약 양성 균주의 실무 비교감별

Strains	Gram Stain	Motility	Gel(22℃)TTB	KIA/TSI
*S.*Typhi	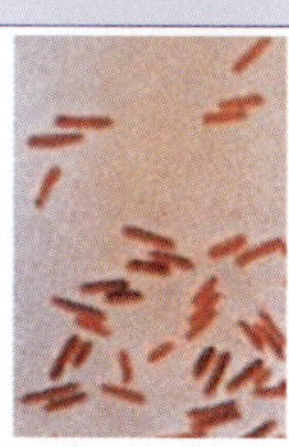	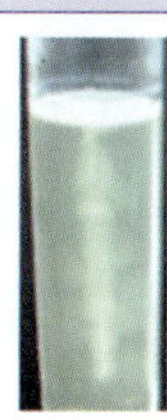	–	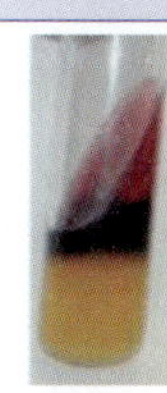
E.rhusio-pathiae	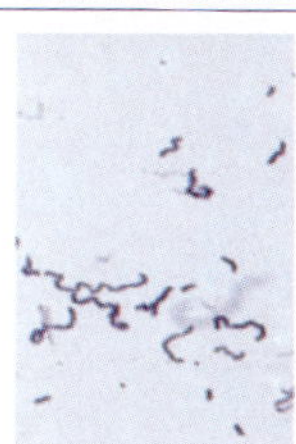	–	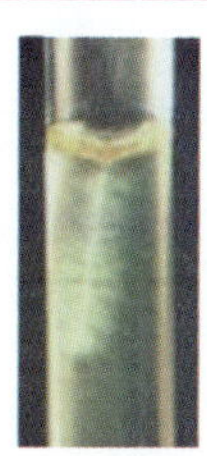	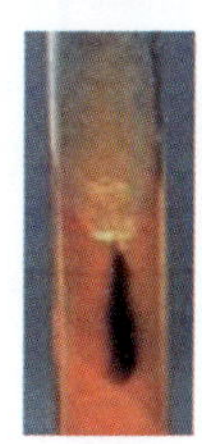

* TTB: Turbid Pattern Shaped **Test Tube Brush**

혈청형별 검사

*S.*Typhi에 있어서는 동정, 혈청형별검사를 하여 균형을 결정하여, 감별한다.
혈청검사는 Widal Test로 항체 상승 여부를 확인하여
O항원에 대한 항체가 높게 나오면(1:160) 급성감염의 진행인 자이고,
H항원에 대한 항체가 높게 나오면 과거 감염력이 있거나, 면역이 되어 있는 자이며,
Vi항원에 대한 항체가 높게 나오면 보균자이다.

O항원에 의해서 균을 분리하고, 게다가 H항원(편모항원)의 종류에 의해서 자세히 분리한다. *Salmonella* 면역혈청 O군 혈청 O-9응집, H항원혈청 d에서 응집확인을 하여 *S.*Typhi를 확정한다. *Salmonella* O다가 혈청에서 응집이 일어나지 않는 경우는 Vi혈청에서 확인을 한다. 양성에 경우는 Vi항원이 있는 균으로 판정을 하고, 가열처리에 의한 역열성을 확인한다.

* *S.* Typhi의 혈청형

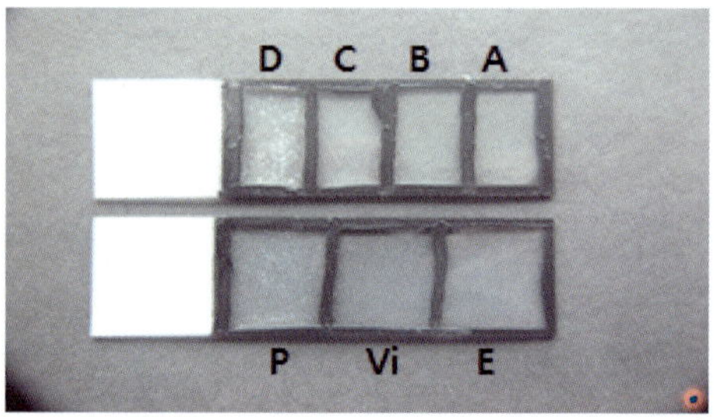

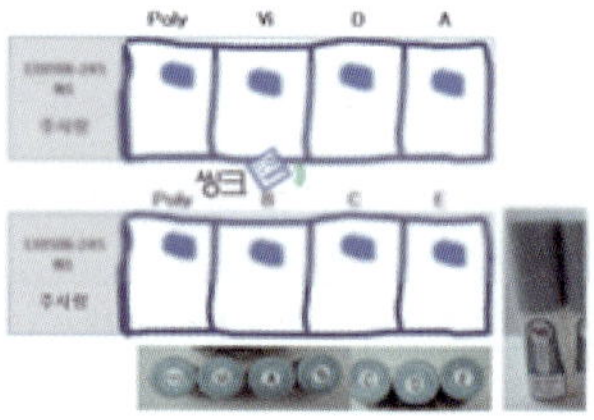

응집확인 순서 : P → D → Vi
BS 상의 Center for Black Colony와 항 혈청을 각각 Mix하여 응집 여부를 육안 판독한다.

* *Salmonella* 혈청형

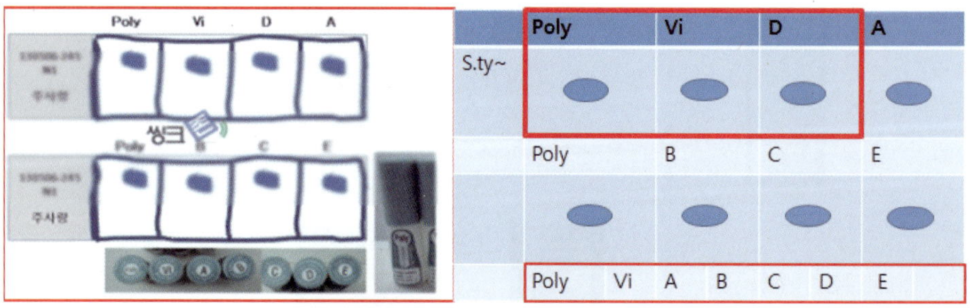

* 장티푸스균의 감염 후 기간별 검출율

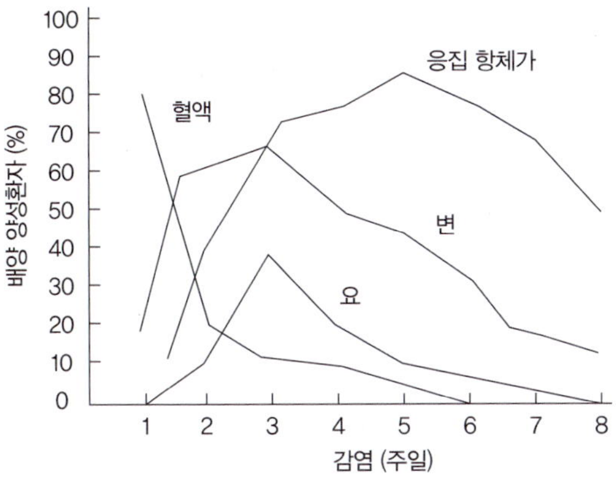

	1주	2~3주	3주	5주
Blood	♣(80%)			
Stool		♣(60~65%)		
Urine			♣(40%)	
Serum				♣(85%)

* *S.typhi*, 검체와 감염 후 기간대별 검출율

(1) 발병 1~2주: 혈액배양에서 검출

(2) 2~3주: 분변, 요배양에서 검출

(3) 3주 후: 혈청의 응집 항체 역가 상승 (혈청학적 검사 =Widal test)

- Widal test: O항체 역가가 1:160 이상일 경우 장티푸스로 추정진단.

O: 급성기 현성감염,

H: 과거감염, 면역,

Vi: 보균

* Widal 반응과 그 결과 해석 정리

항체종류	결과해석	항체가
O Ab	현성감염(장티푸스)	160↑
H Ab	과거감염/면역	80↑
Vi Ab	보균	80↑

(5) 항균제감수성

제일선택 항생제는 Quinolone계 항생제가 있다. Quinolone계 항생제에 의한 치료를 하는 경우에는, 각 Quinolone계 항생제에 추가하여 Nalidixic acid의 감수성도 검사한다. 감수성에 문제가 있으면 Ciprofloxacin이나 Levofloxacin을 5~7일간 경구투여한다.

만약 각 Quinolone계 항생제에 감수성임에도 Nalidixic acid의 내성(MIC ≥ 32 μg/mL)이면, 장관외 감염증에서는 치료에 실패를 할 가능성이 높아서 Quinolone계 항생제 사용을 하지 않는다. Quinolone계 항생제가 사용되지 않는 경우는, 제3세대 Cephalosphorin계 항생제(Ceftriaxone 등)이나 ST합제(Sulfamethoxazole Trimethoprim)를 선택한다. 이 경우는 14일간 투여가 필요하다.

여전히 재발하는 경우는 합제로 치료하는 경우가 많다.

2) *Salmonella* Paratyphi – A (파라타이피 A 균)

(1) Disease

임상증상 등은 **장티푸스와 유사한 소견**이지만, 보통 경미한 상태의 증상이다. 인간에 병원성을 보이고, **균혈증을 유발**한다.

(2) 형태 및 구조

그람음성 대막대균(0.7~1.5-2.0~5.0 μm), **주모성편모를 형성**하고 있지만, 아포와 협막은 형성하고 있지 않다.

* *Salmonella paratyphi*-A & *Shigella* 의 비교 감별특성

Tests	*Salmonella*	*Shigella*
Gram Stain	G (−) LB	G (−) SB
Size (μm)	5 내외	3 내외
	폭이 넓고 길이가 길다	폭이 다소 좁고 길이는 짧다

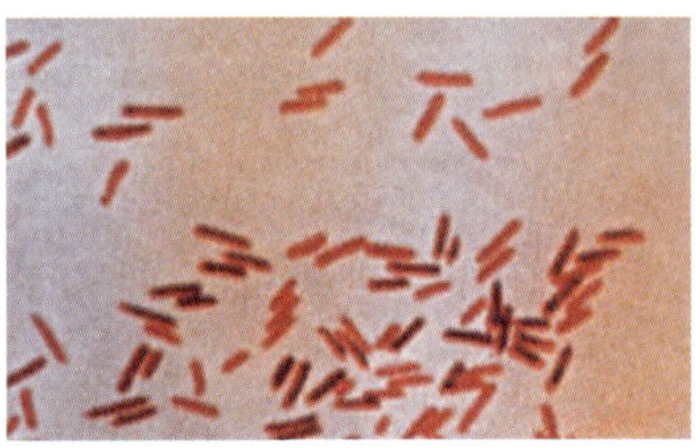

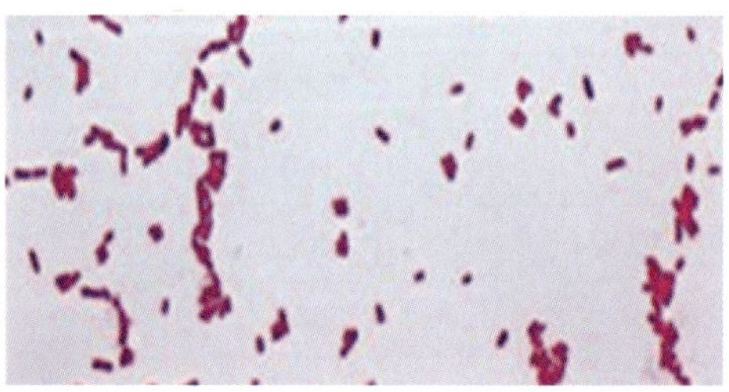

Gram Stain: *S. paratyphi-A* & *Shigella*

(3) 배지, 배양 및 집락특성

[형태와 배양]

MacConkey 한천배지상에서 무색투명, Smooth한 큰집락을 형성한다.

SS한천배지에 발육하지 않는 균주가 존재하며, 비선택배지의 병용이 필요하다.

S. paratyphi - A는 SS한천배지상에서 H_2S를 비생산하며 무색투명한 큰집락을 형성한다. *S. paratyphi* - A에 있어서는, 동정혈청형별 검사를 하여 균형을 결정하면서, 감별한다.

[관찰의 point]

SS한천 배지상의 특징은, 35~37℃, 18~20시간 배양으로, **무색투명~반투명, 이슬방울모양~볼록렌즈상의 큰집락을 형성**하면서, 직경은 2~3 mm 정도이지만, 집락중앙부에 흑색 반점이 없는 것이 *S. typhi*와 감별점이 된다.

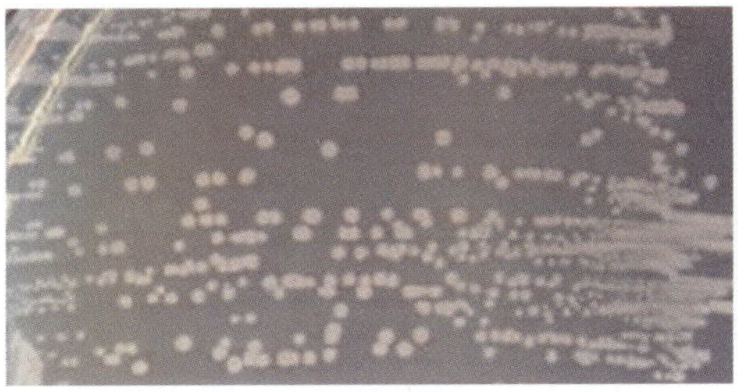

S. paratyphi - A Colony on Mac

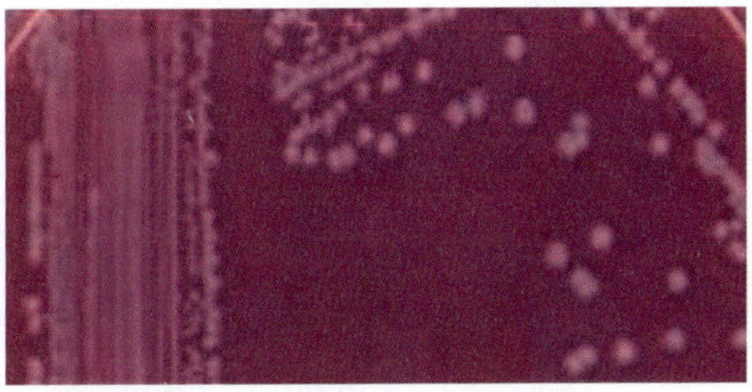

S. paratyphi - A Colony on XLD

(4) 확인감별특성

K/AG, － ＋ － －, Lys, Arg, Orn중 Ornithine만 양성.

일반적으로 포도당을 발효하면서, 산과 Gas를 생산하지만, 대부분의 균주는 H_2S 음성이다. Lysine과 Arginine 음성 이지만, **Ornithine은 양성**이다.

운동성이 있지만, Lactose 및 Sucrose는 음성이다. IMViC반응 중 MR은 양성이지만, Indole, VP, 및 Citrate는 음성이다.

S. paratyphi – A와 *S.*Typhi의 감별은 *S. paratyphi* – A는 **Glucose발효 시 Gas 생산과 Ornithine, Arabinose, Rhamnose가 양성으로 *S.* typhi와의 감별 기준을 찾아 비교 감별을 해 낼 수 있다.**

* *S.Typhi & S. paratyphi-A* 의 비교 감별특성

Tests	*S.*Typhi	*S. paratyphi-A*
H_2S	+	−
Lysine	+	−
Vi-Ag	+	−
CO_2 Gas	−	+
Ornithine	−	+
Arabinose	−	+
Rhamnose	−	+

* *S. paratyphi-A* 확인 감별성상

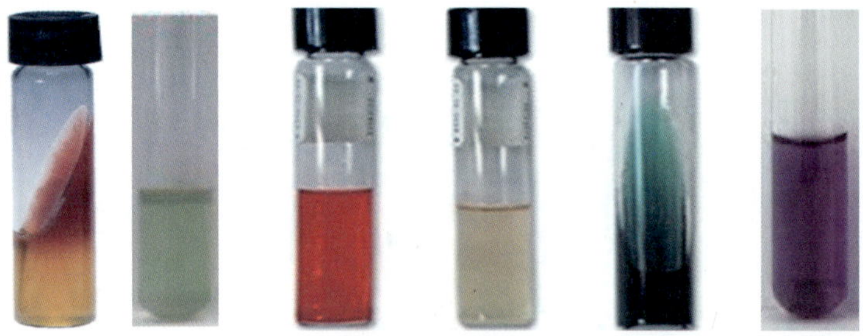

KIA	Indole	MR	VP	Citrate	Ornithine
K/AG	−	+	−	−	+

* *S.*Typhi 의 확인 감별성상

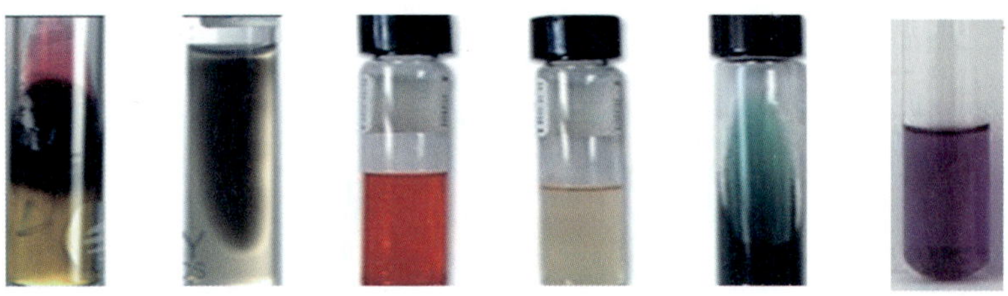

KIA	Indole	MR	VP	Citrate	Lysine
K/AH_2S	−	+	−	−	+

혈청형별 검사

O항원에 의한 "선례에서 한 응집시험"을 한다. *Salmonella* 면역혈청으로 O다가혈청 O-2 및 H항원혈청 a로 응집확인을 한다. 상 변이, 양상변에 의한 a가 멸실되어져 있는 균을 항1, 2혈청과 공동으로 배양하면 1, 2가 멸실되어 a로 변이를 일으킨다. *Salmonella*면역 혈청 O군 혈청, 2호 Set는 H항원 혈청을 기준 Set로서 Screening용으로 *Salmonella*면역 혈청이 사용되고 있다.

(5) 항균제감수성

제일 선택약은 Quinolone계 항생제가 있다. Quinolone계 항생제에 의한 치료를 하는 경우에는, 각 Quinolone계 항생제에 추가하여 Nalidixic acid의 감수성도 검사한다. 감수성에 문제가 있으면 Ciprofloxacin이나 Levofloxacin을 5~7일간 경구투여한다.

만약 각 Quinolone계 항생제에 감수성임에도 Nalidixic acid의 내성(MIC ≥ 32 μg/mL)이면, 장관외 감염증에서는 치료에 실패를 할 가능성이 높아서 Quinolone계 항생제 사용을 하지 않는다. Quinolone계 항생제가 사용되지 않는 경우는, 제3세대 Cephalosphorin계 항생제(Ceftrixone 등)나 ST합제(Sulfamethoxazole Trimethoprim)를 선택한다. 이 경우는 14일간 투여가 필요하다.

여전히 재발하는 경우는 합제로 치료하는 경우가 많다.

3) *Salmonella* Enteritidis

(1) Disease

*Salmonella*균속의 숙주역은 아주 광범위하고, 인간이나 각종의 포유동물, 파충류 등에 감염되고 있다. 인간에 대한 병원성을 보이는 것은 경구감염에 의한 **급성장염이나 혈류감염증을 유발한다.**

(2) 형태 및 구조

그람음성막대균(0.7~1.5 - 2.0~5.0 μm), **주모성 편모를 형성**하고 있지만,
아포와 협막은 형성하고 있지 않다.

* *S. enteritidis* & *Y.enterocolitica*의 비교 감별특성

Tests	*S. enteritidis*	*Y. enterocolitica*
Gram Stain	G (–) LB	G (–) SB
Size(μm)	**5내외**	3내외
	폭과 길이가 굵고 길다	폭과 길이가 가늘고 짧다

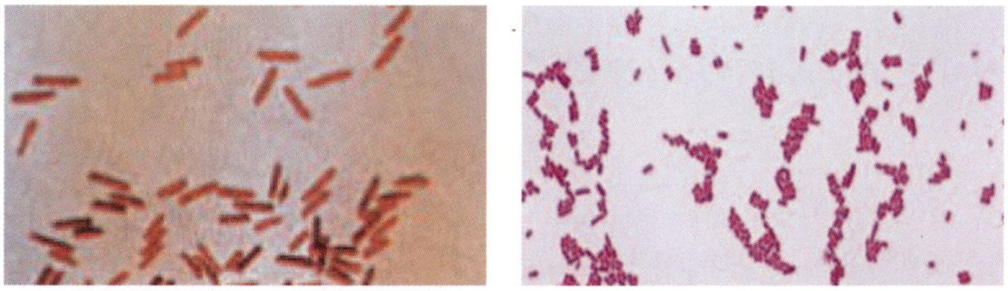

Gram Stain: ***S. enteritidis*** & *Y. enterocolitica*

(3) 배지, 배양 및 집락특성

[형태와 배양]

*Salmonella*균속은, 아세치렌산염(Acetylene), 담즙 및 담즙산염, Brilliant Green 등에 의해서, 균종의 색소 형성이나 저항성이 다르고, 이것을 함유한 선택배지가 *Salmonella*균속을 추정 분리 하는데 이용되고 있다.

[관찰의 point]

MacConkey한천배지상에서 35~37℃, 18~20시간 배양으로, Lactose를 **분해하지 않아서 무색투명, 대형 사이즈 (2~4 mm)의 큰 집락을 형성한다. SS한천 배지 등의 선택배지는 H_2S생성능 차이로 *Salmonella*균속의 균종을 우선적으로 분리하는 것이 가능하다.** *S. enteritidis*를 포함하여 *Salmonella* 균속 중 대부분의 균종은 H_2S를 생산하지만, *S.*Typhi는 중심부가 흑색인 집락 형성의 특성을 이용하여 BS배지상에 장티푸스 보균자 색출에도 유용하게 중요한 기준으로 감별을 해 나간다.

예외적인, Lactose 분해성 균주(*S. arionae*)도 있는 것에 주의를 요해서 *S.*Typhi 뿐만이 아니라 여타의 균종들의 비교 감별을 해 낼 수 있어야 한다.

HE나 XLD배지에서 H_2S를 다량 생성하여 집락전체가 흑색으로 관찰되는 것이 H_2S를 소량 생성하는 *S.*Typhi또는 H_2S생성이 전혀 없는 *S. paratyphi-A*와 비교 감별기준을 잡아서 감별을 해 낼 수 있다.

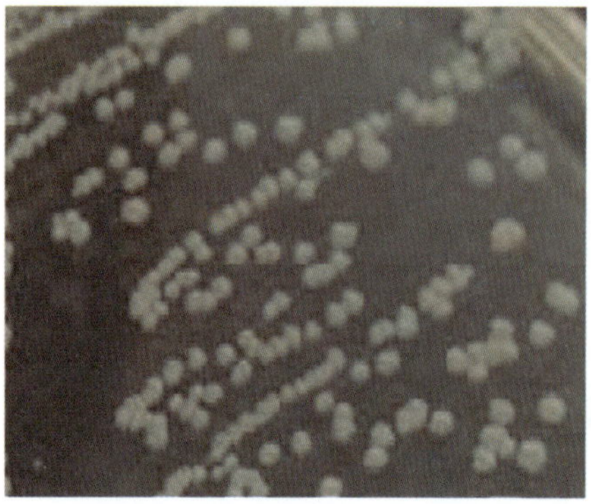

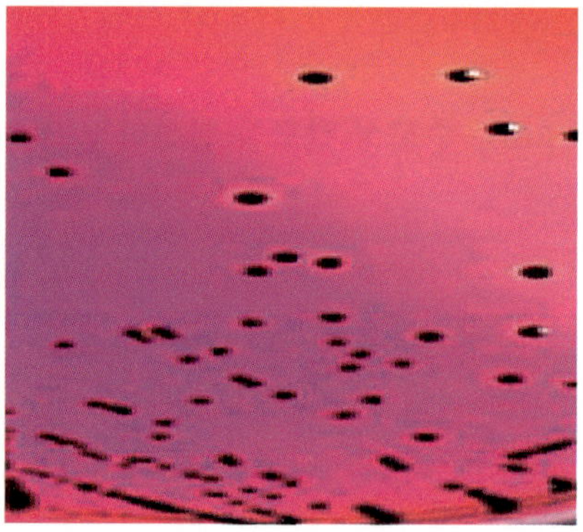

S.enteritidis Colony on MacConkey & XLD

(4) 확인감별특성

K/AGH_2S, - + - +, Lys, Arg, Orn 모두 양성이나, Arginine은 (d급양성).

주모성 편모를 갖고 있어서 운동성이 있다.

일반적으로 포도당을 발효해서, 산과 Gas를 생산하지만,

Lactose와 Sucrose는 분해하지 않는다. 예외적인 Lactose 분해성 *Salmonella* 균종(*S. arizonae* 85% 양성)도 있는 것에 주의를 해서 비교 감별을 해 간다.

H_2S는 강 양성으로 원 배지의(KIA/TSI) 적색바탕에 흑색으로 변화 시킨 것을 볼 수 있다. Lysine과 Ornithine탈탄산은 양성, Indole과 VP는 음성이지만, MR과 Citrate는 양성이다.

*S.*Typhi와 기본적인 감별 중 **본 균 *S. enteritidis*는 H_2S 강 양성이면서, Glucose발효 시 Gas생성 및 Citrate 양성 등의 차이가 나는 감별 특징으로 *S.*Typhi와 비교감별을 해 낼 기준을 잡아서 감별을 해 갈 수 있다.**

그외에 Latex 응집시험법으로 신속 추정이 가능하다.

*** *S. enteritidis* & *S.*Typhi 의 비교 감별 특성**

Tests	*S. enteritidis*	*S.*Typhi
KIA	K/AGH_2S	K/AH_2S
IMViC	− + − +	− + − −
H_2S	Strong +	Weakly +
LAO	+ d +	+ − −
Vi	−	+

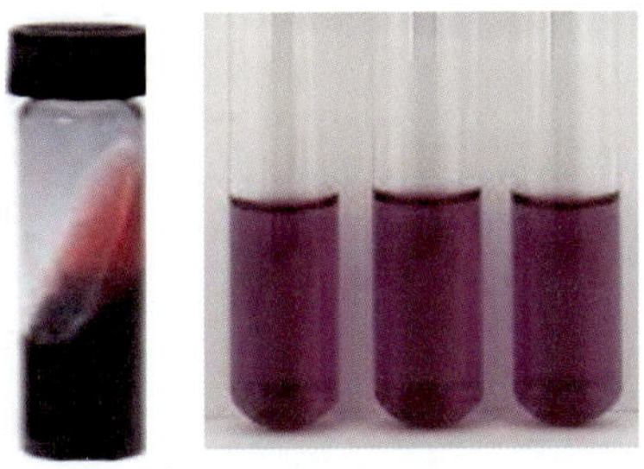

S.enteritidis: K/AGH_2S, LAO; all (+)

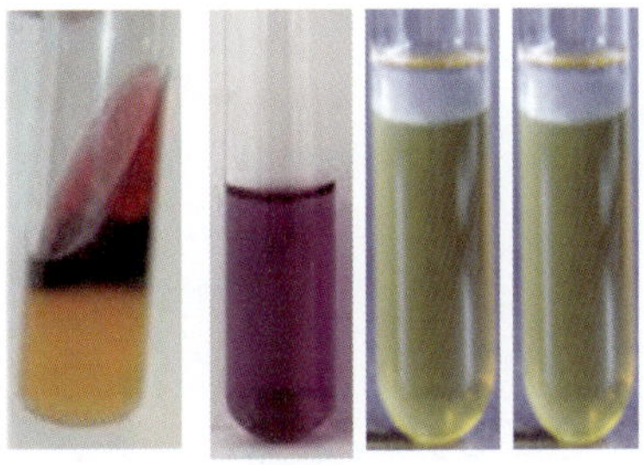

*S.*Typhi: K/AH_2S, Lysine만 (+)

(5) 항균제감수성

합병증이 없는 *Sallmonella*증에 대해서는, 수액 보충이나 전해질 관리 등이 대중요법으로 중요시 되고 있다. 다만, 지사제의 투여는 금기로 되어 있다. 항균약을 사용해서도 임상경과는 단축되지 않고, 배양 기간이 길어져 병이 더 악화 될 수 있다는 지적이 있다.

그러나, 고열이 지속되는 환자, 장관외 감염증이 의심되는 환자, 면역 저하자(HIV감염자등) 등에 대해서는 항균약을 모두 투여한다. Quinolone계의 치료효과는 높지만, 내성이 있는 경우에서는 ST합제(Sulfamethoxazole Trimethoprim) 등을 선택한다. **소아에서는 ST합제(Sulfamethoxazole Trimethoprim)나 Ofloxacin을 선택한다. 혈류감염증 등의 중증에서는 Quinolone계 항생제나 Ceftriaxone의 주사약에 의한 치료가 필요시 된다.**

S. Typhi의 총 정리

1. Gram – Wide & Long Bacilli
2. Colorless Colony on Mac, EMB
3. Center for Black Colony on SS, BS, HE, XLD
4. H_2S: a little Production
5. Vi Ag↑ : 보균, (O-Ag 160↑장티푸스 진단),
   H Ag↑ : 면역-과거감염
6. 검출순서: Blood → Stool & Urine → Serum
7. KIA & TSI: K/A H_2S,
8. IMViC: − + − −
9. Only Lys + (∴ Arg & Orn : -)
10. (−): Lac & ONPG, KCN, Malonate, Urea, PPA

5. *Citrobacter*

* **Classification:**

Family: *Enterobacteriace*

Genus: ***Citrobacter***

Species: ***freundii****, diversus, amalonaticus, intermedius*

1) *Citrobacter freundii*

(1) Disease

인간이나 동물의 장관에서 검출되고, 상재균이라고 생각된다. 이외, 토양이나 수분에서도 검출된다. 인간에 담도감염증, 요로감염증, 토양이나 수분에서도 검출된다. 인간에 **담도감염증, 요로감염증, 중이염, 균혈증, 혈류감염증 등을 유발한다.**

임상재료에서 검출율은, 담즙 5~8%, 분변 5%, 요 3%, 복수 2%, 농즙 1%, 객담·혈액 0.5%이다.

(2) 형태 및 구조

그람음성 대막대균(1.0~2.0-6.0 μm), **주모성 편모는 갖고 있으나,** 아포와 협막은 형성하고 있지 않다.

* *C.freundii* & *E.coli*의 특징적인 형태 비교 감별

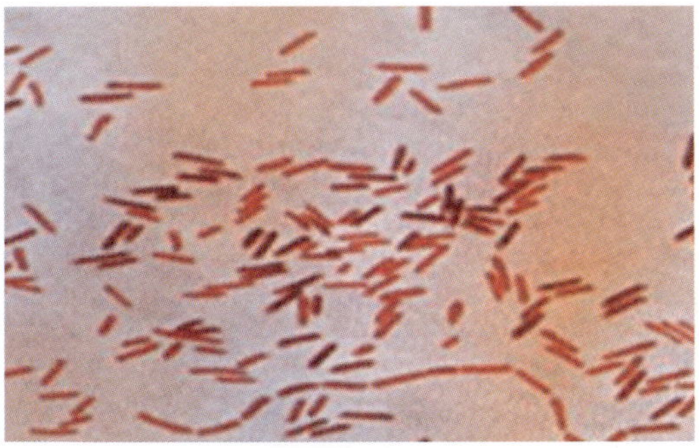

C.freundii

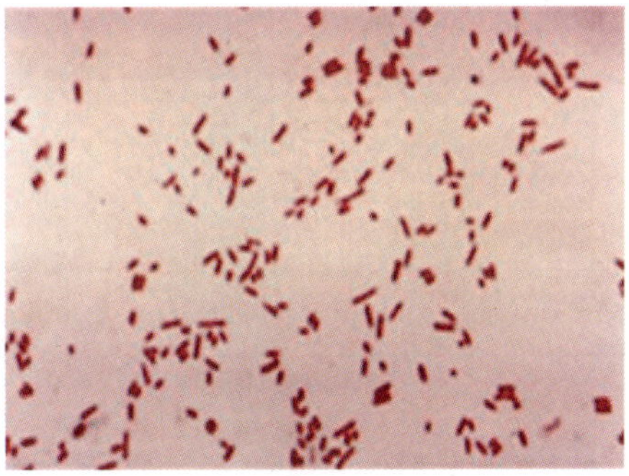

E.coli

Tests	*C.freundii*	*E.coli*
크기	폭이 넓고 길이가 길다	폭이 넓고 길이는 짧다
길이(μm)	6	2
폭(μm)	2	1.5~2

* MacConkey 배지상에서 *C. freundii* & *E. coli* 집락의 비교 감별

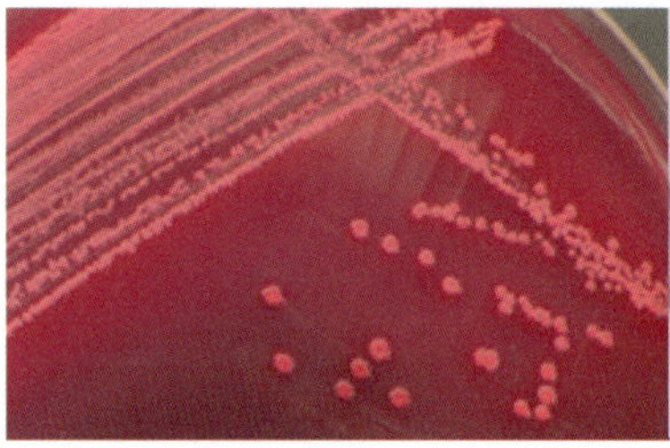

C.freundii

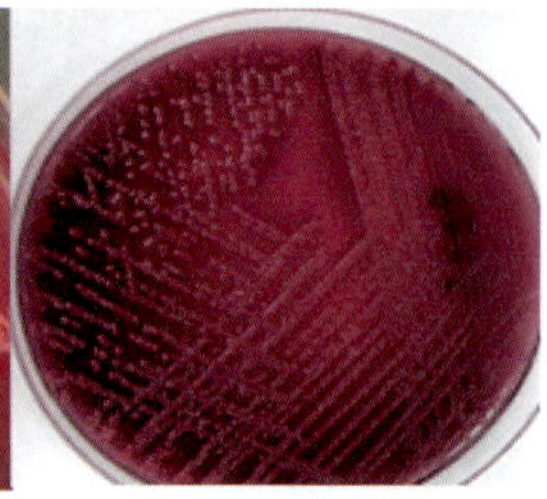

E.coli

Tests	*C. freundii*	*E. coli*
Color	Pale pinkish	Dark pinkish
Size(mm)	3	1~2
Morphology	Large Round Convex	Small Round Convex

* XLD & HE 배지상에서 *C. freundii* & *E.coli* 집락의 비교 감별

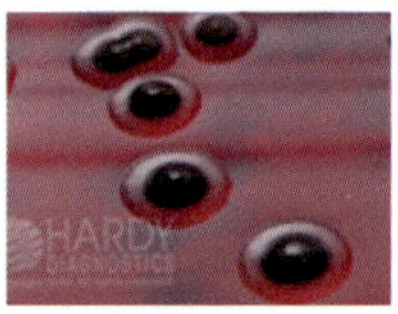

C.freundii

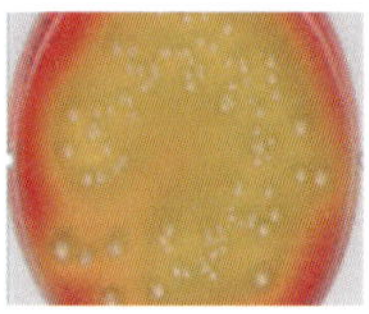

E.coli

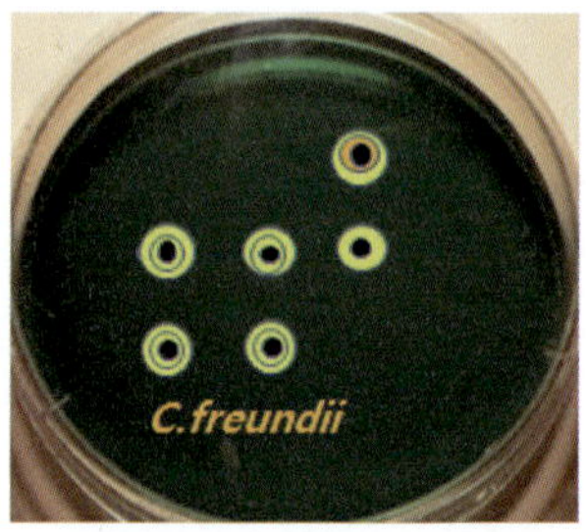

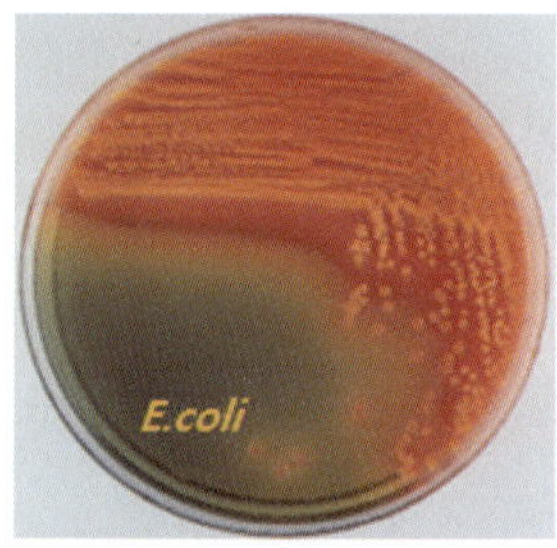

Tests	XLD		HE	
	C. freundii	*E. coli*	*C. freundii*	*E coli*
Color	Pale pinkish Center for Black	Yellow	Yellowish Center for Black	Orange yellow
Size(mm)	3~4	1~2	3~4	2
Morphology	Large Round Convex	Small Round Convex	Large Round Convex	Small Round Convex

(3) 배지, 배양 및 집락특성

[형태 및 배양]

통성 혐기성 조건에서 보통한천 배지 및 면양혈액한천배지에서 2~4 mm로, 잘 발육을 한다. MacConkey한천배지에 있어서는, *E. coli*와 색깔이 유사한 **Pinkish Red 색의 집락을 관찰할 수 있고, 집락의 사이즈는** *E. coli* 보다 *C. freundii*의 **집락이 현저히 큰 집락을 형성**한 것을 관찰하면서, Coli-form 중에서도 감별에 기준을 잡아 감별을 해 낼 수 있다.

[관찰의 point]

MacConkey한천배지에서 35~37℃, 24시간 배양을 하면, *E. coli*가, 더 짙은 Pinkish Red이면서 약간 작은 집락을 형성한다.

※※ *MacConkey* 배지상에서 *E.coli* & *C.freundii* 집락의 비교 감별 특성

Strains	Color	Size(μm)
E. coli	Deep pinkish Red	작다(1.5)
C. freundii	Slightly pinkish Red	크다(6)

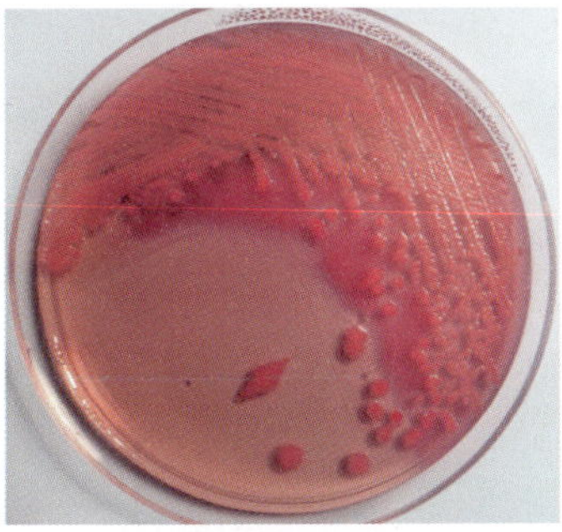

C. freundii Colony on SS

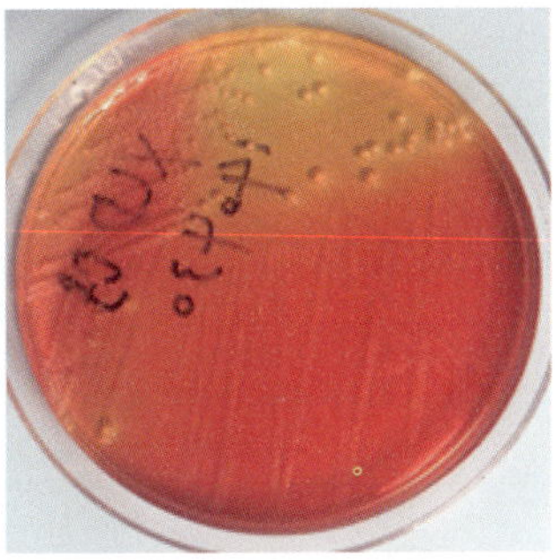

C. freundii Colony on XLD

(4) 확인감별특성

A/AGH_2S, － ＋ － ＋, **(Urea, KCN)+,** Lys, Arg, Orn중 Arginine만 d급양성

일반적으로 포도당을 발효하며, Gas도 양성으로, Lactose 및 Sucrose를 발효한다. H2S를 생산하여, TSI 원 배지의 적색을 흑색으로 변화시킨다.

편모를 갖고 있어서 운동성이 있다. Indole과, VP반응은 음성이지만, MR과 Citrate는양성 이다. Lysine과, Ornithine은 음성 이지만, Arginine은 d급(65% 양성)의 양성으로 양성의 경우로 판독이 되는 경우도 많지만 음성으로 판독되는 경우도 있어서 감별 기준으로 상용 하기에는 다소 부정확 하다.

*S. enteritidis*와 본 균의 감별은 Citrate는 양성의 공통사항이 있지만, **본 균의 경우, Lactose & Sucrose가 양성이면서 Urea & KCN이 양성인 것으로 감별의 기준을 찾을 수 있다.** Coli form bacilli 중 **KCN 이 양성인 것은 *C. freundii* 뿐 이다.**

O항원에는 *E.coli*나 *Salmonella*속 균의 O항원과 일치하는 것도 있다.

[감별의 point]

***C. freundii*는 SS한천배지상에 있어서, 유화수소의 생산에 의해 집락 중앙부 내지 전체가 흑색의 확실한 집락을 형성한다.** *Salmonella*속 균과의 구별이 곤란하지만, CO_2 Gas, KCN, Urea가 양성인 것이 본 균 *C. freundii*를 감별 해내는데 중요한 감별 기준이 되고 있다.

* *C. freundii* & *S. typhi* 의 비교 감별 특성

Tests	*C. freundii*	*S. typhi*
CO_2 Gas	+	−
KCN	+	−
Urea	+	−
IMViC	− + − +	− + − −
Citrate	+	−

CO_2 Gas = Gas from Glucose fermentaion

* *Citrobacter*균속 중 중요 균종의 확인 감별특성

Tests	*C. freundii*	*C. diversus*	*C. amalonaticus*
H_2S	78	0	5
Ind	0	100	100
MR	100	100	100
VP	0	0	0
Cit	100	100	80
KCN	89	0	99
Urea	44	75	85
Lysine	0	0	0
Arginine	67	80	85
Ornithine	0	99	95
Lactose	78	50	35
Sucrose	89	40	9
Adonitol	0	99	0

* *C. freundii* 의 1차 확인 감별 성상

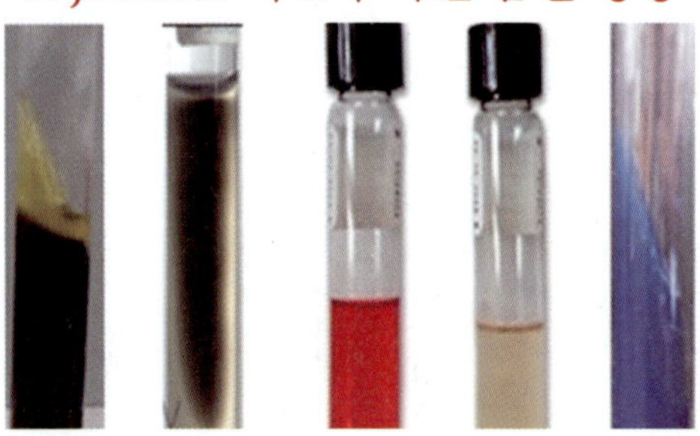

KIA Indole MR VP Citrate

A/AGH_2S - + - +

* *C.freundii*

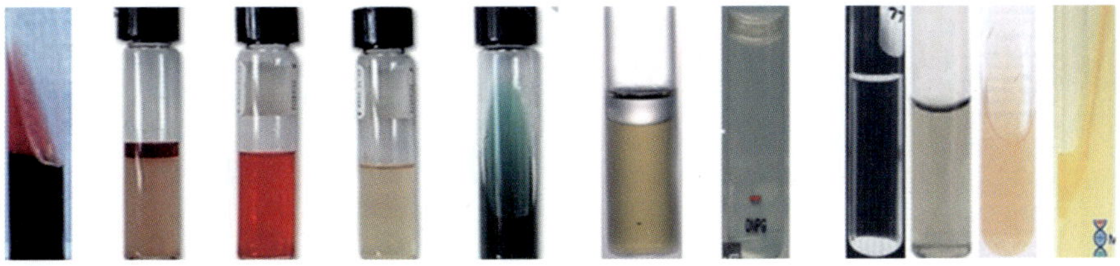

(5) 항균제감수성

Penicillin계 항생제 또는 제1세대 Cephalosphorin계 항생제에 내성, 제2세대·제3세대 Cephalosphorin계 항생제에도 20~30%의 균주가 내성을 보인다. 이에 의한 내성에 대해서는 제4세대 Cephalosphorin계 항생제에 내성이나 Carbaphenem계 항생제를 선택한다. 그밖에 Quinolone계 항생제 등도 선택약(항생제)이 된다.

C. freundii 총 정리

1. Gram (–) Wide & Long Bacilli
2. Pinkish Red Colony on Mac, EMB
3. Center for Black Red Colony on SS
4. Yellow Colony on HE, XLD
5. Mot & CO_2 Gas, H_2S: +
6. KIA & TSI: A/AGH_2S,
7. IMViC: – + – +
8. Only Arg: d (Lys & Orn: –)
9. (+): KCN, Urea
10. (–): Malonate, PPA

6. *Edwardsiella*

*** Classification**

Family: *Enterobacteriaceae*

Genus: ***Edwardsiella***

Species: ***tarda****, hoshinae, ictalura*

1) *Edwardsiella tarda*

(1) Disease

수질, 토양, 양서류, 파충류, 양식 및 자연산 어류, 가금류, 조류, 온혈혈동물 등에 상재해 있다가 저항력이 낮은 인체에 기회주의적 감염을 하여 감염초기에는 장티푸스나 파라티푸스와 유사한 증세를 보이지만, 치료 시기가 늦어지면, **창상감염증, 설사, 간농양, 패혈증 등을 유발시킨다.**

(2) 형태 및 구조

Gram **음성**(0.6~1.0-1.2~3.0 μm), **소막대균**으로, 주모성 편모는 갖고 있지만,
아포와 협막은 없다.

*** *Ed.tarda, Salmonella & E.coli* 의 형태학적 비교 감별**

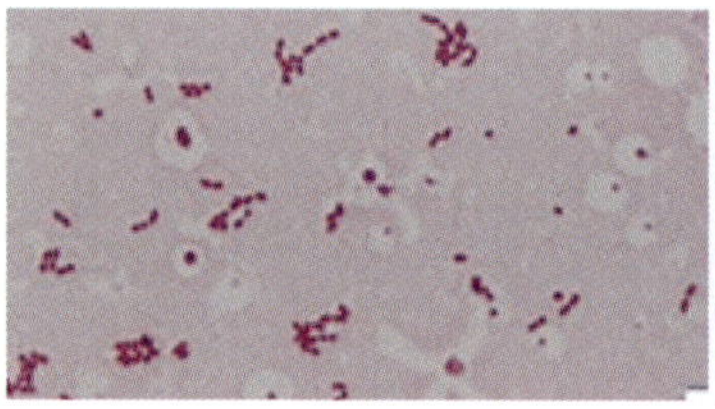

Ed.tarda

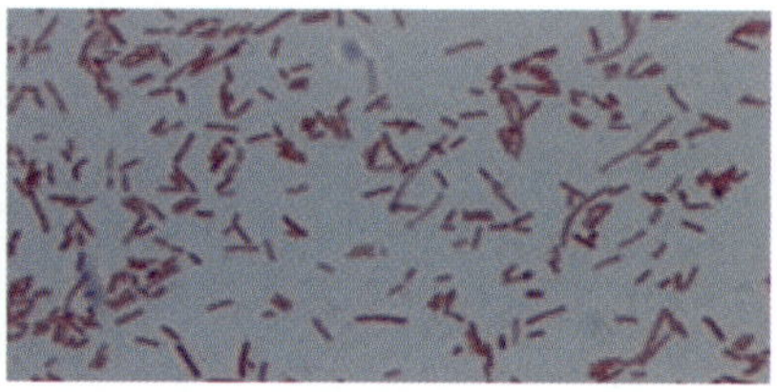

Salmonella

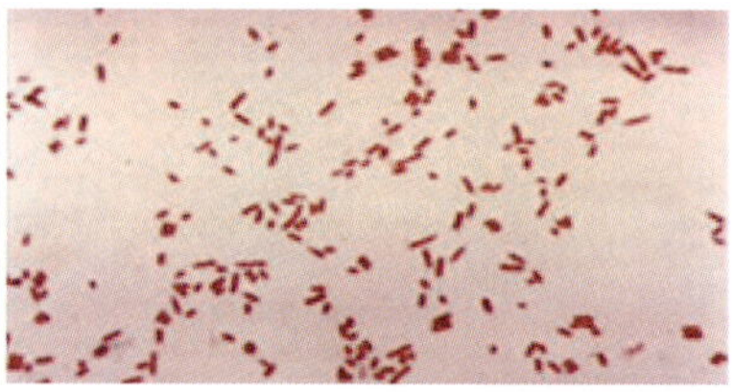

E.coli

Tests	*Ed.tarda*	*Salmonella*	*E.coli*
크기	작고 통통하다	크다	작다(작고 통통하다)
길이(m)	2~3	6	2
폭(m)	1.5~2	2	1.5~2
특징	폭이 넓고 길이는 **짧다** (*E.coli* 보다 폭이 더 넓은 편이다)	폭이 넓고 길이가 **길다**	폭이 넓고 길이는 **짧다**

*비뇨기계 검체 중 Small size: *Pro, Prov, M.m, Sm Ha* *설사변 중 Small: (*E.coli, Shi, Ye, Ed*)

(3) 배지, 배양 및 집락특성

통성혐기성으로, **MacConkey나 SS배지에서 2~3 mm의 회백색~무색의 소형집락을 형성**하여, *Shigella*와 혼동을 줄 수 있다. *Shigella*와 감별은 *Ed. tarda*에 경우(Mot, H2S, Glucose발효 시 가스 생성, Lysine)양성이기 때문에 감별에 기준을 잡아 비교 감별을 해 낼 수 있다.

* *Ed. tarda* & *Shigella* 의 비교감별 특성

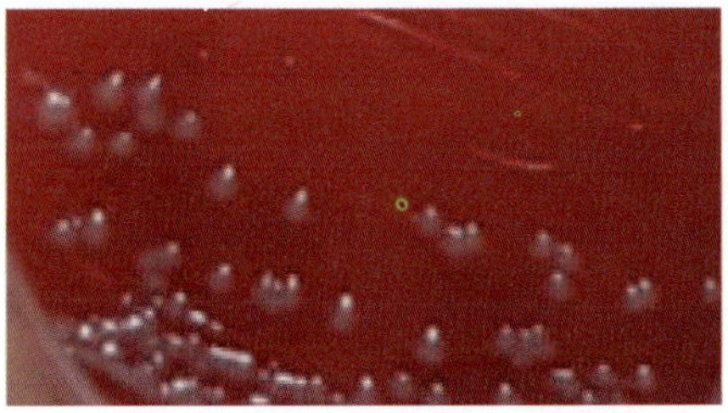

Ed. tarda Colony on BAP

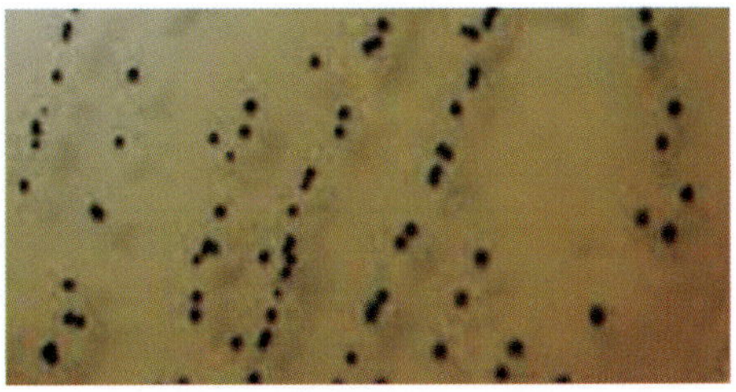

Ed. tarda Colony on SS

Tests	*Ed. tarda*	*Shigella*
Mot	+	−
H_2S	+	−
Gas from Glucose	+	−
Lysine	+	−

(4) 확인감별특성

K/AGH_2S, + + - -, Lys, Arg, Orn중 **Arginine만 음성**

Glucose를 발효하고, 가스 생성을 하며, H_2S를 생성하고, 운동성이 있다. Lysine과Ornithine은 양성이지만 **Arginine만은 음성이다.** (Lactose, Sucrose, Mannitol, Adonitol, Trehalose)모두 음성이다. (KCN, Malonate, Urea, PPA) 4가지 것 모두 음성이다.

IMViC에서 + + - -로 *E. coli*와 동일한 공통 성상이지만, 본 균은(Lactose, Sucrose)음성인 것이 본 균을 *E. coli*와 감별하는 중요한 기준으로 잡아 감별을 해 낼 수 있다.

* *Ed. tarda* & *E. coli* 의 비교감별 특성

Tests	*Ed.tarda*	*E. coli*
Lactose	−	+
Sucrose	−	+
H_2S	+	−
LAO	+ − +	+ − d

* *Edwardsiella* 균속 중 중요 균종의 확인 감별특성

Tests		*E. tarda*	*E. tarda Biogroup* I	*E. hoshinae*	*E. ictaluri*
Indole		+	+	V(50)	
Hydrogen sulfide		+	−	−	−
Motility		+	+	+	−
Fermentation of	Mannitol	−	+	+	−
	Sucrose	−	+	+	−
	Arabinose	−	+	V(13)	−
	Trehalose	−	−	+	−

* *Ed. tarda* 1차 확인 감별성상

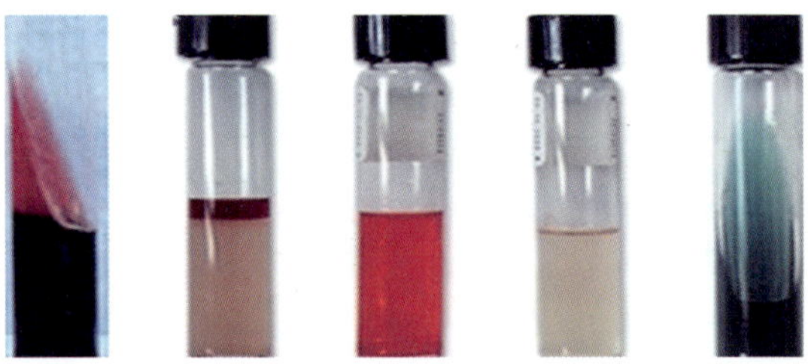

KIA	Indole	MR	VP	Citrate
K/AGH_2S	+	+	−	−

* *Ed. tarda* 확인 감별성상

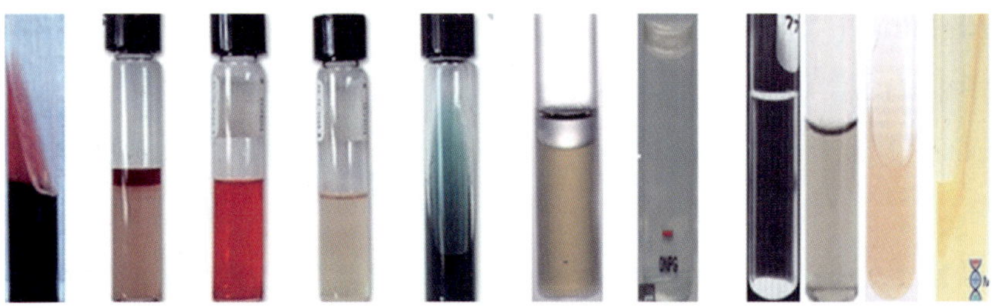

KIA	Indole	MR	VP	Citrate	Arg	ONPG	K	M	U	P
K/AGH_2S	+	+	−	−	−	−	−	−	−	−

* *Escherichia* 균속 중 중요 균주들의 확인감별 특성 비교감별 총정리

Strains	KIA	IMViC	LAO	KMUP	Glu	Lac	Suc	ONPG	Mot	O-157 H-7	Vi
E.coli	A/AG	++−−	+−d	−−−−	+	+95	+50	+	+	Agg.	−
S.sonnei	K/A	−+−−	−−+	−−−−	+	−2	−1	+	−	−	−
S.typhi	K/AH$_2$S	−+−−	+−−	−−−−	+	−	−	−	+	−	Agg
Spara-A	K/AG	−+−−	−−+	−−−−	+	−	−	−	+	−	−
C.freundii	A/AGH$_2$S	−+−+	−d−	+−+−	+	+78	+89	+	+	−	−
Ed.tarda	K/AGH$_2$S	++−−	+−+	−−−−	+	−	−	−	+	−	−

〈예제〉

Escherichia 균속 중 H_2S, KCN, Urea 및 ONPG양성인 Gram 음성 대 간균은?

① *E. coli* ②. *S. sonnei*
③ *S. typhi* ④ *S. paratyphi-A*
⑤ *C. freundii*

정답 ⑤

* *Escherichia* 균속의 분리동정 과정의 총 정리

검체	Gram Stain	증균배양	분리배양	확인감별시험			
	배지선정 분리등정의 디자인	감염균의 증균 (혼탁도 증가)	균과/균속	균과 감별	균족 감별	균속 감별	균종 감별
설사 변 소변 객담 혈액 담즙 등 등...	G- Plump B. G- Sort B. G- Wode & Long B. B=Bacilli	GNB LB Selenite B. Tetrathionate B. 등 /37℃/24hrs B=Broth	MacConkey (Pinkish Red, Greish White) EMB GMS, P-R, G-W SS (Pinkish Red, Greish White) (Black, Center for Black) HE (Yellow, Green, Black) XLD (Yellow, Red, Black) BS: G or NG /37°C/24hrs	(G-B) Glu : F Lac: (−) Coli-form B: + Oxi : (−) Nit: + Mot + (Shi, Kleb:-) /37°C/24hrs	KMUP: all (−) (KCN, Urea) +: = C.freundii) Malonate: + = S.arizonae /37°C/24hrs	KIA, IMVIC 등 /37°C/24hrs	LAO, 당분해시험 /37°C/24hrs 항혈청 응집시험

G-S → 증 & 분→ KIA → IMVIC→ Oxi → Nit → KMUP → LAO → Carbohydrate Fer(당 발효능 시험)/ Confirm Test Tube Standing in Rack.

Ed.tarda; K/AGH$_2$S, + + − − / LAO; +-+ / ONPG; - / KMUP; all
당류 분해 중 Glu & Maltose 는 양성이지만 그 이외에 당류는 음성인것과 H_2S 양성인 것으로 *E.coli* 감별에 기준을 잡아 분리동정을 해 나간다.

(5) 항균제감수성

Penicillin, Tetracycline 등이 감수성이다.

Ed. tarda 총 정리

1. Gram(-) Short Bacilli
2. KIA & TSI: K/AGH_2S
3. IMViC: + + − −
4. Only Arg: (−)
5. KMUP: all Negative
6. **++ − − 인 *Ed. tarda* & *E. coli*와 비교감별**

Tests	*Ed. tarda*	*E. coli*
IMViC	+ + − −	+ + − −
KIA/TSI	K/AGH_2S	A/AG
Lac/Suc	−/−	+/+
H_2S	Strong (+)	−
LAO	+ − +	+ − d

* LAO = Lysine, Arginine, Ornithine

7. *Klebsiella*

* **Classification:**

Family: *Enterobacteriaceae*

Genus: ***Klebsiella***

Species: ***pneumoniae, oxytoca,*** *ozaenae, rhinoscleromatis, ornithinolytica, terrigena, planticola*

※ Taxonomy synonym: *Friendlander Bacilli,* 1882, Friendlander에 의해서 폐렴환자의 sputum에서 *K. pneumoniae* 최초 분리

1) *Klebsiella pneumoniae* subsp. *pneumoniae* (폐렴막대균)

(1) Disease

토양, 물, 식물 등 자연계에 광범위하게 분포하고 있으며, 인간의 장관 내에도 생식하고 있다. 인간에서는, **호흡기 감염증, 요로감염증, 폐·담도감염증, 복막염, 수막염, 창상감염 등 다양한 감염증의 원인균이 된다.** 본균에 의한 폐렴은 Alcohol 중독환자 중 많이 감염되어 있다.

(2) 형태 및 구조

[형태]

*Escherichia coli*의 비하여, **대형으로 0.3~1.0 × 0.6~6.0 μm 크기의 Gram 음성 막대균이다.**
협막은 있지만, 편모아 아포는 없다.

[관찰의 point]

Mucoid 균주의 경우, 균체의 주변에 협막이 붉은 색으로 염색되어 있고, 또는 적색이 탈색되어 보이는 것이 있다.

* *K. pneumoniae* & *E.coli* 의 특징적인 형태 비교 감별

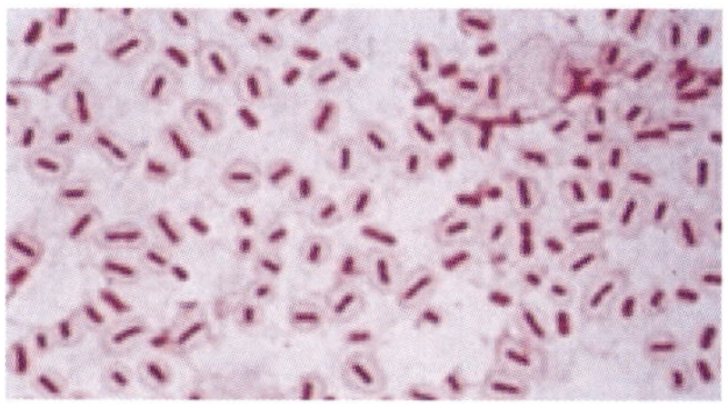

K. pneumoniae

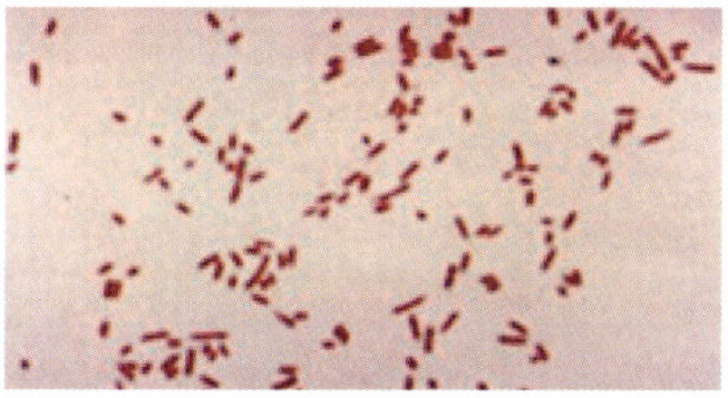

E. coli

Tests	*K. pneumoniae*	*E. coli*
크다	길다	짧고
길이(μm)	0.6~6.0	1.1~1.5
폭(μm)	0.3~1.0(3~4)	0.2~0.6
협막	+	−

* *P.vulgaris, C.freundii & K.pneumoniae* Gram Stain 비교 감별

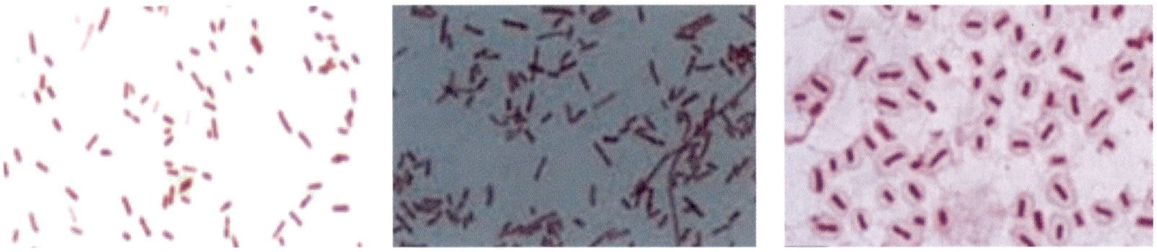

P. vulgaris *C.freundii* *K.pneumoniae*

Tests	*P.vulgaris*	*C.freundii*	*K.pneumoniae*
Color	Red	Red	Red
Size (μm)	(≤2)	5~6	5~6
Shape	Straight Small Bar	Straight Large Bar	Straight Long Bar

* Mac 상에서 *K.pneumoniae & E.coli* 의 집락 비교감별

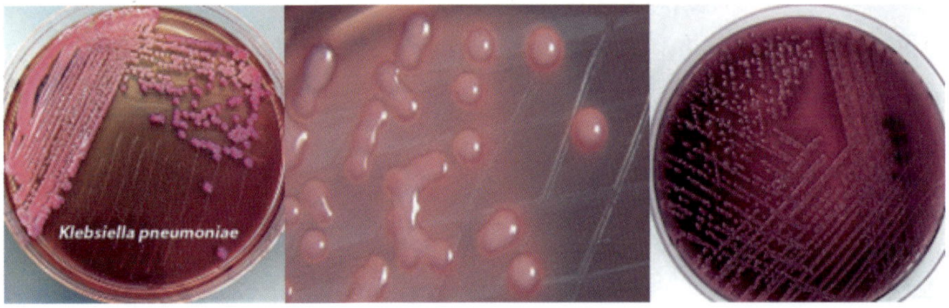

K. pneumoniae *K.pneumoniae (Close Up Colony)* *E. coli*

	K.pneumoniae	*E.coli*
Color	Whitish Pale Pinkish	Dark Pinkinkish Red
Viscosity	Strong Mucoid	None
Size(mm)	3~5	2
Morphology	Large Round Convex	Small Round Convex

(3) 배지, 배양 및 집락특성

[형태와 집락]

호기배양, 혐기배양, 탄산가스배양, 어느 조건에서도 발육은 양호하다.

[관찰의 point]

MacConkey 배지로 35~37℃, 24시간 배양에서 **3~6 mm의 Whitish, Pinkish & Mucoid Convex Large Colony를 형성하는 것을 관찰하는 것이** Coli-form 중에서도 본 균의 집락을 분리 감별 해 가는데 중요한 **관건이다.**

장내세균과 중에서는 최고로 사이즈가 크고(4 mm내외), 정원, 반원주상으로 광택이 나고, 점조성이 강하고, 융기된 집락이 다른 Coli-form bacilli와 감별이 되는, 차이가 나는 특징이다.

Coli-form Bacilli 중에서 MacConkey 배지상에서 Mucoid한 Whitish, Pinkish Colony관찰이 본 균을 분리 해 내는 중요한 기준이 된다.

SS배지에서는 억제가 되거나 Pinkish Small Colony를 형성한다.

HE와 XLD배지에서는 황색의 대형 집락을 관찰할 수 있다.

BS에서는 발육이 되지 않기 때문에 집락형성을 관찰할 수 없다.

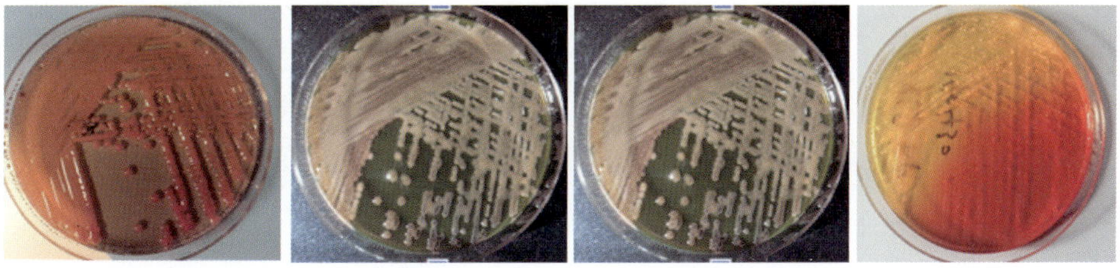

***K.pneumoniae* 집락: Mac EMB HE XLD**

(4) 확인감별특성

A/AG, - - + +, Lys, Arg, Orn중 **Lysine만 양성.**

일반적으로, 포도당을 발효하고, Gas를 대량 생산한다. H_2S는 음성이고 **운동성도 음성이다.** Indole과 MR반응 음성, VP반응과 Citrae는 둘다 모두 양성이다.

Lysine은 양성이지만, Arginine과 Ornithine은 음성이다.

Lactose·Sucrose는 발효한다. **KCN, Malonate & Urea는 양성**이지만 PPA는 음성이다.

[동정의 point]

TSI 배지의 마개를 돌려막는 쪽이 Gas를 대량 생산하는 것을 확인할 수 있다.

운동성은 음성이지만, KIA나 TSI배지 중에 다량의 Gas가 생기는 것과 Coli-form bacilli 중 유일하게 SIM배지에서 운동성이 없는 것의 관찰이 본 세균을 감별하는 데 중요한 기준이 되며, 이 기준으로 Coli-form bacilli 중에서도 **운동성이 없는 *K.pneumoniae*를 감별 해 낼 큰 줄기를 잡아 감별을 해 낼 수 있다.**

* *Klebsiella* 균종의 확인감별 특성

Tests	*K. pneumoniae*			*K. oxytoca*			*K. ozaenae*			*K. rhinoscleromatis*		
	Sign	%+	(%+)	Sign	%+	(%+)	Sign	%+	(%+)	Sign	%+	(%+)
Urease	+	95.4	(0.1)	+	90		d	14.5w	(14.8)	−	0	
Indole	−	0		+	100		−	0		−	0	
Methyl red	−	11.3		−	20		+	97.7		+	100	
Voges−Proskauer	+	93.7		+	96		−	0		−	0	
Citrate (Simmon's)	+	96.8	(0.6)	(+)	95		d	28.1	(32.4)	−	0	
Gelatin (22℃)	−	0	(0.2)	−	0		−	0		−	0	
Lysine	+	97.2	(0.1)	+	99		− or+	35.8	(6.3)	−	0	
Malonate	+	92.5		+	100		−	6		+ or −	50	
Gas from Glucose	+	95		+	100		d	55.5	(9.4)	−	0	
Lactose	+	98.7	(1)	+	100		d	26.2	(61.3)	d	6	
Dulcitol	−	33		−	30		−	0		−	0	(70)

* *K. pneumonie* 의 1차 확인 감별성상

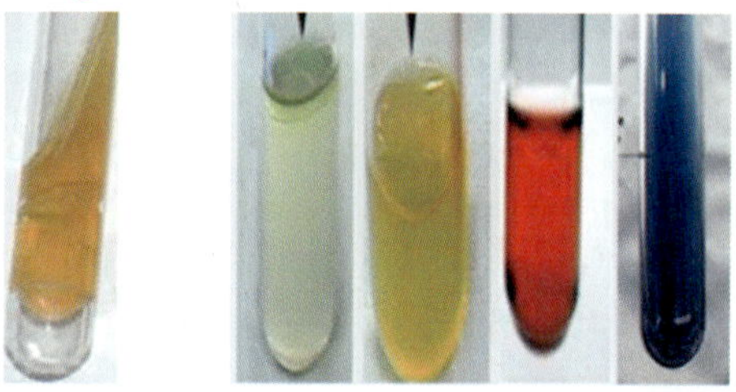

KIA Indple MR VP Ctrate
A/AG − − + +

* *K. pneumoniae* 의 확인 감별

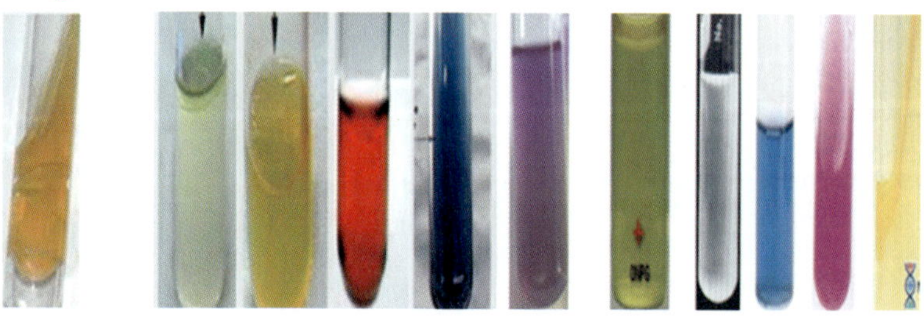

KIA Indole MR VP Citrate Lys ONPG K M U P
A/AG − − + + + + + + + −

* K M U P = KCN, Malonate, Urea, PPA

(5) 항균제감수성

Penicillin계 약에 내성이지만 β-lactamase 저해제 배합 항생제에는 감수성이다. Cephem계 항생제에 감수성이지만, ESBL 생산균의 경우는 Cephalosphorin계 항생제나 Mono-bactam계 항생제가 무효이다.

K.pneumoniae 총 정리

1. Gram (−) wide & Long Bacilli,
   (Cap) +, (Fla, Spo) −.
2. MacConkey: Whitish Pinkish Red
   Mucoid Large Colony
3. KIA & TSI: A/AG,
4. IMViC: − − + +
5. MIO: − − −
6. Mot & H_2S: all (−)
7. Urease(d), Lys만 (+),
   (KCN, Malonate): all (+)

8. *Enterobacter*

* **Classification**

Family: *Enterobacteriaceae*

Genus: ***Enterobacter***

Species: ***clocae, aerogenes,*** *agglomerans, sakazakii, gergoviae*

*aminigenus, intermedium Ent. agglomerans*는 1972, Ewing & Fife, *Erwinia herbicola*이었던 것이 개명된 것임.

1) *Enterobacter cloacae*

(1) Disease

토양이나 하수 인간의 장관에 서식한다. 병원성은 낮고, 기초질환이 있는 환자, 역 감염환자(Compromised host), 항균제가 장기 투여되고 있는 환자에 있어서, 때에 따라, **혈류감염증, 폐렴 등을 유발시키는 것도 있다. 유아에 용혈성 요독증, 그 외에 기회감염, 호흡기감염, 피부상처감염, 수막염, 패혈증 등의 원인균이라고 생각한다.**

(2) 형태 및 구조

[형태]

장내세균 중 **중간 정도(0.4~0.7 × 1~3.0 μm) 크기의 통성혐기성 Gram 음성 막대균**으로, 주모성 편모를 갖고 있어서 운동성이 있다. 아포와 협막은 없다.

[관찰의 point]

도말소견에서 *Escherichia coli*와 구별이 되지 않지만, 본 세균이 **사이즈가 다소 크다.**

균체주변에 점액물질을 갖고 있는 경우도 있다.

Coli-form 중 크기가 제일 작은 것은 *E. coli,* 제일 큰 것은 *K.pneumoniae*이다.

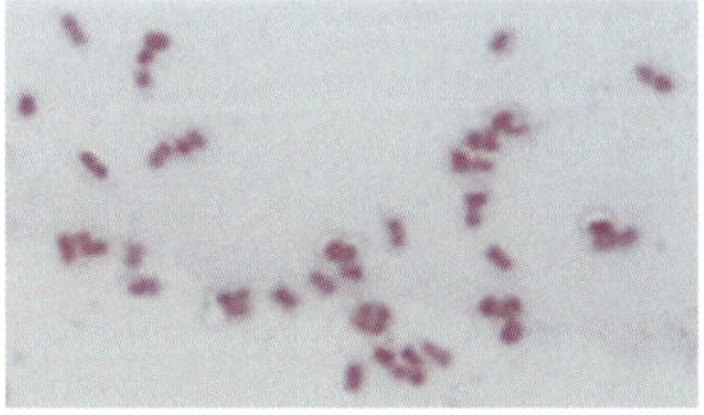 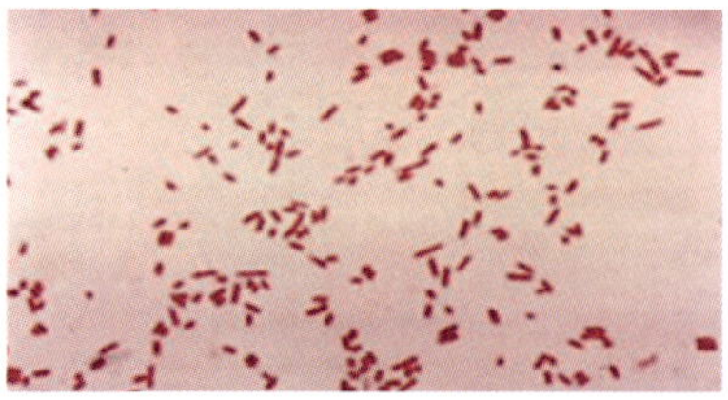

Ent. cloacae(Lt) & ***E. coli***(Rt): Gram Stan

(3) 배지, 배양 및 집락특성

[형태와 배양]

통성혐기성 균으로, 호기배양, 혐기배양에서도 배양이 되고 35~37℃에서 24시간 후에는 집락을 형성한다. 면양 혈액한천배지, Chocolate한천 배지에서 발육을 하고, 2~4 mm의 Mucoid상 집락을 형성하는 것도 있다.

MacConkey와 SS한천 배지상에서는 **Pinkish Red 집락**, HE와 XLD배지상에서는 **황색 집락을 형성한다.**

BS배지에서는 발육이 되지 않어 집락 형성을 관찰할 수 없다.

[관찰의 point]

용혈이나 H_2S는 음성이며, 유주(Swarming)하는 것도 없다.

EMB배지에서 외관은 엷은 녹색을 띠고 불투명하고 불규칙적인 집락을 관찰할 수 있으나, 대장균의 전형적인 녹색의 금속성 광택과는 현저히 차이가 나기 때문에 *E. coli*와 *Ent. cloacae*를 감별할 수 있는 기준을 잡아 감별을 해 낼 수 있다.

한편, MacConkey 한천 배지상에서는 Lactose 분해에 의한 산 생산이 불용성의 담즙산을 추출시켜 집락을 혼탁시킨다. 담즙산은 중성의 적색과 강하게 결합하여 **농적색으로 불투명한 집락을 형성한다.** 불가역 반응이 있는 발육을 하여 Alkali화가 진행되어 집락의 색이 변화하지 않는다.

* MacConkey상에서 *Coli form Bacilli*의 분리집락의 비교 감별특성

Tests	*E. coli*	*Ent. cloacae*	*C. freundii*	*K. pneumoniae*
Color	Very Deep P–R	P–R	P–R	WPR
Cell Size(μm)	Small(1.5)	Med(4~5)	Large(5~6)	EL(6)
Colony Size(mm)	2	2 ~ 3	3 ~ 4	4 ~ 5
Viscosity	–	–	–	Mucoid
판독기준	Size는 **작지만, 색깔이 진한것**	Size가 다소 크면서, 색깔이 찐한 것 **(농적색)**	Size가 **크면서,** 색깔이 **약간 엷은 것 (진달래색)**	Size는 크지만, **색깔이 엷고, 점조성이 강한것**

P-R = Pinkish Red, WPR = Whitish Pinkish Red, EL = Extra Large

*** MacConkey 배지상에서 *Coli form Bacilli*의 분리 집락의 비교 감별**

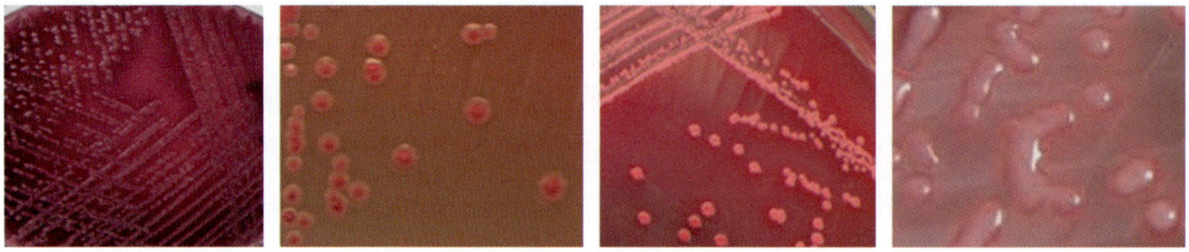

E. coli *Ent. cloacae* *C. freundii* *K. pneumoniae*

(4) 확인감별특성

A/AG, - - ++, Lys, Arg, Orn 중 **Lysine만 음성**

*Klebsiella*속 균과 유사한 생화학적 성상을 갖고 있다.

일반적인, 포도당을 발효하고, Gas**생산 양성이고, H_2S는 음성이다.** 편모가 있어서 운동성이 있다. Indole과 MR 반응은 음성, VP와 Citrate는 양성이다.

Lactose·Sucrose를 분해한다. Lysine 음성, Arginine 양성, Ornithine 양성이다. KCN과 Malonate는 양성 **Urea는 d급 양성**, PPA는 음성이다.

Coli form Bacilli 중에서 3가지 아미노산 분해 시험 중 Lysine만 음성인 것이 본균의 감별 기준이 되며 같은 균족 중에서도 이 감별 기준으로 타균을 비교 감별을 해 낼 수 있다.

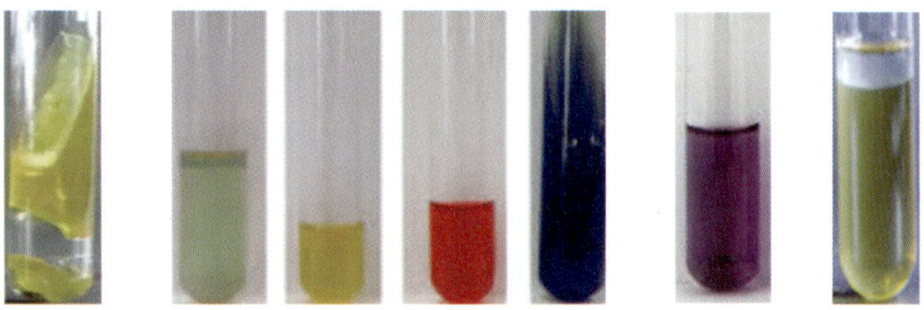

KIA	Indole	MR	VP	Citrate	LAO	LAO
A/AG	−	−	+	+	(+)	(−)

Ent.cloacae 의 확인 감별특성: A/AG, − − **++**, Arg & Orn(+), **Lys만(−)**

(5) 항균제감수성

염색체성에 Amp C형 β-lactamase(Cephalosphorinase)를 생산하는 것, Penicillin계 항생제나 1세대 Cephalosphorin계 항생제는 무효하다. Amp C 억제유전자를 불활화시키는 효소가 과잉 생산을 하게 되며 제3세대 Cephalosphorin계 항생제도 무효이며, 이에 의한 내성주에 대하여 **제4세대 Cephalosphorin계 항생제나 Carbaphenem계 항생제를 선택한다. 경증에서 중등도 등의 요로감염증에서는 Quinolone계 항생제를 경구투여한다.**

2) *Enterobacter aerogenes*

(1) Disease

수질, 토양, 동물, 사람의 장관 등에 널리 분포하고 있다. 원내감염 및 기회주의적 감염을 하여 **요로감염, 창상감염, 수막염, 균혈증 등을 유발시킨다.**

(2) 형태 및 구조

그람음성 중간사이즈(0.4~0.7×1~3.0 μm)의 막대균으로 주모성편모는 갖고 있지만, 아포와 협막은 없다.

* *Ent. aerogenes & E.coli*의 특징적인 형태 비교감별

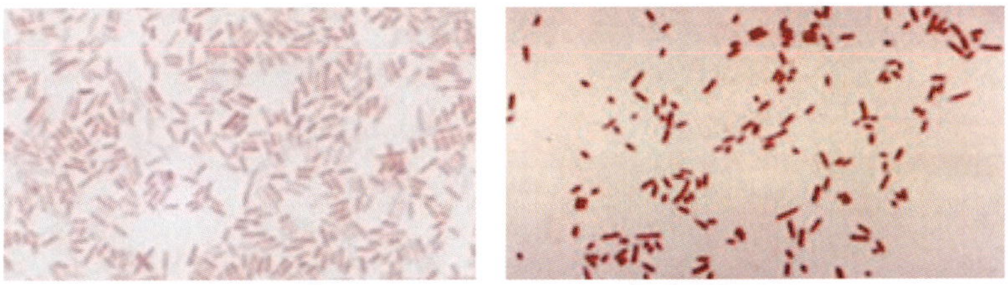

Ent. aerogenes *E.coli*

Tests	*Ent.aerogenes*	*E.coli*
크기	길다	짧고
길이(μm)	2~4.0(1~3)	1.1~1.5
폭(μm)	0.4~0.7	0.2~0.6
CFS	−+−	−+−

(3) 배지, 배양 및 집락특성

통성혐기성으로 MacConkey나 SS배지에서 **중간사이즈 2~3 mm의 원형이며, 볼록하며 Pinkish Red한 집락을 형성**하여 다른 Coli form Bacilli와 비교 감별을 해 주어야 한다.

집락사이즈가 *E. coli*보다는 크고 *K. pneumoniae*보다는 약간 작은 것도 참고하여 비교 감별을 해 낼 수 있어야 한다.

* MacConkey상에서 Coli form Bacilli 분리 집락의 비교 감별특성 (크기 정렬 소 → 대)

Tests	*E. coli*	*Ent. aerogenes*	*C. freundii*	*K. pneumoniae*
Color	**Deep Pinkish Red**	Pinkish Red	Pinkish Red	**Whitish Pinkish Red**
Size(μm)	**소(1.5)**	중(3)	**중~대(5~6)**	대(6)
Shape	**Convex**	Convex	Convex	Flat & **Mucoid**

* MacConkey상에서 *Coli form Bacilli* 분리 집락의 특성 및 크기 정렬(크기 정렬 소 → 대)

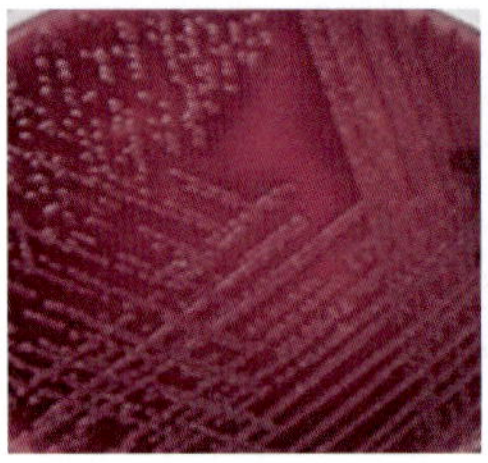
E. coli

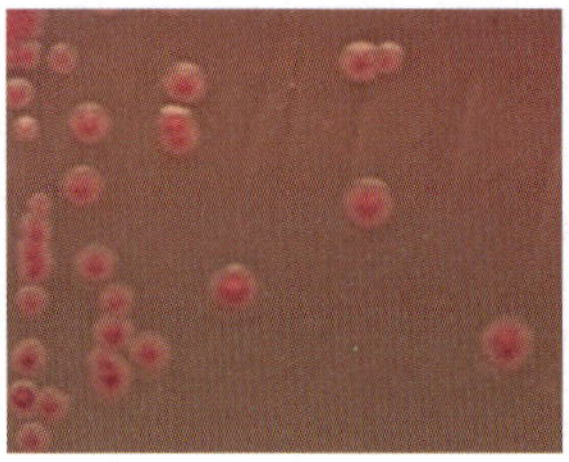
Ent. aerogenes

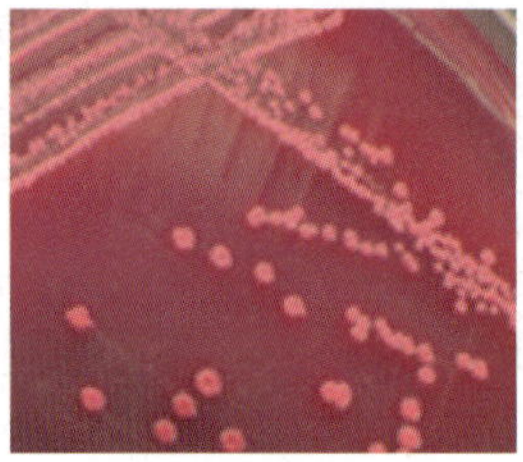
C. freundii

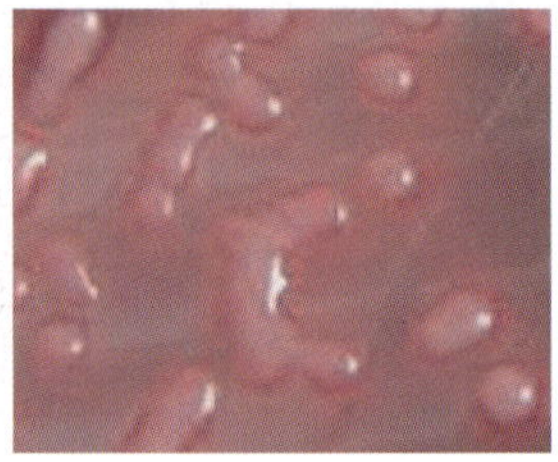
K. pneumoniae

* Mac 상에서 *Ent.aerogenes, E.coli & K.pneumoniae* 의 집락 비교감별

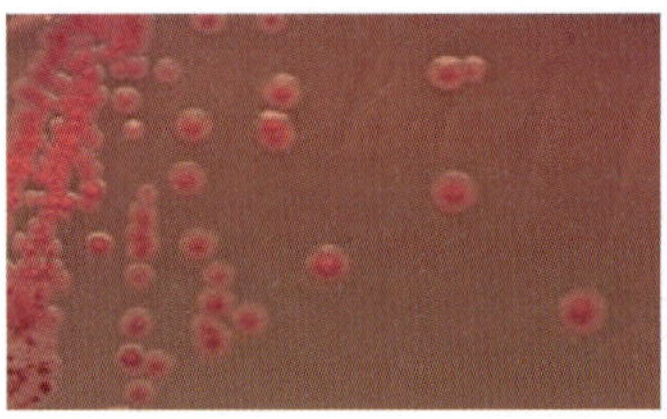
Ent.aerogenes

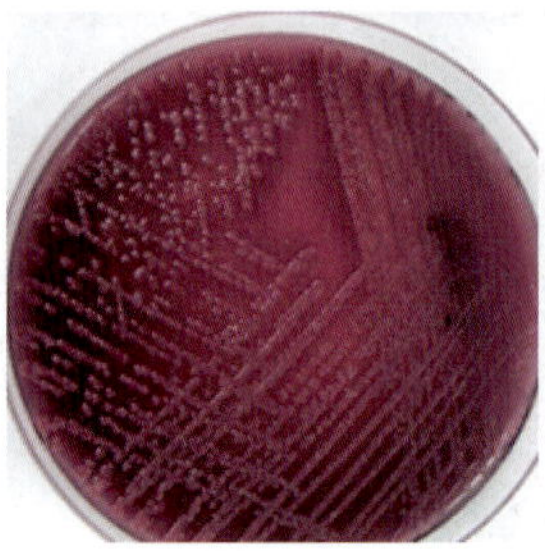
E.coli

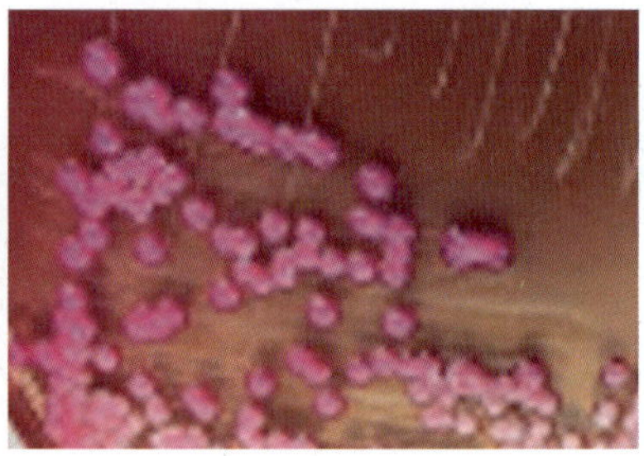
K.pneumoniae

	Ent.aerogenes	*E.coli*	*K.pneumoniae*
Color	Pinkish Red	Dark Pinkish Red	Whitish, Pinkiah
Size(mm)	2~3	2	3~4
Viscosity	–	–	+
Morphology	Large Round Convex	Small Round Convex	Large Round Convex

* *Ent*의 Size는 *E.coli* Colony보다는 크고 *K.pneumoniae* 보다는 작고, 색깔은 *E.coli* 가 제일 찐 하다.

* *K.pneumoniae*는 Convex 하기보다 주로 Flat하고
  색깔은 엷지만, 집락이 크며, 점조성이 강한 특징이 중요 감별 기준이다.
* Coli form Bacilli 중 H_2S생성 균주는 *C. freundii* 뿐이다.
* Coli form Bacilli 중 Mot (–) 균주는 *K. pneumoniae* 뿐이다.
* Coli form Bacilli 중 KCN과 Malonate양성인 것은 *Enterobacter & Klebsiella* 이다.

* *Coli - form Bacilli* 중 분리 집락의 비교감별

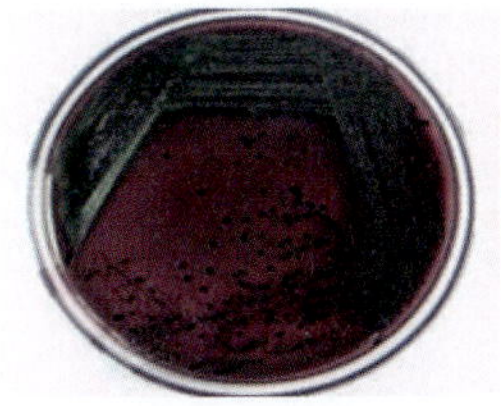
GMS / EMB

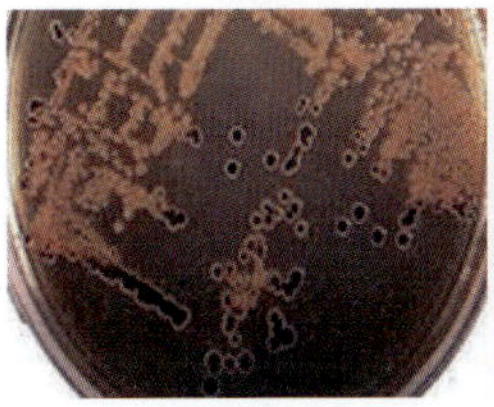
CenterforBlack/SS

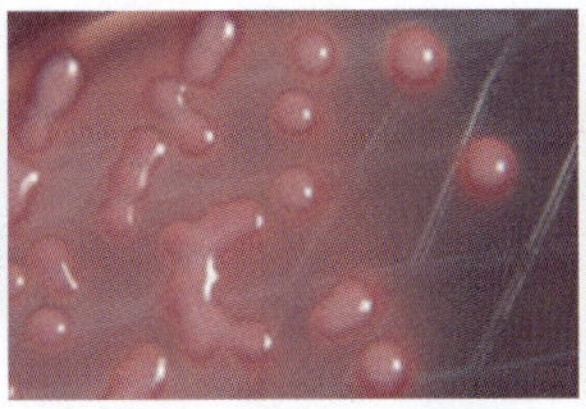
WhitishPinkishMucoid/Mac

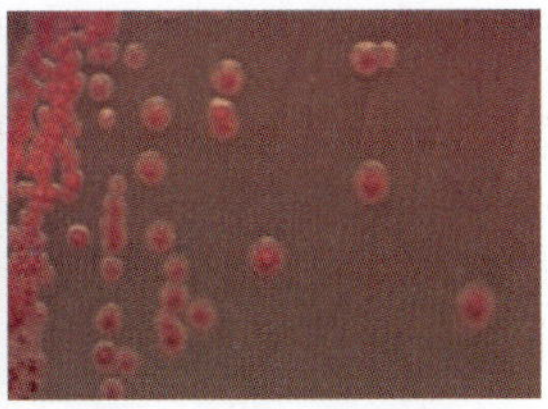
Pinkish Red/Mac

Strains	Colony Characteristics
E.coli	GMS Small Colony on EMB
C.freundii	Center for Black Medium Colony on SS
K.pneumoniae	Whitish, Pinkish Large Colony on Mac.~~~
Ent.aerogenes	Pinkish Red Large Colony on Mac.~~~

(4) 확인감별특성

A/AG, − − + +, Lys, Arg, Orn중 **Arginine만 음성.**

Glucose를 발효하고 Gas를 형성하지만, H_2S는 생성하지 않는다. 운동성은 있다. Indole과 MR반응은 음성이지만 VP와 Citrate는 양성이다. Lysine과 Ornithine은 양성, 이지만, Arginine 음성이다. KCN과 Malonate는 양성이지만, Urea와 PPA는 음성이다.

Coli-form Bacilli 중에서 3가지 아미노산 분해 시험 중 Arginine만 음성이면서 KCN과 Malonate양성인 것으로 본 균의 감별 기준을 잡아서 감별을 해 낼 수 있다.

* *Ent. aerogenes* 의 1차 확인 감별성상

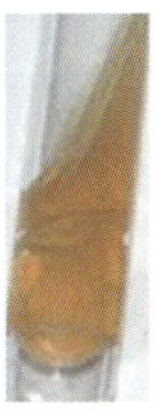

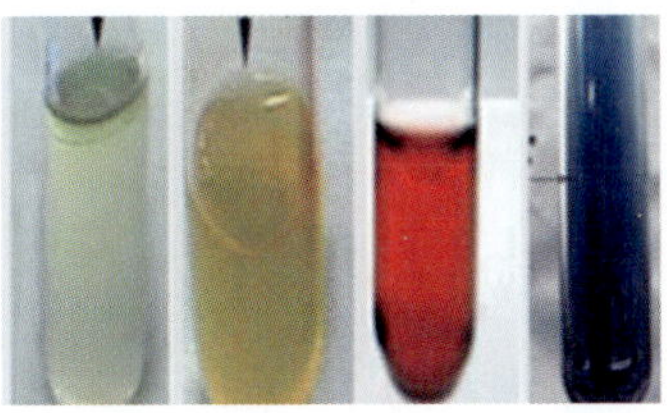

KIA	Indole	MR	VP	Citrate
A/AG	−	−	+	+

* *Ent. aerogenes* 의 확인 감별성상

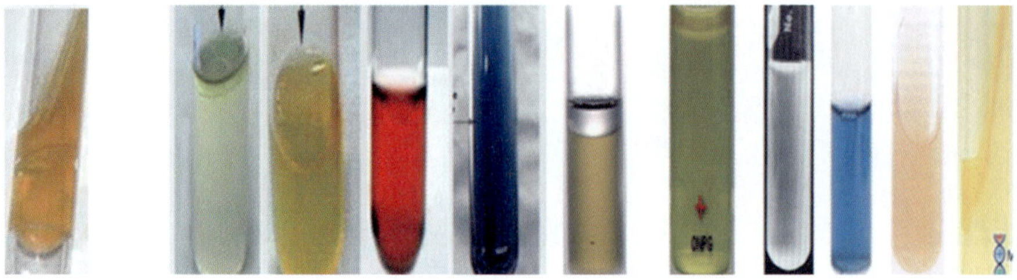

KIA	Indole	MR	VP	Citrate	Arginine	ONPG	K	M	U	P
A/AG	−	−	+	+	(−)	+	+	+	−	−

* *Ent.aerogenes* & *Ent.cloacae* 균종의 비교 감별특성

Ent.aerogenes: A/AG, − − **++**, (LAO= **+ − +**), ONPG: **+**, KMUP: **++** − −
Ent.cloacae: A/AG, − − **++**, (LAO= **− ++**), ONPG: **+**, KMUP: **+++−**

* **Arg, Lys & Urea 의 차이나는 감별 기준**을 잡아서 *Enterbacter*균속 중 중요 균종을 비교 감별 해 낼 수 있다. 그 외에도 Adonitol & Inocitol 의 당 분해 양상을 비교 감별 기준을 더해 종 감별의 정확도를 더욱 높여 갈 수 있다.

* *E.cloacae* & *E.aerogenes* 의 균종 확인감별 비교정리

Strains	Urea	Lys	Arg	Orn	Ado	Ino	Dul
E.cloacae	D(65)	−	+	+	−25	−15	−15
E.aerogenes	−	+	−	+	+98	+95	−5

〈예제〉 Lys만 음성인 것은? *E.cloacae,*

〈예제〉 Lys만 양성인 것은? *S. typhi, K.pneumoniae*

* Ado = Adonitol　* Ino = Inocitol　* Dul = Dulcitol

** Ent. cloacae, Ent. aerogenes, K. pneumoniae*의 확인 감별특성

Tests	*E. cloacae*			*E. aerogenes*			*K. pneumoniae*		
	Sign	%+	(%+)	Sign	%+	(%+)	Sign	%+	(%+)
Urease	+w or -	74.6		−	5w		+	95.4	(0.1)
Motility	+	92.4		+	91.7		−	0	
Lysine	−	0		+	97.5		+	97.3	(6.3)
Arginine	+	92.4	(2)	−	0		−	0	
Ornithine	+	93.7	(1.3)	+	95.9	(0.8)	−	0	
Gelatin(22℃)	(+)	0.6	(94.2)	(+) or −	0	(61.2)	−	0	(0.2)

(5) 항균제감수성

Colistin, Gentamycin, Aminoglycoside에는 감수성이고, Penicillin과 Cephem제에는 내성이다.

Enterobacter 총 정리

1. Gram (−) Wide & Long Bacilli
2. **KIA & TSI: A/AG**
3. IMViC − − + +
4. LAO: *Ent. cloacae*: Only Lys: (−), Urea: d / *Ent.aerogenes*: Only Arg: (−)
5. KCN & Malonate: all (+), PPA: (−)

9. *Serratia*

* **Classification:**

Family: *Enterobacteriaceae*

Genus: ***Serratia***

Species: ***marcescens***, *rubidae, plymuthica, odolifera, fonticola, ficalia*

1) *Serratia marcescens*(靈菌)

(1) Disease

Serratia 속 균은 10균종이 존재하지만, 감염증의 원인균으로 *S. marcescens*가 중요하다. 물, 공기, 토양, 야채 등 자연계에 넓게 분포하지만 인간의 장관 내에는 통상 존재하지 않는다. 혈액에서 본균이 분리된 경우는, 환자가 급속히 악화되어 사망에 이르는 경우가 있으니까 주의하여야 한다. **폐렴, 폐화농증, 요로감염증, 수막염, 복막염, 창상감염증, 패혈증 등을 유발한다.** Catheter 등의 의료기구를 통해서 원내감염이 발증하기도 한다. 저항력이 낮은 환자들에게 기회주의적 감염증을 유발시킨다.

(2) 형태 및 구조

[형태]

크기는 0.5~0.8 × 0.9~2.0 μm의 **Gram 음성 짧은 막대균이다.**

주모성 편모를 가지고 있으나 아포와 협막은 없다.

[관찰의 point]

도말검사에서 보면은, 장내세균과를 확정지을 수도 있지만, 균종의 확정은 곤란하다.

* *S. marcescens & E.coli*의 특징적인 형태 비교 감별

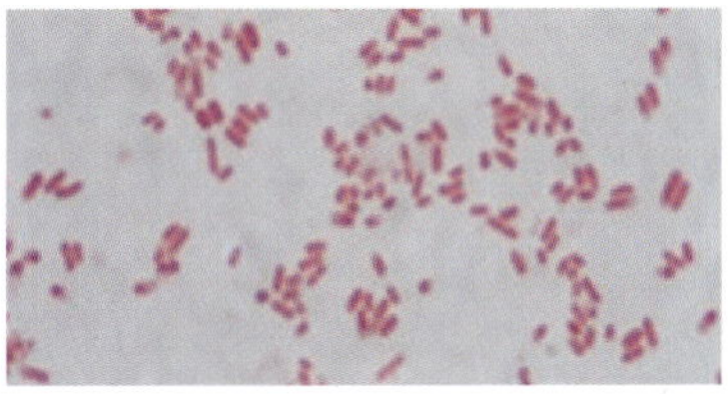

S. marcescens

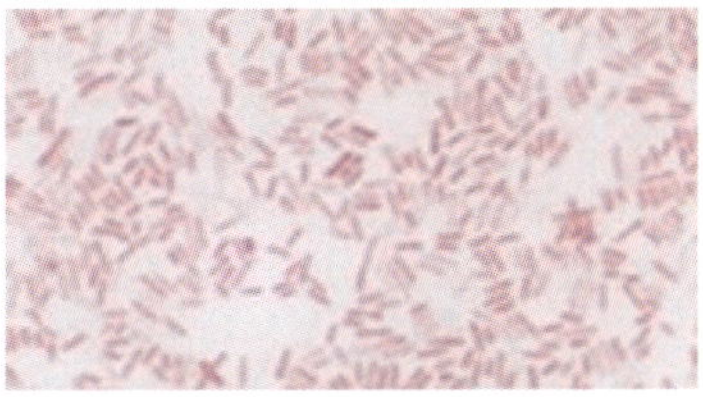

Ent.aerogenes

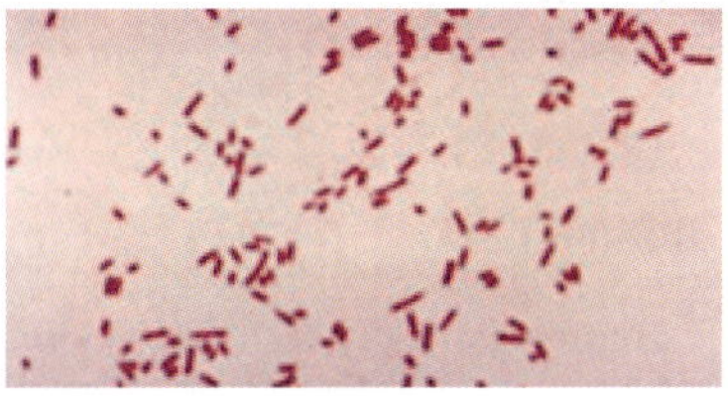

E.coli

Tests	*S. marcescens*	*Ent.aerogenes*	*E.coli*
크기	소	대	소
길이(μm)	0.9~2.0	2~4.0(1~3)	1.1~1.5
폭(μm)	0.5~0.8	0.4~0.7	0.2~0.6
CFS	− + −	− + −	− + −

(3) 배지, 배양 및 집락특성

[형태와 배양]

호기배양, 혐기배양, 탄산가스배양의 어느 조건에서도 발육은 양호하다.

[관찰의 point]

특징적인 *S. marescens*는 **비수용성 적색색소(prodigiosin)를 생산하지만, 현재는 색소 생산주가 적고, 드물게 분리되는 정도이다.** MacConkey 한천배지에서 35~37℃, 24시간 배양으로 **2~3 mm의 광택이 있고 융기가 된 적색의 반투명 집락을 형성한다.** 융기 정도는 *Klebsiella pneumoniae*보다 더 볼록하게 융기를 하여 집락 융기의 특성 차이가 난다.

HE에서는 녹색집락, XLD배지에서는 적색의 반투명 집락을 형성한다.

면양 혈액한천배지에서 발육은 양호하다. 백색불투명, 광택이 있는 정원형 적색집락을 형성한다. NAP나 DNase배지에서 적색의 집락이 더욱 뚜렷하게 관찰되는 것이 분리집락 판독 과정 중, 중요한 감별기준이 되는 것이며, 많이 검출이 되는 병원성 세균 중 유일한 감별 특징이다.

* *S. marcescens* & *K. pneumoniae* 분리 집락 비교 감별특성

Tests	*S. marcescens*	*K. pneumoniae*
Color	Red	크림~회백색
Size(μm)	Small(2~3)	Large(6)
Shape	Convex	Flat

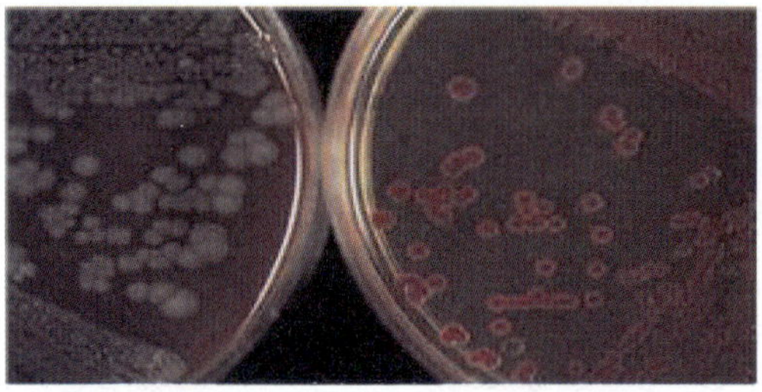

S. marcescens Colony on MacConcey & NAP

* Mac 상에서 *S. marcescens* & *E. coli*의 집락 비교 감별

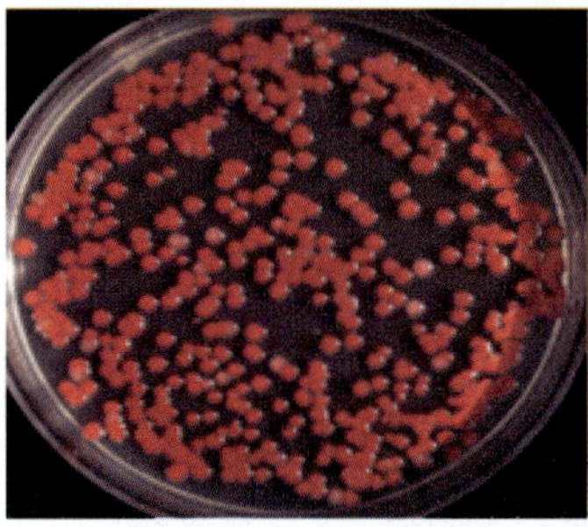

S. marcescens / NAP

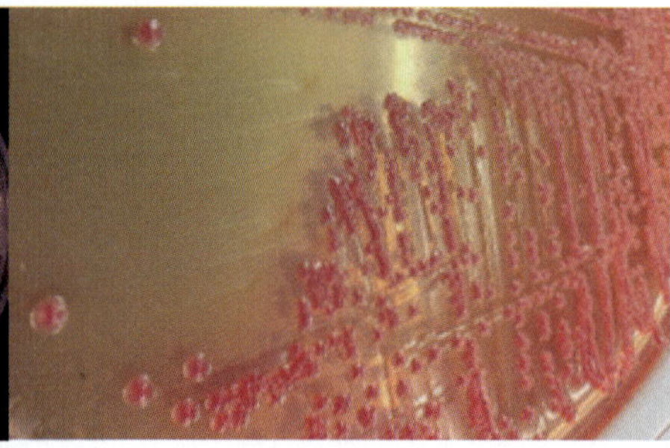

S. m/Mac

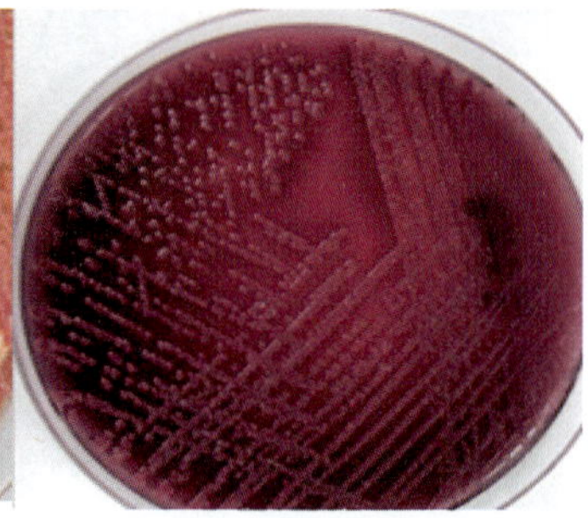

E.coli/Mac

Tests	*S. marcescens*	*E. coli*	*K. pneumoniae*
Color	Red	Dark Pinkish Red	Whitish, Pinklas
Size(mm)	2~3	2	3~4
Viscosity	−	−	+
Morphology	Medium Round Convex	Small Round Convex	Large Round convex

*S. marcescens*의 size는 *E. coli* Colony보다는 크고 *K. pneumoniae*보다는 작고, 3가지 중 색깔은 *S. marcescens*가 제일 찐하다.

(4) 확인감별특성

K/A(G) → A/A(G), - - + +, Lys, Arg, Orn중 **Arginine만 음성.**

일반적으로 포도당을 발효하고, 포도당 발효 시 Gas생산은 보통 음성이지만 균주에 따라서는 양성을 띠기도 한다. TSI 배지의 사면하부는 황색으로 선단부는 적색을 띤다. H_2S는 음성이고 운동성은 양성이다.

Indole과 MR반응 음성이지만, VP와 Citrate는 양성이다. Lysine과 Ornithine은 양성이지만, Arginine은 음성이다. **DNase, Gelatin 및 Esculine은 양성이다.** **Lactose는** 음성이지만, Sucrose는 양성이다. 본균의 감별 기준은 *Klebsiella*균족 중 KCN은 양성이지만, Malonate와 Arginine이 음성인 것이 중요 감별기준으로 잡을 수 있고 타균을 비교 감별 해 낼 수 있다.

* *S. marcescens* & *K. pneumoniae*의 중요성상 비교 감별 특성

Tests	*S. marcescens*	*K. pneumoniae*
Mot	+	−
KCN	+	+
Malonate	−	+
Lysine	+	+
Arginine	−	−
Ornithine	+	−

* *S. marcescens* 의 1차 확인 감별 성상

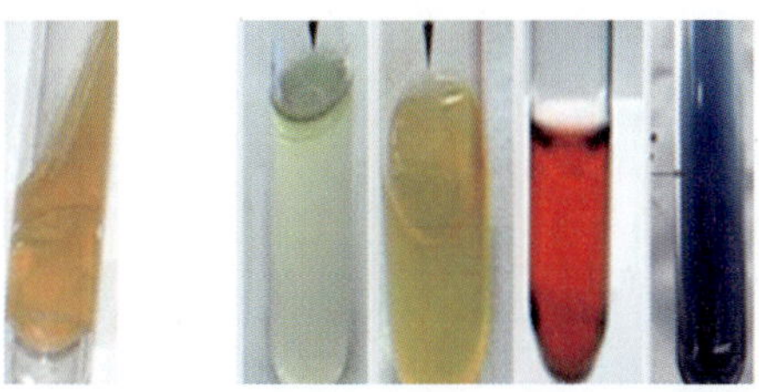

TSI	Indole	MR	VP	Citrate
A/A(G)	−	−	+	+

* *Serratia*의 중요 균종 확인 감별특성

Tests	*S. marcescens*	*S. rubidae*
KIA	K/A(G)	A/A(G)
IMViC	− − + +	− − + +
Motility	+	+
KCN	+	d
Malonate	−	d
PPA	−	−
Lysine	+	d
Arginine	−	−
Ornithine	+	−
Lactose	−	+
ONPG	+	+
Sucrose	+	+
DNase	+	+
Lipase	+	+
Gelatinase	+	+
Raffinonse	−	+
Sorbitol	+	−
Arabinose	−	+

* *S. marcescens* 의 확인 감별 성상

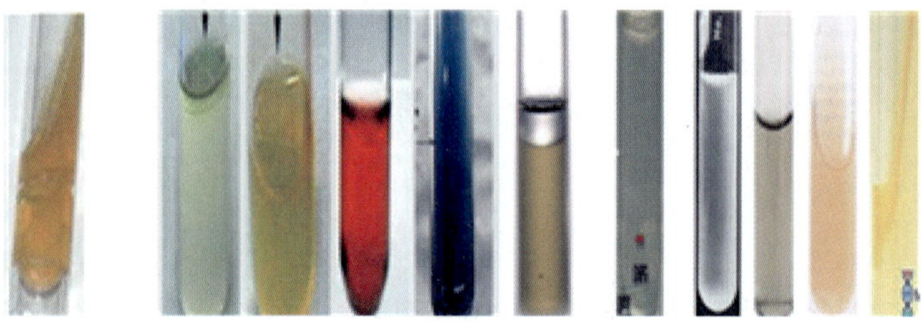

TSI	Indole	MR	VP	Citrate	Arg	ONPG	K	M	U	P
A/A(G)	−	−	+	+	(−)	(+)	+	−	−	−

적색색소 생산주의 특징

[감별의 point]

***S. marcescens* 적색색소(prodigiosin) 생산주에서는 면양 혈액한천배지나 NAP에서 적색집락을 형성하여 감별이 용이하다.** 동정검사에서는 적색색소를 인돌 양성과 오인하여 판정하는 경우가 있는 것에 주의를 요해야 한다.

그 외의 *Serratria* 균속의 균종들

*Serratia*균속에는 *S. marcescens* 이외에 10균종이 존재한다. 감염증의 원인균으로 중요한 것은 *S. marcescens*이다. 외관상 *S. marcescens* 성상과 합치되지 않는 경우에는 manual을 참고하여 동정하지만, 시판 중인 동정 Kit를 이용할 수도 있다.

(5) 항균제감수성

Penicillin계 항생제나 제1세대 Cephalosporin계 항생제에 내성이고, 제2세대 Cephalosporin계 항생제에도 내성의 균주가 많다.

"Bactam / piperacillin, 제3세대 Cephalosphorin계 항생제에는 감수성 균주가 많다. metalo-β-lactamase를 생산하는 균주이더라도 확인할 수 있는 것에 주의가 필요시되고 있다.

S. marcescens 총 정리

1. Gram(−) Short Bacilli, (Fla)+, (Cap & Spo)−.
2. Prodigiosin생성으로 NAP, DNase Medium에서 적색 집락 형성
3. KIA → TSI: K/A(G) → A/A(G), ∵ Suc: +
4. IMViC : − − + +
5. (KCN은 양성이지만 Malonate는 음성)
6. (LAO 중 Arg.~ 만 음성)
7. (DNase, Gel, Lip): +
8. 장내세균이지만, 장염보다 요로 감염증 유발이 높다.

10. *Hafnia*

*** Classification**

Family: *Enterobacteriaceae*

Genus: *Hafnia*

Species: *alvei*

1) *Hafnia alvei*

(1) Disease

비뇨기계, 호흡기계 감염증 및 장염을 유발하고 수질, 토양 등에 널리 분포하고 있다.

(2) 형태 및 구조

Gram 음성(0.2~0.4×1~2.0 μm) 소 막대균, 주모성 편모는 형성하지만 아포나 협막은 형성하지 않는다. 종래의 *Enterobacter*속에서 독립.

*** *H.alvei, K.pneumoniae & E.coli*의 특징적인 형태 비교감별**

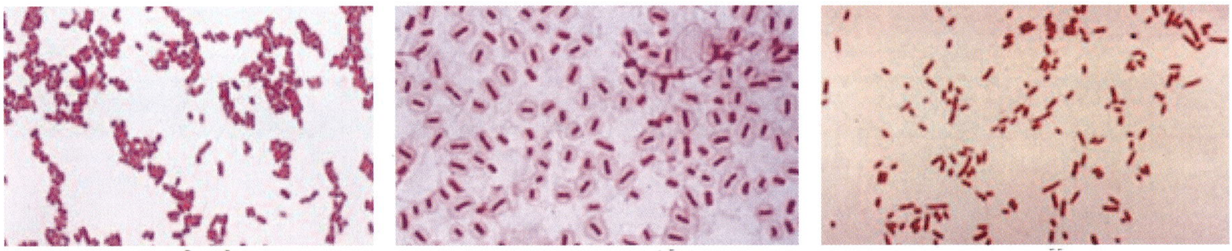

H.alvei *K.pneumoniae* *E.coli*

Tests	*H.alvei*	*K.pneumoniae*	*E.coli*
크기	짧고	길다	짧고
길이(μm)	1~2	0.6~6.0	1.1~1.5
폭(μm)	0.2~0.4	0.3~1.0(3~4)	0.2~0.6
CFS	− + −	+ − −	− + −

※ *H.alvei* 크기는 *E.coli* 와 유사하지만 *E.coli* 의 폭이 다소 넓다.

※ *H.alvei* 와 *E.coli*는 *K.pneumoniae* 보다 길이가 현저히 짧다.

(3) 배지, 배양 및 집락특성

NAP에서 발육, MacConkey 한천배지에서 **회색, 소형(0.5~2 mm) 집락**

* Mac 상에서 *H.alvei, K.pneumoniae & E.coli* 의 집락 비교감별

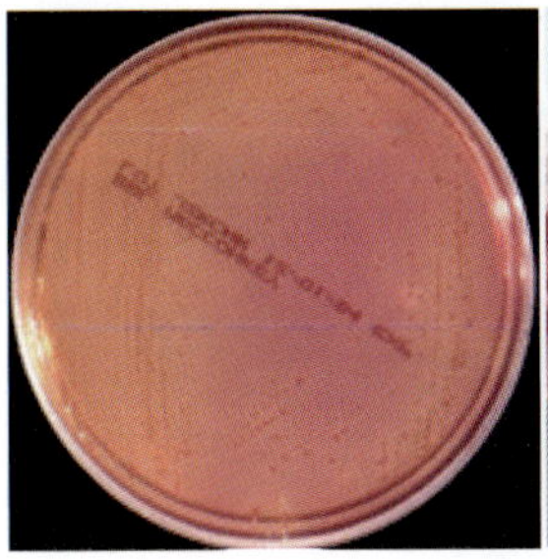

H.alvei

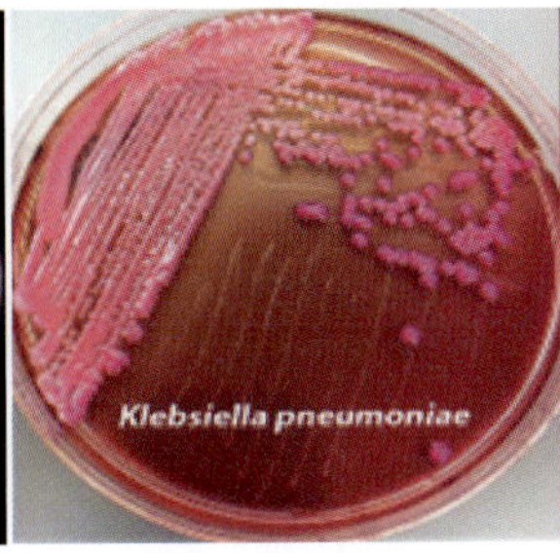

K.pneumoniae

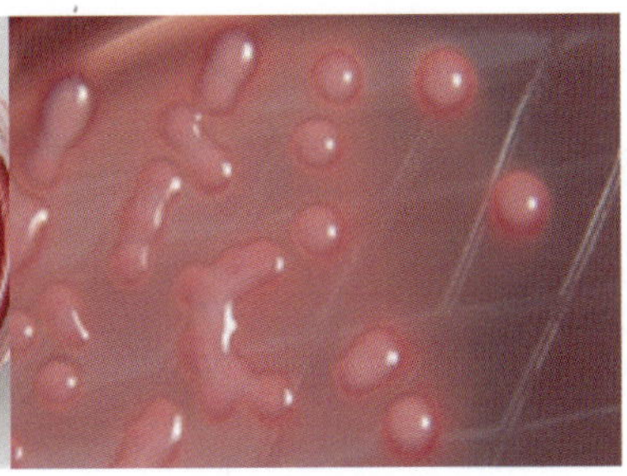

K.p(Close Up Colony)

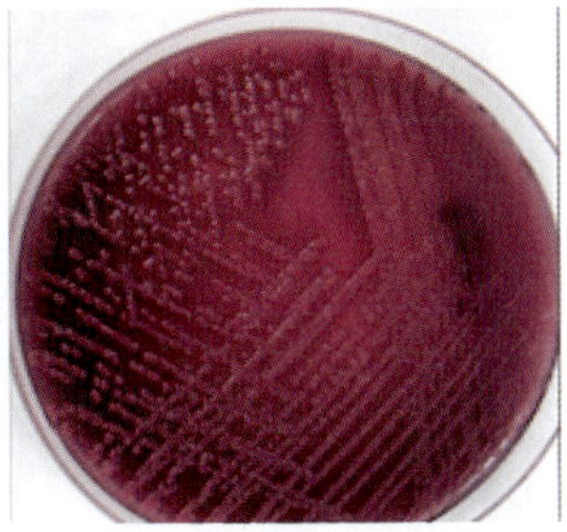

E.coli

	H.alvei	*K.pneumoniae*	*E.coli*
Color	Greish White	Pale Pinkish Whitishy	Dark Pink
Viscosity	None	Strong Mucoid	None
Size(mm)	1~2	3~5	2
Morphology	Small round Convex	Large Round Convex	Small Round Convex

※ *H.alvei*의 집락 색깔은 회백색이지만 Kp & E.coli Pinkish Red Color 이다.
※ *H.alvei*의 집락의 크기는 *E.coli*와 약간 적거나 유사하지만, Kp의 집락보다 현저히 작다.
※ *H.alvei* </= *E.coli* <*K.pneumoniae*

* Mac 상의 Lac 분해여부에 따른 집락 성상의 차이 비교감별

작은 집락	**Lac (+)**	설사변	*E.coli*
	Lac (−)	설사변	***Shigella, Y.enteritidis,*** *Ed.tarda*
	Lac (+)	비뇨, 호흡기계	*None*
	Lac (−)	비뇨, 호흡기계	***S.marcescens, Proteus,*** *Providencia, M.morganii*
큰집락	**Lac (+)**	설사변	None
		비뇨, 호흡기계	***C.freundii, K.pneumoniae, Ent.aerogenes, Ent.cloacae***
	Lac (−)	설사변	***S. typhi, S.enteritidis, S.arizonae, S. typhimurium***
		비뇨, 호흡기계	None

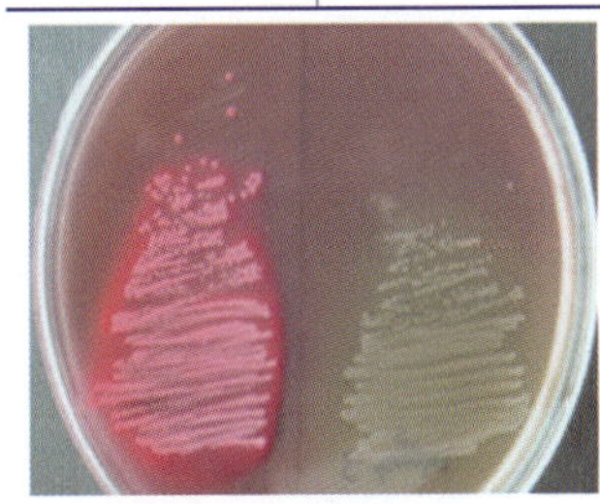

E.coli *Shigella*

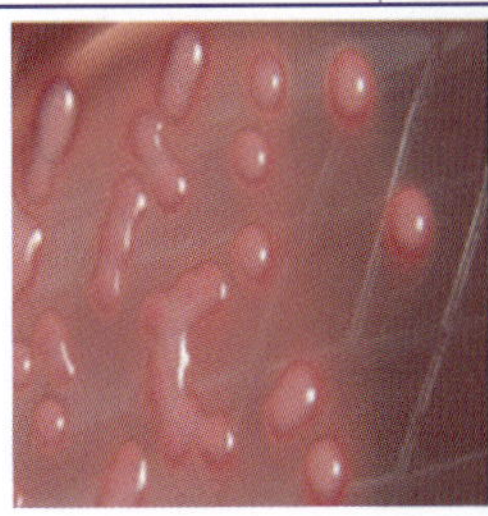

K.pneumoniae

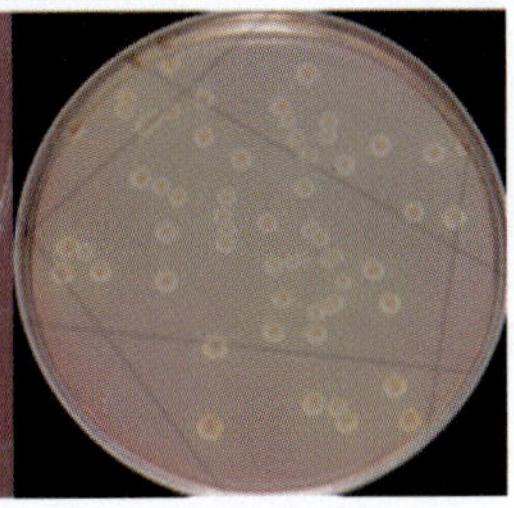

Salmonella

(4) 확인감별특성

① *Enterobacter*와 유사하지만 **Lactose는 비분해(5% 내외는 분해)**

② K/AG

③ IMViC 성상: − + − − (37℃)

④ + : KCN, Malonate(d), Lysine, Ornithine

− : Arginine, Urea, PPA, DNase, Gelatinase

*** *H. alvei*의 발육 온도별 M−R/V−P 특성**

Tests	22℃	37℃
M−R 시험	−	+
V−P 시험	+	−

*** *H. alvei* 의 1차 확인 감별성상(22℃)**

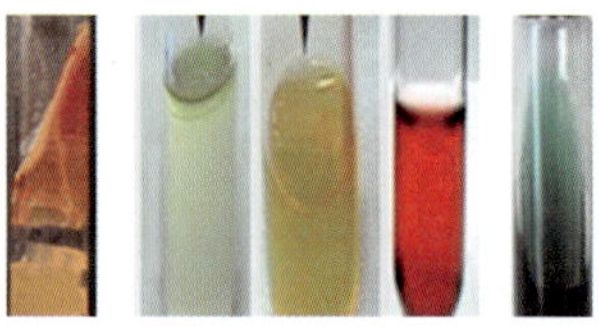

KIA Indole MR VP Citrate
K/AG − − + −

*** *H. alvei* 의 확인 감별성상(22℃)**

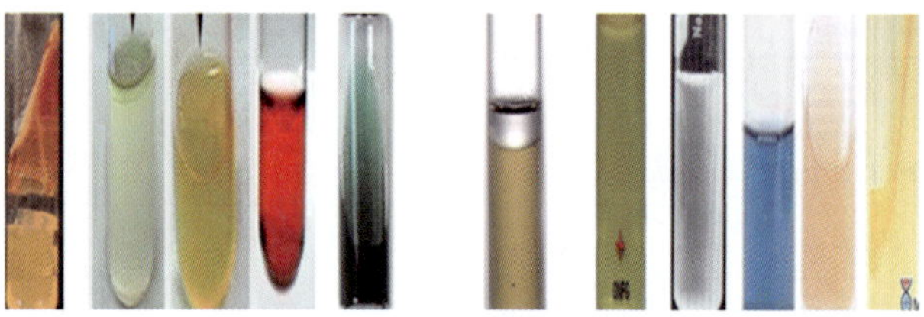

KIA Indole MR VP Citrate LAO ONPG K M U P
K/AG − − + − + −+ + + + −

*** *K. pneumoniae* 의 확인 감별**

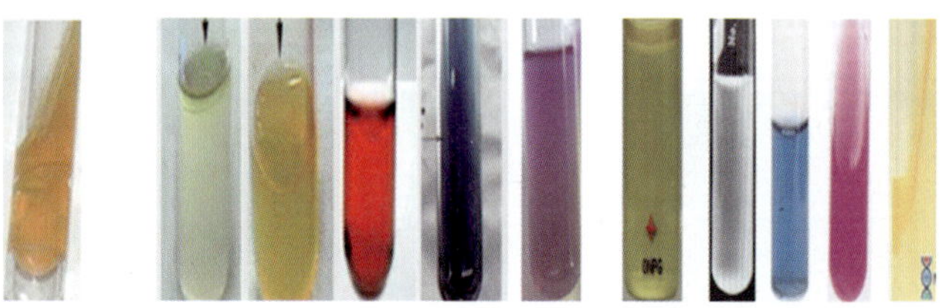

KIA Indole MR VP Citrate Lys ONPG K M U P
A/AG − − + + + + + + + −

* K M U P = KCN, Malonate, Urea, PPA

* *Klebsiella* 균족의 분리동정 과정의 총정리

검체	Gram Stain	증균배양	분리배양	확인감별시험			
	배지선정 분리등 정의 디자인	감염균의 증균 (혼탁도 증가)	균과/균속	균과 감별	균족 감별	균속 감별	균종 감별
비뇨기계 가검물 소변 객담 혈액 담즙, 등..	G-Sort B G- Wide & Long B. B = Bacilli	GNB LB /37℃/24hrs B=Broth	MacConkey P-R, G-W Red EMB GMS, P-R, G-W, Red SS (Pinkish Red, Greish White) Red HE (Y,G, Red) XLD Yellow, Red BS: NG /37℃/24hrs	(G-B) Glu : F Lac: (−) Coli-form B: + Oxi : (−) Nit: + Mot + (Shi, *Kleb*:−) /37°C/24hrs	KM: all (−) (Kp, Ko *Ent.aerogenes* *Ent.cloacae* M(−) : S.m M(d) : Ha KMU(+) Kp, *Ent. cloacae* /37℃/24hrs	KIA, IMVIC 등 /37°C/24hrs	LAO, 당분해시험 /37°C/24hrs 항혈청 응집시험

G-S → 증 & 분→ KIA → IMVIC→ Oxi → Nit → KMUP → LAO → Carbohydrate Fer(당 발효능 시험)/ Confirm Test Tube Standing in Rack.

H. alvei 총 정리

1. Gram (−) Short Bacilli
2. KIA: K/AG
3. IMViC: − d + −(22℃), − + − −(37℃)
4. KCN: +, Malonate : d
5. Only Arg: (−)
6. Lac, Suc & ONPG: all (−)
7. 설사변 중 *H. alvei* & *S. sonnei* 의 비교감별

Teste	*H. alvei*	*S. sonnei*
KIA	K/AG	K/A
IMViC (37℃)	− + − −	− + − −
LAO	+ − +	− +
KMUP	+ d − −	− − − −
Mot	+	−

11. *Proteus*

***Classification**

Family: *Enterobactereaceae*

Genus: *Proteus*

Species: *vulgaris, mirabilis, myxofaciens*

1) *Proteus vulgaris*

(1) Disease

자연계에 확대 분포하고, 토양, 오수, 인간이나 동물의 분변 등에서 검출될 수 있다. 병원성은 낮지만 **요로감염증, 만성요로감염, 패혈증, 창상감염, 호흡기감염, 복수감염, 신우신염을 유발한다.** 항생제 투여 후 균교대증, 저항력이 낮은 환자의 기회감염증 등을 유발시키기도 한다.

(2) 형태 및 구조

[형태]

크기는 0.4~0.8×1.0~1.3 μm의 Gram **음성 소 막대균이다.**

[관찰의 point]

Gram 염색상에서는 크기가 작은 다른 장내세균과와 감별은 난해하다.

*** 비뇨기계 검체 중 Gram 염색상에서 크기가 작은 장내세균의 비교 감별특성**

Tests	*P. vulgaris*	*P. mirabilis*	*M. morganii*	*Providencia*	*S. marcesens*
TSI	**A/AGH$_2$S**	K/AGH$_2$S	K/AG	K/A/K/AG	A/A(G)
IMViC	**++−−**	−+−d	++−−	++−+	−−++
KMUP	**+−++**	+−++	+−++	+−(−/+)+	+−−−
LAO	−−	−+	−+	−−	+−+

* 설사변 중 Gram 염색상에서 크기가 작은 장내세균의 비교 감별특성

Tests	*Y.enterocolitica*	*Shigella*	*Ed. tarda*	*E. coli*	*H. alvei*
TSI	A/A	K/A	K/AGH$_2$S	A/AG	K/AG
IMViC	d + − −	d(−)+ − −	+ + − −	+ + − −	− + − −
KMUP	− + −	− − −	− − −	− − −	+ d − −
LAO	− +	− − −(+)	+ − +	+ − d	+ − +

* *P. vulgaris, C. freundii & K. pneumoniae* Gram Stain 비교 감별

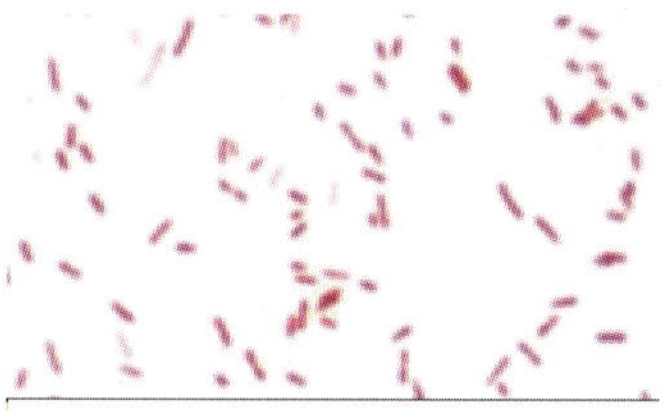

P. vulgaris

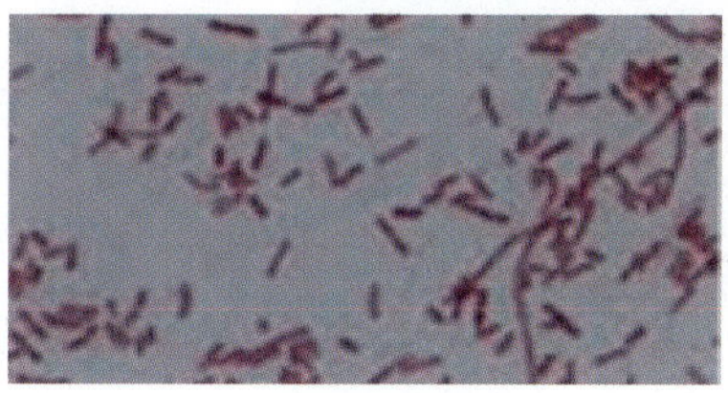

C. freundii

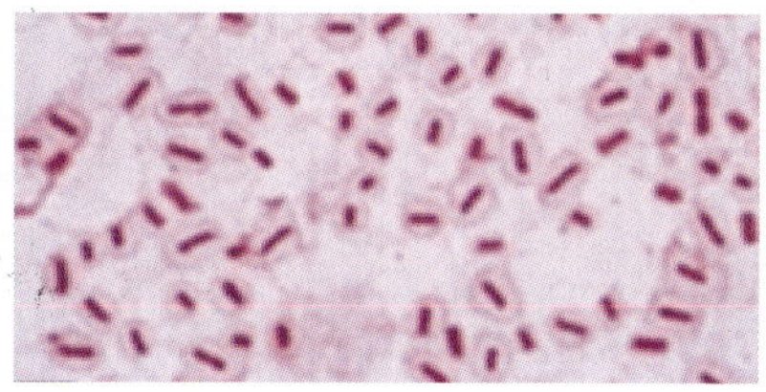

K. pneumoniae

Tests	*P. vulgaris*	*C. freundii*	*K. pneumoniae*
Gram Stain Color	Red	Red	Red
Size(μm)	(≤2)	5~6	5~6
Shape	Straight Small Bar	Straight Large Bar	Straight Large Bar

(3) 배지, 배양 및 집락특성

[형태와 배양]

호기배양, 혐기배양, 탄산가스 배양의 어느 조건에서도 발육은 양호하다.

[관찰의 point]

MacConkey 한천배지에서는 Swarming 현상은 확인되지 않으나 35~37℃, 24시간 배양에서 반 0.5~2 mm의 투명 집락을 형성하며, 특유한 부패 냄새를 낸다.

전형적인 Swarming현상은 BAP에서 35~37℃, 24~48시간 배양으로 잘 관찰이 되며,

이 관찰로 비뇨기계 감염균 중 *P. vulgaris*를 찾는 기준 지표가 되고 있다.

면양 혈액한천배지 상에서 *P. mirabilis*도 *P. vulgaris*와 같은 모양의 집락과 평판배지 전체에 얇게 퍼지는 유주현상(Swarming)을 형성하는 경향을 관찰 할 수 있다.

유주현상은 *Proteus*균족 중에서도 *P. vulgaris*와 *P. mirabilis*가 유주현상을 내며, *Providencia*와 *Morganella*에 속한 균종들 모두 유주 현상이 없다.

담즙산을 함유한 MacConkey나 SS 한천배지에서는 Swarming 현상이 확인되지 않고, **직경 1~2 mm의 무색(회백색) 소형 집락을 형성한다.**

HE에서 집락 주변부는 황색이고 중심부는 흑색이고, XLD에서 집락 주변부는 황색이고, 중심부는 흑색이다. BS배지에서는 발육이 되지 않는다.

*** *Proteus vulgaris & mirabilis*의 분리배지별 집락성상 비교감별**

BAP	Mac	HE	XLD	SS/BS

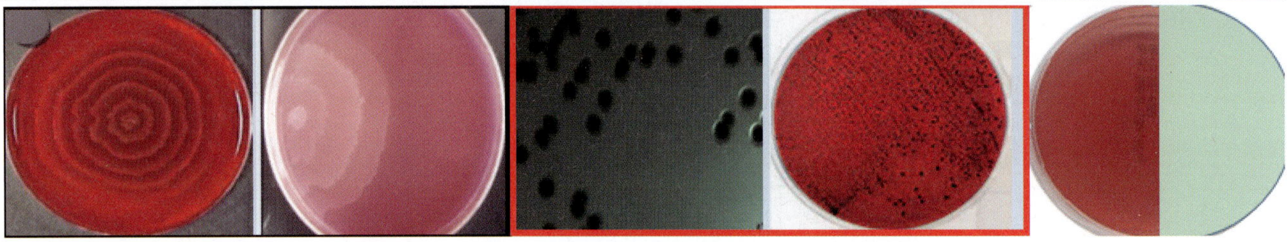

Smarming	Swarming	Black or Center for Black	Black or Center for Black	Black or Center for Black

Strains	BAP	Mac	HE	XLD	SS/BS
P.V & P.m	Swarming	Swarming	Black	Black	NG/NG

*Pv & Pm : Swarming & Black Colony on (HE & XLD) ∴ $H_2S(+)$

(4) 확인감별특성

$K/AGH_2S \rightarrow A/AGH_2S$, + + − −, **Lys, Arg, Orn 모두 음성**

일반적으로 포도당을 발효하고, Sucrose를 발효하여,

TSI사면을 황변시키는 것이 *P. mirabilis*와 감별에 기준을 잡아서 감별을 해 낼 수 있다.

H_2S 양성, 운동성 양성이다.

Indole과 MR은 양성 이지만, VP와 Citrate는 음성이다.

Lysine, Arginine 및 Ornithine은 모두 음성이고, **Urea**, **KCN과 PPA**는 **양성이지만,** Malonate는 음성이다. Malonate 음성은 *p. vulgaris* 뿐만이 아니라, *Proteus*균족의 전체 균주들이 모두 음성이다.

[동정의 point]

IPA 반응 양성인 것이 *Proteus*속 균의 큰 특징이다.

Indole 양성, Ornithine과 Citrate 음성 그리고 Sucrose, Maltose, DNase 양성인 결과가 반대 결과인 *P. mirabilis*와의 감별 기준으로, 비교 감별을 해 낼 수 있다.

* *P. vulgaris* & *P. mirabilis* 의 비교 감별 특성

Tests	*P. vulgaris*	*P. mirabilis*
TSI	A/AGH_2S	K/AGH_2S
IMViC	＋＋－－	－＋－d
KMUP	＋－＋＋	＋－＋＋
LAO	－－－	－－＋
Suc	+(97)	(15)
Mal	+(97)	(0)
DNase	+(80)	(50)

* *P. vulgaris* 의 생물학적성상 및 API 20E 결과

1.KIA K/AG, 2.TSI A/AG H_2S+, 3.Indole +, 4.MR+, 5.VP-, 6. Citrate -, 7.LIA R/A, 8. PDA+, 9.Urea+

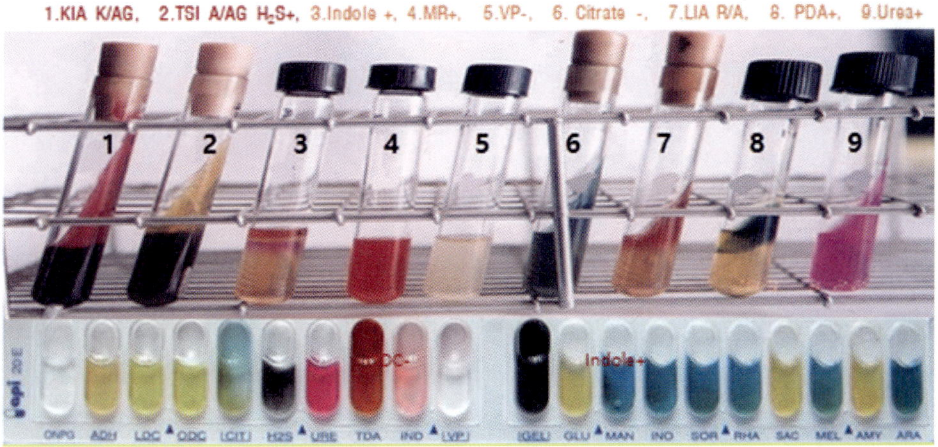

(5) 항균제감수성

*Proteus*속 균은 Penicillin계 항생제나 Cephalosporin계 항생제에 내성 경향이 강하다. *P. vulgaris*에는 **타조 Bactam / Piperacillin이나 Quinolone계 항생제 등이 선택항생제가 된다.**

2) *Proteus mirabilis*

(1) Disease

자연계에 확대 분포하고, 토양, 오수, 인간이나 동물의 분변 등에서 검출될 수 있다. 병원성은 낮지만 **요로감염증, 만성요로감염, 패혈증, 창상감염, 호흡기감염, 복수감염, 신우신염을 유발한다.** 항생제 투여 후 균교대증, 저항력이 낮은 환자의 기회감염증 등을 유발시키기도 한다.

(2) 형태 및 구조

[형태]

크기는 0.4~0.8×1.0~1.3 μm의 **Gram 음성 소 막대균이다.**

[관찰의 point]

Gram 염색상에서는 사이즈가 작은 다른 장내세균과와 감별은 난해하다.

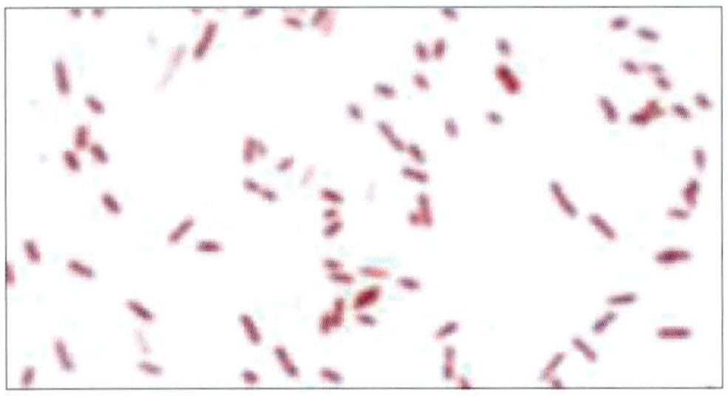

P.mirabilis: Gram Stain

(3) 배지, 배양 및 집락특성

[형태와 배양]

호기배양, 혐기배양, 탄산가스 배양의 어느 조건에서도 발육은 양호하다.

[관찰의 point]

BAP상에서는 35~37℃, 24시간 배양에서 Swarming(유주)한 집락이, 확인이 되며, 특유한 부패냄새를 낸다.

***P. mirabilis* 및 *P. vulgaris*의 쌍방이 Swarming현상이 있는 것이 큰 특징이다.**

담즙산을 함유한 MacConkey나 SS한천배지에서는 Swarming이 확인되지 않고, 직경 0.5~2 mm의 무색 집락을 형성한다.

HE에서 집락 주변부는 Blue Green이고 중심부는 흑색이고, XLD에서 집락 주변부는 Pinkish Red이고, 중심부는 흑색이다. BS배지에서는 발육이 되지 않는다.

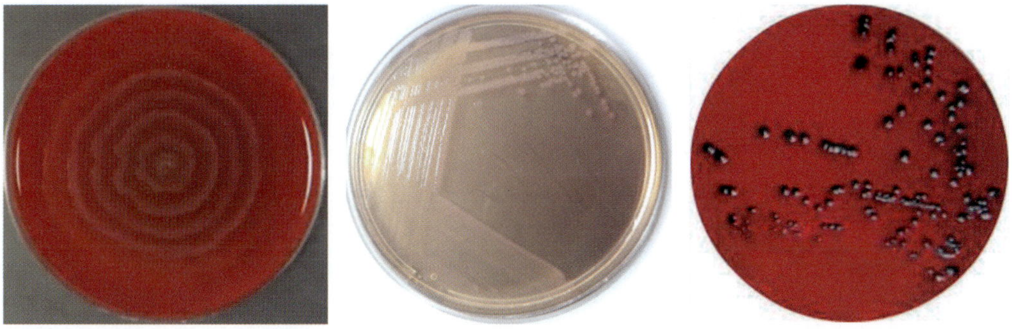

P. mirabilis Colony on BAP, MacConey & XLD

(4) 확인감별특성

K/AGH_2S, − + − d, Lys, Arg, Orn 중 **Ornithine만 양성.**

일반적으로, 포도당을 발효하지만 Lactose(유당)·Sucrose(백당)은 비분해하고, H_2S(유화수소)를 생산한다. 운동성 양성이다. IMViC시험 중 MR반응은 양성이지만, Citrate는 d급(65%) 양성이고, Indole과 VP는 음성이다.

아미노산 분해시험에서는 **Ornithine은 양성이지만,** Lysine과, Arginine은 음성이다. **KMUP 중 Urea,** KCN 및 PPA는 양성이지만 Malonate는 음성이다.

* KMUP = KCN, Malonate, Urea, PPA

[동정의 point]

Indole·pyuric acid(IPA) 반응 양성으로 되는 것이 *Proteus*속 균의 큰 특징이 있다.

Indole 음성, Ornithine 탈탄산 양성, Citrate (d급)양성이 *P. vulgaris* 감별의 기준으로 이 기준을 타 균종들을 비교감별 해 내는데 유용하게 쓸 수 있다.

IPA 반응 양성인 것이 *Proteus*속 균의 큰 특징이다.

Indole 음성, Ornithine 탈탄산 양성, Citrate (d급)양성, Sucrose, Maltose 및 DNase 음성인 결과가 *P. vulgaris*와의 감별 기준으로 비교 감별을 해 낼 수 있다.

* *Proteus, Providencia, Morganella*의 확인 감별 특성

Tests	*P. vulgaris*	*P. mirabilis*	*P. penneri*	*P. alcalifaciens*	*P. stuartii*	*P. rettgeri*	*M. morganii*
Indole	+	–	–	+	+	+	+
Methyl red	+	+	+	+	+	+	+
Voges-Proskauer	–	–	–	–	–	–	–
Simmon's Citrate	–(15)	d(65)	–	+	+	+	+
Christensen Urea	+	+	+	-	+	+	+
H_2S (TSI)	+	+	–(70%)	–	–	–	–
Ornithine	–	+	–	–	–	–	+
Phenylalanine	+	+	+	+	+	+	+
Sucrose	+	(–15)	+	d(74)	d(62)	d(57)	–
Maltose	+	–	+	–	–	–	–
Mannitol	–	–	–	–	d	+	–
Salicin	d	–	–	–	–	d	–
Adonitol	–	–	–	+	–	+	–
Rhamnose	–	–	–	–	–	+ or –	–
Xylose	+	+	+	–	–	– or +	–
Arabinose	–	–	–	–	–	+	–
Swarms	+	+	+	–	–	–	–

* *P. mirabilis* 의 확인 감별성상

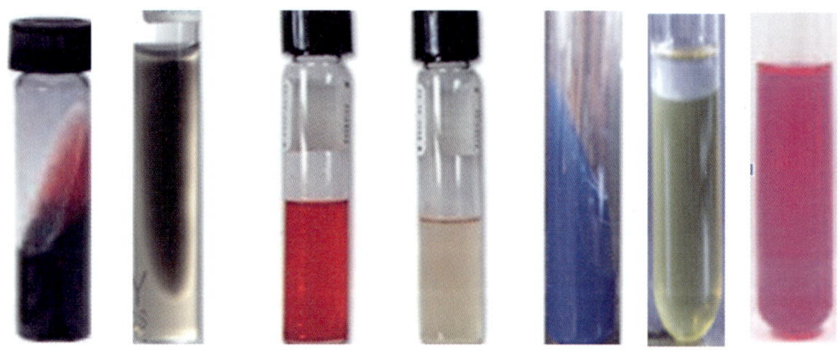

TSI	Indole	MR	VP	Citrate	Orn	Urea
K/AGH_2S	–	+	–	+(d)	+	+

(5) 항균제감수성

*Proteus*속 균은 Penicillin계 항생제나 Cephalosphorin계 항생제에 내성 경향이 강하다. *P. mirabilis*에서는 ESBL 생산균이 검출되는 것도 적지 않다.

ESBL생산균에서는 Penicillin계 약, Cephalosphorin계 항생제, Monobactam계 항생제의 효과가 기대되지 않는다.

Proteus 총 정리

1. Gram (−) Short Bacilli, Swarming 양성 (Fla)+, (Cap & Spo)−.

* ***P. vulgaris***

2. KIA → TSI: K/AGH_2S → A/AGH_2S/IMViC: (+ + − −)
3. LAO 모두 음성이지만, (Ind, Suc, Mal, KCN, Urea, PPA, ß-Lactamase): all (+)

* ***P. mirabilis***

4. KIA: K/AGH_2S / − + − d
5. LAO 중 Orn만 양성
6. (Cit, KCN, Urea, PPA): all (+)
7. 두 균주 모두 Malonate: (−)
8. 장내세균이지만 비뇨기계 상주 및 감염증유발

12. *Morganella*

***Classification**

Family: *Enterobactereaceae*

Genus: *Morganella*

Species: *morganii*

1) *Morganella morganii*

(1) Disease

인간이나 동물의 요, 객담, 각종 농, 분비물, 분변 등에서 검출된다. 병원성은 낮지만 Proteus 속 균과 같은 모양, 종종 의료관련 감염증으로 **요로감염증, 창상감염 등을 유발시킨다.** 원내감염, 기회감염도 유발시킨다.

(2) 형태 및 구조

[형태]

크기는 1~3×0.4~0.6 μm의 Gram **음성 소 막대균이다.**

주모성 편모는 형성하지만, 아포와 협막은 없다.

[관찰의 point]

Gram 염색상에서는 사이즈가 작은 다른 장내 세균들과 감별은 난해하다.

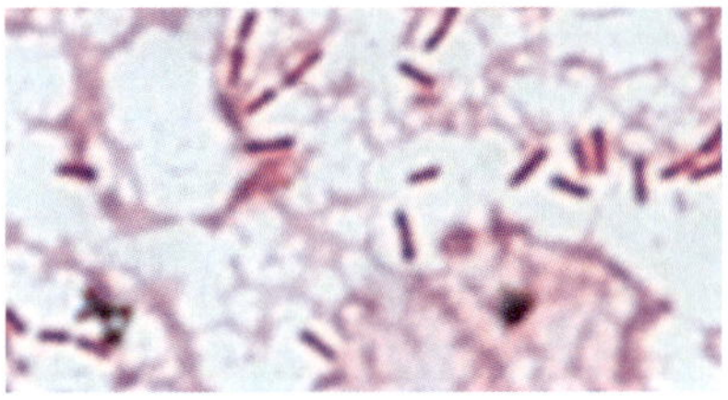

Morganella Gram Stain(G-SB)

(3) 배지, 배양 및 집락특성

[형태와 배양]

호기배양, 혐기배양, 탄산가스 배양의 어느 조건에서도 발육은 양호하다.

[관찰의 point]

MacConkey 한천배지상에서 35~37℃, 24시간 배양으로 **회백색, 직경 0.5~2 mm의 반투명의 소형집락을 형성한다.** 또 특유한 부패냄새를 낸다. *M.morganii*는 운동성이 양성이지만, *P. mirabilis*나 *P. vulgaris*도 운동성은 양성이지만 유주현상이 있는 차이가 큰 특징이고, *M. morganii*는 면양 혈액한천배지에서도 **Swarming(유주)을 띠지 않는다.** *Escherichia coli*와 닮은 광택이 있는 백색 집락을 형성한다.

HE에서 집락은 Blue Green,

XLD에서 집락은 Pinkish Red이다.

BS배지에서는 발육이 되지 않는다.

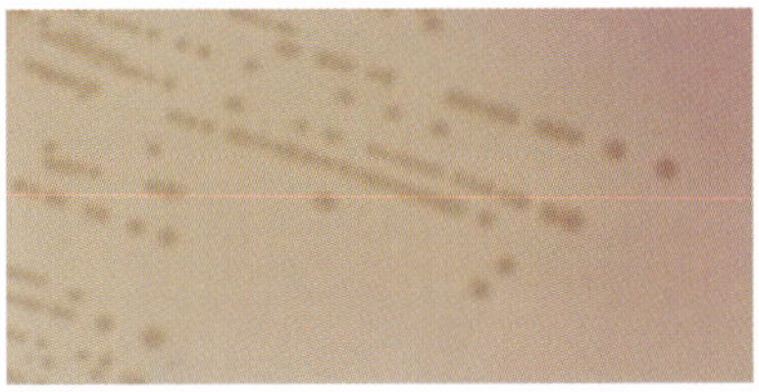

Morganella Colony on MacConkey

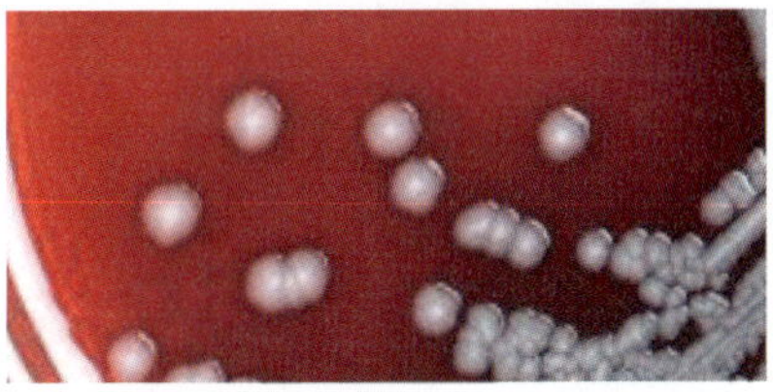

Morganella Colony on BAP

(4) 확인감별특성

K/AG, ++--, Lys, Arg, Orn중 **Ornithine만 양성**

일반적으로, 포도당을 발효하고, Glucose 발효시 Gas를 생성하지만, H_2S생성은 없다. Sucrose를 비분해하여, TSI배지의 사면부는 적색이 된다. Indole과 MR은 양성이지만, VP와 Citrate는 음성이다. Lysine과 Arginine은 음성 이지만, Ornithine과 Urea는 양성으로 비교 감별 특징으로 타 균종들과 비교 해서 감별을 해 낼 수 있다.

KCN, Urea와 PPA는 양성이지만 Malonate는 음성이다.

[동정의 point]

TSI 배지의 사면부가 적색이 되고, 특징적인 색조를 띈다. Citrate는 음성, Ornithine은 양성인 결과가 *P. mirabilis*와의 비교 감별 기준으로 타 균종들과 비교해서 감별을 해 낼 수 있다.

Indole · Pyruvic acid (IPA) 반응 양성(*M. mrganii*)인 것이 본 세균 감별의 기준이 되는 큰 특징이다.

+ + - -이면서 KCN, Urea & PPA가 양성이고, Ornithine만 양성인 것으로, 타 균속으로 오인하지 않고 *Proteus*균족 중 *M. morganii*를 감별하는 큰 기준을 잡을 수 있다.

*P. mirabilis*는 KCN, Urea, PPA 및 Ornithine이 *M. morganii*와 같이 양성이긴 하지만, K/AGH_2S 에 - + - d로 1차 확인 감별 성상부터 차이가 나기 때문에 오인을 하거나 혼선을 빚을 일이 없이 기본을 확실히 알고 있으면 국시 합격 적중율 향상 뿐만이 아니라, 분리동정 실무처리 기술력 고양까지 높이 향상이 되리라고 본다.

* *P. mirabilis & M. morganii* 의 비교 감별특성

Strains	KMUP	LAO	KIA	IMViC
P. mirabilis	+ − + +	− − +	K/AGH_2S	+ − d
M. morganii	+ − + +	− − +	K/AG	+ + − −

* *M. morganii* 의 확인 감별성상

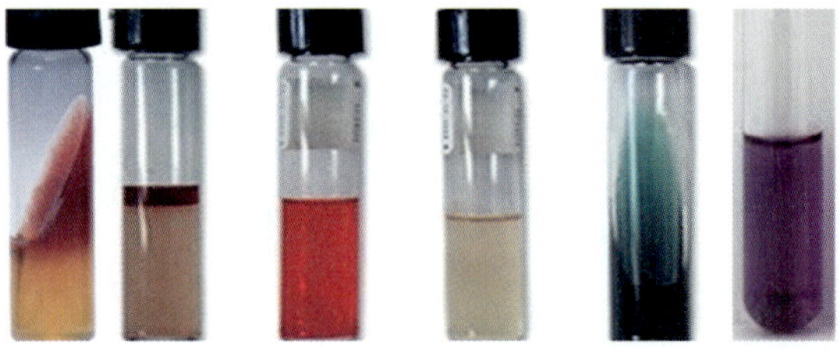

TSI Indole MR VP Citrate Ornithine

K/AG + + − − +

* *P. mirabilis*의 확인 감별성상

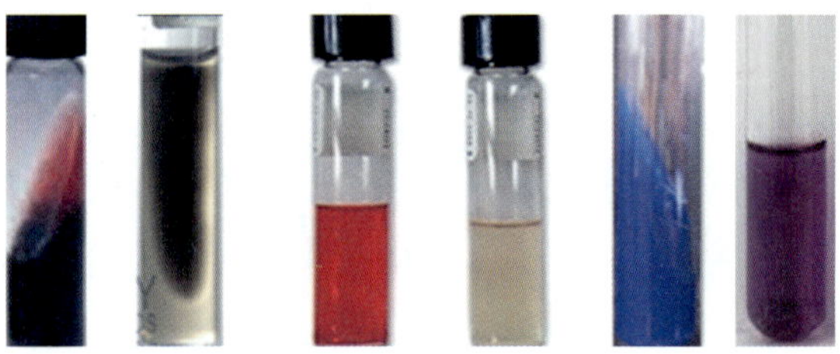

TSI Indole MR VP Citrate Ornithine

K/AGH_2S − + − + +

(5) 항균제감수성

Ampicillin이나 제1세대 Cephalosphorin계 항생제에 내성으로, 제2세대 Cephalosphorin계 항생제에도 내성의 균주가 많다. Bactam / Piperacillin, 제3세대 Cephalosphorin계 항생제, Quinolone계 항생제, Carbaphenem계 항생제 등이 선택된다.

M. morganii 총 정리

1. Gram (−) Short Bacilli, (Fla)+, (Cap & Spo)−.
2. KIA → TSI: K/AG / IMViC: (+ + − −)
3. LAO 음중 **Only Orn 양성**이며, (Ind, KCN, Urea, PPA): all (+)
4. 장내세균이지만 주로 비뇨기계감염증 유발

13. *Providencia*

***Classification**

Family: *Enterobactereaceae*

Genus: *Providencia*

Species: *alcalifaciens, rettgeri, stuartii*

1) *Providencia alcalifaciens*

(1) Disease

토양, 수질, 식물 등에 서식하다가 기회주의적으로 저항력이 낮은 인체에 감염이 되어, **요로감염, 호흡기계감염증 등을 유발시킨다.**

(2) 형태 및 구조

Gram 음성(0.4~0.7×1~3.0 μm), **소막대균으로**, 주모성 편모는 갖고 있지만, 협막은 없다.

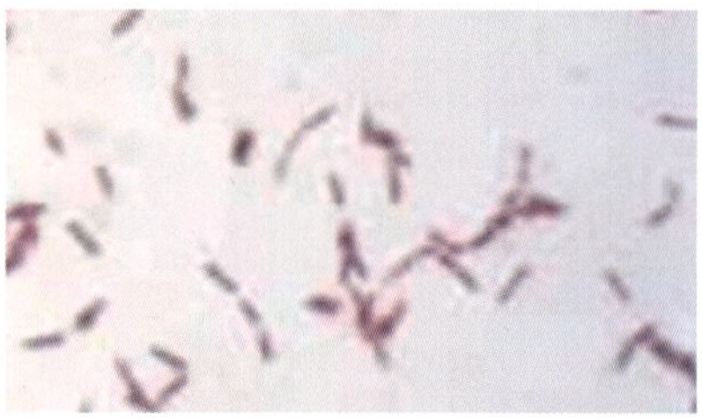

Providencia Gram Stain(G-SB)

(3) 배지, 배양 및 집락특성

MacConkey나 SS배지에서 0.5~2 mm의 **무색~회백색의 둥글고 볼록한 소형집락을 형성한다.**

Lactose비분해성 타 균주들과 비교감별에 주의를 요해야 한다.

BAP에서도 Swarming(유주현상)은 없다.

* Swarming(유주현상)은 *M. morganii, Providencia*는 없고,

*P. vulgaris & P. mirabilis*가 있는 것으로, BAP에 분리배양 후 분리집락 관찰 단계부터 감별 진단의 큰 줄기를 잡아 갈 수 있다.

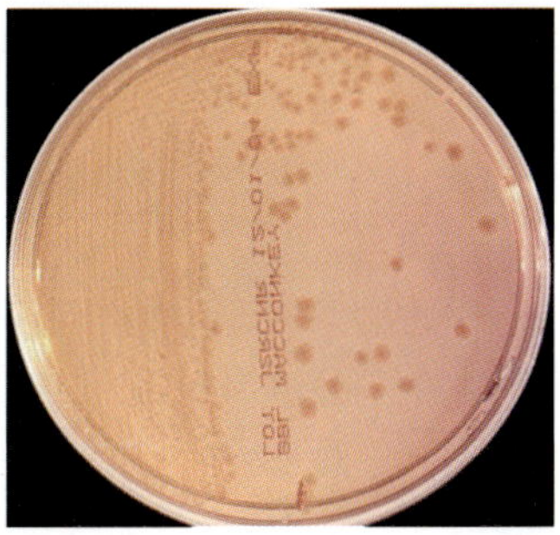

Providencia Colony on Mac.

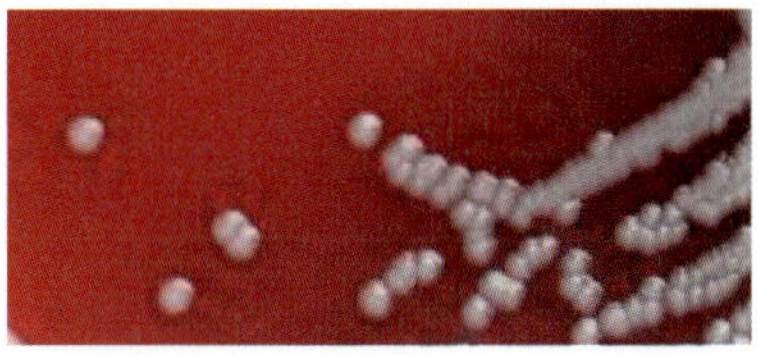

Providencia Colony on BAP

(4) 확인감별특성

K/AG, ++−+, Lys, Arg, Orn 모두 음성

일반적으로, 포도당을 발효하고, TSI배지의 고층은 황변한다. Sucrose분해는 불명확하다. Gas생성은 양성이다. 운동성이 있다. Indole, MR, Citrate는 양성이지만, VP는 음성이다. Lysine, Arginine 및 Ornithine 모두 음성이며, Urea도 음성이다.

KCN과 PPA는 양성이지만, Malonate는 음성이다.

Gas 생성은 있지만, Urea와 H_2S 음성인 것이 본 균을 감별하는 기준이 되며, 이 기준을 이용하여 본 균 뿐만이 아니라, 타 균종도 비교 감별을 해 낼 수 있는 기틀이 된다.

* *Prov. alcalifaciens*의 확인 감별성상

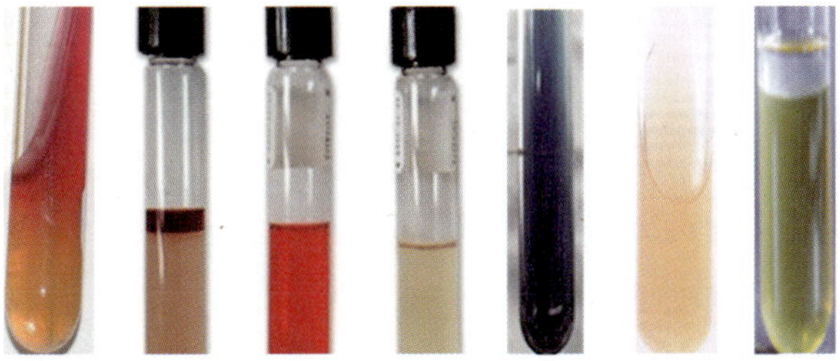

KIA	Indole	MR	VP	Citrate	Urea	LAO
K/AG	+	+	−	+	+	all(−)

(5) 항균제감수성

Ampicillin이나 제1세대 Cephalosphorin계 항생제에 내성으로, 제2세대 Cephalos-phorin계 항생제에도 내성의 균주가 많다. **Bactam/Piperacillin, 제3세대 Cephalosphorin계 항생제, Quinolone계 항생제, Carbaphenem계 항생제 등이 선택된다.**

2) *Providencia rettgeri*

(1) Disease

인간이나 동물의 요, 객담, 각종 농, 분비물, 분변 등에서 검출된다. 병원성은 낮지만 *Proteus* 속 균과 같은 모양, 종종 의료관련 감염증으로 **요로감염증, 창상감염 등을 유발**시킨다. 원내감염, 기회감염도 유발시킨다.

(2) 형태 및 구조

[형태]

크기는 1~3×0.4~0.6 μm의 Gram **음성 소막대균** 이다.

주모성 편모는 형성하지만, 아포와 협막은 없다.

[관찰의 point]

Gram 염색상에서는 다른 장내 세균과 감별 검경은 난해하다.

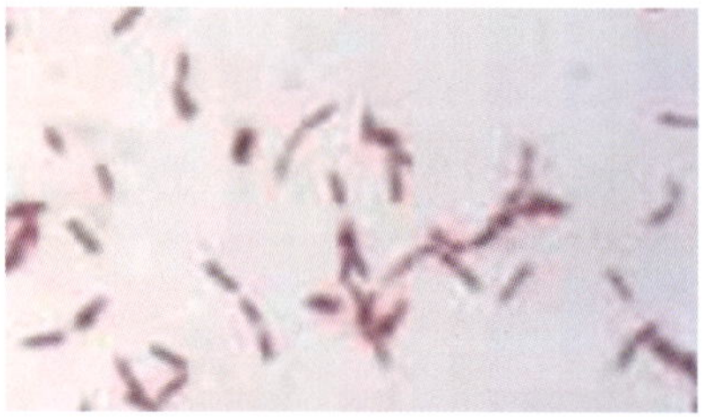

Providencia Gram Stain (G-SB)

(3) 배지, 배양 및 집락특성

[형태와 배양]

호기배양, 혐기배양, 탄산가스 배양의 어느 조건에서도 발육은 양호하다.

[관찰의 point]

MacConkey한천배지 상에서는 35~37℃, 24시간 배양으로 직경 0.5~2 mm의 반투명의 집락을 형성한다. 또, 특유의 부패냄새를 낸다.

HE에서 집락은 Blue Green,

XLD에서 집락은 Pinkish Red이다.

BS배지에서는 발육이 되지 않는다.

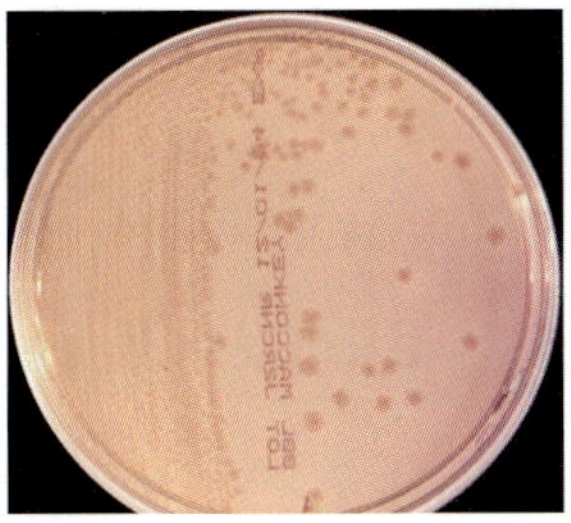
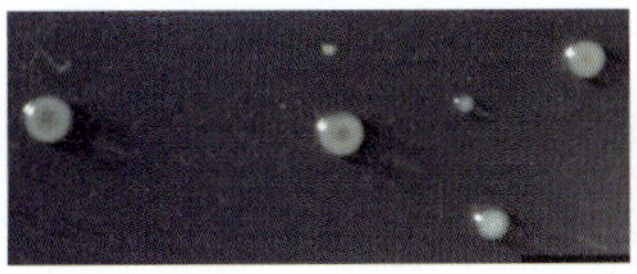
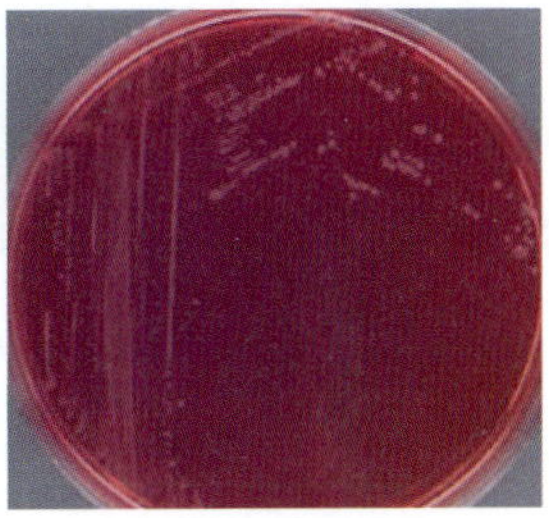

(4) 확인감별특성

K/A, ++-+, Lys, Arg, Orn 모두 음성

일반적으로, 포도당을 발효하고, TSI배지의 고층은 황변한다. Sucrose분해는 불명확하다. 운동성이 있다. Indole, MR 및 Citrate 양성이고, Lysine, Arginine 및 Ornithine 모두 음성이지만, Urea는 양성이다.

KCN과 PPA는 양성이지만 Malonate는 음성이다.

Urea는 양성이지만 H_2S 및 Gas생성 음성인 것이 본 균을 감별하는 기준으로 잡아서 본 균과 타균 등을 비교 감별 해 내는데 유용하게 활용을 할 수 있다.

*** * *Prov. rettgeri* & *Prov. alcalifaciens* 의 비교감별 특성**

Tests	*Prov. rettgeri*	*Prov. alcalifaciens*
KIA	K/A	**K/AG**
IMViC	+ + − +	+ + − +
LAO	− −	− −
Urea	**+**	**−**
Gas from Glucose	**−**	**+**
H_2S	−	−

*** *Prov. rettgeri*의 확인 감별성상**

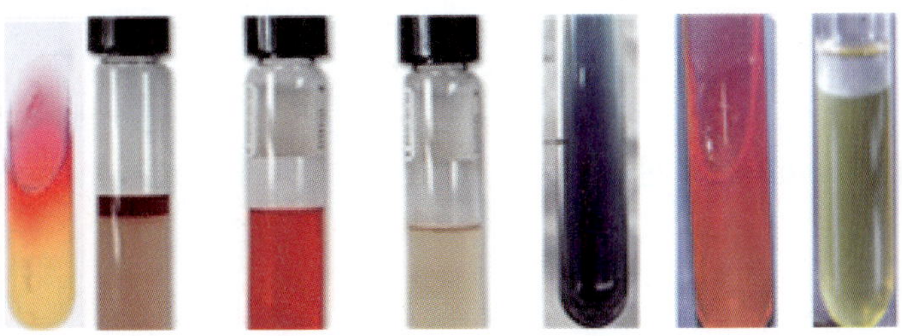

KIA	Indole	MR	VP	Citrate	Urea	LAO
K/A	+	+	−	+	+	all(−)

[동정의 point]

구연산염 이용능 양성, Ornithine 탈탄산 음성이 *M. morganii*와의 감별 기준의 특징이다. *Providencia* 균속은 5균종이 존재한다. 정확한 균종의 동정은 시판 중인 Kit를 이용한다. Ornithine 양성이지만, H_2S음성이면 ***M. morganii* 로,** Ornithine과 H_2S 두가지 모두양성이면 ***P. mirabilis* 로 2차 확인 감별검사를 하여 정확히 분리 동정을 해 갈 수 있는 큰 줄기를 잡아 갈 수 있다.**

** Ornithine 감별 성상 차이에 의한 *Proteus* 균족 감별기준

Strains	LAO	TSI	IMViC
M. morganii	− − +	K/AG	+ + − −
P. mirabilis	− − +	K/AGH_2S	− + − d
P. vulgaris/ Providencia	− − −	A/AGH_2S/ (K/AG, K/A, A/A)	+ + − −/ + + − +

* Ornithine 양성 균주의 비교감별

Strains	Orn(+)	TSI	IMViC
M. morganii	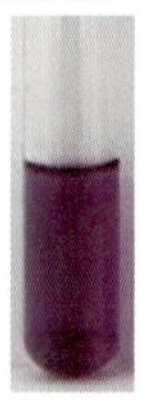	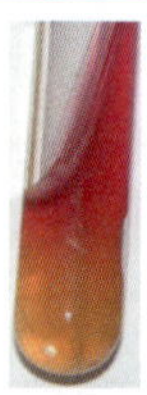	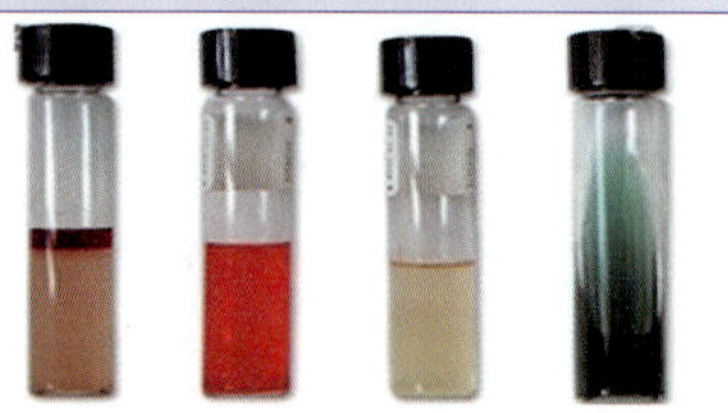
P. mirabilis	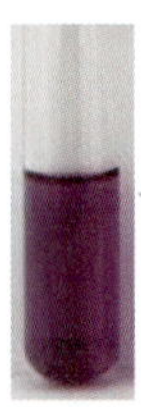	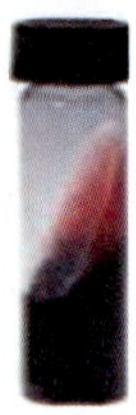	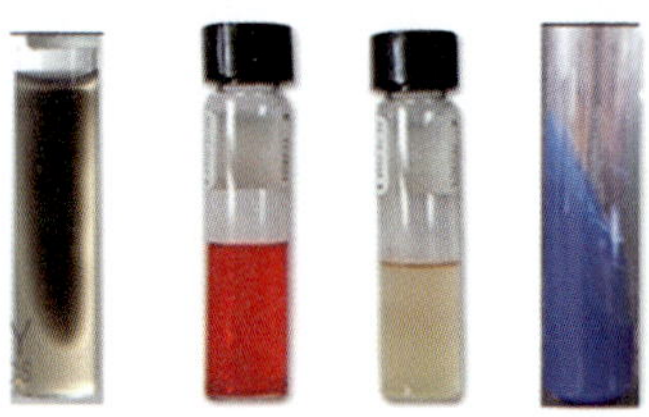

(5) 항균제감수성

Ampicillin이나 제1세대 Cephalosphorin계 항생제에 내성으로, 제2세대 Cephalos-phorin계 항생제에도 내성의 균주가 많다. **Bactam/Piperacillin, 제3세대 Cephalosphorin계 항생제, Quinolone계 항생제, Carbaphenem계 항생제 등이 선택된다.**

Providencia 총 정리

1. Gram(−) Short Bacill

2. *Prov. alckalifaciens, Prov. suartii & Prov. rettgerii* 비교감별

Tests	*Prov. alcalifaciens*	*Prov. suartii*	*Prov. rettgerii*
KIA	K/AG	K/A	K/A
IMViC	+ + − +	+ + − +	+ + − +
Urea	−	+	+

* *Proteus* 균족의 분리동정 과정의 총정리

검체	Gram Stain	증균배양	분리배양	확인감별시험			
	배지선정 분리등정의 디자인	감염균의 증균 (혼탁도 증가)	균과/균속	균과 감별	균족 감별	균속 감별	균종 감별
소변 객담 이루 복수	G-Sort B. B = Backilli	GNB 37℃/24hrs B = Broth	MacConkey Greish White EMB G-W SS: NG HE (Black, Green) XLD (Black, Red) BS: NG /37℃/24hrs	(G-B) Glu: F Lac: (−) Coli-form B: + Oxi : (−) Nit: + Mot + (*Shi, Kleb*:−) /37℃/ 24hrs	KMUP : (+−++) CO_2 Gas & Urea − : Prov.alcalifaciens Malonate: all Spp. : (−) KCN & PPA Proteeae all Spp.: + /37℃/24hrs	KIA, IMVIC 등 /37℃/24hrs	LAO, 당분해시험 /37℃/24hrs Weil-Ferix 반응

G-S → 증 & 분→ KIA → IMVIC→ Oxi → Nit → KMUP → LAO → Carbohydrate (당 발효능 시험)/ Confirm Test Tube Standing in Rack.

14. *Yersinia*

*Classification

Family: *Enterobactereaceae*

Genus: *Yersinia*

Species: ***pestis, enterocolitica, pseudotuberculosis****, intermedia, frederiksenii, ruckeri*

1) *Yersinia pestis*

(1) Disease

설치류의 쥐벼룩에 서식을 하다가 인체에 쥐벼룩이 물거나 호흡기감염방식으로 감염이 되어 **폐 페스트, 서혜부(림프절, 선)페스트, 패혈증 페스트를 유발시킨다.** 우리나라에 검출은 없었지만 호흡기 감염방식으로 감염이 되어 사망률이 100%로 아주 높다.

(2) 형태 및 구조

Gram 음성(0.5~0.8×1~3 μm) 소 막대균이다. 균체의 양단이 적색으로 농후하게 염색이 되는 **Bipolar Staining결과를 관찰할 수 있다.** 부적절한 환경에서는 세포벽 바깥으로 협막양 피막(Envelope)을 형성하지만, 좋은 환경에서는 협막을 형성하지 않는다. **편모와 아포는 없다.**

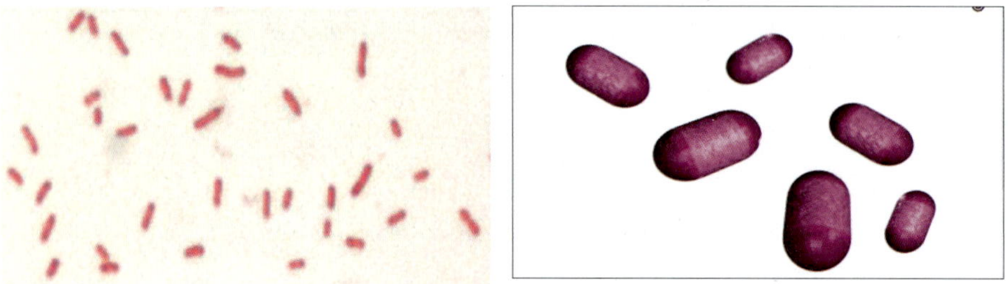

Y. pestis: Gram Stain & Picture Closed up

(3) 배지, 배양 및 집락특성

통성혐기성으로, NAP에서 발육이 가능하지만 BAP나 Hemin첨가배지에서 **0.2~1 mm의 회백색, 물방울 모양의 광택성 집락으로 잘 발육이 된다.** 37℃보다 25℃에서 더 잘 발육이 된다. 혈액배양에서 선페스트에 경우 약 80% 정도로 검출이 우수하고, 패혈증 페스트에 경우 100%가 검출이 된다.

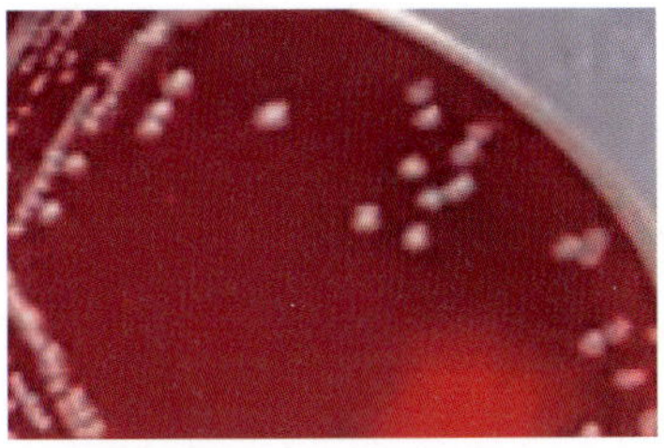

Y. pestis Colony on BAP

(4) 확인감별특성

K/A, - + - -, Lys, Arg, Orn 모두 음성.

일반적으로 포도당을 발효한다. Gas 및 H_2S를 생산하지 않는다. 운동성은 30℃ 이하나 37℃배양에서 모두 편모를 방출하지 않아서 운동성이 음성이다.

Indole, VP 및 Citrate 는 음성이지만, MR은 양성이다, Lysine, Arginine 및 Ornithine 3가지 아미노산 분해는 모두 음성이다.

Urea, Lactose 및 Sucrose가 음성 일 뿐만이 아니라 대부분의 당류 분해도 하지 않는다. 그러나 *Y. pestis*균종을 포함하여 Lactose는 음성이지만 ONPG는 양성으로 대부분의 균종들이 Lactose 음성에, ONPG 양성에 결과를 보여주고 있는 것으로 보아 Lactose 분해능이 느린 특성을 갖고 있는 감별 기준을 확보할 수 있는 것을 활용하여 감별에 기준을 세워 비교 감별을 해 가는데 활용을 할 수 있다.

KCN, Malonate, Urea, PPA 모두 음성이어서 KCN, Urea와 PPA가 양성이고 Malonate만 음성인 *Proteus*와 감별의 기준이 되는 특징을 갖고 있다.

Esculine가수분해 양성(50%)인 것이, *Y. enterocolitica*(25% 양성)와 본 균종을 감별하는 기준으로 사용을 할 수도 있다.

*** *Y. pestis* 의 확인 감별성상**

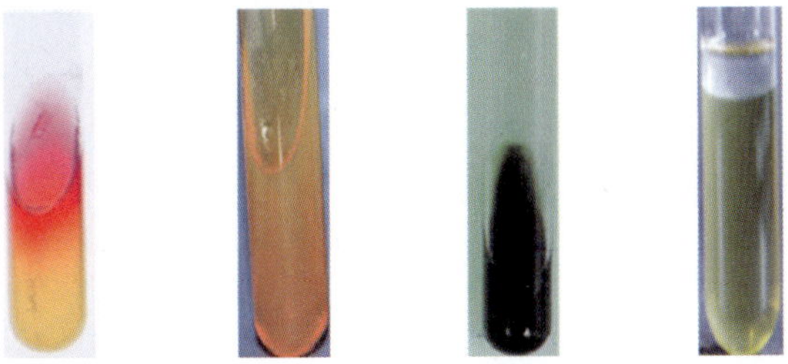

KIA	Urea	Esculine	Ornithine
K/A	−	+	−

* *Yersinia*의 감별 특성

Tests	*Y. pestis*	*Y. enterocolitica*	*Y. pseudotuberculosis*
Indole	−	d	−
Methyl red	+	+	+
Voges-Proskauer	−	−	−
Citrate	−	−	−
Lactose	−	−	−
Mot(37℃)	−	−	−
Mot(25℃)	−	+	+
Urea	−	+	+
Ornithine	−	+	−
Sucrose	−	+	−
ONPG	+	+	+
Esculin	+(50)	−(25)	+(95)

(5) 항균제감수성

Tetracycline, Streptomycin, Sulfa계열 항생제에 감수성이고, **Penicillin에는 내성이다.**

2) *Yersinia enterocolitica*

(1) Disease

돼지, 개, 원숭이 등의 포유동물이 보유한다. 경구감염으로 **식중독의 원인균이 된다. 종말회장염, 장간막 림프절염, 충수염, 위장염, 패혈증 등을 유발한다.**

장염을 유발하는 균은 *Yersinia enterocolitica*와 *Yersinia pseudotuberculosis*의 2종이 있다.

(2) 형태 및 구조

그람 음성(0.5~0.8-1~3 μm), **소막대균,** 주모성 편모는 있으나, 아포와 협막은 없다.

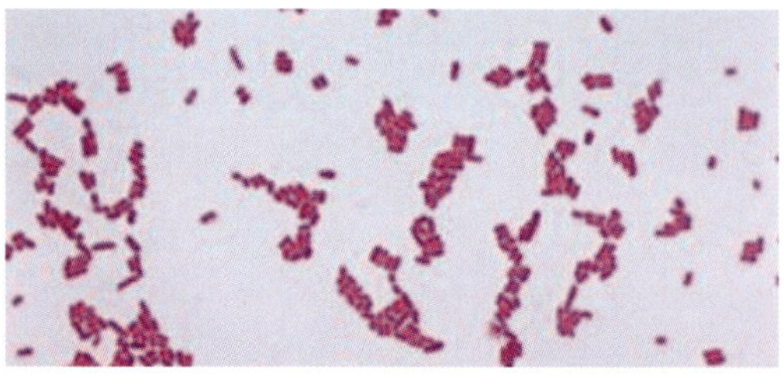

Y. enterocolitica Gram Stain (G−SB)

* *Ye, Shi & Sal* Gram Stain 비교감별

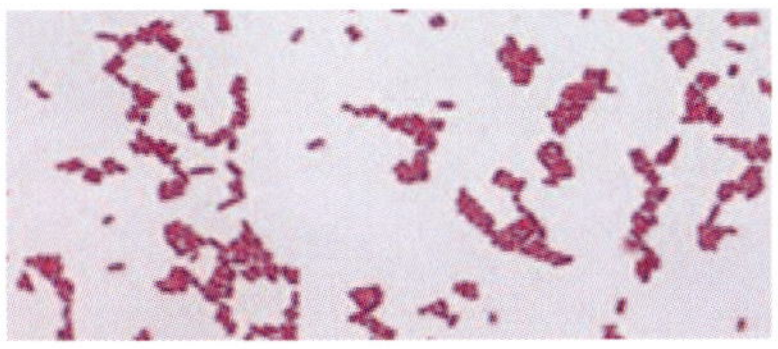

Y. enterocolitica

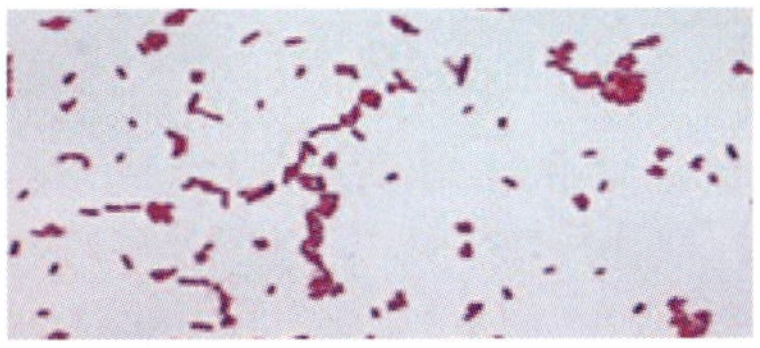

Shigella

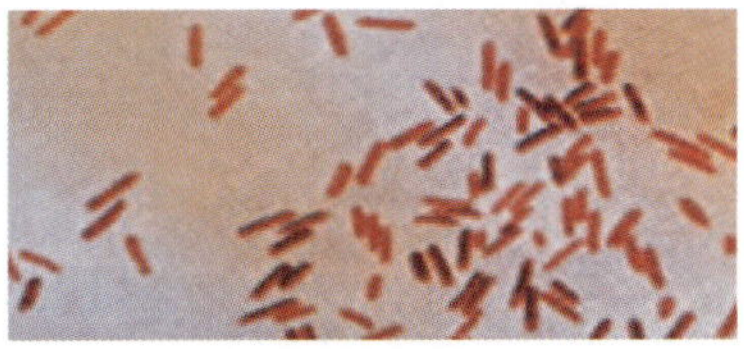

Salmonella

Tests	*Y. enterocolitica*	*Shigella*	*Salmonella*
Color	Red	Red	Red
Size(μm)	(≤2)	(≤2)	5~6
Shape	Straight Small Bar	Straight Small Bar	Straight Long Bar

(3) 배지, 배양 및 집락특성

[형태와 배양]

통성혐기성 균주로, 분리에는 **MacConkey, SS 한천배지 또는 CIN(Cefsulodin Irgasan Novobiocin)한천배지 등을 사용한다.** 미리 사전에 *Yersinia*속 균이라고 의심되어지는 경우에는, 22~26℃에서 48시간 배양이 요구되어지지만, 35~37℃로 24시간 배양 후, 1일 실온에 방치해도 배양이 잘 된다.

[관찰의 point]

MacConkey, SS한천 배지상에서는, **무색투명, 미소하고 핀홀 모양의 집락(24시간 배양으로 1mm 이하의 집락이 되고, 최저 48시간 배양이 필요)을 형성한다.**

저온역에서 발육성이 좋고, **지적발육온도는 27~30℃이다.**

CIN에서 *Y. enterocolitica*는 Mannitol 분해하여 분해산물로 생성된 산성의 분해산물이 Neutral Red 지시제 반응으로 **적색의 소형(0.1~1.0 mm) 집락(Bull's Eye Shaped colony)을 형성한다.**

장내세균의 적색집락을 형성하는 2균주 중 *Y. enterocolitica*의 적색집락(CIN)보다 *S. marcescens*의 적색 집락(DNase medium)의 사이즈가 더 크다.

* 장내세균 중 적색집락 형성균주의 비교 감별특성

Tests	*Y. enterocolitica*	*S. marcescens*
TSI	A/A	A/A(G)
IMViC	d+−−	−++
Urea	+	−
KCN	−	+
Lysine	−	+
DNase	−	+

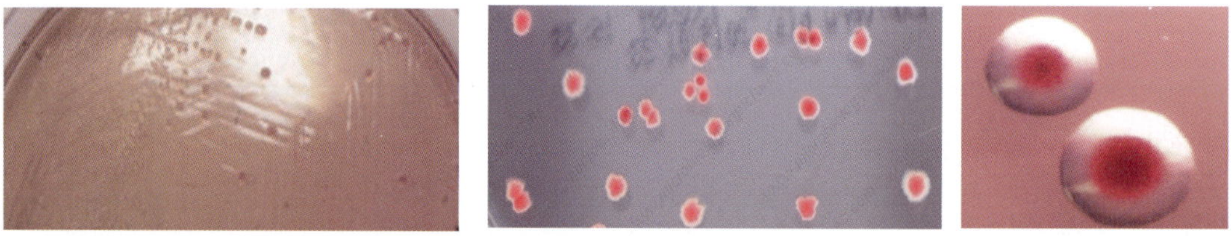

Y. enterocolitica Colony on MacConkey & CIN (Colony Closed up on CIN)

* *Y. enterocolitica* Colony on MacConkey & CIN

Tests	MacConkey	CIN
Color	Greish-White	Red
Size	1~2mm	1~2mm
Shape	Small Round Convex	Bull's Eye Shaped Colony (Small Double(Pinkish/Red) Round Convex)

(4) 확인감별특성

K/A → A/A, d + − −, Lys, Arg, Orn 중 **Ornithine만 양성.**

일반적으로 포도당을 발효한다. Gas를 생산하지 않는다. 운동성은 30℃ 이하의 배양에서 편모를 방출하지만, 37℃에서는 편모를 형성하지 않는다.

Indole d급 양성, MR 양성이지만, VP와 Citrate는 음성이다. Lysine과 Arginine은 음성, Ornithine과 Urea는 양성이다. Sucrose는 발효를하지만, Lactose는 비분해한다.

Lactose는 비 분해하지만, ONPG는 양성이다. Esculin가수분해 음성이다. KCN, Malonate, PPA모두 음성이어서 KCN과 PPA가 양성이고 Malonate만 음성인 *Proteus*와 감별의 기준이 되는 특징을 갖고 있어서 이들을 비교 감별 하는 데 이 특징을 유용하게 활용하여 감별을 해 낼 수 있다.

* *Y. enterocolitica* & *P. vulgaris* 의 비교 감별특성

Strains	KMUP	ONPG	Esculin	TSI	IMViC
Y. enterocolitica	+−+−	+	− (25)	A/A	d+−−
P. vulgaris	+−++	−	d (50)	A/AGH_2S	++−−

* KMUP= KCN, Malonate, Urea, Phenylalnine(PPA/PDA)

* *Y. enterocolitica* 의 확인 감별성상

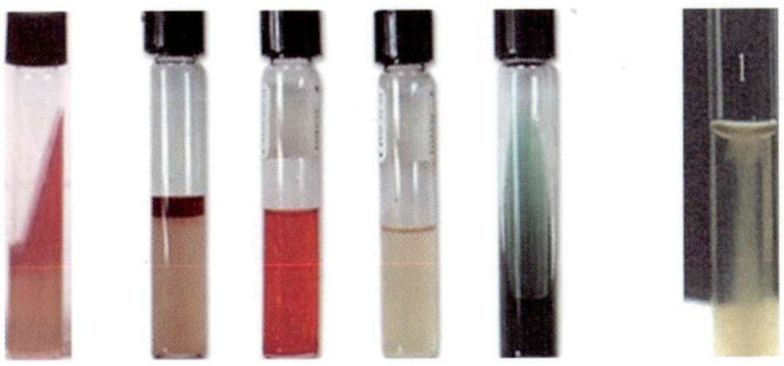

KIA	Indole	MR	VP	Citrate	Mot(25℃)
K/A	d	+	−	−	+

그 밖의 감별성상

운동성이나 생화학적성상이 여러 가지 배양 온도에 의존을 하며, **통상 25℃에서 동정**검사를 실시한다. 또는 **25℃**와 37℃ 배양을 병행해서 비교하는 것도 동정의 도움을 준다. 성상 확인배양은 48시간 배양 후에 판정을 한다.

(5) 항균제감수성

통상, 항균제 요법없이 자연 소퇴한다. 중증이나 합병증을 동반한 증례에서는, Quino-lone계 항생제나 ST합제(Sulfamethoxazole Trimethoprime)에 의한 단제 요법, 또는 주사용 Minocycline과 Aminoglycosid계 항생제(Gentamycin이나 Tobramycin)와의 병용투여를 한다.

3) *Yersinia pseudotuberculosis*

(1) Disease

모르못드, 토끼, 마우스 등의 **위결핵증의 원인균으로, 인간의 감염은 비교적 적고, 장간막림파염에서는 하리(이질, 설사)를 동반한다**. *Yersinia pseudotuberculosis*의 감염증은 수유아에 많다.

(2) 형태 및 구조

그람 음성 소 막대균(0.5~0.8−1~3 µm), 극염색성 및 다형태성의 특징을 갖고 있는 것이 다른 장내 세균과 감별기준이 된다.

주모성 편모는 있으나, 아포와 협막은 없다.

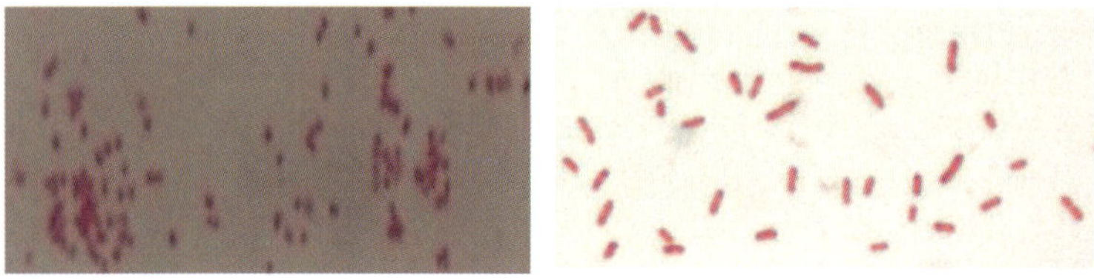

Gram Stain: *Y. psedotuberculosis & Y. Pestis*

(3) 배지, 배양 및 집락특성

[형태와 배양]

*Yersinia*속 균에서 **식중독의 원인이 되는 균종은 *Y. enterocolitica*와 *Y. pseudotuberculosis*의 2균종이 있**다. 분리에는 MacConkey한천배지, CIN한천배지 등을 사용한다. *Yersinia*속 균이 의심스러운 경우는 22~26℃에서 48시간 배양이 요구 시 되어지며, 처음부터 25℃에서 분리배양을 병행한다. 35~37℃로 24시간 배양 후, 1일 실온에 방치해도 배양이 잘 된다.

[관찰의 point]

MacConkey한천배지에서는 발육을 하지만, SS한천배지에서는 발육이 되지 않는다. 또는 발육을 해서도 아주 작은 이슬방울 모양의 집락을 형성하고, 35~37℃전후에서 1~2일간 배양을 할 필요가 있다. MacConkey한천배지에서는, **25℃, 48시간 배양으로 Lactose를 비 분해해서, 직경 1 mm 전후의 무색 반투명 집락을 형성한다.**

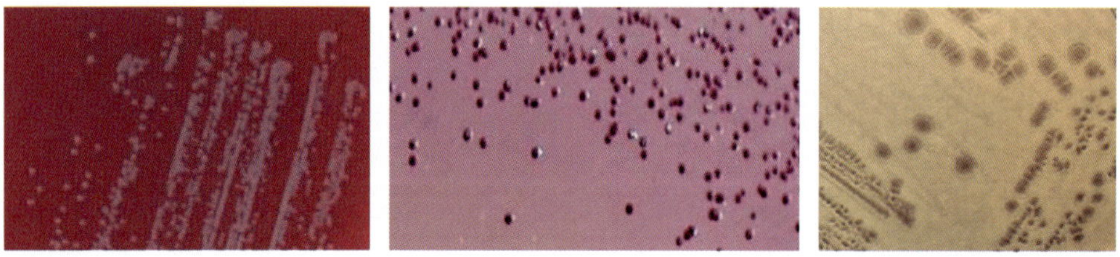

Y. psedotuberculosis Colony on BAP, CIN, MacConkey from Left

(4) 확인감별특성

K/A, − + − −, Lys, Arg, Orn 모두 음성

일반적으로 포도당을 발효한다. Gas를 생산하지 않으며, **운동성은 30℃ 이하의 배양에서 편모를 방출하지만, 37℃에서는 편모를 형성하지 않는다.**

따라서 운동성 확인은 25℃ 배양에서 양성이다.

Indole, MR, VP, Citrate, Lysine, Arginine, Ornithine, Lactose 및 Sucrose는 모두 음성이다.

Mot(25℃), Urease와 Esculin은 모두 양성인 특징도 *Yersini*a 균속 중 중요 균종의 비교 감별 기준이 되며 이 기준을 활용하여, 비교 감별을 해 낼 수 있다.

Sucrose와 Ornithine음성인 것이 *Y. enterocolitica*와 감별기준의 특징으로 비교 감별을 해 낼 수 있다.

* *Y. pseudotuberculosis* & *Y. enterocolitica* 의 비교 감별특성

Tests	*Y. pseudotuberculosis*	*Y. enterocolitica*
Sucrose	−	+
Ornithie	−	+
Esculin	+(95%+)	−(25%+)

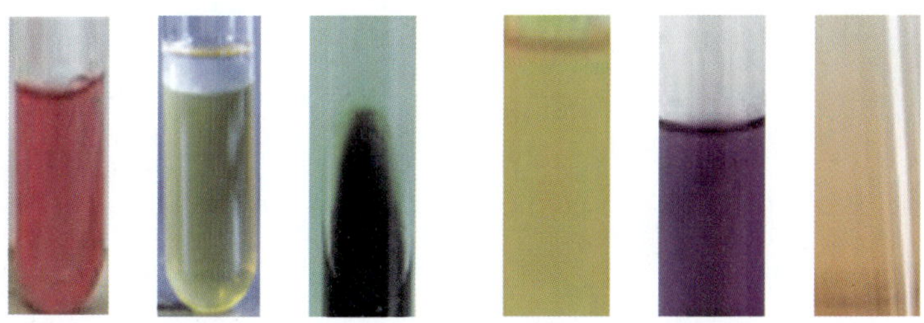

Sucrose − Ornithine − Esculine + Sucrose + Ornithine + Esculin −

Y. pseudotuberculosis *Y. enterocolitica*

그 밖의 감별성상

운동성이나 생화학적 성상이 여러 가지 배양 온도에 의존하며, **통상 25℃에서 동정검사를 실시한다.** 또는 25℃와 37℃ 배양을 병행해서 비교하는 것도 동정의 도움을 준다. 감별 성상 확인배지는 48시간 배양 후에 판정을 한다.

(5) 항균제감수성

통상, 항균제 요법 없이 자연소퇴한다. 중증에나 합병증을 동반한 증례에서는, Quinolone계 항생제가 ST합제(Sulfamethoxazole Trimethoprime)에 의한 단제 요법, 또는 주사용 **Minocycline과 Aminoglycosid계 항생제(Gentamycin이나 Tobramycin)와의 병용투여**를 한다.

Yersinia 총 정리

1. Gram (–) Short Bacilli.

Y. enterocolitica

2. (Fla/25℃): 방출 +, (Cap & Spo): –.
3. K/A, d + – –
4. **(Mot 25℃, Suc, Urea, Orn) all (+)**
5. *Yersinia*는 Lac 음성이지만 ONPG (+)
6. *Yersinia* 균종의 Esc 양성율은 *Y. pse., Y.p.,* Ye: 95/ 85/ 25.
7. Bulls Eye Shaped Colony(Small Round Convex Red Colony) on CIN

* *Yersinia* 균족의 분리동정 과정의 총정리

<table>
<tr><th>검체</th><th>Gram Stain</th><th>증균배양</th><th>분리배양</th><th colspan="4">확인감별시험</th></tr>
<tr><td></td><td>배지선정 분리등정의 디자인</td><td>감염균의 증균
(혼탁도 증가)</td><td>균과/균속</td><td>균과 감별</td><td>균족 감별</td><td>균속 감별</td><td>균종 감별</td></tr>
<tr><td>혈액
객담
설사변</td><td>Sor,
Suc, Man
Ara, Xyl, Tre,
Cel
G-Sort B.
B = Bacilli</td><td>GNB
/37℃/24hrs
B=Broth</td><td>MacConkey
Greish White

EMB
G-W
SS:
NG, G-W

CIN:
Ye = Small Red
/37℃/24hrs</td><td>(G-B)
Glu: F
Lac: (–)
Coli-from B: +
Oxi: (–)
Nit: +
Mot:
<table><tr><th></th><th>37℃</th><th>25℃</th></tr><tr><td>Ye</td><td>–</td><td>+</td></tr><tr><td>Ypse</td><td>–</td><td>+</td></tr><tr><td>Yp</td><td>–</td><td>+</td></tr></table>/37℃/24hrs</td><td>KMUP:
all (–)

Urea + :
Y.E(75)
Y.pose~(95)
/37℃/
24hrs</td><td>KIA
IMVic
등
/37℃/
24hrs</td><td>LAO,
당분해시험
(+) : Glu, Suc, Man, Ara, Xyl, Tre, Sor, Cell
(–) Lac, Ado, Ino, Dul, Sal, Raf, Rham
/37℃/24hrs
<table><tr><th></th><th>Om</th><th>25℃</th></tr><tr><td>Ye</td><td>+</td><td>+25</td></tr><tr><td>Ypse</td><td>–</td><td>+95</td></tr><tr><td>Yp</td><td>–</td><td>+50</td></tr></table></td></tr>
</table>

G-S → 증 & 분→ KIA → IMVIC→ Oxi → Nit → KMUP → LAO → Carbohydrate (당 발효능 시험)/ Confirm Test Tube Standing in Rack.

* 장내세균 중요 확인감별 특성

균속	균종	KIA	TSI	G.L.S	IMViC	Motility	Urea	PPA	Malonate	KCN	L.A.O	ONPG
Escherichia	*coli*	A/AG	A/AG	+ + +	+ + − −	+	−	−	−	−	+ − d	+
Edwardsiella	*tarda*	K/AG H_2S	K/AG H_2S	+ − −	+ + − −	+	−	−	−	−	+ − +	−
Citrobacter	*freundii*	A/AG H_2S	A/AG H_2S	+ + +	− + − +	+	+	−	−	+	− d −	+
Salmonella	*typhi*	K/A H_2S	K/A H_2S	+ − −	− + − −	+	−	−	−	−	+ − −	−
	paratyphi-A	K/AG	K/AG	+ − −	− + − −	+	−	−	−	−	− − +	−
Shigella	*dysenteriae* (Gr. A)	K/A	K/A	+ − −	d + − −	−	−	−	−	−	− − −	−
	flexneri (Gr. B)	K/A	K/A	+ − −	d + − −	−	−	−	−	−	− − −	−
	boydii (Gr. C)	K/A	K/A	+ − −	− + − −	−	−	−	−	−	− − −	−
	sonnei (Gr. D)	K/A	K/A	+ − −	− + − −	−	−	−	−	−	− − +	+
Klebsiella	*pneumoniae*	A/AG	A/AG	+ + +	− − + +	−	+	−	+	+	+ − −	+
	oxytoca	A/AG	A/AG	+ + +	+ − + +	−	+	−	+	+	+ − −	+
Enterobacter	*cloacae*	A/AG	A/AG	+ + +	− − + +	+	d	−	+	+	− + +	+
Serratia	*marcescens*	K/A(G)	A/A(G)	+ − +	− − + +	+	−	−	−	+	+ − +	+
Proteus	*mirabilis*	K/AG H_2S	K/AG H_2S	+ − −	− + − d	+	+	+	−	+	− − +	−
	vulgaris	K/AG H_2S	A/AG H_2S	+ − +	+ + − −	+	+	+	−	+	− − −	−
Providencia	*rettgeri*	K/A	K/A	+ − −	+ + − +	+	+	+	−	+	− − −	−
Morganella	*morganii*	K/AG	K/AG	+ − −	+ + − −	+	+	+	−	+	− − +	−
Yersinia	*pestis*	K/A	K/A	+ − −	− + − −	−	−	−	−	−	− − −	+
	enterocolitica	K/A	A/A	+ − +	d + − −	25℃ ⊕ 37℃ ⊖	+	−	−	−	− − +	+
	pseudotuberculosis	K/A	K/A	+ − −	− + − −		+	−	−	−	− − −	+

* 장내세균의 기본, 핵심 감별특성

Strains	TSI	IMViC	Urease	Motility	Lysine	Arginine	Ornithine	PAD	ONPG
E. coli	A/AG	++−−	−	+	+	−/+	+/−	−	+
S. sonnei	K/A	−+−−	−	−	−	−	+	−	+
Ed. tarda	K/AGH_2S	++−−	−	+	+	−	+	−	−
S. typhi	K/AH_2S	−+−−	−	+	+	−	−	−	−
C. freundii	A/AGH_2S	−+−+	+	+	−	+/−	−/+	−	+
K. pneumoniae	A/AG	−−++	+	−	+	−	−	−	+
K. oxytoca	A/AG	+−++	+	−	+	−	−	−	+
Ent. cloacae	A/AG	−−++	−	+	−	+	+	−	+
S. marcescens	A/A(G)	−−++	−	+	+	−	+	−	+
P. vulgaris	A/AGH_2S	++−−	++	+	−	−	−	+	−
P. mirabilis	K/AGH_2S	−+−d	++	+	−	−	+	+	−
Morganella	K/AG	++−−	++	+	−	−	+	+	−
Prov. alcalifaciens	K/AG	++−+	−	+	−	−	−	+	−
Y. enterocolitica	A/A	d+−−	+/−	22℃ + 37℃ −	−	−	+	−	+

* Gram 염색성 및 Mac 상의 집락 성상의 차이 비교 감별 총정리

G-SB	Lac (+)	작은 집락	설사변	*E. coli*
	Lac (−)		설사변	*Shigella, Y.enteritidis, Ed.tarda*
	Lac (+)		비뇨, 호흡기계	*None*
	Lac (−)	작은 집락	비뇨, 호흡기계	*S.marcescens, Proteus, Providencia, M. morganii*
G-LB	Lac (+)	큰 집락	설사변	None
			비뇨, 호흡기계	*C.freundii, K.pneumoniae, Ent.aerogenes, Ent.cloacae*
	Lac (−)	큰 집락	설사변	*S. typhi, Se.enteritidis, S. arizonae, S.typhimurium*
			비뇨, 호흡기계	None

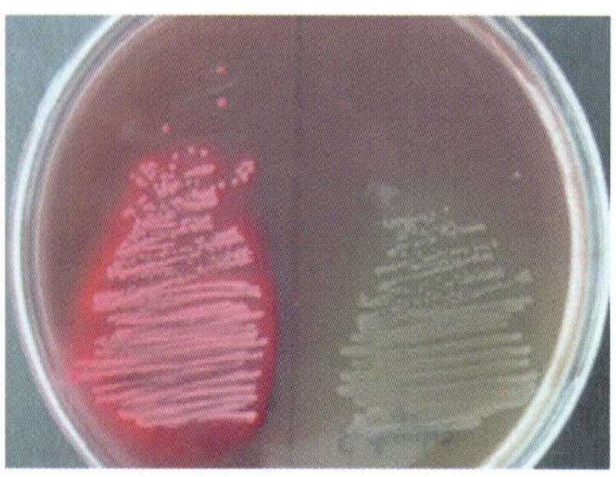
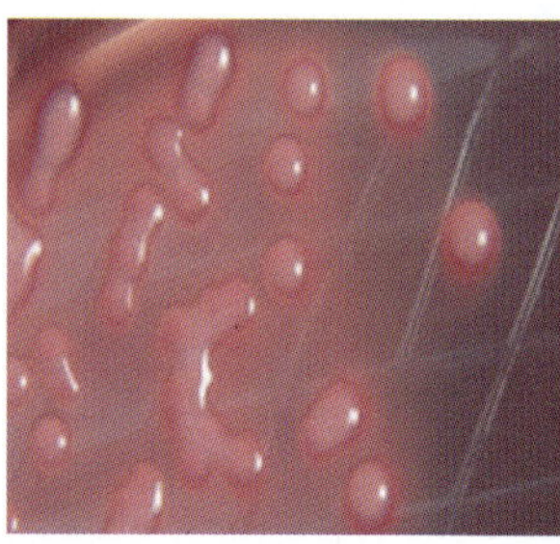
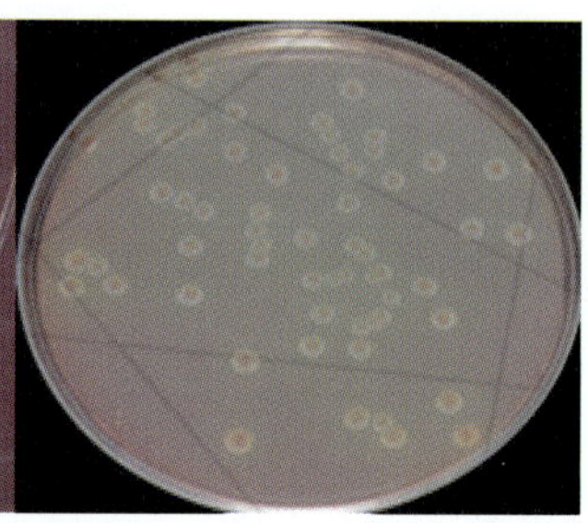

※장내세균 집락 총정리, 집락생각, 형태, Size 비교감별

※MacConkey 배지상에서 장내세균 Lactose 분해능 집락성상 비교 감별

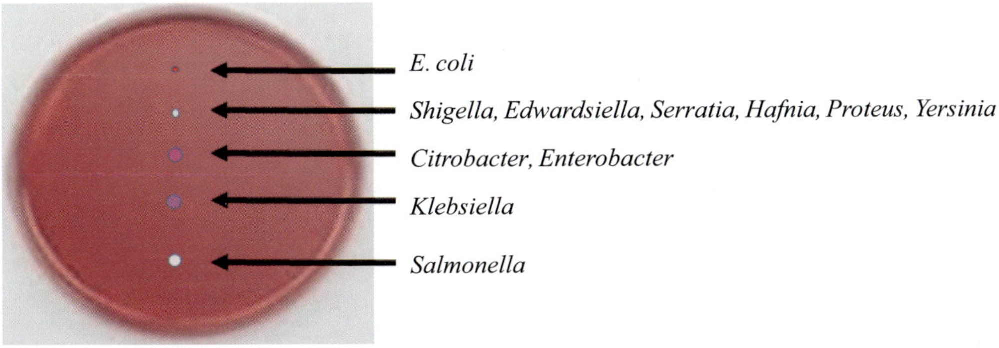

Lac + : Pinkish Red, Lac - : Greish White

※SS Agar 상에서 H_2S 생성 집락 비교 감별

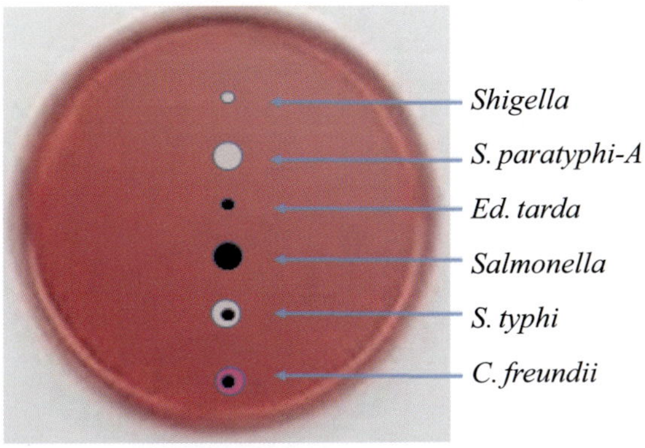

SS : Lac & H_2S 분해 및 생성관찰

※HE Agar 상에서 집락 성상 비교 감별

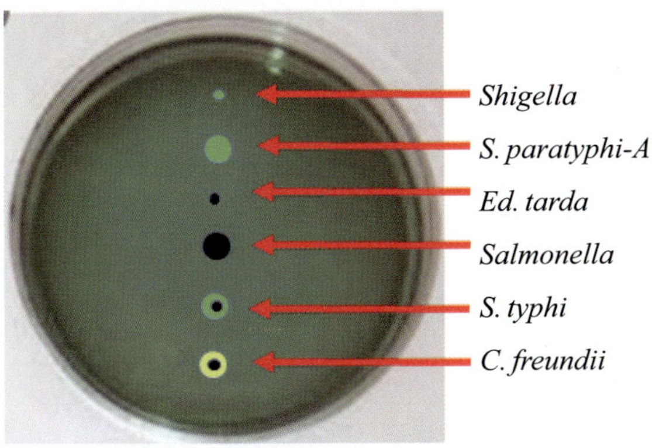

HE : Lac, Suc, Salicin & H_2S 분해 및 생성 관찰

* XLD Agar 상에서 집락 성상 비교 감별

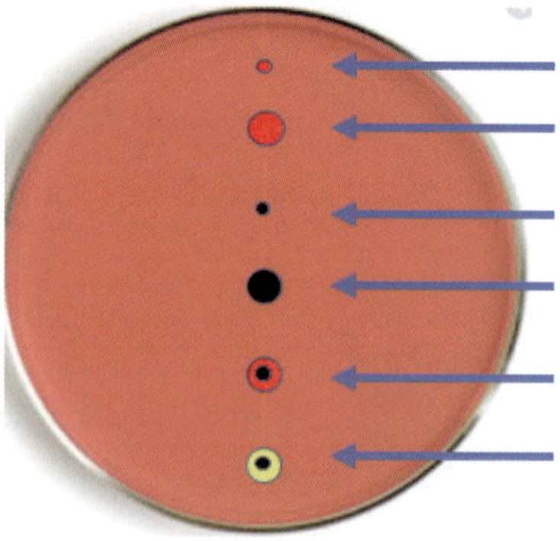

XLD : Xylose, Lysine & H_2S 분해 및 생성 관찰

* BS Agar 상에서 Salmonella 집락 성상 비교 감별

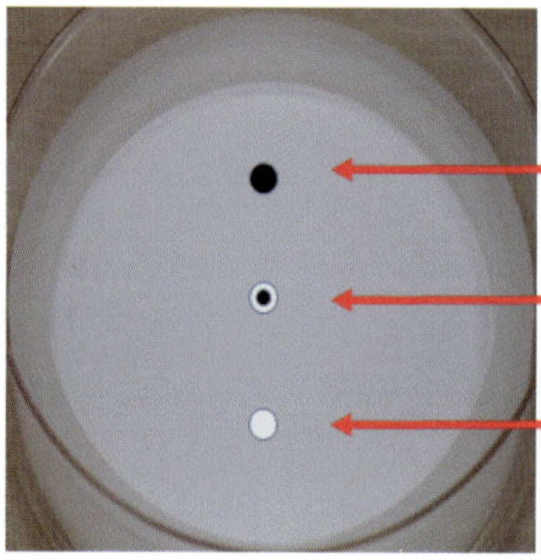

BS : Glu & H_2S 분해 및 생성 관찰

* 장내세균 Size 비교감별 (소 → 대) 총 정리

	E. coli	*E.tarda*	*Shigella*	*Salmonella Enterobacter*	*Klebsiella Citrobacter*
Length Size	1.1~1.5	1.2~3.0	1.8~4.2	2.0~5.0	2.0~6.0
Width Size	0.2~0.6	0.6~1.0	0.3~1.2	0.7~1.5	0.5~1.0
Morphology					

* 장내세균의 Size 정렬 총정리

감별 기준	대	중	소
폭이 넓고 긴 것	*Kp, Cf, Sal, Ent*		
폭이 넓고 짧은 것			*E. coli, Ed.tarda*
폭이 좁고 짧은 것		*Shi, Sm, Rv & Pm, Prov, Mm*	*Y, Ha*

* 장내세균 특징적인 중요 집락 비교감별

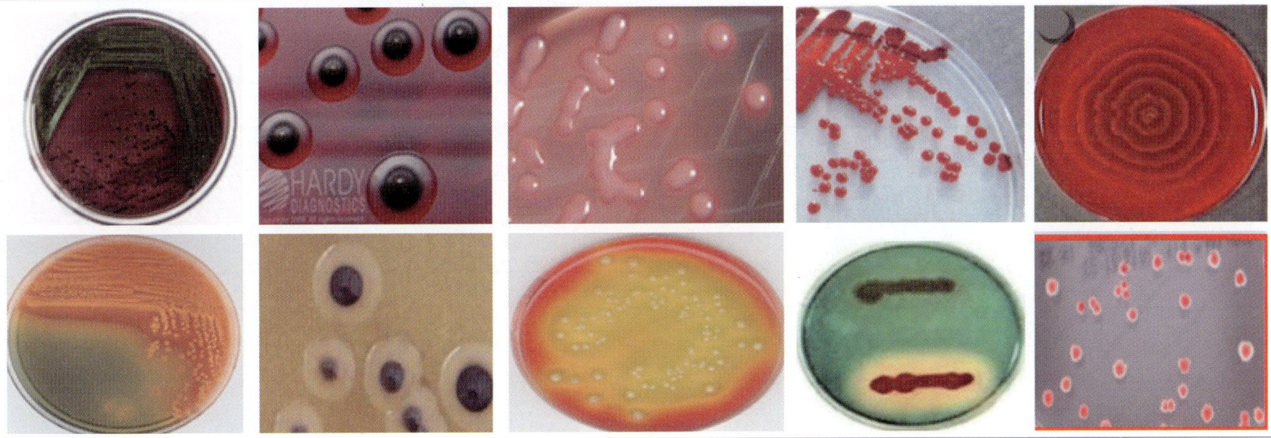

E. coli	*S. typhi*	*K. pneumoniae*	*S. marcescens*	*P. vulgaris*
EMB : GMS	XLD : C for Black	Mac : Mucoid	DNase M. : Red	P.v. BAP: Swarming
HE : O-Y	BS : C for Black	Whitish Pinkish Large Round Convex XLD : Yellow	Red Colony DNase(+) : Clear	Ye : Bull's Eye Shaped Red Small

* KIA 성상 비교 감별 총정리

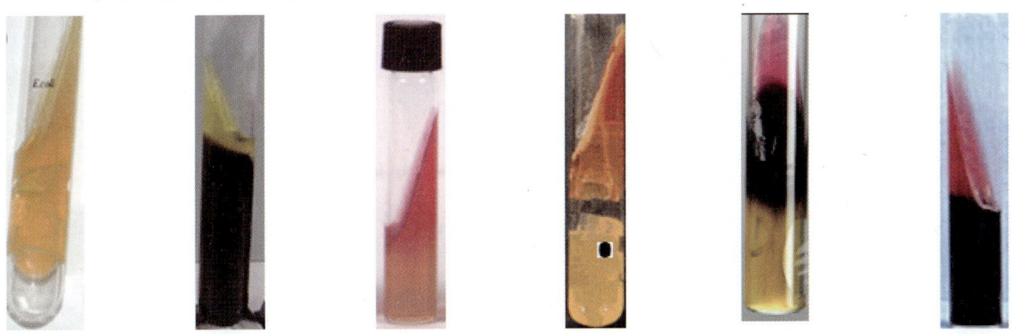

A/AG　　A/AGH_2S　　K/A　　K/AG　　K/AGH_2S　　A/AGH_2S

******
K/A
↓
A/A

Y. Entero~

A/AG	A/AGH_2S	K/A	K/AG	K/AGH_2S	K/AGH_2S
E. coli	*C. freundii*	*Shigella*	*S.para-A*	*S.typhi*	*P.m/Pv*
Enterobacter	*S.srizonae*	*Yersinia*	*S. marcescens*		*S.enteritidis*
S.marcesces	*P.vulgaris*	*Providencia*	*H.a*		*S.typhimurim*
			M.m		*S.arizonae*
			Prov.alcali		*Ed.tarda*

(1) KIA & TSI 성상 비교감별 총정리

Tests	*S.arizonae*	*S.marcescens*	*P.vulgaris*	*Y.enterocolitica*
KIA	K/A(G)	K/A(G)	K/AGH2S	K/A
TSI	A/A(G)	K/A(G)	A/AGH2S	A/A

Tests	Strains
Lac(−) → Suc : (+)	*S. marcescens, P.vulgaris, Y.enterocolitica*
Lac (+) But Suc (−)	*S. arizonae*

(2) Lac (−) ONPG (+)인 균주는

S. sonnei, S.marcescens, H. alvei, Y.enterocolitica, Y.pseudotuberculosis

* K/A 성상인 것 2가지 비교감별 재정리

Strains	KIA	IMViC	LAO	KMUP	Glu	Lac	Suc	ONPG	Mot
S.sonnei	K/A	−+−−−	−−+	−−−−	+	−	−	+	−
Y. enterocolitica	K/A	d+−−	−−+	−−+−	+	−	+	+	+(25℃)

〈예제〉 K/A Type 중 *S. sonnei* & *Y. enterocolitica*의 비교감별은? 정답 : ⑤ Mot(25°C)

① VP ② H_2S ③ Orn ④ Lac ⑤ Mot(25°C)

* A/AG 중 *E.aerogenes* 분리동정의 주안점 총정리

〈예제〉 A/AG → − − + + → Arg만 음성→ (ado & Ino) + 인 Gram − Long Bacilli는 ?

E.aerogenes (Lac & Suc)+, (ado & Ino)+

* A/AG 중 *E.coli* 분리동정의 주안점 총정리

〈예제〉 A/AG → + + − − − → Arg만 음성→ (Lac & Suc) + 인 Gram − Plump Bacilli 는?

E.coli (ado & Ino)-

* A/AG 중 *K.pneumoniae* 분리동정의 주안점 총정리

〈예제〉 A/AG → − − + + Lys만 양성→ (Lac & Suc) + 인 Gram − Long Bacilli는 ?

E.cloacae (ado & Ino) −, Urea : +(65)

※ K/A 중 *S.sonnei* 분리동정의 주안점 총정리

〈예제〉 K/A → − + − − − → Orn만 양성 & ONPG 양성 → Gram − Short Bacilli 는? 정답 *S.sonnei*
(Mot, H_2S, CO_2Gas)all Negative

※ K/A 중 분리동정의 주안점 총정리

〈예제〉 K/A → d + − − − → Orn만 양성→ (Mot(25℃) Suc, Urea &)+인 Gram − Short Bacilli 는? 정답 *Y.enterocolitica*
(ado & Ino)-

※ K/A Type 균주의 비교 감별

Strains	Gram Stain	KIA	Mot	IMVIC	LAO	KMUP
S.sonnei	G-Short B.~	K/A	−	−+−−	−−+	−−−−
Y.enterocolitica	G - Short B.~	K/A	+(25℃)	d+−−	−−+	−−+−

※ KIA 성상 비교 감별 총정리

Esculin	Strains
A/AG	*E. coli* *Kp. Enterobacter*
A/AGH_2S	*C.freundii*
K/A	*Shi(A,b,C,D) Gr., Y.(pestis, Pseudotuberculosis)* *Prov.(stuartii, rettgeri)*
K/A → A/A	*Y.enterocolitica*
K/A(G) → A/A(G)	*S. marcescens*
K/AG	*S.paratyphi-A, M.morganii, H.alvei, Prov. alcalifaciens*
K/AH_2S	*S. typhi*
K/AGH_2S	*Sal.(typhmurium, enteritidis)*
A/AGH_2S(K/AGH_2S)	*Sa.arizonae*
K/AGH_2S→A/AGH_2S	*P.vulgaris*
K/AGH_2S	*P.mirabilis*

* IMViC 성상 비교 감별 총정리

IMVic	Strains
++−−	*E.coli, P.vulgaris, M.morganii, Ed.tarda*
d+−−	*S.dysenteriae, S.flexneri, Y.enterocolitica*
−−++	*K.pneumoniae, Ent(cloacae, aerogenes), S(marcescens, rubidae)*
+−++	*K.oxytoca*
−+−+	*S.enteritidis, S.typhimurium, S.arizonae*
−+−−	*S.typhi, S.para-A, S.boydii, S.sonnei, Y.pestis, Y.pseudotuberculosis*
−+−d	*P.mirabills*
++−+	*Prov.(alcalifaciens, stuartii, rettgeri)*

* IMViC 동일한 공통 성상의 균주들 비교 감별

Strains	KIA	IMViC	KMUP	LAO	SUC	Swarming
E.coli	A/AG	++−−	−−−−	+−d	+	−
Ed.tarda	K/AGH_2S		−−−−	+−+	−	−
P.vulgaris	K/AGH_2		+−++	−−−	+	+
M.morganii	K/AG		+−++	−−+	−	−

* A/AG 동일한 공통 성상의 균주들 비교 감별

Stralns	KIA	IMVIC	KMUP	LAO	SUC	Swarming
E.coli	A/AG	++−−	−−−−	+−d	+	−
Enterobacter		−−++	++(−/d)−	+−+/−++	−	−
K.pneumoniae		−−++	+++−	+−−	+	−
C.freundii	A/AGH_2S	−+−+	+−+−	−d−	+	−

* -+--성상인 것 3가지 비교감별 재 정리

Strains	KIA	IMViC	LAO	KMUP	Glu	Lac	Suc	ONPG	Mot	Vi
S.sonnei	K/A	−+−−	−−+	−−−−	+	−	−	+	−	−
S.typhi	K/AH_2S	−+−−	+−−	−−−−	+	−	−	−	+	Agg.
S.para-A	K/AG	−+−−	−−+	−−−−	+	−	−	−	+	−

〈예제〉 − + − − 성상인 *S.sonnei, S.typhi, S.para*−A의 비교감별? 정답 가나다라

가. Lys 나. H_2S 다. CO_2Gas 라. Vi-Ag

* IMViC 성성 비교감별 총정리

〈예제〉 ++−−인 것은?

E.coli, Ed.tarda, P.vulgaris, M.morganii

〈예제〉 d+−−인 것은?

S.dysenteriae, S.flexneri, Y.enterocolitica

〈예제〉 −−++인 것은?

K.pneumoniae, Ent.aerogenes, Ent.cloacae, S.marcescens

〈예제〉 +−++인 것은?

K.oxytoca

〈예제〉 −+−+인 것은?

S.enteritidis, S.arizonae, (Sal, Most)

〈예제〉 −+−−인 것은?

S.typhis, Sparatyphi-A, S.boydii, S.sonnei, Y.psedotuberculosis

〈예제〉 −40 85−(−−+−)인 것은?

H.alvei

* ++--성상인 것 2가지 비교감별 재 정리

Strains	KIA	IMViC	LAO	KMUP	Glu	Lac	Suc	ONPG	Mot	O-157,H-7
E.coli	A/AG	++−−	+−d	−−−−	+	+	+	+	+	Agg.
Ed.tarda	K/AGH_2S	++−−	+−+	−−−−	+	−	−	−	+	−

〈예제〉 *E.coli* & *Ed.tarda*의 감별은? 정답 가, 나, 다, 라

가. Lac 나. Suc 다. ONPG 라. H_2S

해설 : ++−−: *E.coli*, Ed.tarda, Pv, Mm,
d +−−: S.di, Sflex, Y.e

* IMViC 성상 비교감별 총정리

〈예제〉 ++−−인 것은?

E.coli, Ed.tarda, P.vulgaris, M.morgnii,

* ++−−인 균주의 비교 감별

Strains	Gram Stain	KIA	Mot	IMViC	LAO	KMUP
E.coli	G-Plump B.~	A/AG	+	++−−	+−d	−−−−
Ed.tarda	G-Short B.~	K/AGH_2S	+	++−−	+−+	−−−−
P.vulgaris	G-Short B.~	K/AGH_2S	+	++−−	−−−	+−++
M.morganii	G-Short B.~	K/AG	+	++−−	−−+	+−++

* IMViC 성상 비교감별 총정리

〈예제〉 −−++ 인 것은?

K.pneumoniae, Ent aerogenes, Ent.cloacae, S.marcessns

* −−++인 균주의 비교 감별

Strains	Gram Stain	KIA	Mot	IMViC	LAO	KMUP
K.pneumoniae	G-Large B.~	A/AG	−	−−++	+−−	+++−
Ent.aerogens	G-Large B.~	A/AG	+	−−++	+−+	++−−
Ent.cloacae	G-Large B.~	A/AG	+	−−++	−++	+++−
S.marcescens	G-Short B.~	K/A(G)	+	−−++	+−+	+−−−

〈예제〉 Lysine만 양성인 균주 총정리는?

S.typhi, K.pneumoniae

* Lysine만 양성인 균주의 비교 감별

Strains	Gram Stain	KIA	Mot	IMViC	LAO	KMUP
S.typhi	G-Large B.~	K/AH_2S	+	−+−−	+−−	−−−−
K.pneumoniae	G-Large B.~	A/AG	−	−−++	+−−	+++−

〈예제〉 Lysine만 음성인 균주는?

Ent.cloacae

〈예제〉 Arg만 음성인 균주 총 정리는?

1. *Ed.tarda* 2. *Ent.aerogenes* 3. *S.marcescens* 4. *H.alvei*

Strains	Gram Stain	KIA	Mot	IMViC	LAO	KMUP
Ed.tarda	G-Short B.~	K/AGH_2S	+	++−−	+−+	−−−−
Ent.aerogenes	G-Large B.~	A/AG	+	−−++	+−+	++−−
S.marcescens	G-Short B.~	K/A(G)	+	−−++	+−+	+−−−
H.alvei	G-Short B.~	K/AG	+	−−+− − 40 85 −	+−+	+d−−

〈예제〉 Arg만 양성인 균주는 : *C.freundii*

* Arg만 음성인 균주의 비교 감별 총 정리

Strain	KIA	TSI	IMViC	LAO	Lac	KMUP
Ed.tarda	K/AGH_2S	K/AGH_2S	++−−	+−+	−0	−−−−
E.aerogenes	A/AG	A/AG	−−++		+95	++−−
S.marcescens	K/A(G) (55)	A/A(G)	−−++		−2	+−−−
H.alvei	K/AG	K/AG	40 85 −		−5	+D−−

※ *S.marcescens*의 Gas 생성율은 55% 이지만, 3 균주는 98~100%이다.

* Ornithine만 양성인 균주의 비교 감별

Strains	Gram Stain	KIA	Mot	IMViC	LAO	KMUP
S.paratyphi-A	G-Large B.~	K/AG	+	−+−−	−−+	−−−−
S.sonnei	G-Short B.~	K/A	−	−+−−	−−+	−−−−
P.mirabilis *M.momorganii*	G-Short B.~ G-Short B.~	K/AGH_2S K/AG	+ +	−+−d ++−−	−−+ −−+	+−++ +−++
Y.enterocolitica	G-Short B.~	K/A	+(25℃)	d+−−	−−+	−−+−

〈예제〉 Ornithine만 양성인 균주 총 정리?

S.paratyphi-A, S.sonnei, P.mirabilis, Mmorganii, Y.enterocoltica

* Orn만 양성인 것 5가지 비교감별 총정리

Strain	KIA	IMViC	LAO	KMUP	Glu	Lac	Suc	ONPG	Mot
S.sonnei	K/A	−+−−	−−+	−−−−	+		−	+	−
S.para-A	K/AG	−+−−	−−+	−−−−	+	−	−	−	+
Pm	K/AGH_2S	−+−d	−−+	+−++	+	−	−	−	+
Mm	K/AG	++−−	−−+	+−++	+	−	−	−	+
Ye	K/A	d+−−	−−+	−−+−	+	−	+	+	+(25℃)

〈예제〉 Ore만 양성인 것중 Urea & Suc가 양성이면서, 25℃에서 운동성이 있는 것은?

① *S.sonnei* ② *S.paratyphi-A* ③ *P.mirabilis* ④ *M.morganii* ⑤ *Y.enterocolitica*

정답 ⑤

* *Esculin*양성 균주 비교감별

Esculin		
	(+)	(−)
Coli-form Bacilli	*Kpneumoniae*(99) *K.oxytoca*(100) *Ent.aerogenes*(98)	*E.coli*(35) *C.freundii*(0) *Ent.clocae*(30)
*Klebsiella*균족	*S.marcescens*(95)	*H.alvei*(7)
*Proteus*균족	*P.vulgaris*(50)	*P.mirabilis*(0)
*Yersinia*균족	*Y.pseudotuberculosis*(95) *Y.pestis*(50)	*Y.enterocolitica*(25)

〈예제〉 Lac 음성이지만, Mac상에서 적색 집락을 형성하고, DNase, Esc는 양성이지만, Malonate는 음성인 것은?

S.marcescens

문제

1. 장내세균의 특성 중 틀린 것은?

① Glu 발효 ② Cat: +
③ Nit: + ④ Oxi:+

2. 장내세균과 *Vibrio*의 감별은?

가. Spore 나. Flagella
다. Nit 라. Oxi

① 가, 나, 다 ② 가, 다
③ 나, 라 ④ 라
⑤ 가, 나, 다, 라

3. Coli-form Bacilli의 증균배지는?

① SF ② LB
③ Selenite ④ Tetrathionate

4. 배양특성이 틀린 것은?

① *Ent. aero*: HE :Greenish center for Black
② *Cf.* ss: center for Black
③ *Kp*: Mac: Pinkish Red Mucoid
④ *Ent. cloacae*: Mac: Pinkish large

5. *E.coli* 의 배양특성 중 틀린 것은?

가. HE: greenish 나. Bs: No growth
다. SS: Black 라. EMB : GMS

① 가, 나, 다 ② 가, 다
③ 나, 라 ④ 라
⑤ 가, 나, 다, 라

6. *S. typhi* 의 배양특성 중 틀린 것은?

가. HE: Yellow
나. BS: Center for Black
다. SS: Greish white
라. Mac: Greish white medium round convex

① 가, 나, 다 ② 가, 다
③ 나, 라 ④ 라
⑤ 가, 나, 다, 라

7. *S. enteritidis*의 배양특성 중 틀린 것은?

가. HE: Black
나. Mac: Greish white
다. SS: Black medium round convex
라. BS: greish white

① 가, 나, 다 ② 가, 다
③ 나, 라 ④ 라
⑤ 가, 나, 다, 라

8. *S. marcescens*의 배양특성 중 틀린 것은?

가. HE: yellow
나. BS: Black
다. SS: Center for Black
라. Mac: red

① 가, 나, 다 ② 가, 다
③ 나, 라 ④ 라
⑤ 가, 나, 다, 라

1. ④ 2. ③ 3. ② 4. ① 5. ② 6. ② 7. ④ 8. ①

9. *P. vulgarisv*의 배양특성 중 틀린 것은?

가. HE: Yellow
나. BS: Greish white
다. Mac: Greish white
라. SS: Pinkish

① 가, 나, 다 ② 가, 다
③ 나, 라 ④ 라
⑤ 가, 나, 다, 라

10. *Y. enterocolitica*의 배양특성 중 틀린 것은?

가. HE: Yellow
나. CIN : Red
다. Mac : Greish white
라. SS: Black

① 가, 나, 다 ② 가, 다
③ 나, 라 ④ 라
⑤ 가, 나, 다, 라

11. *E. coli*의 음성인 것은?

① VP ② Hemo
③ CO_2 gas ④ Suc

12. *S. flexneri*의 음성인 것은?

① Mannitol ② Mot
③ Mellibiose ④ Raffinose

13. *S. typhi*의 음성인 것은?

① Lys ② Mot
③ CO_2 gas ④ MR

14. *K. pneumoniae*의 음성인 것은?

① Lys ② Malonate
③ CO_2 gas ④ Mot

15. *S. marcescens*의 음성인 것은?

① Orn ② Suc
③ Malonate ④ VP

16. *P. vulgaris*의 음성인 것은?

① Mal ② VP
③ DNase ④ Weil-Felix

17. *Y. enterocolitica*의 음성인 것은?

① Esc ② Suc
③ Urea ④ Orn

18. *Prov. alcalifaciens*의 음성인 것은?

① Urea ② MP
③ CO_2 gas ④ Cit

19. *S. paratyphi-A*의 음성인 것은?

① MR ② H_2S
③ Rhamnose ④ Orn

20. *S. enteritidis* 의 음성인 것은?

① H_2S ② MR
③ Malonate ④ Cit

21. *C. freundii*의 음성인 것은?

① H_2S ② Urea
③ Suc ④ VP

9. ③ 10. ④ 11. ① 12. ② 13. ③ 14. ④ 15. ③ 16. ② 17. ① 18. ① 19. ② 20. ③ 21. ④

22. *S. arizonae*의 음성인 것은?

① H_2S ② Lac
③ Malonate ④ KCN

23. *Ent. cloacae*의 음성인 것은?

① Malonate ② Suc
③ Lys ④ VP

24. *E. coli*과 *S. flexneri*의 감별은?

가. Mot 나. H_2S
다. CO_2 gas 라. Cit

① 가, 나, 다 ② 가, 다
③ 나, 라 ④ 라
⑤ 가, 나, 다, 라

25. *S. typhi*와 *S. paratyphi-A*의 감별은?

가. Orn 나. Rhamnose
다. CO_2 gas 라. Malonate

① 가, 나, 다 ② 가, 다
③ 나, 라 ④ 라
⑤ 가, 나, 다, 라

26. *S. typhi*와 *S. arizonae*의 감별은?

가. Lac 나. Malonate
다. CO^2 gas 라. MR

① 가, 나, 다 ② 가, 다
③ 나, 라 ④ 라
⑤ 가, 나, 다, 라

27. *S. typhi*와 *C. freundii*의 감별은?

가. KCN 나. H_2S
다. Urea 라. VP

① 가, 나, 다 ② 가, 다
③ 나, 라 ④ 라
⑤ 가, 나, 다, 라

28. *K. pneumoniae*와 *Ent. aerogenes*의 감별은?

가. MR 나. Orn
다. Suc 라. Urea

① 가, 나, 다 ② 가, 다
③ 나, 라 ④ 라
⑤ 가, 나, 다, 라

29. *K. pneumoniae*와 *Ent. cloacae*의 감별은?

가. MR 나. Malonate
다. Suc 라. Lys

① 가, 나, 다 ② 가, 다
③ 나, 라 ④ 라
⑤ 가, 나, 다, 라

30. *K. pneumoniae*와 *S. marcescens*의 감별은?

가. Lac 나. Malonate
다. DNase 라. Orn

① 가, 나, 다 ② 가, 다
③ 나, 라 ④ 라
⑤ 가, 나, 다, 라

22. ④ 23. ③ 24. ② 25. ① 26. ① 27. ② 28. ③ 29. ④ 30. ⑤

31. *P. vulgaris*와 *P. mirabilis*의 감별은?

가. Suc	나. Ind
다. Mal	라. Orn

① 가, 나, 다 ② 가, 다
③ 나, 라 ④ 라
⑤ 가, 나, 다, 라

32. *P. vulgaris*와 *Prov. alcalifaciens*의 감별은?

가. MR	나. Lac
다. CO_2 gas	라. Urea

① 가, 나, 다 ② 가, 다
③ 나, 라 ④ 라
⑤ 가, 나, 다, 라

33. *Y. enterocolitica*와 *Y. pestis*의 감별은?

가. MR	나. Suc
다. Mannitol	라. Orn

① 가, 나, 다 ② 가, 다
③ 나, 라 ④ 라
⑤ 가, 나, 다, 라

34. Lac 음성이지만 Suc 양성인 것은?

가. *Sm*	나. *Cf*
다. *Pv*	라. *Yp*

① 가, 나, 다 ② 가, 다
③ 나, 라 ④ 라
⑤ 가, 나, 다, 라

35. Ornithine만 양성인 것은?

가. *S. para A*	나. *S. son*
다. *Pm*	라. *Ye*

① 가, 나, 다 ② 가, 다
③ 나, 라 ④ 라
⑤ 가, 나, 다, 라

36. KCN & Malonate가 양성인 것은?

가. *Cf*	나. *S. ari*
다. *Sm*	라. *Kp*

① 가, 나, 다 ② 가, 다
③ 나, 라 ④ 라
⑤ 가, 나, 다, 라

37. KCN만 양성이고 Malonate는 음성인 것은?

가. *Cf*	나. *Pv*
다. *Sm*	라. *Kp*

① 가, 나, 다 ② 가, 다
③ 나, 라 ④ 라
⑤ 가, 나, 다, 라

38. Weil–Felix Reaction에 어느 균주의 O–Ag이 사용 되는지?

① *Cf* ② *Pv*
③ *Sm* ④ *Pm*

31. ⑤ 32. ④ 33. ③ 34. ② 35. ⑤ 36. ④ 37. ① 38. ②

39. PPA(PDA) 양성인 것은?

가. *Cf*	나. *Pv*
다. *Kp*	라. *Mm*

① 가, 나, 다　② 가, 다
③ 나, 라　④ 라
⑤ 가, 나, 다, 라

40. Neutral Red, Irgasan을 함유하고 있어 타 장내세균까지도 억제시키면서 Mannitol을 분해하는 경우 적색의 소형집락 형성을 관찰할 수 있는 배지는?

① Mac　② EMB
③ SS　④ CIN

39. ③ 40. ④

VI

Vibrionaceae

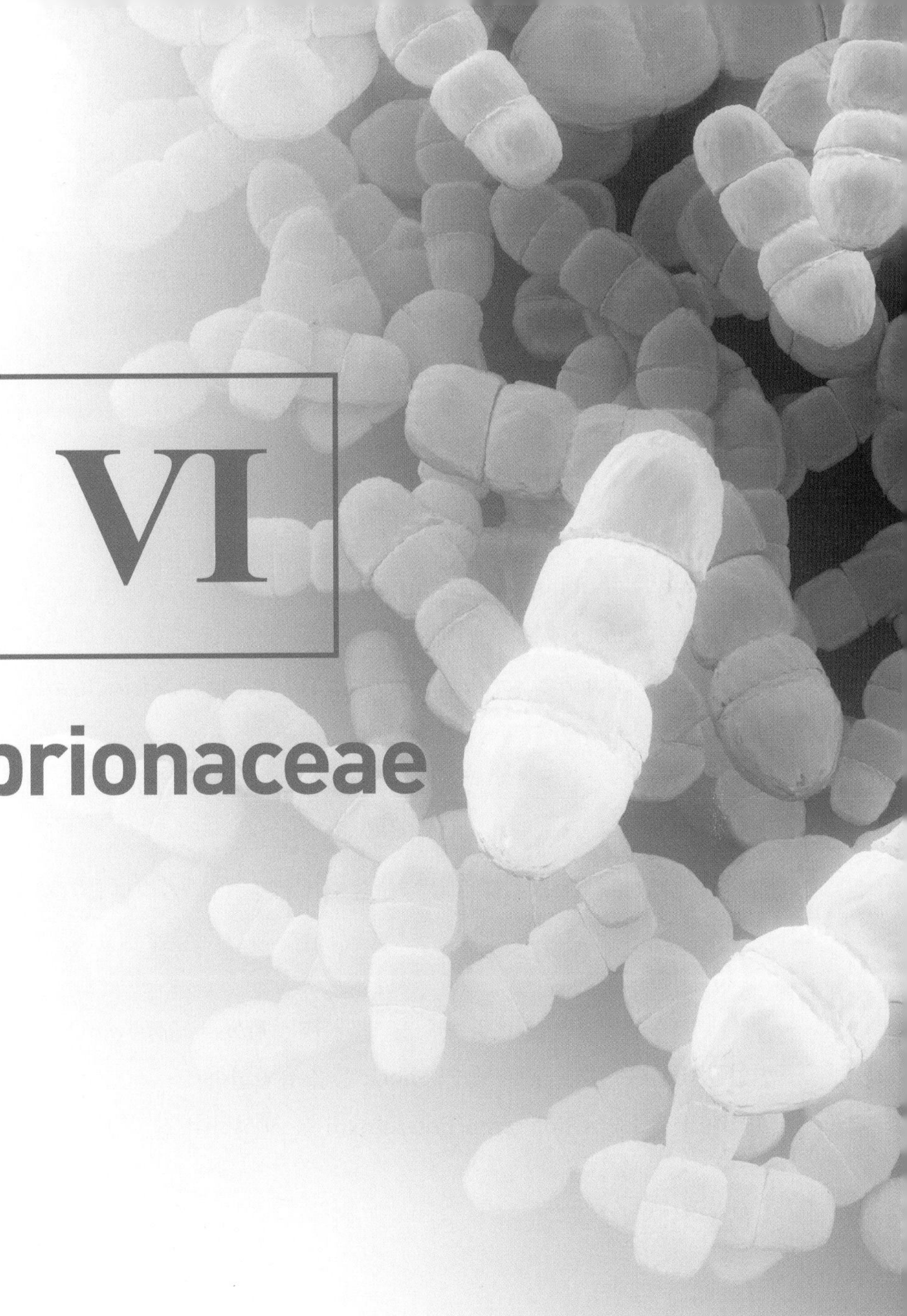

VI. *Vibrionaceae*

1. *Vibrio*

*** Classification**

Family: *Vibrionaceae(spirillaceae)*

Genus: ***Vibrio***

Species: ***cholerae, parahaemolyticus, vulnificus,*** *mimicus, flvialis, furnissii, metschnikovii, alginolyticus*를 포함하여, 20종

1) *Vibrio cholerae* O–1(콜레라균), *Vibrio cholerae* Non O–1(NAG비브리오)

(1) Disease

콜레라의 원인균은 콜레라독소를 생산한다. *Vibrio cholerae* O-1 또는 O-139로 콜레라독소 생산주가 **콜레라의 원인균이 된다. 설사, 구토, 탈수, Shock 등을 유발한다.**

콜레라 독소인 Choleragen(Enterotoxin)을 생성하여 심한 설사(쌀뜨물형 설사)를 유발시킨다.

(2) 형태 및 구조

[형태와 배양]

Gram 음성(0.5~0.8-1.4~2.6 μm), 극단모성, 콤마상 만곡막대균, **극단모성 편모는 갖고 있지만,** 아포와 협막은 없다.

생표본에서의 운동성은 특징적으로,

균체의 말단에 단모성 편모를 갖고 있어서 활발한 운동성을 확인할 수 있다.

* *Vibrio & Enterobacreriaceae*의 Flagella & Oxidase등 비교 감별

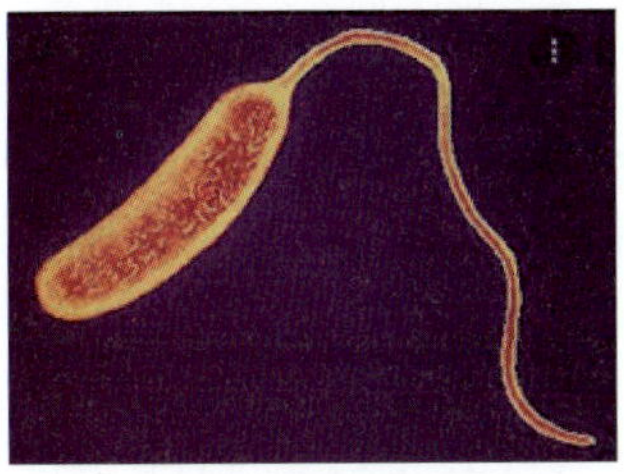

Monotrichous

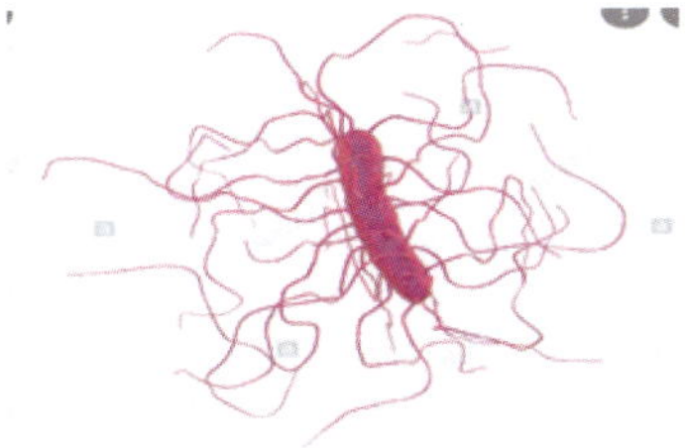

Peritrichous

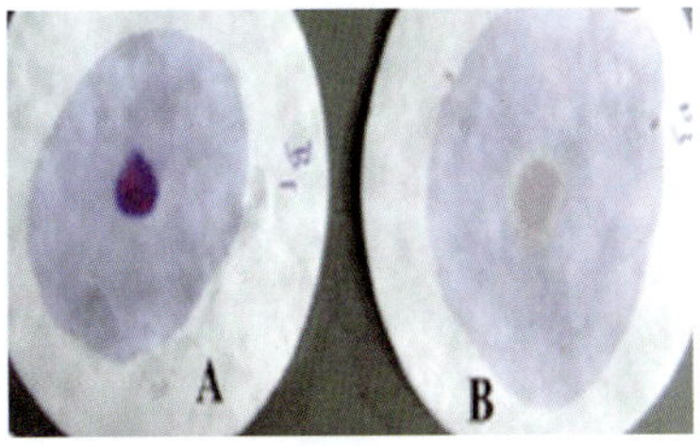

Oxi : +　　Oxi : −

Tests	*Vibrio*	*Enterobacreriaceae*
Gram Stain	G-B	G-B
Glu	F	F
Fla	Mono	Peri
Oxi	+	−
Nit	+	+

* 만곡간균 4가지(Vc, Hp, Cj & Er)비교감별 총정리

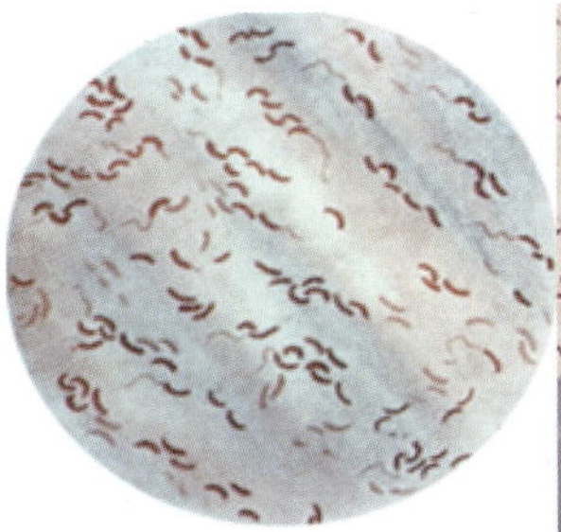

V.cholerac

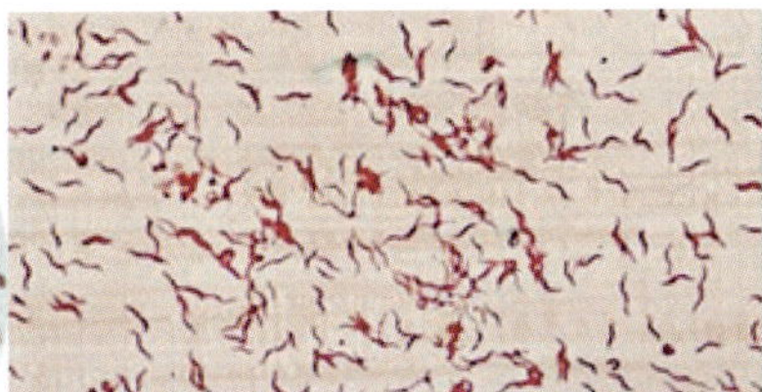

H.pylori

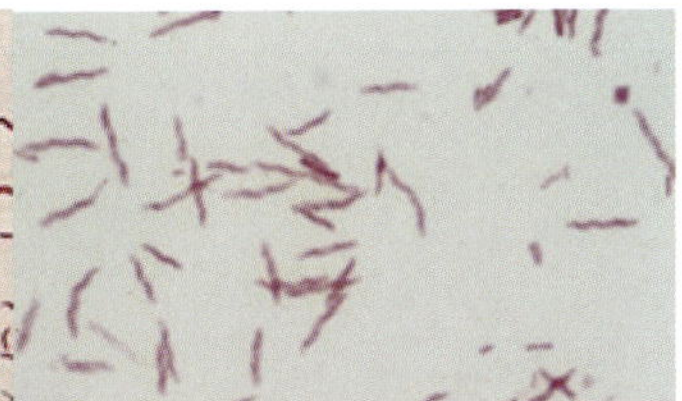

C.jejuni

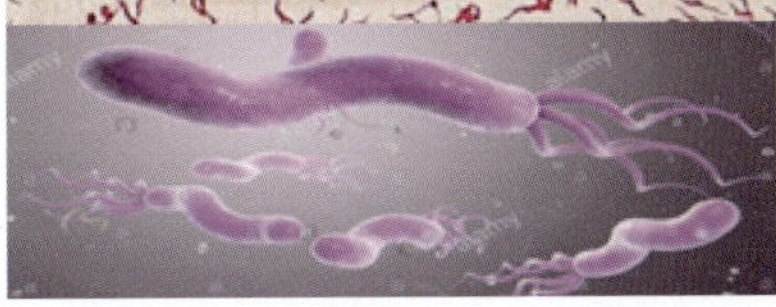

Close up H.pylori

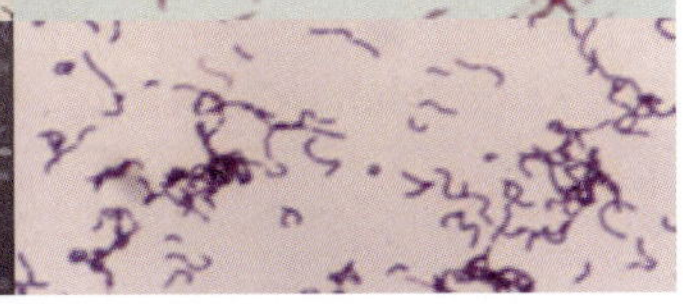

E.rhusiopathiae

Tests	*V.cholerae*	*H.pylori*	*C.jejuni*	*E.rhusiopathiae*
Color	Red	Red	Red	Violet
Curved(횟수)	1(Regular)	2~3 or 3~4	3~4	1(Irregular)
Flagella	Monotrichous	Lophotrichous	Mono Amphitrichous	None

(3) 배지, 배양 및 집락특성

[관찰의 point]

TCBS한천배지로, 35~37℃, 18~20시간 배양으로, **백당(Sucrose)을 분해하여, 1~3 mm의 황색원형, 불투명, 중심부 황색의 약간 혼탁한 집락이 확인될 수 있다.** MacConkey한천배지상에서 무색의 집락을 형성한다. TCBS한천배지상에서 *V. cholerae*로 의심이 되는 큰 황색집락이 형성된 경우는, 항 O-1면역혈청을 써서 직접 슬라이드 응집시험을 실시한다. O-1면역혈청에 응집이 확인된 경우는, 보건소에 균주를 보내고 집락독소의 확인시험을 의뢰한다. *V. cholerae* O-139(인도,벵갈형)도 같은 방법으로 대응을 한다.

* Vc & Vp Colony on TCBS, 비교 감별

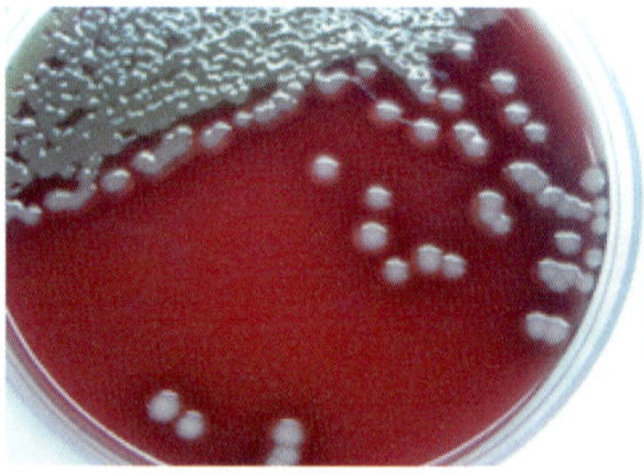

Vc β-Hemo Coiony on BAP

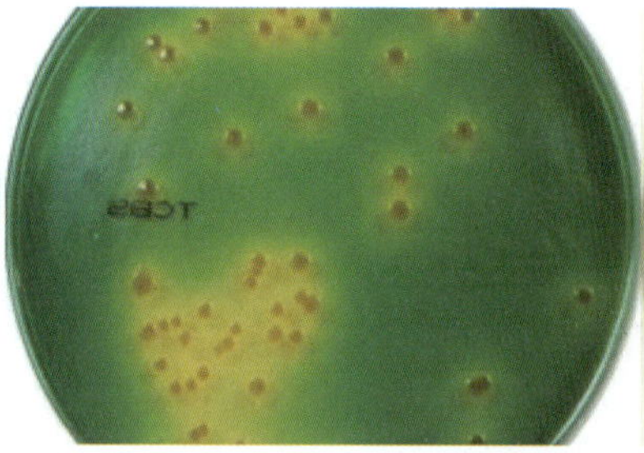

Vc Yellow Colony on TCBS

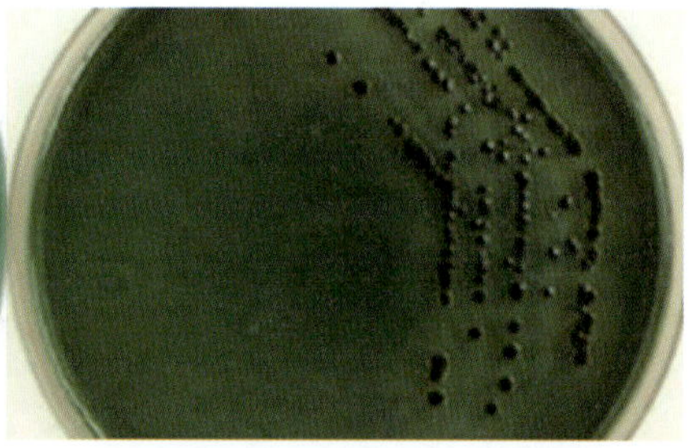

Vp Yellow Colony on TCBS

Tests	Vc-BAP	Vc-TCBS	Vp-TCBS
Hemolysis	β-Hemo		
Color	Greish White	Yellow	Green
Size(mm)	3~4	2~3	2~3
Shape	Large Round Convex	Small Round Convex	Small Round Convex

(4) 확인감별특성

K/A → A/A, + + d +, Lys, Arg, Orn 중 Arginine만 음성

일반적으로 포도당을 발효하고, Gas 및 H_2S를 생산하지 않는다.

Sucrose는 발효하고 Lactos는 비분해한다. Indole, MR 및 Citrate는 모두 양성이고 VP도 d급 양성이다.

Lysine과 Ornithine은 양성이지만, Arginine은 음성이다. Nacl첨가 Peptone Broth(0, 3, 7, 10%)에 의한 호염성 시험을 하여, *V. cholerae*는 0%, 3%에 발육을 확인하는 것으로 비호염성 균종임을 알 수 있다.

그 외에 현수법을 이용하여 활발한 직진 운동성을 관찰하여 타 균과 비교 감별을 한다.

*V. cholerae*와 *V. vulnificus*의 감별 기준으로 *V. cholerae*는 Sucrose가 양성이지만, Lactose와 Salicin이 음성인 것으로 감별 기준을 찾아 비교 감별을 해 낼 수 있다.

* *V. cholerae*와 *V. vulnificus*의 비교 감별특성

Tests	*V. cholerae*	*V. vulnificus*
Sucrose	+	−
O−1	+	−
Lactose	d/−	d/+
Salicin	−	+

* *V.cholerae*의 당분해 시험 비교 감별

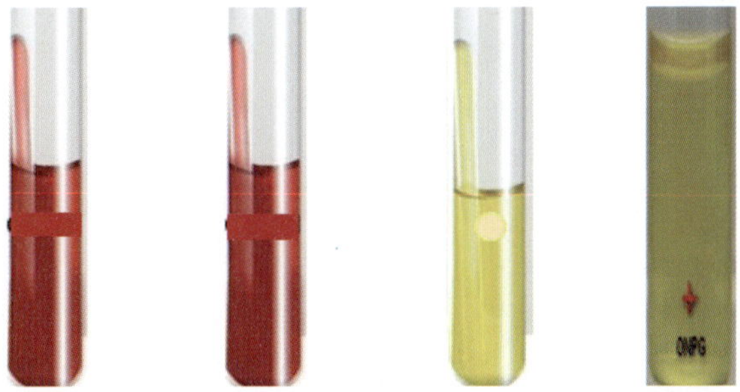

Lac Sal Suc ONPG

Strains	Lac	Sal	Suc	ONPG
V.cholerae	−	−	+	+
V.parahaemolyticus	−	−	−	−
V.vulnificus	d	+	−	+

혈청형별검사

V. cholerae O-1은, 오가와, 이나바 및 히꼬지마형(Ogawa, Inaba, Hikogima)의 항혈청 또는 라텍스시약을 써서 혈청형을 확인한다. *V. cholerae* O-139도 우리나라에 드물게 볼 수 있으며, O-139 항혈청도 준비할 필요가 있다. 균주는 보건소 등에 제출하기 전까지 보존한다.

한편, 생화학적성상은 *V. cholerae*이지만, O-1 이외의 균체항원을 갖고 있는 것을 비 O-1 집락균 : *V. cholerae* non O-1(NAG비브리오)라고 한다. 인간으로부터 인간에 감염은 없어서, 행정적인 식중독의 원인균으로 취급한다.

특징적인 테스트

TCBS한천배지상에서 황색을 띠는 집락은 Oxidase활성을 확인하고, 양성의 경우는 *Vibrio*속으로 의심을 둔다.

* O-1 or O-139 Agglutination Test

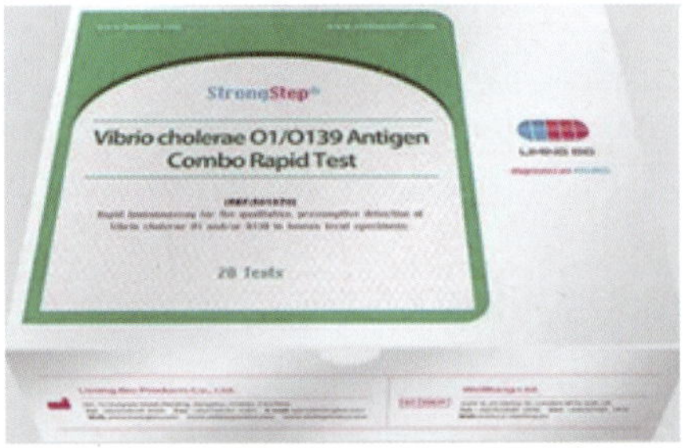

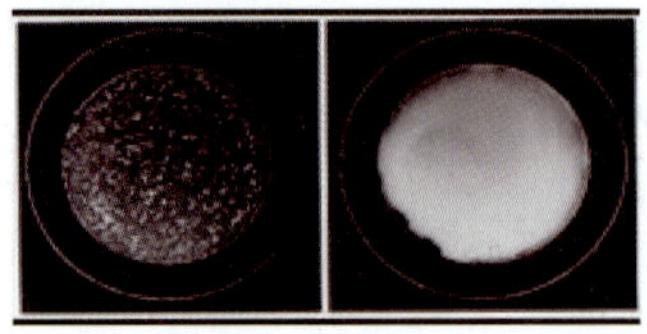

Agg. Non Agg.

※ TCB배지로 분리 배양 후, 황색 집락을 O-1 or O-139항 혈청과 Mix하여 응집여부를 육안 관찰.

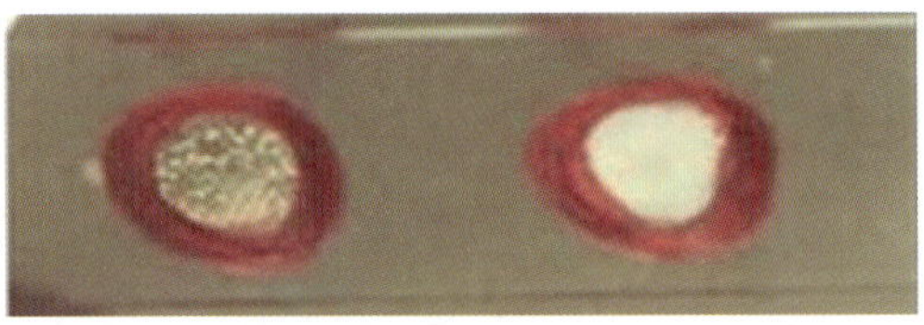

V. cholerae **El–Tor Type:** Chicken RBC Agg.
* Agg. = Agglutination

* *V. cholerae* Sero Group O–1의 Sub Type(아형)

Sub Type(혈청형의 아형)	*V. cholerae*의 O–Ag인자	항 혈청 응집	
		Ogwa	Inaba
Ogawa	A, B	+	–
Inaba	A, C	–	+
Hikojima	A, B, C	+	+

* *Vibrio cholerae* 기본 검사

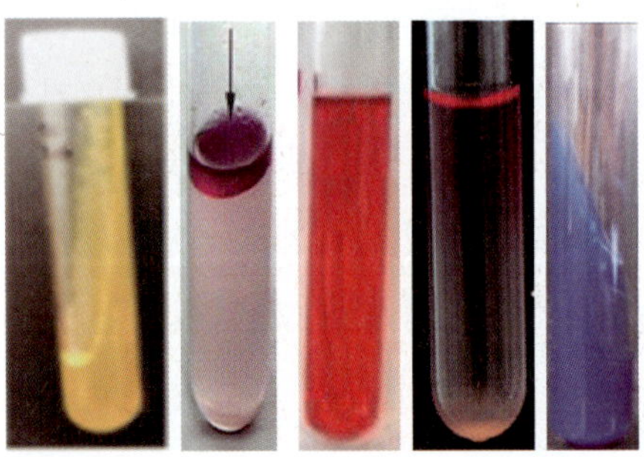

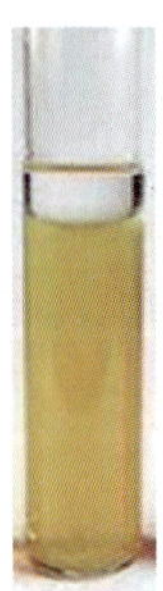

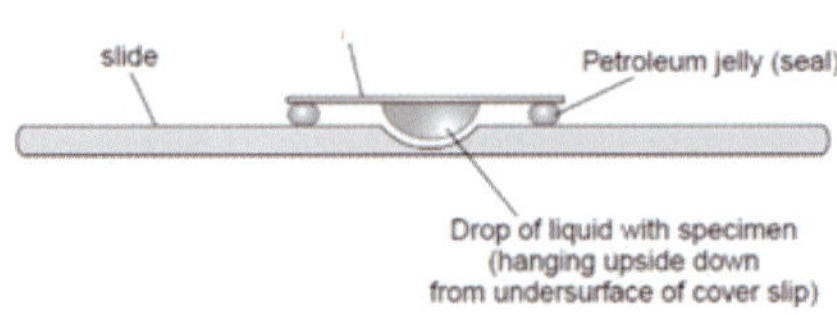

TSI: A/A IMViC: ++d+ Arg: – Hanging Drop Methop: Mot = +

Strains	TSI	IMViC	LAO	Mot
V.cholerae	A/A	++d+	+–+	+
V.fluvialis	A/A	–+–+	–+–	+
V.furnissii	A/AG	–+–+	–+–	+

* *Vibrio cholerae* 기본 검사

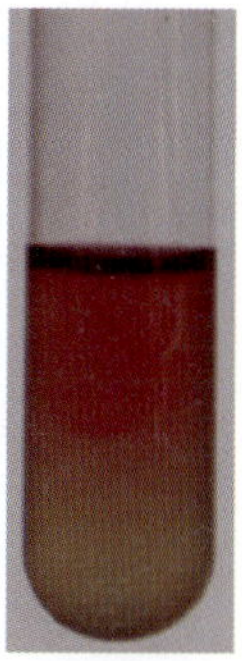

Cholera Red Test: +

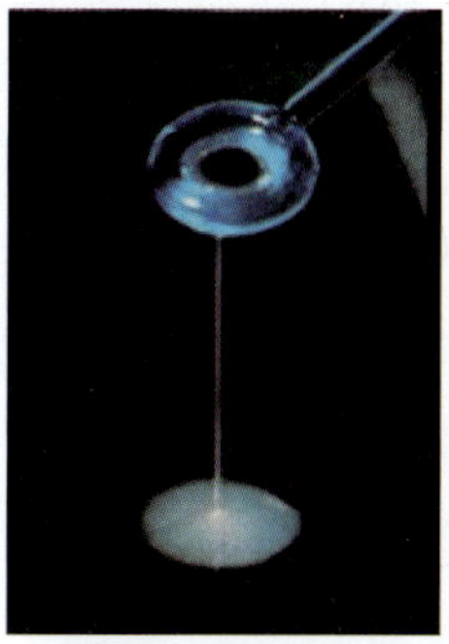

String Test: +

Tests	Asia-Type	El-Tor Type
Cholera Red Test	+	+
String Test	+	+

* 콜레라균의 생물형 감별 특성

Tests	Classic(Asia) biotype	El–Tor biotype
콜레라 O1 혈청	+	+
Cholera Red Reaction	+	+
String Test	+	+
Polymixin B Sensitivity	– (S)	+ (R)
Phage IV Sensitivity	– (S)	+ (R)
Phage V Sensitivity	+ (R)	– (S)
V–P Reaction	–	+
CAMP Test	–	+
Chicken RBC 응집반응	–	+
Sheep blood agar, β–용혈	–	+

* *V.cholerae* Asia Type의 중요 성상

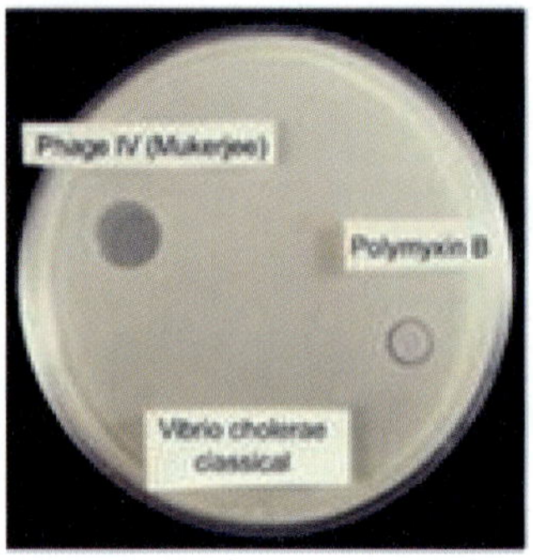

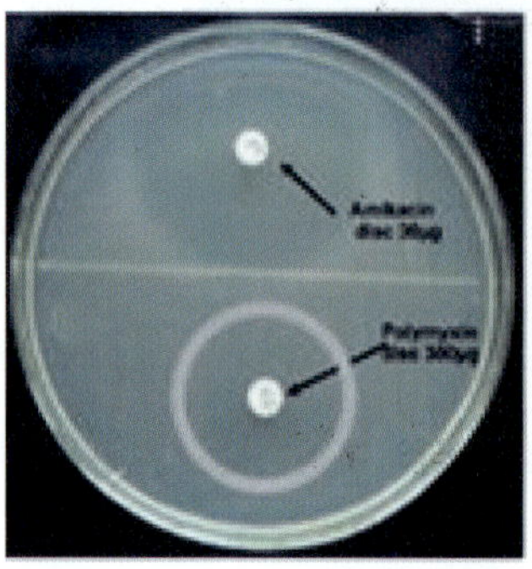

Tests	Asia-Type	El-Tor Type
Phage IV	S	R
Pohlymixin B	S	R

〈예제〉 아래의 두 사진을 관찰 후 Asia Bio Type *V.cholerae*를 확인하기 위하여, 추가 하여야 할 검사는?

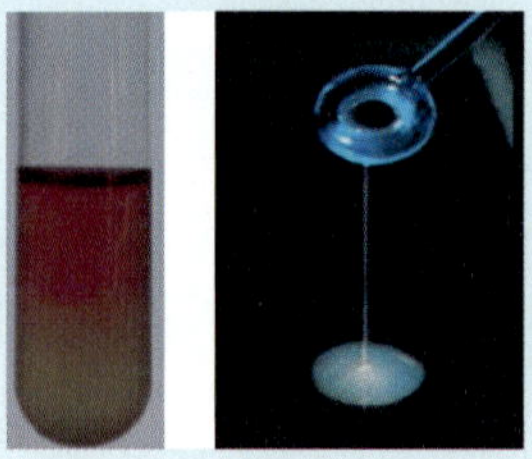

A B

A: String Test
B: Chokera Red Test

가. phage IV
나. STRING
다. Polymixim-B
라. Cholera Red

① 가, 나, 다 ② 가, 다
③ 나, 라 ④ 라
⑤ 가, 나, 다, 라

정답 ②

〈해설〉

Tests	Asia-Type	El-Tor Type
Polymixin-B	S	R
Phage IV	S	R
Chicken RBC Agglutination	–	Agg
Sheep RBC Hemolysis	–	Hemo
VP	–	+
CAMP	–	+

* *V. cholerae* El-Tor Type의 중요 성상

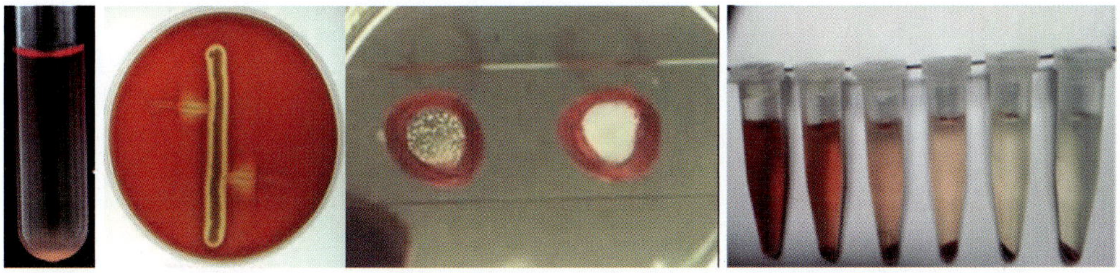

VP CAMP Chicken RBC Agglutination Sheep RBC hemolysis

Tests	Asia-Type	El-Tor Type
Phage IV	S	R
Polymixin B	S	R
VP	−	+
CAMP	−	+
Chicken RBC Agg. ~	−	+
Sheep RBC Hemolysis	−	+

(5) 항균제감수성

적절한 수액, 전해질 조정을 하면 사망률은 1% 이하로 되지만, 중증례에서 방치가 되면 반수 이상은 사망을 한다.

치료는 경구 수액 보충보다 정맥 수액 보충이 시급하다. 중증례에서는 항균제요법에 의한 하리증 치료의 기간이나 배설량을 저감시킨다. **Tetracycline계 항생제, Quinolone계 항생제, Macroride계 항생제의 경구투여를(3~5일간) 한다.** 혈압의 저하는 혈관내 볼륨의 저하에 의한 승압약은 통상 사용하지 않는다. 지사약의 투여도 금기시 된다.

V. cholerae 총 정리

1. Gram - Curved Bacilli
2. Facultative or Aerobic
3. **Lac & Sal 음성**이지만, ONPG & **Suc 양성**
4. Monotrichous로 직진 운동성 활발(Hanging Drop Method)
5. **Oxi & Nit: +**
6. **CO_2, H_2S: all Negative/KIA → TSI** (K/A → A/A)
7. KMUP: all Negative
8. **Arg만 음성**
9. **O,−1, O−139에 응집**
10. 혈청형: Ogawa, Inaba, Hikojima
11. **생물형: Asia형, El−tor형**
12. **CholeraRed, String Test**
13. Choleragen독소 생성
14. 쌀뜨물상설사 유발
15. **증균배지: APW, 분리배지: TCBS, BAP**

2) *Vibrio parahaemolyticus* (장염비브리오)

(1) Disease

해수중에서 서식을 하는 호염성 세균으로, 2~5% 식염존재하에서 발육이 양호한 세균이다. 오염된 생선 어패류와 그 가공품이 **급성장염(식중독), 설사, 구토, 복통의 원인이 된다.** 하계에 많이 발생하고, 식중독의 3대 원인균의 하나이다.

(2) 형태 및 구조

Gram 음성(0.5~0.8−1.4~2.6 μm), 극단모성, 콤마상 만곡막대균, 단모성 편모는 갖고 있지만, 아포와 협막은 없다.

생 표본에서의 운동성은 특징적으로, 균체의 말단에 단모성 편모를 갖고 있어서 활발한 운동성을 확인할 수 있다.

* *V. parahaemolyticus* 비교 감별

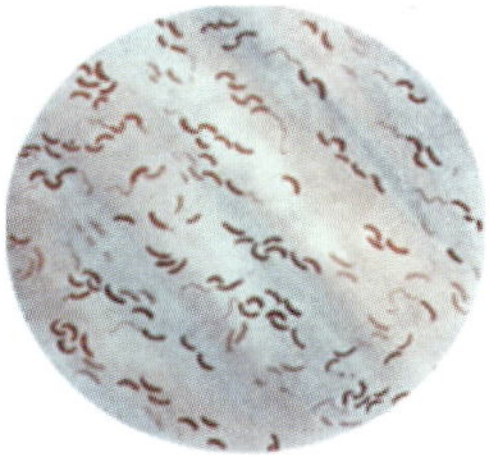

Gram Stain

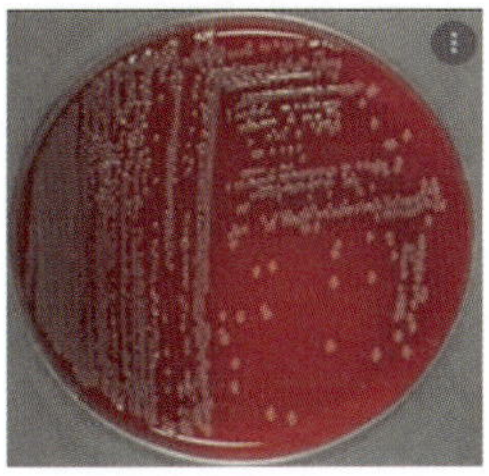

BAP

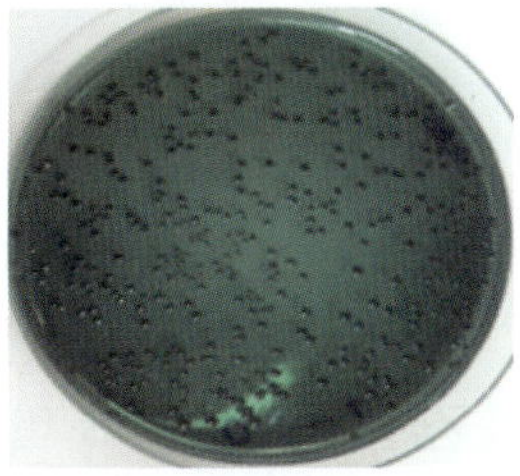

TCBS

Tests	BAP	TCBS
Color	Greish-White	Green
Shape	Small Round Convex	Small Round Convex
Hemolysis	Non-Hemo	

(3) 배지, 배양 및 집락특성

[형태와 배양]

TCBS한천배지상의 **집락은 청록색을 띠며**, Oxidase양성의 경우, 생각될 수 있는 균종은 *Vibrio parahaemolyticus* 또는 *V. mimicus*이다.

* * *V. parahaemolyticus* & *V. mimicus* 등의 비교감별 특성

Tests	*V. parahaemolyticus*	*V. mimicus*	*V. cholerae*
Nacl 농도(%)	6	0~3	0~3
Sucrose	**–**	–	+
O-1	**–**	–	+(응집)
Kanagawa	**+(용혈)**	–	–

[관찰의 point]

TCBS한천배지상에서는, 35~37℃, 18~20시간 배양으로, 백당을 비분해하여, 중심부가 융기한 직경 2~3 mm의 **농녹색으로 약간 점성이 있는 집락을 형성**한다. 채균 시, 배지에서 집락을 취하기가 어렵다.

일반적으로 **APW로 증균을 시키지만, 비병원성 호염균을 억제시키면서** *Vibrio parahaemolyticus***를 증균시키기 위하여 Salt–Colistin Broth를 사용한다.**

MacConkey한천배지, SS한천배지에서 발육을 하지 않는다.

3%Nacl첨가 Peptone Broth에서 발육이 양호하며, 다음으로 7%에서도 발육을 한다. 0%와 10%에서는 발육을

하지 않는다. Basophilic하고 Hallophilic한 특성을 갖고 있는 것도 *Vibrio*균속 중 타 균종과 차이가 나는 특성이다.

(4) 확인감별특성

K/A, + + – –, Lys, Arg, Orn 중 Arginine만 음성

일반적으로 포도당을 발효하고, 산을 생산하지만, Gas 및 H2S는 생산하지 않는다. 운동성은 양성이다.

Lactose, Sucrose는 비 분해한다. Lysine 및 Ornithine은 양성이지만, Arginine은 음성이다. Indole과 MR반응은 양성이지만, VP와 Citrate는 음성이다.

Kanagawa현상 양성(말 혈액에서는 비 용혈이지만, 토끼나 사람 혈액에서는 용혈)

호염성 균동정에, TSI배지 등의 생화학적 성상 시험이나 동정 키트를 사용하는 경우는 Nacl을 1%를 첨가 할 필요가 있다.

본 균은 Sucrose, Lactose, Salicin 모두 음성인 것으로 *V. cholerae*(Suc+)와 *V. vulnificus* (Lac & Sal +)의 감별 기준을 찾아 비교 감별을 해 낼 수 있다.

특징적인 테스트

TCBS한천배지상에서 발육한 집락은 Oxidase시험을 하고, 양성인 것을 필히 확인하지만, 판정이 난해한 경우는 **보통한천배지에 재분리하고, 5~6시간 후에 재검사**를 한다. Cytochrome Oxidase 테스트용지를 증류수에다 습윤을 시켜(종이전체가 잘 습윤되는 정도). 고형배지상의 신선배양균을 백금이(백금제) 또는 유리봉으로 종이에 도말을 한다. 양성이면 1분안에 명료한 농청색을 볼 수 있다.

주의

① 당을 함유한배지상의 집락으로 검사를 하면 위음성이 나오는 것이 있다.

② 혈액한천배지상의 집락으로 검사를 하면 위양성이 나오는 것이 있다.

③ 철 이온을 함유한 물이나 니크롬선을 이용하면 위양성이 나오는 것이 있다.

* Kanagawa Phenomenon

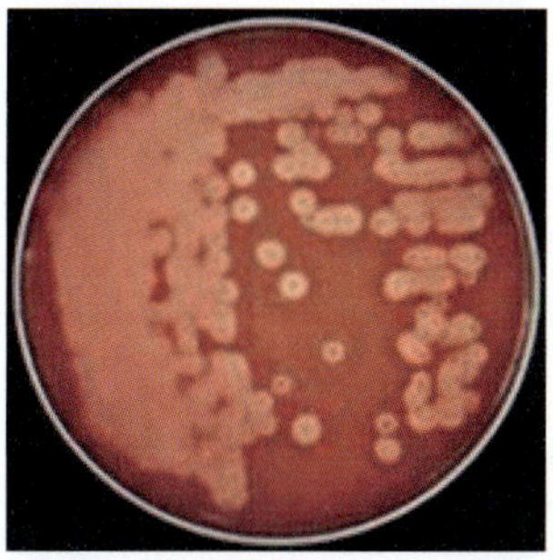

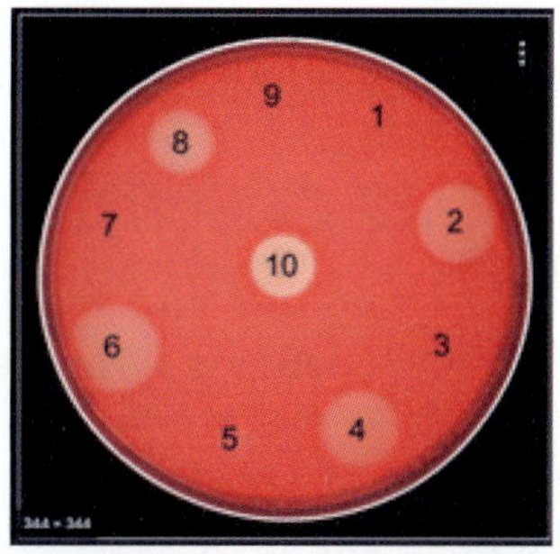

균주	Human Blood	Horse Blood	Conclution
A	β	−	+
B	−	β	−
C	β	β	Others V.para

* *V.parahaemolyticus*의 당분해 시험 비교 감별

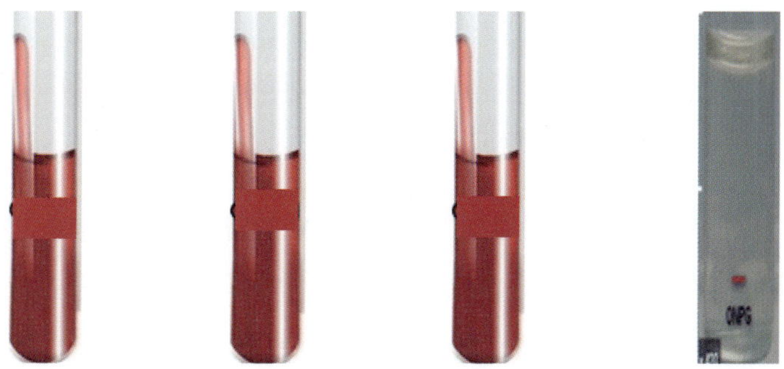

Lac Sal Suc ONPG

Strains	Lac	Sal	Suc	ONPG
V.cholerae	−	−	+	+
V.parahaemolyticus	−	−	−	−
V.vulnificus	d	+	−	+

(5) 항균제감수성

치료는 경구용 보액 또는 수액 등의 대증요법이 있고, 항균제 요법은 불필요하다. 지사제나 해열진통제도 사용하지 않는 것이 좋다.

Tetracycline, Gentamycin, Chloramphenicol 등에 감수성이 높고, Colistin에는 비교적 내성이 높다.

V. parahaemolyticus 총 정리

1. Gram – Curved Bacilli
2. Facultative or Aerobic
3. **Lac, Sal, ONPG, Suc: all 음성**
4. Monotrichous로 직진 운동 활발(Hanging DropMethod)
5. Oxi & Nit: +
6. **CO_2 & H_2S: all Negative KIA → TSI: (K/A → K/A)**
7. KMUP: all Negative
8. Arg만 음성
9. **Kanagawa양성(Wagatsuma 배지 사용)**
10. APW보다 Salt Colisti Broth를 증균배지로 다용.

3) *Vibrio vulnificus*

(1) Disease

연안 하수의 어패류에 분포하며, 해수 및 어패류의 접촉에 의해 **창상감염, 폐렴, 자궁내막염, 장염, 패혈증 및 장관의 감염증을 유발한다.** 감염 시 격렬한 증상을 나타내며, 저항력이 낮은 자, 간기능이 허약하거나 간질환이 있는 자가 기회주의적 감염을 한다. 이와 같이 저항력이 낮은 자에 경우 생굴의 생식이나 어패류의 생식에서 쉽게 감염이 되며, 발병 후 24시간 이내에 50% 이상이 사망을 하게 된다.

(2) 형태 및 구조

Gram 음성(0.5~0.8–1.4~2.6 μm), 콤마상 만곡막대균, 극단모성 편모는 갖고 있지만, 아포와 협막은 없다.

생 표본에서의 운동성은 특징적으로, 균체의 말단에 극 단모성 편모를 갖고 있어서 활발한 운동성을 확인할 수 있다.

* *V.vulnificus* 비교 감별

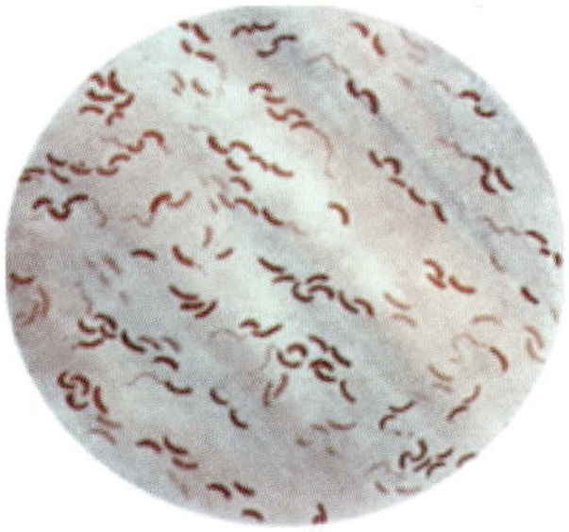

Gram Stain

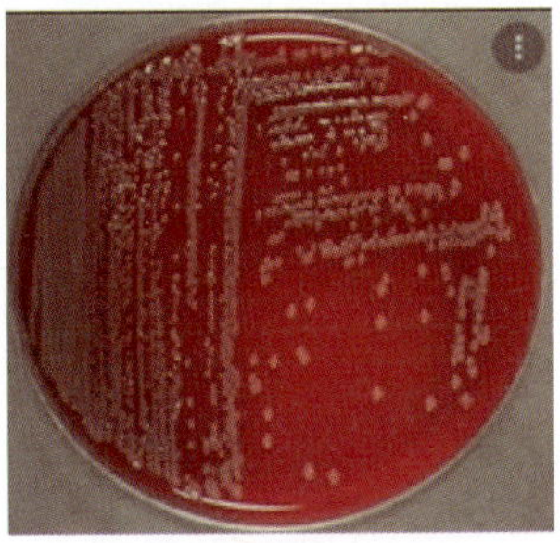

BAP

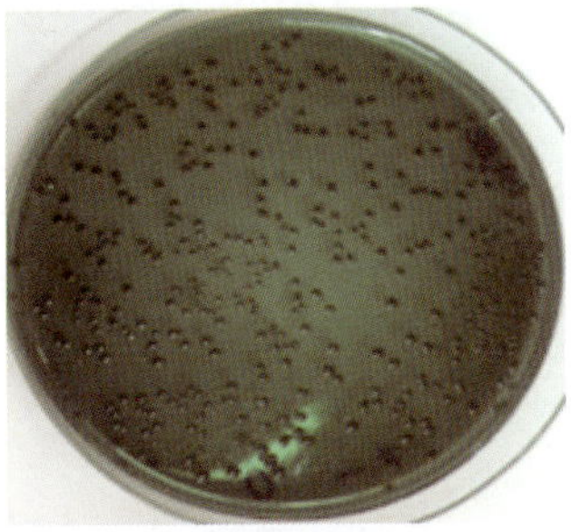

TCBS

Tests	Carbohydrates	BAP	TCBS
Color		Greish-White	Green
Shape		Small Round Convex	Small Round Convex
Hemolysis		Non-α-Hemo	
Lac	d		
Sal	+		

(3) 배지, 배양 및 집락특성

[형태와 배양]

TCBS한천배지상의 **집락은 청록색을 띠며,** Cytochrome Oxidase 양성의 경우, 생각될 수 있는 균종은 *Vibrio parahaemolyticus, Vibrio vunificus* 또는 *V. mimicus*이다.

[관찰의 point]

TCBS한천배지상에서는, 35~37℃, 18~20시간 배양으로, Sucrose를 **비분해하여, 중심부가 융기한 직경 1~3 mm의 농녹색으로 약간 점성이 있는 집락을 형성한다.** 채균 시, 배지에서 집락을 취하기가 어렵다.

TCBS한천배지상의 농녹색집락으로 혼동이 오지만, *Vibrio parahaemolyticus, Vibrio vunificus*와 *V. mimicus* 중 *Vibrio parahaemolyticus*는 (Lactose, Sucrose, Salicin)이 음성이고, *Vibrio vunificus*는 (Lactose와 Salicin)이 양성이며, ***V. mimicus*은 비호염성 및 Sucrose 음성의 특징으로 감별을 해 볼 수 있다.**

3%Nacl첨가 Peptone Broth에서 발육이 양호하며, 다음으로 7%에서도 발육을 한다. 0%와 10%에서는 발육을 하지 않는다.

MacConkey한천배지, SS한천배지에서 발육을 하지 않는다.

(4) 확인감별특성

A/A, ++ - d(75), Lys, Arg, Orn(55) 중 Arginine만 음성 일반적으로 포도당을 발효하고, 산을 생산하지만, Gas 및 H_2S는 생산하지 않는다. 운동성 양성이다.

Sucrrose는 비분해하지만 **Lactose와 Salicin은 분해한다.** Lysine 및 Ornithine(55)은 양성이지만, Arginine은 음성이다. Indole과 MR반응은 양성이지만, VP는 음성이고 Citrate는 d급 양성이다.

[관찰의 point]

Lactose와 Salicin의 두 가지 당류를 분해하는 것이 *Vibrio*균속 중 타 균종 감별에 중요한 기준이 되는 이것을 활용하여 비교 감별을 해 낼 수 있다.

* *V. vulnificus & V. parahaemolyticus* 등의 비교 감별특성

Tests	*V. vulnificus*	*V. parahaemolyticus*	*V. mimicus*	*V. cholerae*
Lactose	**d/+**	**−**	**−**	**−**
Salicin	**+**	**−**	**−**	**−**
Sucrose	−	−	**−**	**+**
ONPG	+	−	**+**	**+**
O-1	−	−	**−**	Agglutination
Kanagawa	−	+	−	−
LAO	+ − d	**+−+**	+ − +	+ − +
IMViC	+ + − d	+ + − −	+ + − +	+ + d +

* *V.vulnificus*의 당분해 시험 비교 감별

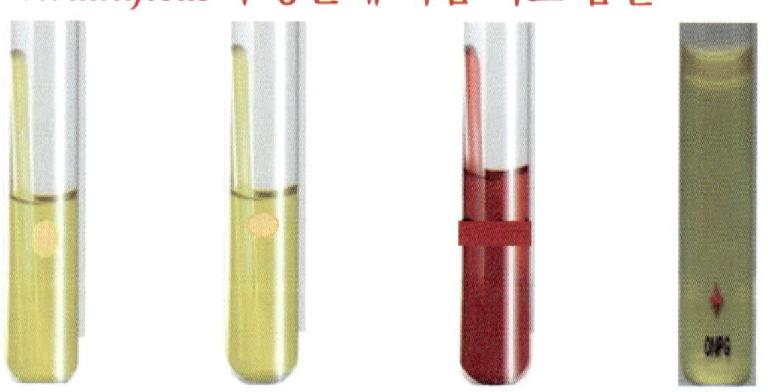

Lac Sal Suc ONPG

Strains	Lac	Sal	Suc	ONPG
V.cholerae	−	−	+	+
V.parahaemolyticus	−	−	−	−
V.vulnificus	d	+	−	+

* *Vibrio*균속 중 중요 균 종의 확인 감별특성

Tests		Reaction				
		V. cholerae (Classical)	*V. cholerae* (El Tor)	*V. parahaemolyticus*	*V. vulnificus*	*V. alginolyticus*
Oxidase		+	+	+	+	+
Nitrate 환원		+	+	+	+	+
O-1 혈청 응집반응		+	+	−	−	−
Growth in Nutrient broth with:	0% NaCl	+	+	−	−	−
	3% NaCl	+	+	+	+	+
	6% NaCl	−	−	+	+	+
	8% NaCl	−	−	+	−	+
	10% NaCl	−	−	−	−	+
Sucrose		+	+	−	−	+
Lysine		+	+	+	+	+
Arginine		−	−	−	−	−
Ornithine		+	+	+	d	d
Glucose		+	+	+	+	+
Sucrose		+	+	−	−	+
Lactose		−/d	−/d	−	+	−
Salicin		−	−	−	+	+
ONPG		+	+	−	+	−
Mannitol		+	+	+	d	+
Arabinose		−	−	d	−	d
Maltose		+	+	+	+	+
Indole		+	+	+	+	d
Voges-Proskauer		d(75)	d(75)	−(0)	−(0)	+(95)

( )= Positive %

(5) 항균제감수성

Colistin, Chloramphenicol, Tetracycline, Doxycycline, Rifampicin 등에 감수성이다. 치료효과를 극대화시키기 위해서는 저혈압으로 떨어지기 전에 투여를 해야 치료 효과를 기대할 수 있다.

V. vulnificus 총 정리

1. Gram - Curved Bacilli
2. Facultative or Aerobic
3. Monotrichous로 직진 운동 활발(Hanging Drop Method)
4. Oxi & Nit: +
5. **α–Hemolysis on BAP**
6. CO_2 & H_2S: all Negative /**KIA → TSI**: (A/A → A/A)
7. **Suc 음성 이지만, Lac & Sal: all Positive**
8. **Lac 양성이며 ONPG도 양성 이다.**
9. Arg음성이며 **Orn 45% 음성**
10. KMUP: all Negative
11. **창상감염 및 패혈증 유발**

4) *Vibrio mimicus*

(1) Disease

식중독의 원인균으로 바다진흙, 해수 및 담수 등의 어패류에서 분리되고 있다. 비호염성, 백당비발효성 *V. cholerae* Non O-1으로 부를 수도 있었지만, Davis(1981년)에 의해 신균종으로 보고 되어졌다. 조리하지 않은 해산물, **특히 생굴의 섭취 후에 하리증을 유발한다.**

NAG비브리오(*V. mimicus* 또는 *V. cholerae* Non O-1)은 1985년에 새로운 식중독으로 지정되어졌다.

(2) 형태 및 구조

Gram 음성(0.5~0.8-1.4~2.6 μm), 극단모성, 콤마상 만곡막대균, 단모성 편모는 갖고 있지만, 아포와 협막은 없다.

생 표본에서의 운동성은 특징적으로, 균체의 말단에 극단모성 편모를 갖고 있어서 활발한 운동성을 확인할 수 있다.

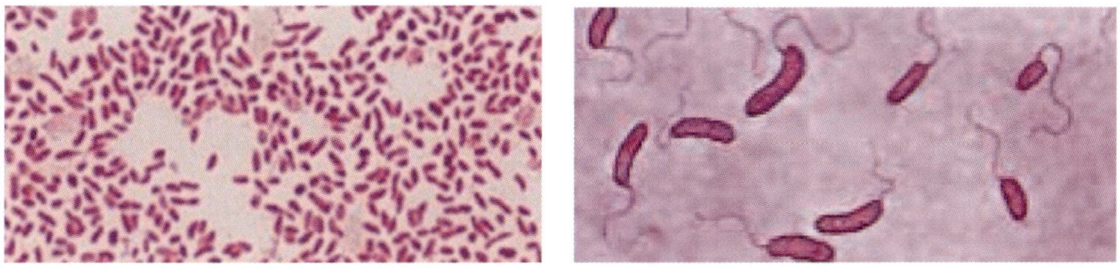

V.mimicus: Gram Stain & Picture Closed up

(3) 배지, 배양 및 집락특성

[형태와 배양]

V. cholerae **및 O−1집락균은 백당분해성이 있지만, 본 균은 백당을 분해하지 않는다.**

이 성상 외에, 형태, 생화학적성상은 *V. cholerae*와 대략 같은 성상으로 되어있다.

3%Nacl첨가 Peptone Broth에서 발육을 하고, 0%에서도 발육을 한다. **고농도의 Nacl 첨가 Peptone Broth에서 발육은 확인을 할 수 없다.**

[관찰의 point]

TCBS한천배지상에서 집락은, 35~37℃, 18~20시간 배양으로, **짙은 청녹색을 보이며, 중심부가 융기해 있고, 직경 1~2 mm의 집락을 형성하고,** 다른 비브리오속 균종보다 작은 집락을 형성한다.

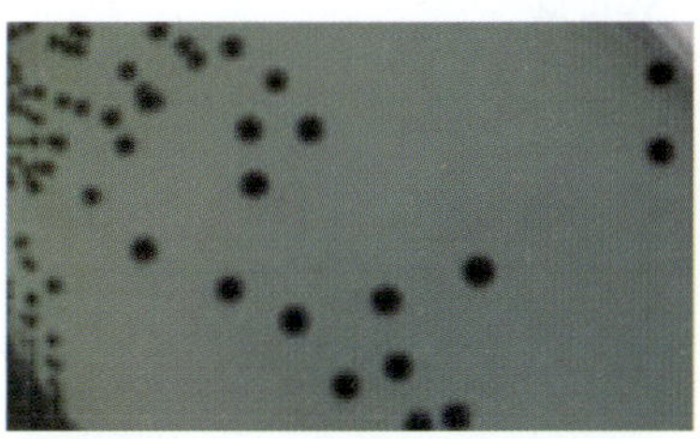

V. mimicus Colony on TCBS

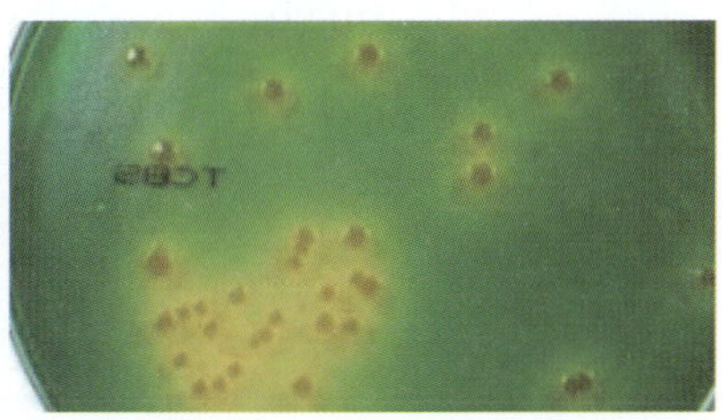

V. cholerae Colony on TCBS

* *V. mimicus & V. cholerae* 의 비교 감별특성

Tests	*V. mimicus*	*V. cholerae*
Nacl(%)	0~3	0~3
Sucrose	**−**	**+**
O−1	**−**	**Agglutination.**
Lactose(+ %)	−(21)	−(7)
ONPG	**+**	+
IMViC (VP %)	+ + −(9) +	+ + d(75) +

(4) 확인감별특성

K/A, ++-+, Lys, Arg, Orn 중 **Arginine만 음성**

콜레라균과 극도로 유사한 성상을 갖고 있다. 일반적으로 포도당을 발효하고, TSI배지의 고층부는 황색, Sucrose은 분해하지 않으며, 사면부는 적색이고, 산을 생산하지만, Gas 및 H_2S는 생산하지 않는다.

Indole 양성, 운동성 양성, Lysine과 Ornithine은 양성이지만 Arginine은 음성이다. 비브리오속 균 중에서 본균은, *Vibrio parahaemolyticus*와 *V. vulnificus*의 성상을 부분적으로 갖고 있는 특성을 고려해서 비교감별 검사를 진행해야 한다.

Sucros e분해능이 없는 것이 이들 균주와 기본적으로 동일한 공통사항이고, Lys, Arg, Orn아미노산 분해능이 각각 양성, 음성, 양성인 것도 동일하며, Indole과 VP반응도 각각 양성과 음성으로 동일한 성상을 띠고 있다. 당분해능에서 Mannitol과 Maltose는 각각 양성의 동일한 성상을 보이고 Sucrose는 세균주 모두 음성의 동일한 성상을 보이지만, Lactose는 *V. mimicus*(21%)과 *V. vulnificus*(85)가 양성, *Vibrio parahaemolyticus*는 음성이고, Arabinose는 *V. mimicus*과 *V. vulnificus*가 음성, ***Vibrio parahaemolyticus*는 양성**이고, **Salicin은 *V. vulnificus*만 양성이고, *V. mimicus*과 *Vibrio parahaemolyticus*는 음성으로 1차 확인 감별 성상은 유사하지만, 당 분해능으로 균종을 비교 감별해 낼 수 있다.**

*** * *V. mimicus & V. vulnificus* 등의 비교 감별특성**

Tests	*V. mimicus*	*V. vulnificus*	*V. parahaemolyticus*	*V. cholerae*
Sucrose	−	−	−	+
TCBS	Green	Green	Green	Yellow
Lactose	−	d/+	−	−
Salicin	−	+	−	−
Mannitol	+	45	+	+
Maltose	+	+	+	+

특징적인 테스트

TCBS한천배지상에서 발육한 집락은 Oxidase시험을 한다. Oxidase활성이 양성인 것을 필히 확인을 하지만, 판정이 난해한 경우는 보통한천배지에 재분리를 하고, 5~6시간 후에 재 검사를 한다.

* *V. mimicus* & *V. vulnificus* 등의 비교 감별특성

Tests	*V. mimicus*	*V. vulnificus*	*V. cholerae*
Lactose	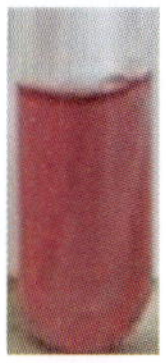	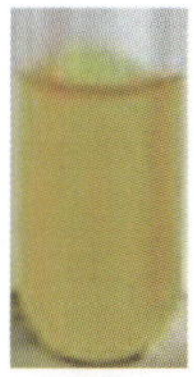	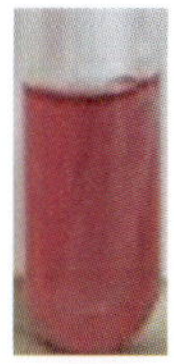
Salicin	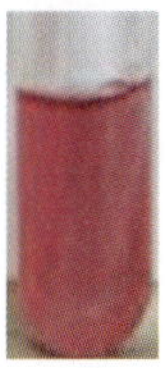	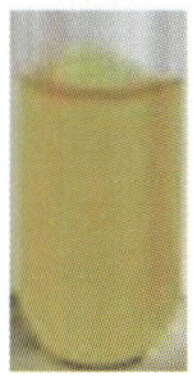	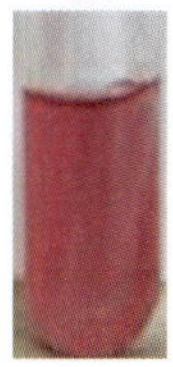

(5) 항균제감수성

치료는 **경구용 수액 또는 정맥용 수액 등의 대증요법이 시급**하고, 항균요법은 불필요하다. 지사약의 사용을 자제하는 것이 좋다.

V. mimicus 총 정리

1. Gram (−) Curved Bacilli
2. Oxidase & Nitrate: all (+)
3. 비 호염성(0~3% Nacl)
4. Sucrose: (−)
5. Lactose, Salicin: (−)이지만, ONPG: (+)
6. Only Arginine: (−)
7. *V. cholerae* 도 비 호염성이지만 Sucrose: (+)

5) *Vibrio fluvialis/Vibrio furnissii*

(1) Disease

호염성 비브리오로, **역열성 Enterotoxin을 생산하고, 인간에게 하리증을 유발한다.** 식중독의 원인균으로, 이전에는 Group F라고 불리어졌다. *V. fluvialis* 및 *V. furnissii* 등은 여행자 하리증 환자의 분변에서 분리되는 것이다.

(2) 형태 및 구조

Gram 음성(0.5~0.8−1.4~2.6 μm), 극단모성, 콤마상 만곡막대균, 단모성 편모는 갖고 있지만, 아포와 협막은 없다.

생 표본에서의 운동성은 특징적으로, 균체의 말단에 극단모성 편모를 갖고 있어서 활발한 운동성을 확인할 수 있다.

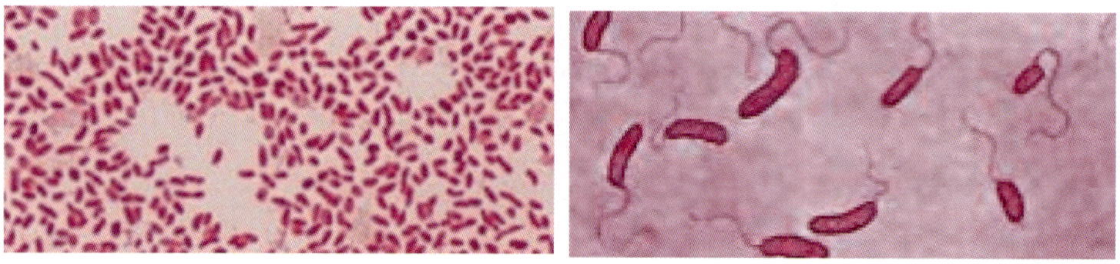

V. fluvialis: Gram Stain & Picture Closed up

(3) 배지, 배양 및 집락특성

[관찰의 point]

TCBS한천배지로, 35~37℃, 18~20시간 배양으로, 백당(Sucrose)을 분해하여, 1~3 mm의 황색원형, 불투명, 중심부 황색의 약간 혼탁한 집락이 확인이 되기 때문에 *V.cholerae*와 동일한 황색의 집락으로 혼동이 오기 때문에 필히 감별을 해 주어야 한다.

*V. cholerae*는 O-1이나 O-139 면역혈청에 응집이 확인되지만 *V. fluvialis* 및 *V. furnissii*는 응집이 되지 않는다. NaCl첨가 Peptone Broth의 3%, 7%에 의한 호염 시험에서 발육을 한다. 0%나 10%에서는 발육을 하지 않는다.

MacConkey한천배지에서 37℃, 18~20시간 배양으로 집락형성을 관찰할 수 없다.

* Cholera 유사 질환 유발 균주의 비교 감별특성

Tests	*V. fluvialis*	*V. furnissii*	*V. cholerae*
NaCl농도(%)	3~7	3~7	0~3
Sucrose	+	+	+
Arginine	**+**	**+**	−
O-1/O-139	−	−	**+(응집)**
TSI	A/A	A/AG	A/A
Gas from Glucose	−	**+**	−

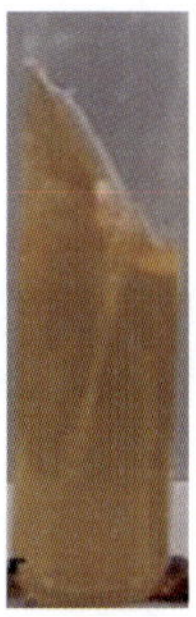

V. fluvialis
(A/A)

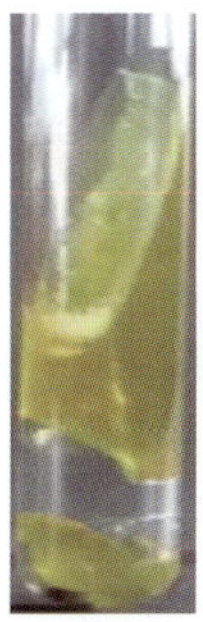

V. furnissii
(A/AG)

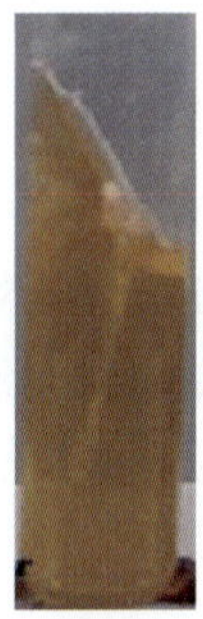

V.cholerae
(A/A)

(4) 확인감별특성

A/A, − + − +, Lys, Arg, Orn 중 **Arginine만 양성.**

일반적으로 포도당을 발효하고, Gas생산이 d급양성이고, H_2S를 생성 하지 않는다.

운동성 양성이다. Sucrose를 발효하여, TSI배지의 사면부는 황색을 띤다.

Lysine 및 Ornithine은 음성이지만, **Arginine은 양성이다.**

Indole 음성, **MR 양성**, VP 음성, **Citrate 양성**이다.

TCBS상에서 황색 집락을 확인 시, 황색집락을 형성하는 균주들과 혼동이 오는데, 포도당 분해에 의한 Gas생산의 유무로 *Vibrio fluvialis*와 *V. furnissii* 균종이 나뉘어지고, *V. cholerae*는 O-1이나 O-139 면역혈청에 응집이 되는 것으로 확인을 할 수 있지만 *V. fluvialis* 및 *V. furnissii*는 응집이 되지 않기 때문에 *V. cholerae*와 *V. fluvialis* 및 *V. furnissii*를 감별할 수 있다. 종래 Gas생산이 없는 균주를 생물형 1로, Gas생산이 있는 균주를 생물형 2로 하고 있지만, **생물형 2를 *V. furnissii*로서 구별하고 있다.**

혈청형별검사

TCBS한천배지상에서 발육한 Cytochrome Oxidase양성균은 *Vibrio*속 균종의 의심을 두고 검사를 한다. Sucrose를 분해하는 *V. cholerae*와 유사한 황색집락은 O-1면역혈청을 이용하여 응집여부로 *V. cholerae*가 아닌 것으로 밝혀준다. 그 외에, Lysine 및 Ornithine이 음성, Arginine 양성이 *V. cholerae*와의 감별점이다(Vc는 Lys & Orn이 양성, Arg만 음성). 이 감별점을 활용하여 비교 감별을 해 낼 수 있다.

(5) 항균제감수성

치료는 경구용 수액 또는 정맥용수액 등의 대증요법이 시급하고, 항균요법은 불필요하다. 지사약의 사용은 하지 않는 것이 좋다.

Vibrio fluvialis / Vibrio furnissii 총 정리

1. Gram (−) Curved Bacilli
2. Oxi & Nit: all (+)
3. Suc: (+)
4. Only Arg: (+)
5. Lac, Sal & ONPG: all (−)

V. fluvialis

상기의 1~5 내용을 합하여,

6. Gas from Glucose : (−)

V. furnissii

상기의 1 ~ 5 내용을 합하여,

7. Gas from Glucose : (+)

Strains	G−S	Oxi	Nit	Suc	Lac	Sal	ONPG	Gas
V. fluvialis	G-B	+	+	+	−	−	−	**−**
V. furnissii	G-B	+	+	+	−	−	−	**+**

2. *Aeromonas*

* **Classification**

Family: ***Vibrionaceae***

Genus: ***Aeromonas***

Species: ***hydrophila****, sorbia, salmonicida*

1) *Aeromonas hydrophila* subsp. *hydrophila*

(1) Disease

*A. hydrophila*는 수계의 상재균이고, 하천수, 담수, 하수, 연안해수, 진흙이나 흙의 자연환경에서 광범위하게 분포하고 있다. 어병, 장어의 지느러미(살)적병의 원인균으로 유명하다. 양서류와 파충류 등 변온동물에서 주로 감염질환을 야기시킨다. 인체에 감염질환 발생율은 적으나, 담수어나 오염된 음료수를 통해서 감염이 되어 왔다.

*A. hydrophila*와 *A. sorbia*는 1982년부터 **식중독의 원인균으로서 인정되어 왔다.**

저항력이 낮은 사람한테 수술 후 감염증, 요로감염, 심내막염, 수막염, 창상감염, 패혈증 등으로 점차 기회주의적 감염이 증가해가고 있다. Cytolysin에 의한 세포용해 독소작용으로 인체에 병원성이 높게 작용한다. 환자의 발생은 수온이 높은(30℃) 하계에 많고, 동계에는 적은 경향을 보인다. 이것은 감염자나 하천에서 감염예가 많게 되어 있다. 전신감염증을 유발하기도 한다.

(2) 형태 및 구조

Gram 음성(0.3~1.0×1.0~3.5 μm) 극단모성 막대균, 아포와 협막은 없다.

주로 극단모성이지만, 총모성 편모를 형성한 것도 있다. *A. hydrophila*는 폭과 길이가 다소 좁고 짧은 반면에 *E. coli*는 폭은 넓고 길이는 짧은 감별 특성의 기준을 잡아서 같은 설사변 검체 중에서 비교 감별을 해 갈 수 있다.

* *A. hydrophila* & *E. coli* 기본형태 비교 감별특성

Tests	*A. hydrophila*	*E. coli*
Gram Stain	G(−)B	G(−)B
Width(μm)	1.0	0.7
Length(μm)	3.5	1.5
Conclusion	**폭과 길이가 좁고 다소짧다**	**폭은 넓고 길이는 짧다**

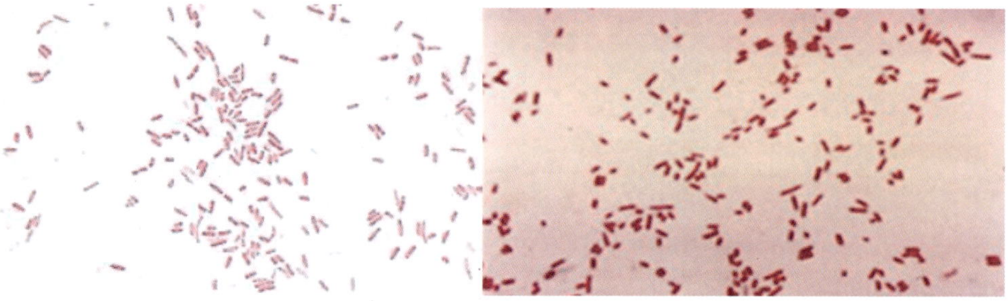

A. hydrophila: Gram Stain (G-SB) *E. coli*: Gram Stain (G-plump Bacilli)

(3) 배지, 배양 및 집락특성

[형태와 배양]

분변에서 분리는 **BAP, MacConkey**나 SS한천배지 등을 이용한다.

[관찰의 point]

통성혐기성으로, **발육지적온도는 30℃**이지만, 통상 35~37℃, 18~20시간 배양을 했을 때, BAP에서 **β-용혈을 일으키며,** MacConkey나 SS한천배지상에서 **Lactose비분해성(50%)으로 무색~회백색, 투명~반투명으로 이슬방울모양~볼록렌즈상, 유두상 형상의 주변이 약간 융기한(큰) 집락을 형성한다.**

그 직경은 1~3 mm, 편평하고 가장자리가 약간 융기되어 있다. SS-SB한천배지 등의 Sucrose 함유배지를 사용한 경우에는 적색집락이 관찰되고, 장내세균과 균주 중 Sucrose 분해균과의 감별의 주의를 기울여야 한다.

따라서, MacConkey나 SS한천배지상의 **투명한 집락 관찰 시 Oxidase시험을 실시하여 음성인 경우 장내세균의 Lactose 비 분해균으로 진단을 내릴 수 있고, Oxidase시험 양성인 경우는 *A. hydrphila*로 진단을 내릴 수 있다.**

*A. hydrphila*의 경우 **약 50%정도 Lactose분해능이 있어서 MacConkey나 SS한천배지상에서 *Klebsiella*속 균, *Enterobacter*속 균, *Citrobacter*속 균, *Escerichia coli* 등의 Coli form bacilli와 Pinkish Red 집락으로 감별이 안 되는 것도 있지만, Oxidase반응이 중요한 감별 기준이 된다.**

Coli-form bacilli는 Oxidase반응 음성이지만, *A. hydrphila*는 Oxidase반응 양성으로 감별 기준에 특징을 잡을 수 있다.

면양 혈액한천배지를 병용하면, **β-용혈성 집락을 형성하는 것을 확인하게 되어, 분리율을 향상시켜 갈 뿐만이 아니라, 비교 감별 실무기술력을 고양 시킬 수 있다.**

*A. hydrphila*는 TCBS에서는 발육을 하지 않고, BAP나 MacConkey로 분리한다.

BAP에서는 용혈능을 확인하고, MacConkey에서는 Lactose분해를 확인하여, 비교감별에 큰 줄기를 잡아 비교감별을 해 나갈 수 있다.

* *A. hydrphila* & Coli – form bacilli의 비교 감별특성

Tests	*A. hydrphila*	Coli–form bacilli
Lactose	+	+
Nitrate	+	+
Oxidase	+	–

* *A.hydrophila*의 분리집락 비교감별

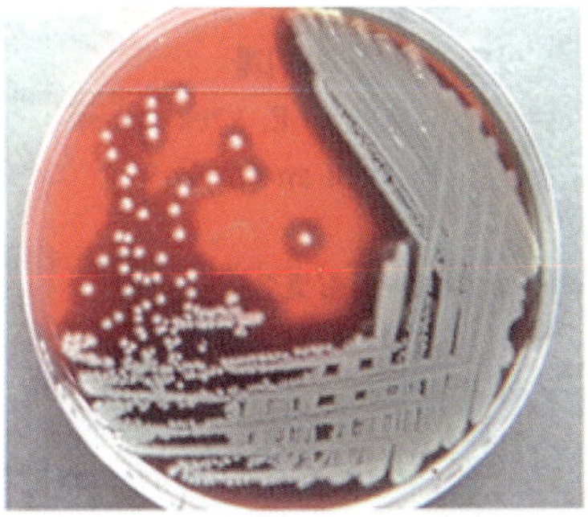

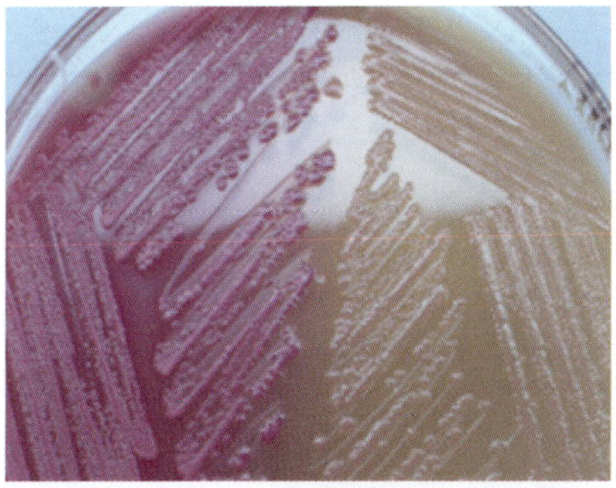

Strain	BAP	Mac	
		Lac: +	Lac: –
A.hydrophila	β-Hemo	Pinkish Red	Greish

(4) 확인감별특성

A/AG, (Cysteine 함유배지에서는 A/AGH_2S), **Lys, Arg, Orn = d, +, -**

일반적으로 포도당을 발효하여 산을 생성한다. Gas생산을 하는 균주와 하지 않는 균주가 있다. Sucrose를 발효한다. 말단에 1개에서 수개의 편모를 갖고 있어서 운동성이 있다. 운동성이 약한 경우는 25℃ 배양에서 확인을 한다.

Indole, VP, Citrate는 양성이고, **Lysine d급 양성, Arginine은 양성, Ornithine은 음성이며, DNase활성은 양성이다.**

KCN과 Esculine 양성인 것이 *Vibrio*균과 및 타 균종과의 비교 감별기준이며 *A. hydrphila*는 양성이지만 *A. sorbia*는 음성이다.

*Vibrio*균과 중 *A. hydrphila*는 O/129 항생제(150 μg)에 내성이고 *V. cholerae*와 *P.shigelloides*는 감수성이다.

* *Vibrio*균과 중 KCN, Esculin 및 Salicin에 의한 비교 감별특성

Tests	*A. hydrophila*	*A. sorbia*	*V. cholerae*
KCN	+	–	–
Esculin	+	–	–
Salicin	+	–	–

* O/129에의한 *Vibrio*균과의 추정 동정

Tests	*V. cholerae*	*A. hydrophila*	*P. shigelloides*
O/129 (150 μg)	S	R	S

* O/129=Antibiotics, S=Sensitivity, R=Resistant

* *A.hydrophila*등의 O_{129} 추정동정용 항생체 감수성 검사의 비교감별

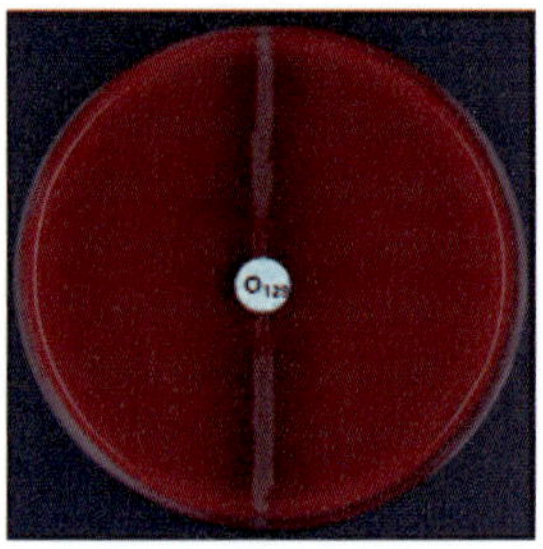

O_{129}: R

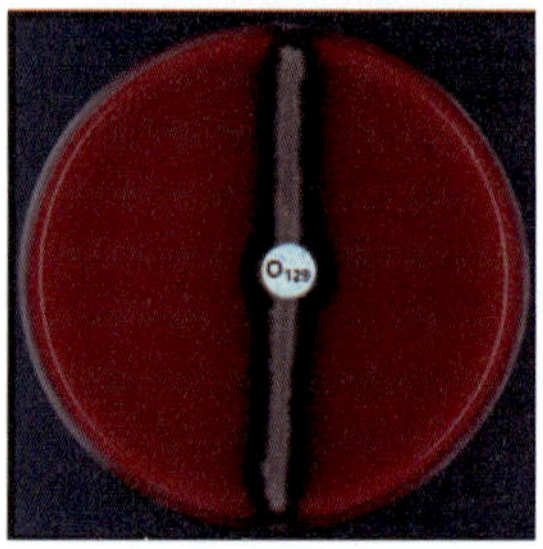

O_{129}: S

Antibiotics	*Vibrio*	*Aeromonas*	*Plesiomona*
$O_{129(150\mu g)}$	S	R	S

* *A.hydrophila*의 중요 성상 비교 감별

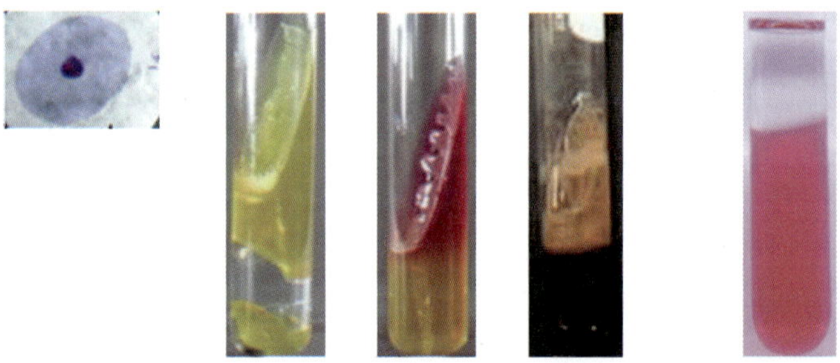

Oxi + A/AG K/AG A/AGH_2S Arg +

	Oxi	KIA			LAO	Lac	Suc
A.hydrophila	+	A/AG	K/AG	K/AGH_2S	d+–	50	+
P.shigelloides	+	K/A			+++	–	–

특징적인 테스트

*A. hydrophila*와 *A. sorbia*는 주로 유당을 분해하지만 50% 정도는 분해를 하지 않는 균주가 있어서 MacConkey나 SS한천배지상에서 무색의 반투명의 회백색 집락을 형성하기도 한다. 따라서, 장내세균과 중 Lactose 비분해균과 감별 시 Cytochrome Oxidase시험을 실시하는 것으로 *Salmonella*와 *Shigella*균속 등은 Lactose 비분해균으로 Oxidase 음성이어서 감별이 쉽게 되지만, 그 Oxidase Test를 해야 할 근거는 Lactose 비분해시에 장내세균과의 기본 정의에 맞는 균속인가 아닌가를 확인해 가는 차원에서 필요한 것으로 감별진단의 기준을 잡으면 비교 감별을 해 낼 수 있다.

Lactose 양성시에는 장내세균중 Coli-form과 비교감별을 해 주어야 한다.

*** Lactose음성시 *A. hydrophila*와 장내세균의 비교 감별특성**

Tests	*A. hydrophila*	*Salmonella*	*Shigella*
Nitrate	+	+	+
Oxidase	**+**	−	−
Mot	+	+	−

*** Lactose양성시 *A. hydrophila*와 장내세균의 비교 감별특성**

Tests	*A. hydrophila*	*E. coli*	*C. freundii*	*K. pneumoniae*	*Ent. cloacae*
Lactose	**+**	+	+	+	+
Oxidase	**+**	−	−	−	−
Mot	**+**	+	+	−	+
KCN	**+**	−	+	+	+
Arginine	**+**	−	d	−	+
Urea	**−**	−	+	+	d

(5) 항균제감수성

β-락탐계 항생제의 많은 자연내성이나 획득내성이 있다. **Quinolone계 항생제나 ST합제(Sulfamethoxazole Trimethoprime)에 감수성이 있으면 제3세대 · 제4세대 Cephalosphorin계 항생제 등에 의한 항균제 요법을 쓴다.**

A. hydrophila 총 정리

1. Gram (−) Short Bacilli, Single Polar flagella
2. Optimal Temp: 28~30℃
3. Diff. Med.: BAP & Mac (TCBS: NG)
4. 양성율: Lac: 55%, Suc: 75%
5. LAO: d, +, −
6. DNase, KCN, Esc: all (+)
7. O/129: R(내성)
8. KIA/TSI → A/AG 이지만, Cysteine을 첨가한 KIA/TSI 배지에서는 A/AGH_2S로 관찰된다.
9. Cytolysin 생성으로 세포 용해로 심한 장염 및 설사, 창상감염 유발.
10. Lac 분해능이 50% 내외이므로 Lac음성시 또는 Lac양성시 관련 장내세균과 비교 감별을 해 주어야 한다. (*A. hydrophila*본문 내용 참조)

3. *Plesiomonas*

* **Classification**

Family: *Vibrionaceae*

Genus: *Plesiomonas*

Species: *shigelloides*

1) *Plesiomonas shigelloides*

(1) Disease

*Plesiomonas shigelloides*는 1속 균종으로, Oxidase활성이 때때로 검출된다. Gram 음성 막대균이다. 하천수, 담수어, 개, 고양이 등에서 넓게 서식하며, **1983년에 식중독균으로 지정되었다.** 우리나라에서 분리빈도는 낮으며, 동남아시아에서 온 여행자의 **하리증 환자로부터 때때로 검출된다.**

오염된 물이나 어패류를 섭취 시 감염된다. 최신 분류학에서 본 균은 장내세균과에 포함 될 수 있다.

(2) 형태 및 구조

그람 음성 막대균(0.2~0.9−1.0~3.2 μm), 총모성 편모를 형성하고 있지만, 아포와 협막은 없다. *Plesiomonas shigelloides*는 폭과 길이가 좁고 다소 짧은 반면, *Shigella*는 폭은 약간 넓지만 길이는 짧은 기준을 잡아서 두 균을 비교 감별 해 나갈 수 있다.

* *Plesiomonas shigelloides* & *Shigella* 의 기본형태 비교 감별특성

Tests	*P. shigelloides*	*Shigella*
Gram Stain	G(−)B	G(−)B
Width(μm)	0.9	1.2
Length(μm)	3.2	4.2
Conclusion	**폭과 길이가 좁고 다소 짧다**	**폭과 길이가 다소 넓고 길다**

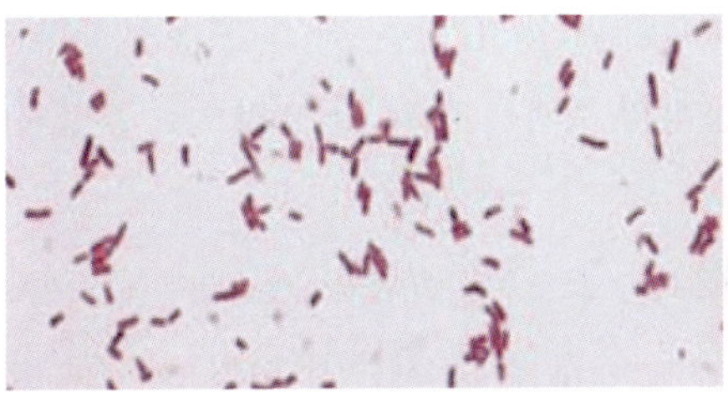

P. shigelloides: Gram Stain (G-SB)

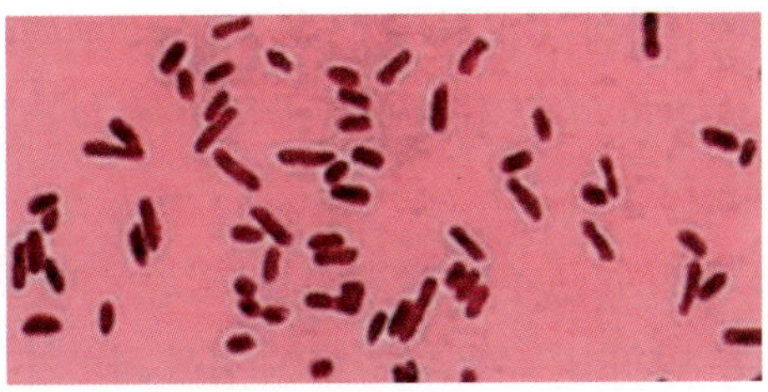

Shigella: Gram Stain (G-SB)

(3) 배지, 배양 및 집락특성

[형태와 배양]

분변에서 분리는 MacConkey한천배지나 SS한천배지를 이용한다.

[관찰의 point]

통성 혐기성으로, MacConkey한천배지상에서, 통상 35~37℃, 18~20시간 배양을 했을 때, Lactose분해능이 없어서 **무색투명~반투명, 이슬방울모양~볼록렌즈상의 집락을 형성**하고, 그 직경은 1~2 mm 정도이다. 1차동정에는 Oxidase시험을 하여 양성인 것을 확인해서, 장내세균의 Lactose 비분해균과 비교 감별을 하여 정확한 분리동정율을 높여야 한다.

TCBS에서는 발육을 하지 않는다.

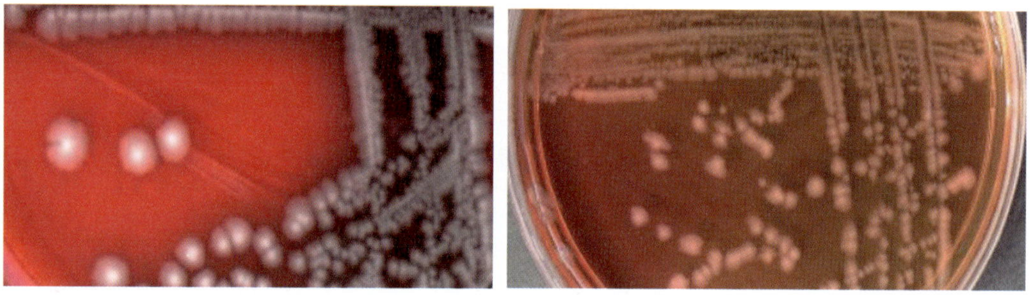

P. shigelloides Colony on BAP & MacConkey

(4) 확인감별특성

균속 동정으로 **Oxidase양성, Catalase양성, Nitrate환원양성**.

균종 동정으로 일반적으로 포도당을 발효하고, H_2S 및 Gas는 생산 하지 않는다. 운동성은 양성이다. Lactose와 Sucrose는 **비 분해로 TSI배지의 사면부는 적색으로 K/A Type으로 이 성상을 갖고 있는 *Shigella*와 비교 하여 감별을 해 낼 기준도 찾아가야 한다.**

Indole을 생산하고, VP 및 Citrate은 음성이다.

(Lysine, Arginine, Ornithine) 및 Mot 모두 양성인 감별 기준은 *A.hydrphila*와 차이가 있어서 비교 감별을 용이하게 해 낼 수 있다.

(Oxidase, Catalase, Nitrate)가 동일하게 양성의 공통 성상인 *A. hydrphila*와 비교 감별을 하기 위해서 **DNase, KCN 및 Esculin 시험을 해보면, *P. shigelloids*는 음성이고, *A. hydrphila*는 양성의 결과를 띠고 있는 것으로 감별의 기준을 잡아 비교 감별을 해 낼 수 있다.**

*P. shigelloides*는 TSI배지에서 *Shigella*균속을 생각할 수 있는 성상이지만, *P. shigelloides*에 경우(Oxidase, Lysine, Arginine 및 Ornithine)모두 양성 및 운동성 양성인 점이 차이가 나는 비교 감별 기준이 되므로 비교 감별을 해 낼 수 있다.

단, *S. sonnei*는 예외적으로 Ornithine이 양성이기에 *P. shigelloides*와 동일한 성상으로 감별이 되지 않는 성상이니까 주의를 할 필요성이 있다.

* *P. shigelloides & A. hydrophila*의 비교 감별특성

Tests	*P. shigelloids*	*A. hydrophila*
Nit	+	+
Oxi	+	+
DNase	−	+
KCN	−	+
Esculin	−	+
LAO	+++	d + −

특징적인 테스트

*P. shigelloids*는 유당을 분해하지 않아서 MacConkey나 SS한천배지상에서 무색~회백색의 반투명의 집락을 형성한다. 따라서 장내세균과와의 감별성상은 Cytochrome Oxidase시험을 실시하는 것으로 *Shigella*균속과 감별이 되고 그의 진단은 용이하다.

* 설사변 중 Gram (−) 소막대균, Lactose(−)균의 비교 감별특성

Tests	*P. shigelloids*	*Shigella*
Nitrate	+	+
Catalase	+	+
Oxidase	+	−
Mot	+	−
LAO	+++	− −

* *Shigella* 균속 중 *S. sonnei*는 예외적으로 Ornithine 양성.

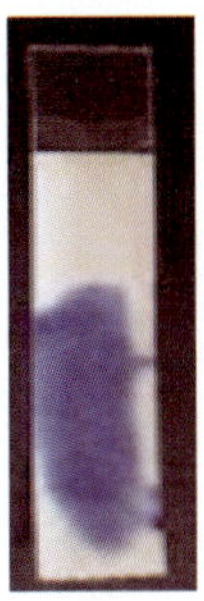
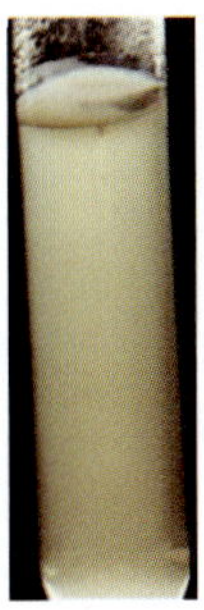
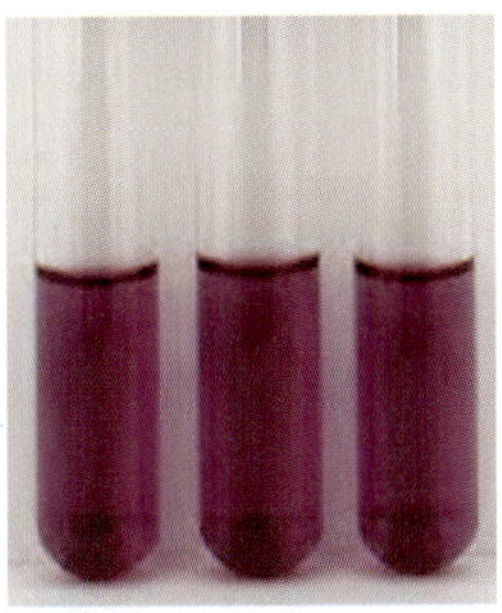

P. shigelloids : Oxidase : +, Mot :+ , (Lys, Arg, Orn) all (+)

* *P. shigelloids* & *A. hydrophila*의 비교감별 특성

Tests	*P. shigelloids*	*A.hydrophila*
LAO	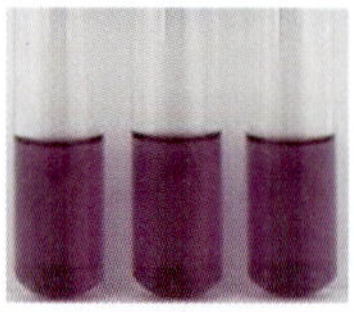	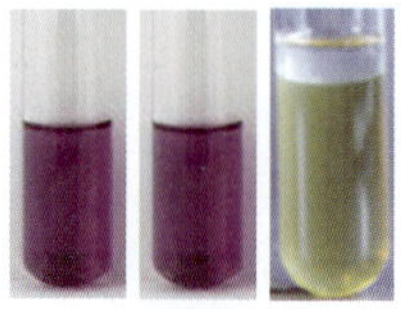
Esculin	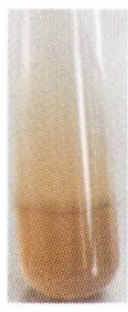	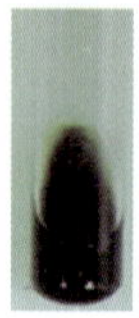

* *P. shigelloids* & *Shigella*의 비교감별 특성

Tests	*P. shigelloids*	*Shigella*
Oxi	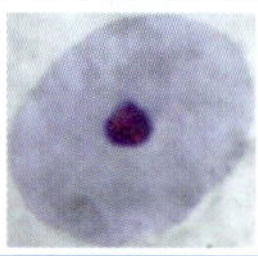	
Mot	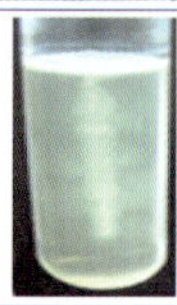	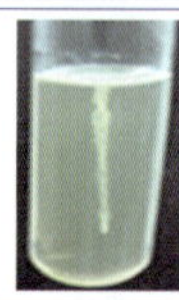
LAO	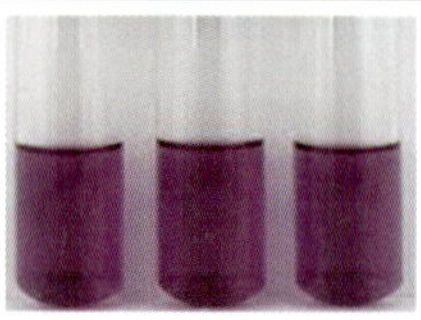	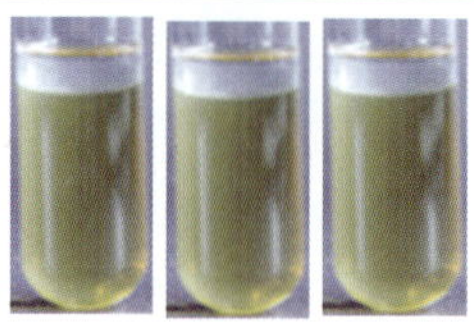

* *Vibrionaceae* 확인 감별특성

균속	균종	KIA	TSI	G.L.S	Oxi	Nit	Mot	Mannitol	ONPG	L.A.O	참고사항
Vibrio	*cholerae*	K/A	A/A	+−+	+	+	+	+	+	+−+	0~3% NaCl에서 발육 IMViC : ++d+ String Test : + Cholera Red Test : +
	para-haemolyticus	K/A	K/A	+−−	+	+	+	+	−	+−+	3~7% NaCl에서 발육 IMViC : ++−− Kanagawa 현상 : +
	vulnificus	A/A	A/A	++−	+	+	+	d	+	+−+	1~4% NaCl에서 발육 VP : − α−Hemolysis
	alginolyticus	K/A	A/A	+−+	+	+	+	+	−	+−+	3~10% NaCl에서 발육 VP : + Swarming 현상
	mimicus	A/A	A/A	+−−	+	+	+	+	+	+−+	0% NaCl에서 발육 VP : −
	fluvialis	K/A	A/A	+−+	+	+	+	+	40	−+−	(Suc, Arg)+
	furnissii	K/AG	A/AG	+−+	+	+	+	+	30	−+−	(Suc, Arg, Gas)+
Aeromonas	*hydrophila*	A/AG H_2S	A/AG H_2S	+++	+	+	+	+	+	d+−	KCN : + Catalase : + β−Hemolysis DNase : + IMViC : ++−−
Plesiomonas	*shigelloides*	K/A	K/A	+−−	+	+	+	−	+	+++	KCN : − (Oxi, Cat, Nit)+

(5) 항균제감수성

통상항균제 요법은 필요하지 않다. 예후는 지극히 치료를 해서 양호하여, 건강인에서는 2~3일 정도에 가벼워지고, 자연치료가 된다. 혈류감염증에서는 Ceftriaxone 등에 의한 항균제 요법을 쓴다.

P.shigelloides 총 정리

1. Gram (−) Short Bacilli, 총모성 편모
2. Oxi, Cat & Nit: all (+)
3. **KIA: K/A**
4. **LAO: (+, +, +)**
5. DNase, KCN & Esc: all (−)

*** *P. shigelloides* & *A. hydrophila*의 비교감별**

Strains	G-S	Oxi	Cat	Nit	LAO	DNase	KCN	Esc
P. shi.~	G-SB	+	+	+	+++	−	−	−
A. hydro	G-SB	+	+	+	d+−	+	+	+

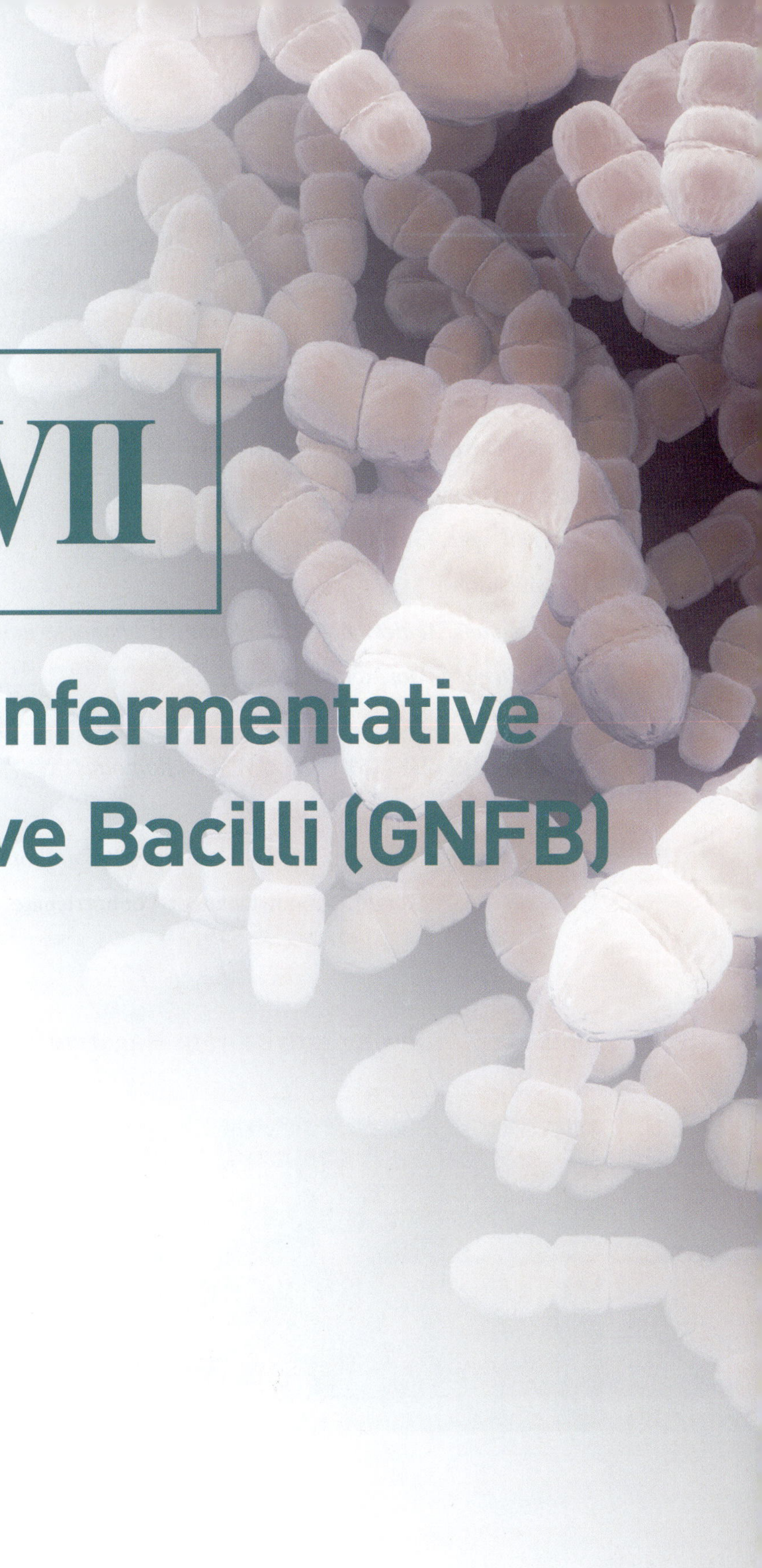

VII

Glucose Nonfermentative Gram Nagative Bacilli (GNFB)

VII. Glucose Nonfermentative Gram Nagative Bacilli (GNFB)

GNFB의 정의

* $C_6H_{12}O_6$(Dextrose)를 발효(Fermentative)할 수 없는
  Aerobic, Gram Negative Bacilli.
* Nutrient agar: Growth
* Classification:
  Pseudomonas, Acinetobacter, Alcalgenes, Flabobacterium, Achromobacter, Agrobacterium, Moraxella

* **임상세균 중 분리율 : 15%(이중 2/3는 *Pseudomonas*** 다음은, *Acinetobacter.~ Flavobacterium.~ Acromobacter.~*
* *Pseudomonas*: Oxidase(+), (예외 Oxidase(−); *S.maltophilia, Pse.mallei*)
  Mot(+); Monotrichate or Lophotrichate

* Glucose Nonfermentative Gram Nagative Bacilli (GNFB)

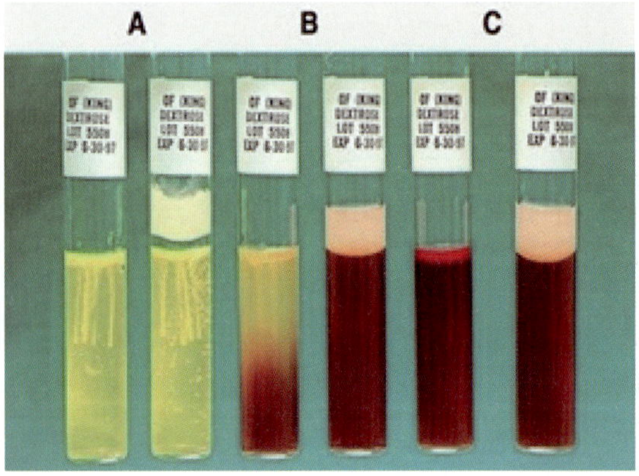

A: 산화균

B: 발효균

C: 비 이용균주(탄수화물)

* 포도당 비발효·그람 음성막대균의 특징

Strains	Motility	Oxidase
Pseudomonas	+ *(극모성 편모)	*(+)
Alkaligenes	+ (주모성 편모)	+
Bordetella		
Achromobater		
Agrobacterium		
Flavobacterium	(–)	(–)
Moraxella		
Eikenella		
Sphingobacterium		
Kingella		
Acinetobacter	*(–)	*(–)

1. *Pseudomonas*

*** Classification**

Family: *Pseudomonadaceae*

Genus: ***Pseudomonas***

Species: ***aerogenes,*** *fluorescens, maltophilia, cepacia, stuzeri* 등

***Pseudomonas** maltophilia,* → ***Stenotrophomonas** maltophilia*

***Pseudomonas** cepacia,* → ***Burkfolderia** cepacia*로 균속명칭이 개명되어졌음

1) *Pseudomonas aeruginosa*(녹농균)

(1) Disease

1882년, Gessard가 농에 착색된 포대에서 분리한 막대균이다. 토양, 물주변, 하수, 오수 등의 습윤한 환경이나 인간 및 동물의 장관에 존재한다. 건조한 환경에는 특히 저항력이 약하다. **화상감염증, 요로감염, 호흡기감염, 담도감염, 창상감염, 패혈증, 외과수술 후 기회주의적 감염, 면역능이 약한 자에게 기회주의적 감염, 균교대증 등을 유발**시킨다.

의료기관에서 고빈도로 검출되는 것 뿐만이 아니라 원내감염세균 중에 하나이고, 임상적 의의도 높다.

(2) 형태 및 구조

[형태]

크기가 0.5~0.7×1.5~3.0 μm의 Gram 음성, 소막대균이다.

극단모성 편모를 갖고 있지만 아포와 협막은 없다.

[관찰의 point]

***Escherichia coli*보다 균의 폭이 좁고 길이는 약간 길게 보이는 경향이 있다. 극단모성 편모를 갖고 있다.** 세포외에 Muco 다당체를 생산하는 Mucoid주는, 균체주변이 엷고 핑크색에 염색되어 있는 경우가 있다.

* *Pse. aeruginosa* & *E. coli* 의 비교 감별특성

Tests	*Pse. aeruginosa*	*E. coli*
크 기(μm)	0.5~3.0	0.6~1.6
폭과 길이	가늘고 약간길다	굵고 짧다
편 모	단모성	주모성

* GN (*Pse. aeruginosa*)의 기본 특성 비교감별

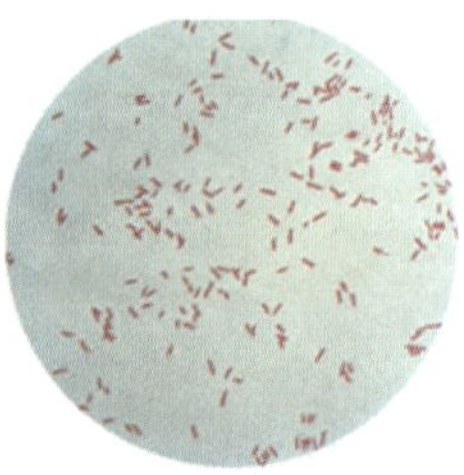

Gram Stain

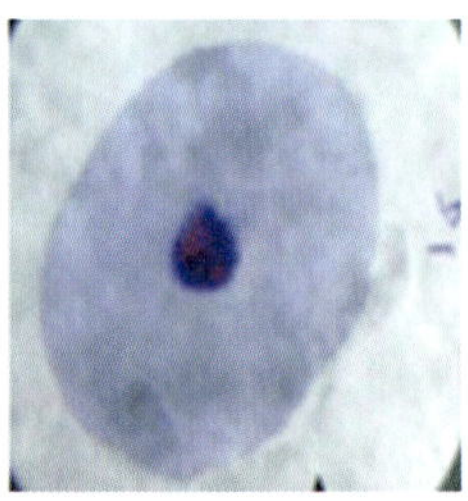

Oxidase Test

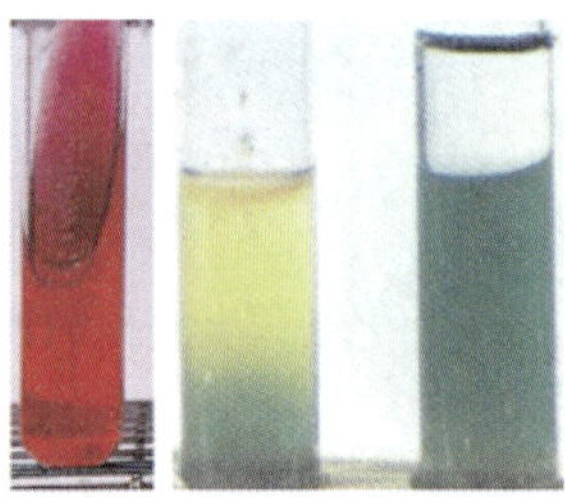

KIA (O-F)

	Oxidase	KIA	O-F(Open Tube)	O-F(Closed Tube)
GNFB	+/−	K/K	O	Nc
Enterobacteriaceae	−	V	F (Botton)	F

O=Oxidation, F=Fermentation, Nc = No change, V=Variety

(3) 배지, 배양 및 집락특성

[형태와 감별]

편성호기성균으로, 호기배양이나 탄산가스배양으로 배양을 하지만, 혐기배양에서는 배양이 되지 않는다.

[관찰의 point]

NAP, BAP배지나 MacConkey 한천배지에서는 35~37℃, 24시간 배양으로, 2~4 mm의 편평, 주변 부정형이고 시간이 경과하면 금속광택을 수반한 회백색집락을 확인할 수 있으며 집락 주변부가 흑녹색으로 변색이 된다. 특히, **NAP에서는 Pyocyanin 생성으로 전형적인 녹색의 집락과 집락주변부 배지의 색이 녹색으로 변색된 것을 확인할 수 있다.**

면양혈액한천배지상에서는 약한 **β-용혈성을 띄고, 단 냄새, 포도향 등의 특유한 냄새**를 낸다.

BHI나 Thioglycollate 액체배지에서는 상층부에 녹색의 균막을 확인할 수 있다.

4℃에서는 발육을 하지 않으나, **42℃에서는 발육을 한다.**

42℃배양은 *Pse. aeruginosa*와 *Pse. fluorescens*의 확인 감별성상이 너무 유사한데 *Pse. aeruginosa* 42℃에서 배양이 되지만 4℃에서는 발육이 안되고 *Pse. fluorescens*는 반대의 현상이기에 두 균종 감별에 중요한 비교감별 기준의 특징이 된다.

*Pse. aeruginosa*와 *Pse. fluorescens*에 경우 배양온도별 발육능의 차이와 추정동정용 항생제 감수성 시험 차이를 비교하는 이유는 두 균주 일반적인 확인 감별성상의 결과가 거의 유사하기 때문에 확실한 감별의 차이를 확인하기 위해서 하는 것이다.

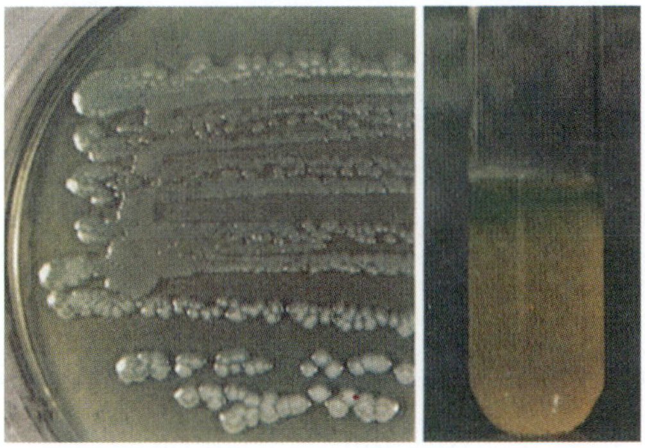

Pse.aeruginosa : NAP & BHI

** Pse. aeruginosa colony* **비교 감별**

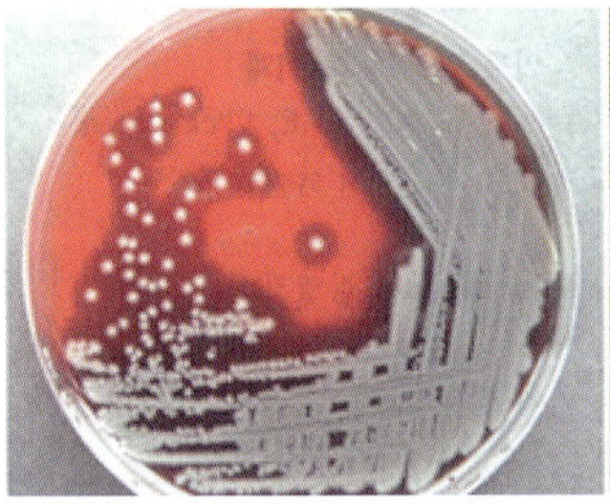

BAP(Hemo)

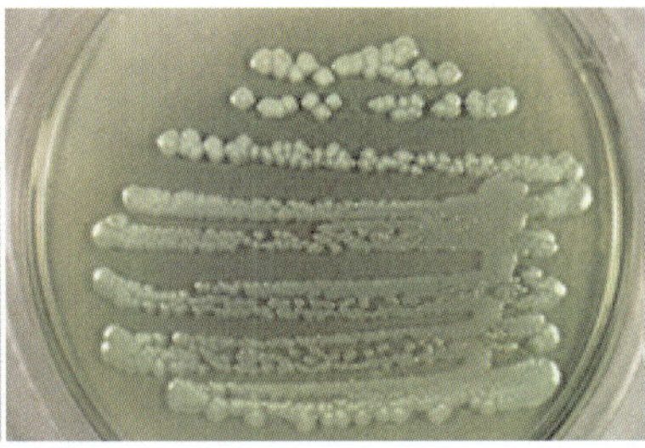

NAP (Pyocyanin)

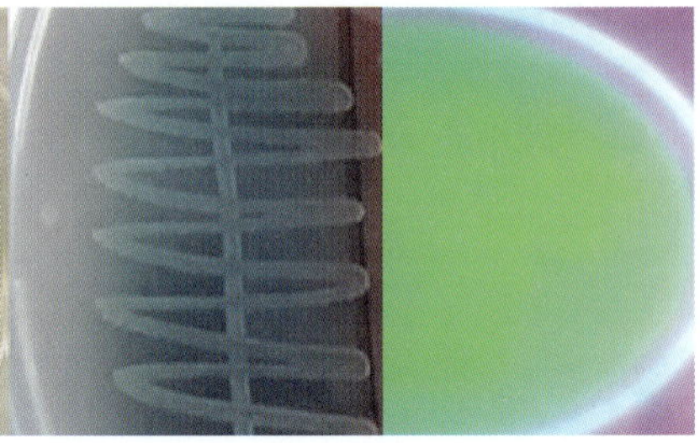

NAP (Pyocyanin & Pyorubon)

Strains	42℃	4℃	KM	CB	BAP	NAP
Pse. aeruginosa	G	NG	R	S	β-Hemo	Greenish
Pse. fluorescens	NG	G	S	R	Non-Hemo	Bright Greenish Yellowish Fluorescin

(4) 확인감별특성

K/K, － － ＋ ＋, Lys, Arg, Orn 중 **Arginine만 양성**

균속 동정으로 Oxidase 양성, Catalase 양성

균종 동정으로 Oxidase 활성 양성으로, 포도당을 산화적으로 분해를 하고, Lysine과 Ornithine은 음성이지만 Arginine 가수분해능은 양성, Acylamidase 활성 양성이다.

DNase는 음성이지만, Gelatin은 양성이다. TSI 사면부에서 금속성 광택을 확인할 수 있는 경우가 있다. Indole과 MR은 음성이지만 VP와 Citrate는 양성이다.

Lactose, Sucrose, Maltose는 음성이지만 Mannitol은 d급 양성 Xylose는 양성이다. *S. maltophilia*와 감별은 Oxidase음성 뿐만이 아니라 Maltose양성인 것이 감별기준의 특징이 된다.

*P. aerginosa*는 Kanamycin과 Cabenicillin에 내성과 감수성을 보이지만,

*P. fluorescens*는 감수성과 내성의 반대되는 항생제 감수성 결과를 보여 주는 것도 *P. aerginosa*와 *P. fluorescens*를 감별하는 중요한 감별 기준의 특징이 된다.

*Pseudomonas*균속에 의해서, 청녹색소(pyocyanin), 갈색색소(pyomelanin), 황녹형광색소(pyoverdin), 적색포도주색색소(pyorubin)을 생산한다. Pyocyanin은 *P. aerginosa*가 생성을 하며, Pyoverdin은 *P. fluorescens*도 생산한다.

Pyocyanin생성관찰에는 King A배지가 녹색 색소 관찰에 좋다. Pyoverdin생성관찰에는 King B배지가 형광(Fluorescein)관찰에 좋다. 그 외에 Exotoxin-A, Enterotoxin, Proteinase, Collagenase, Lecithinase, Hemolysin, Leucocidin 등을 생산한다.

※ *Pse. aeruginosa* & *Pse. fluorescens*의 비교 감별 특성

Tests	*Pse. aeruginosa*	*Pse. fluorescens*
42℃	G	NG
4℃	NG	G
Kanamycin	R	S
Cabenicillin	S	R

* G = Growth, NG = No Growth

※ *Pse. aeruginosa* & *Pse. fluorescens*의 확인 감별 성상

Strain	Oxi	Nit	Mot	Gel	DNase	LAO	Lac	Suc	Mal	Mannitol	Xyl
P.aeru	+	+	+	82	−	−+−	−	−	−	70	+
P.fluo	+	−	+	100	−	−+−	−	−	−	53	+

[동정의 point]

색소생산, Acylamidase 활성 양성이 비교 감별의 중요한 point가 된다.

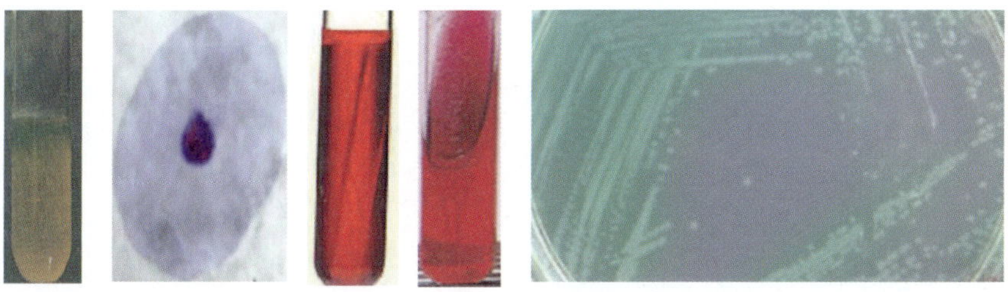

Pse.aeruginosa: Pyocyanin, Oxi(+), Nit(+), K/K, Cetrimide

Metalo-β-lactamase(MBL) 생산 녹농균

MBL은 Carbaphenem계 항생제를 분해하는 효소이다. 분해효소를 생산하는 균주는, **Imipenem 등의 Carbaphenem계 항생제에도 중~고도 내성을 보이는 것도 많다.** 검출에는 산 나트리움을 함유한 시판 중인 검출용 디스크(SMA)와 ceftazidime(CAZ) 및 Imipenem을 함유한 디스크를 이용한다.

MBL 생산주는 디스크 간에서 억제대의 크기가 5mm이상이 확인될 수 있다.

다제내성 녹농균

MDRP감염증은 5종류 감염증으로 분류될 수 있고, 정확한 것을 보고하는 의료기관은 보건소에 보고가 의무사항으로 되어 있다. 원내 감염 조사(Survaillance) 약재내성균 판정기준(ver. 2.0)에서는, Carbaphenem계 항생제, Quinolone계 항생제, Amikacin에 대하여 동시에 내성을 보이는 것이 *Pse. aeroginosa*로 정의하고 있다.

(5) 항균제감수성

Gentamycin, Tetracycline, Tobramycin, Cabenicillin, Amicacin, Piperacillin, Cepoperazone, Ceftriaxone Ciprofloxacin, Polymixin-B에 감수성이고, **Kanamycin에 내성이다.**

Ampicillin 제1세대 및 제2세대 Cephalosphorin계 항생제, Ceftazidime, Ceftriaxone, Minocyline 등에 내성이다. 항농녹균 활성이 있는 항생제로서 Penicillin계 항생제의 Piperacillin, 제3세대 Cephalosphorin계 항생제의 Cephtazime나 Cephoperazon, 제4세대 Cephalosphorin계 항생제, Cefepime 등, Monobactam계 항생제의 Aztreonam, Carbaphenem계 항생제, Quinalone계 항생제의 Gentamycin, Tobramycin, Amikacin 등이 있다. 다만, 균주에 의한 감수성이 차이가 나고, 항생제 감수성 시험을 실시하여 확인한다.

항생 요법 중에 *Pse. aeruginosa*가 β-lactam계 항생제이나 Quinalone계 항생제에 내성을 획득하기 쉬운 경향이 있는 것에 유의하여 항균 요법을 추진한다.

Pse. aeruginosa 총 정리

1. Gram − Polar Mono Trichate (Flagella)Long Bacilli
2. Aerobic
3. Glu: Oxidation (K/K)
4. **Oxi & Cat: +**
5. **ß−Hemo & Mot: +**
6. Lac, Suc, Mal: −
7. Arg만 양성
8. **KM (Kanamycin): R, but Cabenicillin: S**
9. **42℃ 발육을 하지만, 4℃에서는 비발육**
10. Gel은 양성이나, DNase는 음성
11. **Pyocyanin 생성 액체배지 상층부 녹색의 균막**
12. King-A, Sellar, Cetrimide, NAC배지로 **색소관찰 및 선택 배양**
13. **(사이다, 단)냄새 등의 방향족 냄새.**

2. *Acinetobacter*

Classification

Family: *Neisseriaceae*

Genus: ***Acinetobacter***

Species: ***baumannii,*** *calcoaceticus* (Var *lowfi, anitratus*)

1) *Acinetobacter baumannii/calcoaceticus*

(1) Disease

환경 중에 있는 것으로 의료기관 내에 넓게 분포하는 세균이다. **폐렴, 수막염, 요로감염, 패혈증 등을 유발시킨다.** 원내감염 원인균으로 기회감염을 일으킨다. 감염증의 원인균으로, 객담, 뇨, 창상, 유치카테타 등의 임상재료에서 분리된다.

대표적인 균종에 *A. baumannii*, *A. calcoaceticus*, *A. lowffii*가 있고, *A. baumannii*가 검출되는 빈도가 높다.

(2) 형태 및 구조

[형태]

1~1.5×1.5~2.5 μm의 Gram 음성 구막대균(Coccobacilli)이다.

편모, 아포, 및 협막 모두 없다. 간혹 협막 및 섬모를 갖고 있는 것도 있다.

[관찰의 point]

Gram 염색상은 **Gram 음성 구형짧은막대균**으로, 일반적인 구균과 차이가 나므로 주의가 필요하다. 또 때에 따라서는 쌍구균상으로 관찰될 수 있다.

* *Acinetobacter* 균속의 중요 균종의 기본성상 비교감별

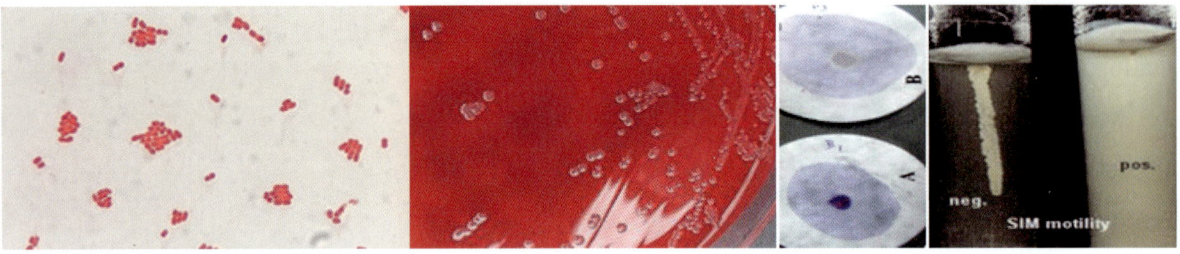

Gram Stain　　Non-Hemolytic　　Oxi　　Mot

Strains	Gram Stain	Oxidase	Oxidation	Hemolysysis	BAP	Mot
A.baumannii	G-Cocco Bacilli	−	+	-	None	−
A.haemolyticus	G-Cocco Bacilli	−	+	+	β	−
A.lowffii	G-Cocco Bacilli	−	−	−	None	−

(3) 배지, 배양 및 집락특성

[형태와 배양]

편성호기성균, 호기배양이나 탄산가스 배양에서 발육을 하지만, 혐기배양에서는 발육을 하지 않는다.

[관찰의 point]

BAP에서 발육은 양호하고, 35~37℃, 24시간 배양으로 장내세균보다 **약간 작고 직경이 2~3 mm, 둥글고 볼록한 불투명한, 백색~회백색의 정원형 집락을 형성한다.** 점액성이거나 아니거나 한 특성도 관찰할 수 있다.

포도당 비발효균으로 Oxidase 음성의 균종은, *A. baumannii*와 *Stenotrophomonas maltophilia*이다.

A. baumannii / calcoaceticus 는 *S.maltophilia* 보다 면양 혈액한천 배지에서 발육이 양호하지만 용혈은 없다. *Acinetobacter* 균속 중 *haemolyticus* 균종은 용혈이 있지만 Lactose 분해능은 없다.

MacConkey 한천배지에서 발육된 *A. baumannii* 집락은 **lactose를 분해(84%)하여 직경 1.5~2.5 mm정도의 분홍~짙은 복숭아색으로 융기상 집락을 형성한다.** 때로는 lactose를 비분해하여 회백색 집락을 형성하기도 한다.

분홍색 집락인 경우 KIA, TSI, O-F Test와 Glucose발효 시 가스생성 여부 등으로 장내세균의 Coli-form Bacilli와 감별을 해 주어야 한다.

회백색 집락인 경우 KIA, TSI, OF Test와 Nitrate Reductase 생성 여부 등으로 장내세균의 *Salmonella*와 *Shigella* 등과 같이 Lactose 비분해성 장내세균과 감별을 해 주어야 한다.

* Lactose 분해/비 분해시 유사균주와 *A. baumannii* 의 비교 감별특성

Strains	KIA	TSI	O–F	Gas from Glucose	Nitrate
A. baumannii	A/K or K/K	A/K or K/K	O	–	–
E. coli	A/AG	A/AG	F	+	+
Salmonella	K/AGH$_2$S	K/AGH$_2$S	F	+	+
Shigella	K/A	K/A	F	–	+

* *Salmonella*의 KIA성상은 일반적으로 K/AGH$_2$S이지만, *Salmonella*균속 중 *S. typhi*는 K/AH$_2$S 이고 *S. paratyphi*-A는 K/AG이며, *S. arizonae*는 Lactose분해능이 d급 양성이어서 A/AGH$_2$S 또는 K/AGH$_2$S 이다.

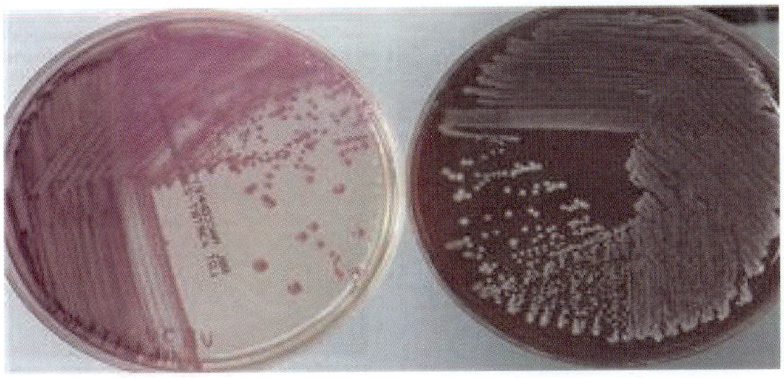

A. baumannii Colony on MacConkey & BAP

* Mac 상에서 *A.baumannii*의 Lac분해능 차이에 따른 집락 비교감별

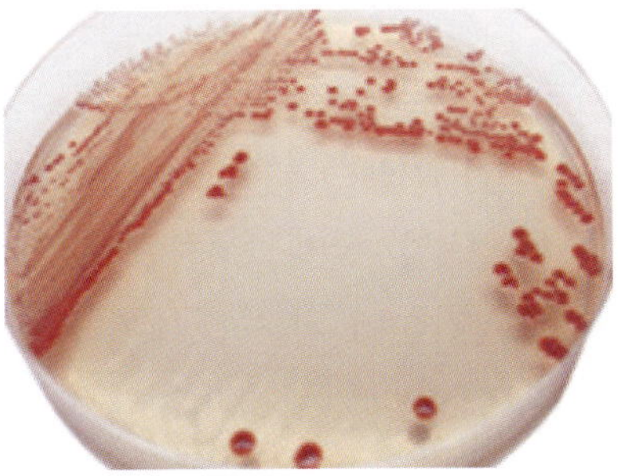

Lac: +

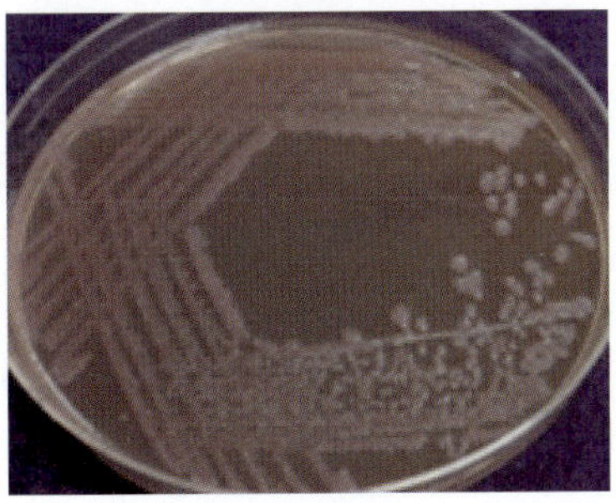

Lac: –

Tests	*A. baumannii*	*Pse. aeruginosa*
Lac	(+) Pinkish Red(75~84)%	(+) None
	(–) Greish White	(–) Greenish Black

* *A. baumannii* & *A. haemolyticus*의 비교감별

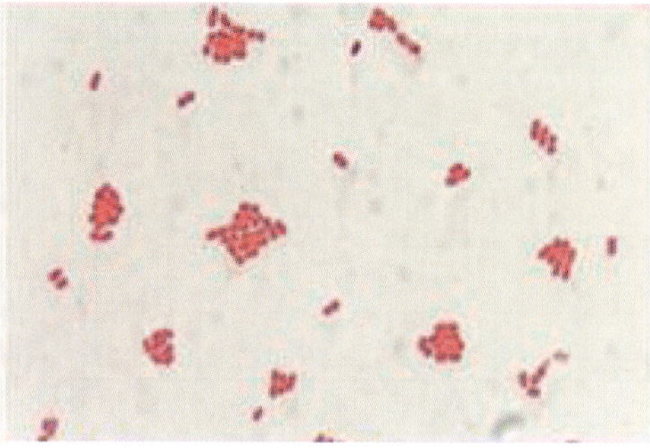

A.baumannii Gram Stain

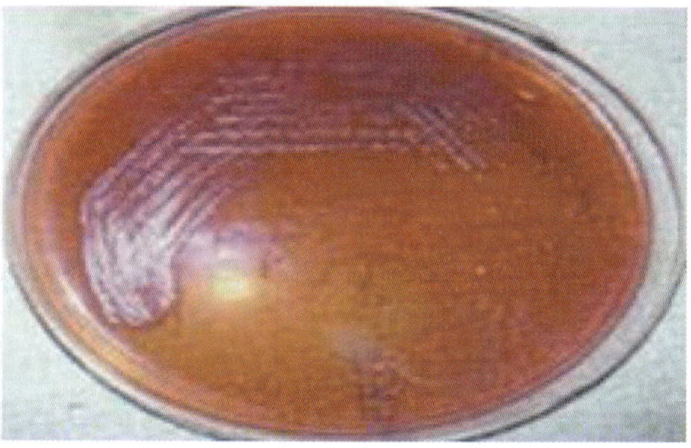

A.baumannii Colony on BAP

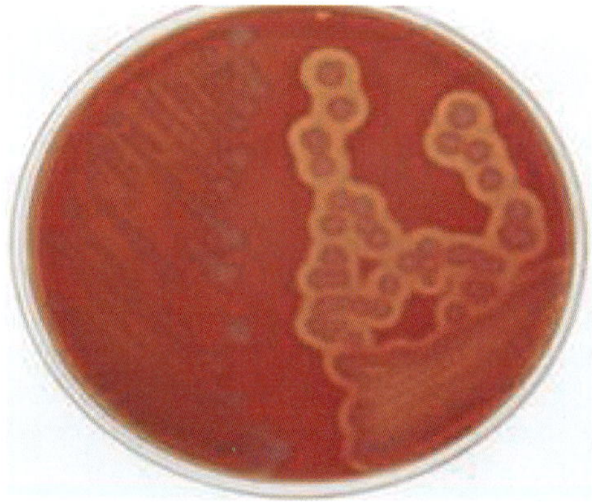

A.baumannii & *A.haemolyticus* Colony on BAP

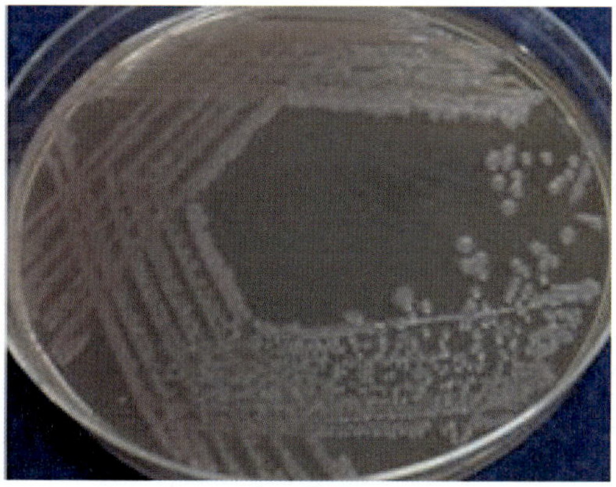

A.baumannii Colony on M

(4) 확인감별특성

A/K or K/K, Ind: −, Lys, Arg, Orn 모두 음성

일반적으로, Oxidase 와 Mot 음성이지만 포도당을 산화적으로 분해한다. Acylamidase 음성, Citrate양성, DNase 활성 음성이다. Lactose(84%), Sucrose(0), Maltose(53), Mannitol(0), Xylose(100) 중에서 Xylose를 확실히 분해하며, Lactose분해능은 84%인 것이 분리 배양 과정부터 감별 진단에 중요한 기준이 되는 것을 활용하여 비교 감별을 해낼 수 있다.

[동정의 point]

*A. baumannii*와 *S. maltophilia*는 GNFB로서 Oxidase 음성의 동일한 공통성상을 갖고 있기 때문에 **Motility, Maltose, DNase, Lysine이 양성인** ***S. maltophilia***와 이들이 음성인 *A. baumannii*를 이 검사를 해서 감별의 기준을 잡아 비교 감별을 해 낼 수 있다.

* *A. baumannii* & *S. maltophilia* 의 비교감별 특성

Tests	*A. baumannii*	*S. maltophilia*
Oxidase	−	−
Mot	−	+
Maltose(%)	53	100
DNase	−	+
Lysine	−	+

* *A. baumannii* & *S. maltophilia* 의 비교감별 특성

Tests	*A. baumannii*	*S. maltophilia*
Mot	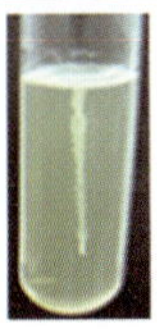	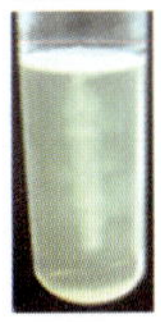
Maltose	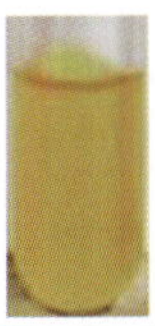 53% 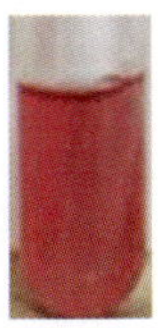	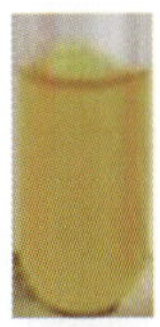 100%
DNase	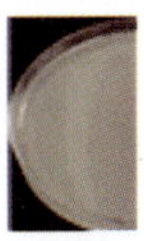	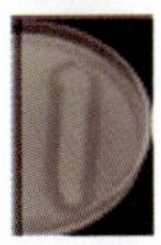 +
Lysine	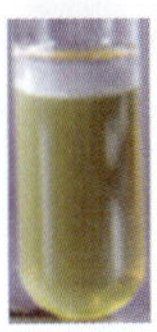	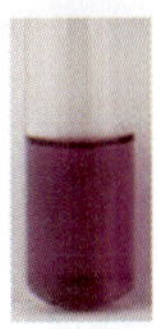 +

* *A. baumannii* 의 확인 감별 성상 비교 감별

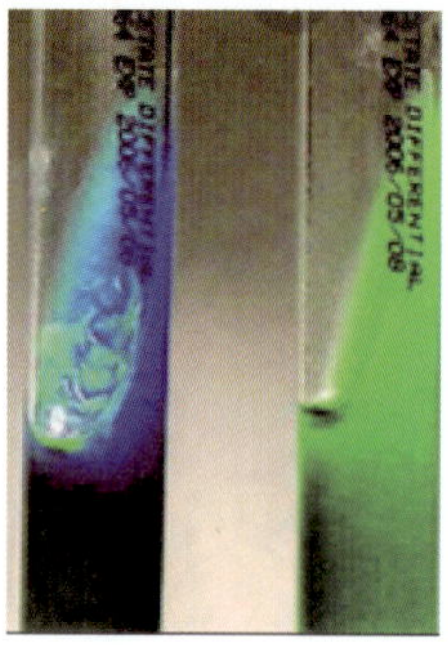

Acetamide

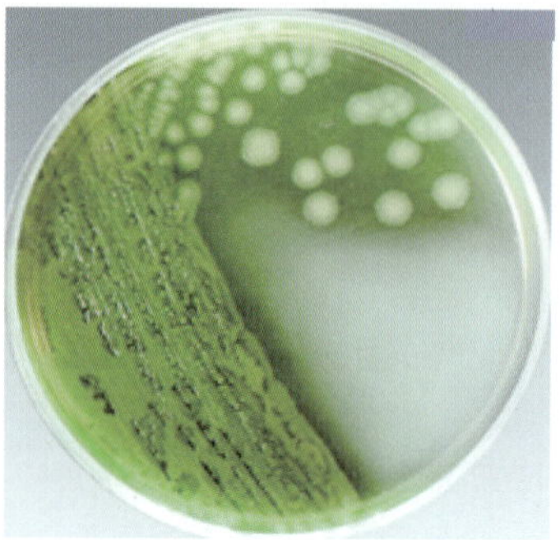

Cetrimide

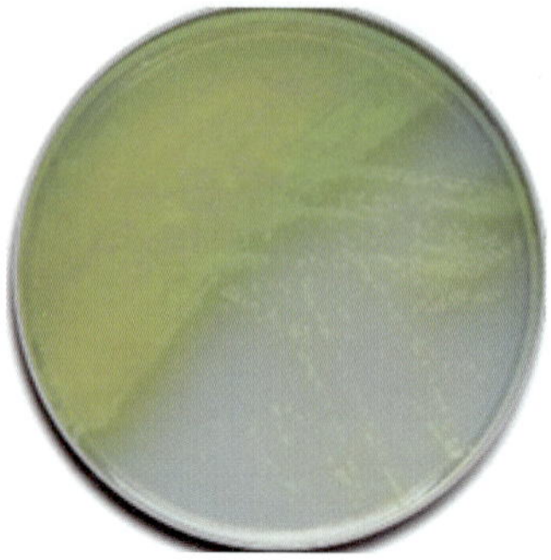

Cetrimide

Strain	Cat	Oxi	Pyocyanin	Mot	Nit	Arg	Gel	Acetamide	Cetrimide
A.baumannii	+	−(0)	−(0)	−(0)	−(20)	−(20)	−(0)	−(6)	−(0)
Pse.aeruginosa	+	+(100)	+(100)	+(96)	+(98)	+(100)	+(82)	+(100)	+(94)

다제내성 *Acinetobacter*

다제내성 *A. baumannii* 분리동정시 보건소에 보고해야 한다.

약제내성균 판정기준에서는, Carbaphenem계 항생제, Quinolone계 항생제 및 Amikacin등에 대하여 동시에 다제 내성을 보이는 *Acinetobacter* 균속을 정의하고 있다.

(5) 항균제감수성

주사용 β-lactamase 저해 항생제 배합 Penicillin계 항생제, Carbaphenem계 항생제(Doriphenem, Imiphenem/Cirastathin, Merophenem) 등이 선택 항생제가 된다. 항녹농균 활성이 있는 항균제를 선택하는 일이 많다.

내성 경향이 강한 *Acinetobacter* 속에 대한, 효과의 기대가 되는 β-lactam계 항생제, Quinolone계 항생제, Aminoglycoside계 항생제 등에서 병용요법도 고려한다. 항균제 감수성 시험의 결과를 확인하여 항균제 요법을 추진하는 것이 절대적이다.

A. baumannii 총 정리

1. **Gram － Coccobacilli**
2. Aerobic
3. **Oxi & Mot: all Negative**
4. Cat: +
5. **Lac: d(75~84%)**
6. **A/K or K/k**
7. **Pinkish Red or GreishWhite Colony on MacConkey**
8. 편모는 없으나 협막이나섬모 형성균도 있다.
9. 폐렴, 요로감염, 수막염, 원내감염(호흡기 카테터, 분무기 등의 의료기 감염)
10. **장내세균 중 Coli-Form Bacilli 와의 감별은 Glucose 비발효성, Gram 염색성, Motility**

3. *Stenotrophomonas maltophilia*

* **Classification**

Family: *Pseudomonadaceae*

Genus: ***Stenotrophomonas***

Species: ***maltophilia***

(1) Disease

자연계에 넓게 분포해 있다. 인분에서 보는 감염증의 원인균으로 병원성을 발휘한다. **호흡기계의 감염증, 요로감염증, 수막염, 패혈증을 유발한다.** 면역능이 약화된 자에 경우 기회감염 및 원내감염을 시키기도 한다. 상기도나 요 등의 임상재료에서 종종 분리된다.

(2) 형태 및 구조

[형태]

크기는 1.5×0.5 μm Gram 음성 소막대균이다.

극 2모 내지는 극 2모 이상의 편모(총모성)를 갖고 있지만, 아포와 협막은 없다.

[관찰의 point]

극다모의 편모를 갖고 있다. 장내세균과 보다 가늘은 짧은막대균상이다.

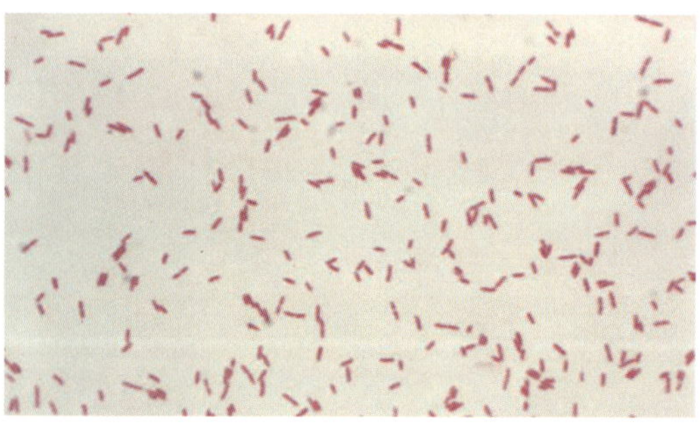

S. maltophilia Gram Stain(G - SB)

(3) 배지, 배양 및 집락특성

[형태와 배양]

편성호기성균이어서, 호기배양이나 탄산가스배양에서 발육하지만, 혐기 배양에서는 발육하지 않는다.

[관찰의 point]

NAP나 TSA에서 **무색 내지 연노란색이고 투명, 정원형의 작은 집락을 형성하고,**

BAP에서 35~37℃, 24시간 배양으로 1~3 mm의 점상, 불투명, 불규칙적인 조면상이며 약한 α-용혈의 녹색집락으로 Ammonia 냄새를 낸다. 48시간 배양으로 이슬모양으로 1 mm정도 크기의 집락을 형성한다. MacConkey 한천배지에서는 Lactose를 비분해(40%)하여 무색반투명 집락을 형성하기도 하고, Lactose분해는 대략 60%정도 분해 하여 Pinkish Red한 집락을 형성하기도 한다.

* 배지별 *S. maltophilia*의 집락 성상

NAP/TSA	무색, 연노랑, 정원형, 소형집락
BAP	약한 α-용혈, 녹색소형, Ammonia 냄새, 점상, 불규칙, 거칠은 집락
MacConkey (Lac: −)	무색, 반투명, 소형의 볼록한 집락
MacConkey (Lac: +)	Pinkish Red, Small Round Convex Colony

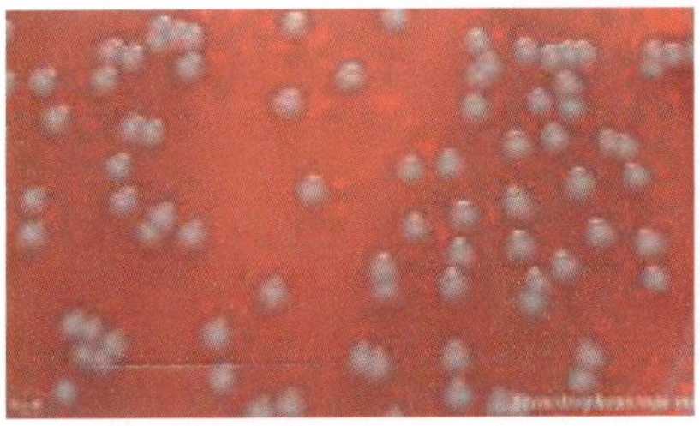
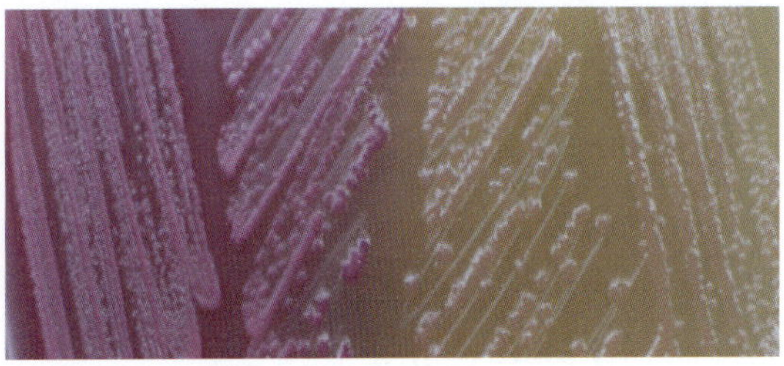

S. maltophilia Colony on BAP & MacConkey (Lac+/ Lac−)

평판 배지배지에서 집락의 특징 비교

포도당비발효균에서 **Oxidase음성은 *S. maltophilia*와 *A. baumannii*이다.**

*A. baumannii*는 면양혈액 한천배지에서 집락의 크기가 차이가 나며, 본균은 35~37℃, 24시간에서 녹색, 편평, 조면, 불투명, 약한 α-용혈집락을 형성한다.

NAP로 48시간 배양에서는 황색, 습윤의 집락을 형성한다.

MacConkey Agar에서는 Lactose 분해능이 대략 60% 내외이어서 Pinkish Red 집락을 형성하지만 일부는 Greish White한 집락을 형성하는 감별 특성이 있는 것을 활용하여 분리 집락감별의 큰 줄기를 잡아서 유사 균주의 집락과 비교 감별을 해 갈 수 있어야 한다.

* *S. maltophilia* & *A. baumannii*의 분리집락 비교 감별특성

Tests	*S. maltophilia*	*A. baumannii*
BAP	α-Hemolysis, **Green**, Flat, Rough	**Non−Hemolysis, Small Round Convex**
NAP	**Yellow**, Moisturized colony	Greish White, Small Round Convex
Mac	**Pinkish Red(60%) or** **Greish White** Small Round Convex	**Pinkish Red(84%) or** **Greish White** Small Round Convex

*** *S. maltophilia* & *A. baumannii* 의 분리집락 비교**

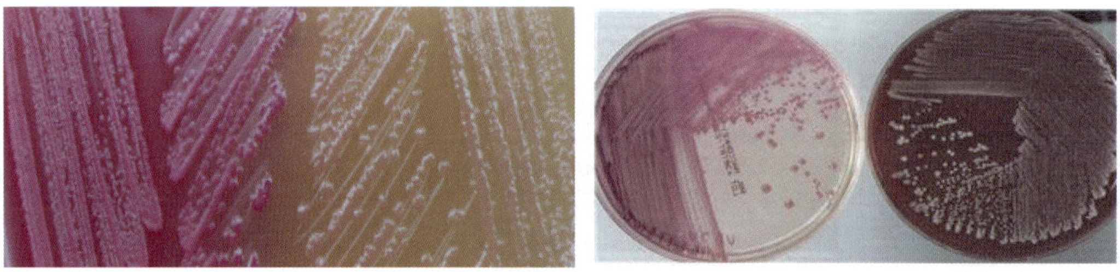

S. maltophilia(Lt) & *A. baumannii*(Rt) Colony on MacConkey

(4) 확인감별특성

K/K, (Ind, VP) −, Lys, Arg, Orn 중 **Lysine만 양성**

균속 동정으로 Oxidase 음성이지만, Catalase 양성 균종 동정으로 포도당은 발효를 하지 않고, 산화방식으로 분해를 하며, Citrate 음성이며, Arginine과 Ornithine은 음성이지만, Lysine만은 양성이다.

Gelatin과 DNase 양성이다. Lactose, Sucrose는 d급 양성이지만, **Maltose는 양성(100%)이다.** Mannitol은 음성이다. Xylose는 d급 양성보다 낮은 35%정도의 양성이다.

[동정의 point]

(**Maltose**, DNase, Lysine, Gelatin, ONPG, Esculin)양성의 차이가 *A. baumannii*의 감별점이다.

Maltose를 강하게, 빠르게 분해하여 균속 명칭을 합성어로 *malto+philia*라고 부르는 것 뿐만이 아니라, Maltose를 Glucose보다 더 빨리 더 많이 산화하는 특성을 갖고 있는 것이 GNFB중에서 감별의 기준이 되는 이것을 활용하여 비교 감별을 해 낼 수 있다.

* *S. maltophilia* & *A. baumannii* 비교 감별특성

Tests	*S. maltophilia*	*A. baumannii*
Oxidase	−	−
Mot	+	−
Lactose	+(60)	+(84)
Maltose	**+(100)**	−(53)
DNase	**+**	−
Lysine	**+**	−
Gelatin	**+**	−
ONPG	**+(95)**	−(0)
Esculin	**+**	**−**

**A.baumannii*는 Lactose가 84%나 양성이지만, 예외적으로 ONPG가 음성이다.
( ) = %

* *S. maltophilia* & *A. baumannii* 비교 감별특성

Tests	*S.maltophilia*	*A.baumannii*
Oxidase	(−) 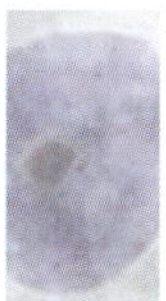	(−) 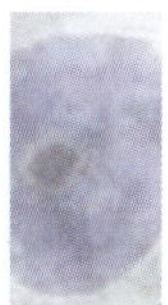
Mot	(+) 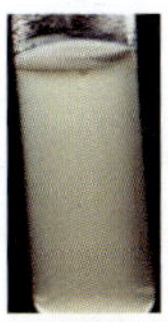	(−) 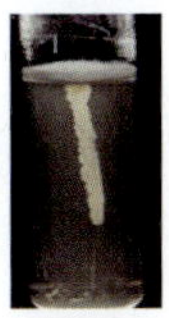
Maltose	(+) 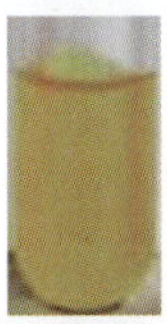	(−) 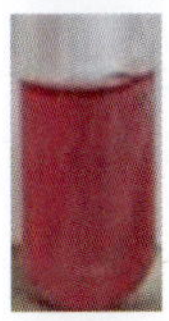
DNase	(+) 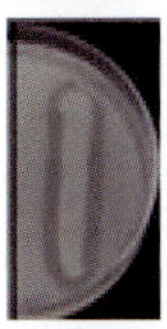	(−) 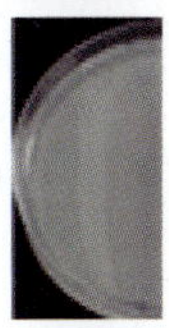
Lysine	(+) 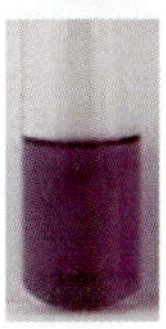	(−) 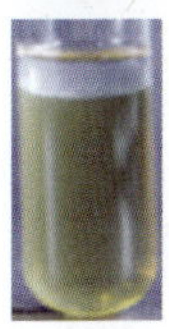

(5) 항균제감수성

Minocycline, Doxycyclin, Polymixin 등에 감수성이다.

Carbaphenem계 항생제에 자연내성을 보인다. Cephem계 항생제에도 내성이 많아, ST 합제(Sulfamethoxazole Trimethoprime) 등이 선택 항생제가 된다.

* GNFB 체계적인 분리 동정의 전체 과정 총정리

Strains	Speci-men	Enrichment	Differential	Confirm	M-J Point
Pse.aeruginosa	화, 창, 요, 호, 담…	BHI, TSB	BAP, NAP Dnase Med	Oxi: +, OF: O, KIA +: Mot, Hemo, Gel, Arg, Nit -: Lac, Suc, Lys, Orn	Pyocyanin 42℃: G, 4℃: NG KM: R, CB: S +: Acetamide, +: Cetrimide
A.baumannii	폐, 기, 요, 창 심, 수, 골, 관 (피, 구, 장)	BHI, TSB	BAP, Mac	- Oxi, Mot, Nit +: Lac(84)	-: LAO -: Acetamide, -: Cetrimide

G: Growth, NG: No Growth

S. maltophilia 총 정리

1. Gram 음성 소막대균
2. **Oxi는 음성이지만, Mot는 (+)**
3. Maltose: 100% (+)
4. DNase, Gel, Esc: all (+)
5. Lac는 음성이지만 ONPG는 (+)
   실제로 Lactose는 약 60%가 (+)
6. LAO: +, −, −
7. Mac: Greishwhite or Pinkish red
8. BAP: α-Hemo or Non Hemo

문제

1. *Vibrio* 균과의 특징은?

가. Oxi : +	나. Cat : +
다. Nit : +	라. Glu : F

① 가, 나, 다 ② 가, 다
③ 나, 라 ④ 라
⑤ 가, 나, 다, 라

2. *V. cholerae*의 관한 사항 중 틀린 것은?

① 증균 : APW ② 분리: TCBS
③ Suc : + ④ Lac : +

3. *V. cholerae*의 음성인 것은?

① De ② Dutta
③ Arg ④ String

4. *V. cholerae*의 Asia & El–Tor Bio type의 감별 중 후자가 양성인 것은?

가. CAMP	나. VP
다. chicken RBC 응집	라. phage Ⅳ 감수성

① 가, 나, 다 ② 가, 다
③ 나, 라 ④ 라
⑤ 가, 나, 다, 라

5. 독소와 균주의 연결이 틀린 것은?

① *S. aureus* - Enterotoxin
② *Pse. aero* - Erythrogenic
③ *Vc* - Choleragen
④ *S. flex* - Shigellocin

6. *V. cholerae*의 혈청형 중 Ogawa와 Inaba형 특이혈청에 응집되는 혈청형은?

① Ogawa ② Inaba
③ Hikojima형 ④ Heiberg

7. *V. parahaemolyticus*의 특성 중 틀린 것은?

① Nacl 6%에서 잘 발육 ② Kanagawa 양성
③ TCBS에서 황색 집락 ④ BAP에서 발육

8. Kanagawa의 설명 중 틀린 것은?

가. 토끼혈액한천배지 – 용혈
나. 말혈액한천배지 – 용혈
다. 인 혈액한천배지 – 용혈
라. 인혈액 & 말혈액 한천배지 – 용혈

① 가, 나, 다 ② 가, 다
③ 나, 라 ④ 라
⑤ 가, 나, 다, 라

9. *V. vulnificus*의 확인 감별 특징 중 양성은?

가. Arg	나. Lac
다. Suc	라. Salicin

① 가, 나, 다 ② 가, 다
③ 나, 라 ④ 라
⑤ 가, 나, 다, 라

1. ⑤ 2. ④ 3. ③ 4. ① 5. ② 6. ③ 7. ③ 8. ③ 9. ③

10. *A. hydrophila*의 관한 사항 중 틀린 것은?

① Mac: Pinkish Red
② BAP: β-Hemo
③ NAP: Greish white
④ TCBS: Yellow

11. *A. hydrophila*의 음성 반응은?

① Hemo ② Mot
③ Orn ④ Glucose 발효시 Gas 생성

12. GNFB가 아닌 것은?

① *Achromobactor* ② *Aeromonas*
③ *Agrobacterium* ④ *Moraxella*

13. *Pse. aeruginosa*의 관한 사항 중 틀린 것은?

① 증균: Tetrathionate ② BAP: 용혈
③ NAP: 녹색균막 ④ Mac: 흑색

14. *Pse. aeruginosa*의 음성 반응은?

가. DNase
나. Lac
다. H_2S
라. Glucose 발효 시 Gas 생성

① 가, 나, 다 ② 가, 다
③ 나, 라 ④ 라
⑤ 가, 나, 다, 라

15. *A. faecalis*의 음성 반응은?

가. Oxi 나. Cat
다. Mot 라. Hemo

① 가, 나, 다 ② 가, 다
③ 나, 라 ④ 라
⑤ 가, 나, 다, 라

16. *A. baumannii*의 음성은?

가. Oxi 나. Cat
다. Mot 라. Glu

① 가, 나, 다 ② 가, 다
③ 나, 라 ④ 라
⑤ 가, 나, 다, 라

17. *Vibrio*균속 중 Sucrose 양성 균주는?

가. *V. cholerae* 나. *V. alginolyticus*
다. *V. fluvials* 라. *V. vulnificus*

① 가, 나, 다 ② 가, 다
③ 나, 라 ④ 라
⑤ 가, 나, 다, 라

18. *V. cholerae* El-Tor Type의 틀린 것은?

① CAMP 양성 ② Phage Ⅳ 감수성
③ 면양혈액용혈 ④ Chicken RBC 응집

19. Ogawa & Inaba형 특이 혈청에 응집되는 혈청은?

① Ogawa ② Inaba
③ Higojima형 ④ El-Tor

10. ④ 11. ③ 12. ② 13. ① 14. ⑤ 15. ④ 16. ② 17. ① 18. ② 19. ③

20. Lactose, Salicin, Maltose를 분해하지만, O–1에 비응집, Sucrose, VP, Arginine이 음성인 *Vibrio* 균속의 어느 균종인가?

① Vc ② Vp
③ Va ④ *Vv*

21. *A. hydrophila*의 특성 중 틀린 것은?

① 30℃ 최적 발육 ② β-Hemo on BAP
③ TCBS에서 No growth ④ Oxi: −
⑤ Mac: Pinkish Red

22. *V. cholerae*의 특성 중 틀린 것은?

① O-1 응집 ② String test: +
③ Lac&Sal 양성 ④ ONPG: +

23. *V. parahaemolyticus*의 특성 중 틀린 것은?

① 6.5% Nacl: Growth ② ONPG: +
③ Lac & Sal 음성 ④ TCBS: Green

24. *Pse. aeruginosa*의 특성 중 틀린 것은?

① 4℃ 발육하나 42℃ 비발육
② β-Hemo on BAP
③ Arg 양성
④ Thio 상층부에 녹색균막

25. *Pse. aeruginosa*의 특성 중 틀린 것은?

① DNase: + ② Gel: +
③ Lac: − ④ H_2S: −

26. *S. maltophilia*의 특성 중 틀린 것은?

① H_2S: − ② DNase: −
③ ONPG: + ④ Gel: +

27. *Pse. fluorscens*의 특성 중 틀린 것은?

① 4℃ & 28℃ 발육 ② 42℃ 비발육
③ DNase: + ④ Gel: +

28. *A. faecalis*의 특성 중 틀린 것은?

① 주포성 편모
② colorless on MacConkey
③ 깃털모양집락 on BAP
④ 탄수화물 산화

29. Oxidase, Moilityt, Hemolysis는 음성이지만, Glucose를 산화하는 것은?

① *A. calcoaleticus* ② *A. hemolyticus*
③ *A. lowffii* ④ *A. baumannii*

30. *V. cholerae* & *V. parahaemolyticus*의 감별은?

가. Lac 나. Suc
다. Sal 라. ONPG

① 가, 나, 다 ② 가, 다
③ 나, 라 ④ 라
⑤ 가, 나, 다, 라

20. ④ 21. ④ 22. ③ 23. ② 24. ① 25. ① 26. ② 27. ③ 28. ④ 29. ④ 30. ③

31. *V. cholerae*와 *V. vulnificus*의 감별은?

가. Lac 나. Arg
다. Sal 라. ONPG

① 가, 나, 다 ② 가, 다
③ 나, 라 ④ 라
⑤ 가, 나, 다, 라

32. *V. parahaemolyticus*와 *V. vulnificus*의 감별은?

가. Lac 나. Sal
다. ONPG 라. Arg

① 가, 나, 다 ② 가, 다
③ 나, 라 ④ 라
⑤ 가, 나, 다, 라

33. *V. cholerae*와 *A. hydrophila*의 감별은?

가. Sal 나. CO_2 gas
다. Arg 라. DNase

① 가, 나, 다 ② 가, 다
③ 나, 라 ④ 라
⑤ 가, 나, 다, 라

34. *E. coli*와 *A. hydrophila*의 감별은?

가. DNase 나. VP
다. KCN 라. Oxi

① 가, 나, 다 ② 가, 다
③ 나, 라 ④ 라
⑤ 가, 나, 다, 라

35. *Pse. aeruginosa* & *Pse. fluorscens*의 감별은?

가. 42℃ 나. VP
다. β-Hemo 라. Arg

① 가, 나, 다 ② 가, 다
③ 나, 라 ④ 라
⑤ 가, 나, 다, 라

36. *Pse. aeruginosa* & *A. faecalis*의 감별은?

가. H_2S 나. Arg
다. Lac 라. Gel

① 가, 나, 다 ② 가, 다
③ 나, 라 ④ 라
⑤ 가, 나, 다, 라

37. *Pse. aeruginosa* & *A. baumannii*의 감별은?

가. Lac 나. Nit
다. Gel 라. Suc

① 가, 나, 다 ② 가, 다
③ 나, 라 ④ 라
⑤ 가, 나, 다, 라

38. *A. faecalis* & *A. baumannii*의 감별은?

가. DNase 나. Mot
다. Gel 라. Oxi

① 가, 나, 다 ② 가, 다
③ 나, 라 ④ 라
⑤ 가, 나, 다, 라

31. ② 32. ① 33. ① 34. ⑤ 35. ② 36. ③ 37. ① 38. ③

39. *S. maltophilia & Pse. aeruginosa*의 감별은?

가. DNase　　나. Maltose
다. Arg　　라. Gel

① 가, 나, 다　　② 가, 다
③ 나, 라　　④ 라
⑤ 가, 나, 다, 라

40. *B. cephacia & Pse. aeruginosa*의 감별은?

가. Arg　　나. Lac
다. Suc　　라. Mal

① 가, 나, 다　　② 가, 다
③ 나, 라　　④ 라
⑤ 가, 나, 다, 라

39. ① 40. ⑤

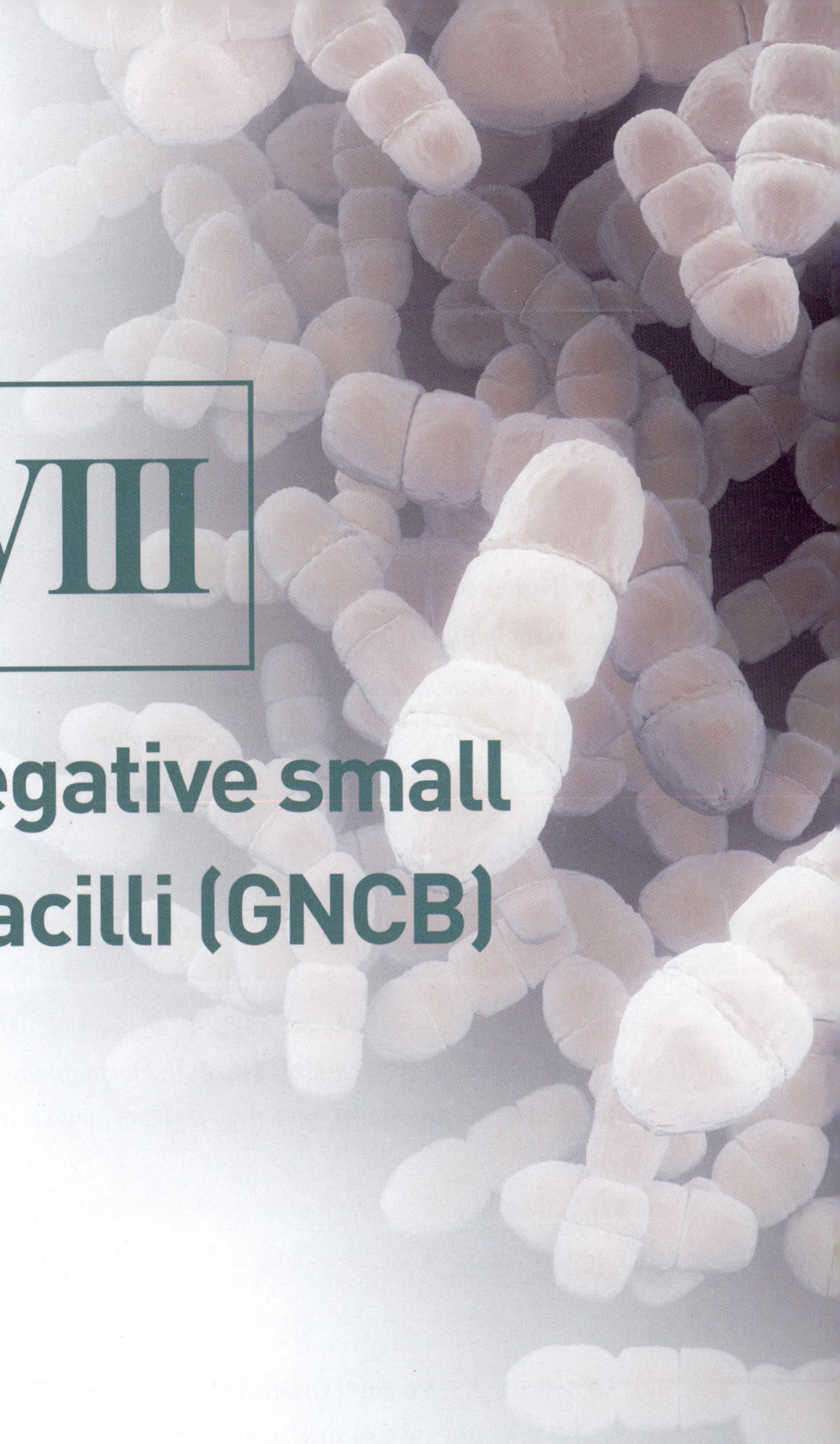

VIII

Gram Negative small Cocco Bacilli (GNCB)

Ⅷ. GNCB (Gram Negative small Cocco Bacilli)

1. *Haemophilus*

* **Classification**

Family : *Pasteurellaceae(Brucellaceae)*

Genus : *Hemophilus*

Species : ***influenzae, ducreyi,*** *parainfluenzae, haemolyticus, aphrophilus, paraaphrophilus, aegypticus*

1) *Haemophilus influenzae*(인푸렌자균)

(1) Disease

인간한테 감염이 처음으로 많고 동물에 점막(상기도나 구강내 등)에 정착해 있다. 생후에서 5세 미만의 소아에 있어서 **인후염, 수막염의 원인균으로서 중요하다. *Haemophilus influenzae* b가 폐렴 등 호흡기계 감염증을 유발한다. 그 외에 중이염, 결막염, 심막염, 뇌막염 및 균혈증을 유발시킨다.** 본 균에 의한 세균성 수막염은 보건소에 신고를 해야 한다.

(2) 형태 및 구조

[형태]

크기는 0.3~0.5 × 2.5~3.0 μm의 Gram 음성 짧은 막대균 또는 작은 구 막대균이다.

협막은 가지고 있지만, 편모와 아포는 없다.

[관찰의 point]

구 막대균이거나 짧은 막대균이지만, 때로는 약간 신장된 막대균의 경우도 있고, 다형태성인 것에 주의를 요해야 한다. 배경이 비교적 Clear한 장소에서 해야 만이 좋다.

그람염색의 후 염색과정에 Safranin을 사용하는 것보다 희석 석탄산 Fuchsin용액을 사용하는 것이 좋다. 균수가 적은 경우도 관찰을 하다가 남은 것에 주의를 기울여 심도 있게 관찰할 필요가 있다.

* *H.inflenzae* 등의 Gram Stain비교 감별

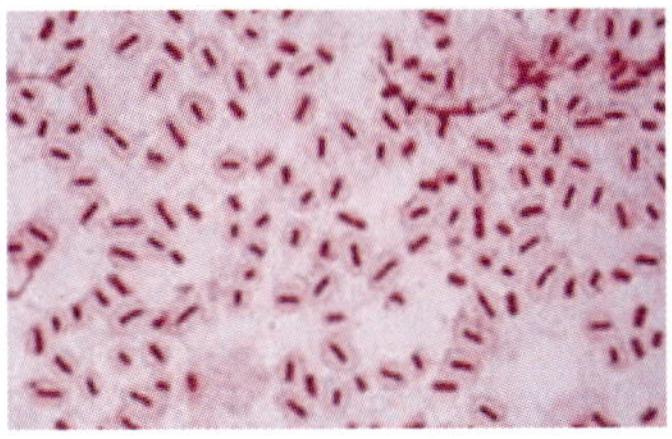

H.inflenzae

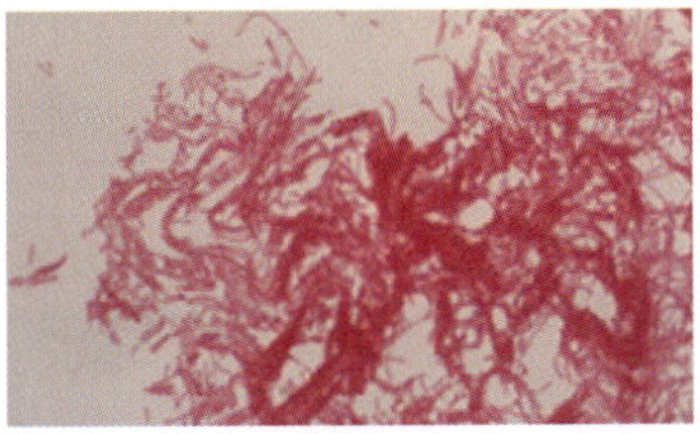

H.ducreyi

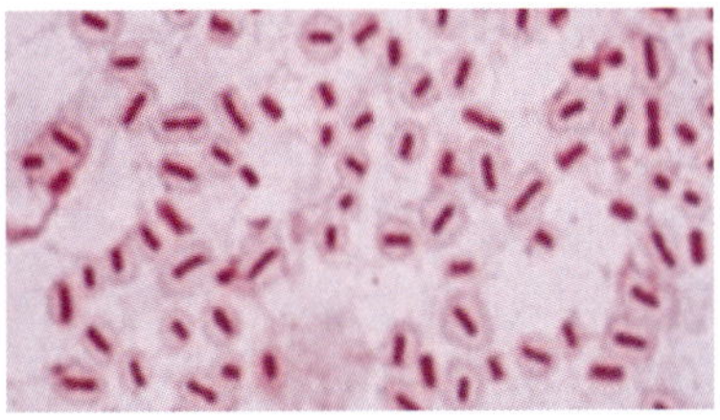

K.pneumoniae

Tests	*Hi*	*Hd*	*Kp*
Color	Red	Red	Red
Arrangement	Disperse	School of fish (Clust)	Disperse
Size	Medium	Small	Wide & Long
Cap	+	+	+
Fla	–	–	–
Spo	–	–	–

(3) 배지, 배양 및 집락특성

[형태와 배양]

외계에서는 사멸이 쉬워서 임상재료에서 검사는 빠르게 해야 하고, **증균배양 없이 곧바로 분리 배양을 하는 것이 분리율이 더 좋다.** 장시간 보존한 배지에서 채균은 바람직하지 않다.

[관찰의 point]

통성혐기성 균이다. 면양혈액한천배지에서 발육을 하지 않으며, Chocolate한천배지에서는 35~37℃, 24시간 배양으로 **직경 0.5~1.5 mm의 회백색, 투명한 물방울처럼 볼록한 집락을 형성한다.** 협막을 갖고 있는 *H. influenzae*는 작으면서 큰 백색의 혼탁된, Mucoid집락을 형성한다.

전형적인 집락을 잘 관찰하기 위하여, 필수발육인자 2% Hemoglobin, 1% Vitamin B Complex(Isovital-X), NAD(Nicotine, Amide, Dinucleotide)가 배지 내에 갖추어져야 하며, 배양조건으로 5% 내외의 CO_2 조건을 갖추어 주어야 한다.

5%의 CO_2 조건을 필수 발육인자로 갖추어 주어야 발육을 하는(갖추어 주지 않으면 발육이 되지 않는) 균종은 *H. ducreyi*, *H. aphrophilus*, *H. paraaphrophilus* 등이 있다.

위성현상(Satellitic phenomenon)

BAP에서 X인자를 제공받고 *S. aureus*집락 주변에서 생성이 증가되는 V인자를 필수발육인자로 발육에 필요한 영양소로 이용하여 *S. aureus* 집락주위에 달무리를 그리듯이 둥그렇게 발육이 되는 것을 관찰하여 위성현상이라고 하며 *H. influenzae*를 확인한다.

위성현상 확인용 BAP제조는 기초배지에 **토끼혈액을 10% 첨가하여 제조한** BAP에서 위성현상을 잘 관찰할 수 있다.

분리배지로는 Chocolate agar, Levintal agar 등이 사용되며, *S. aureus*집락이 없는 BAP배지에서는 발육이 불가할 뿐만이 아니라 당연히 용혈도 없다.

* *H. influenzae* 등의 Colony비교 감별

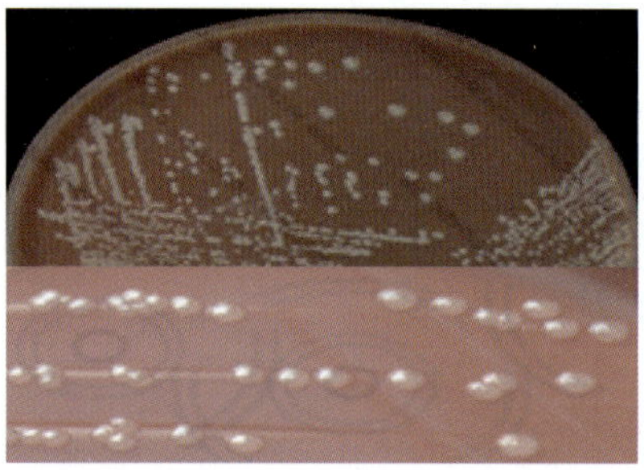

H.influenzae Colony on choco.~

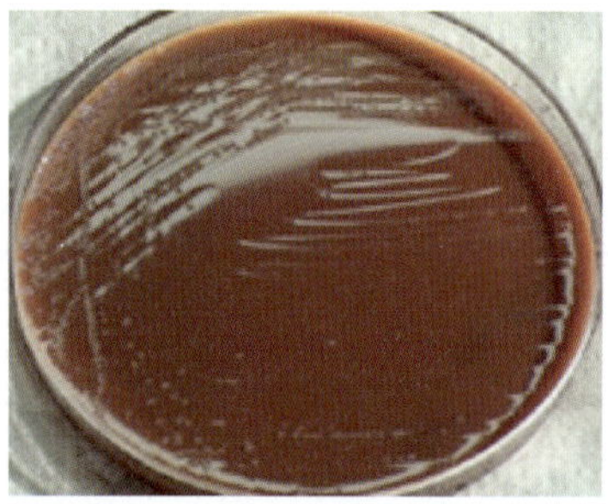

H.ducreyi colony on choco.~

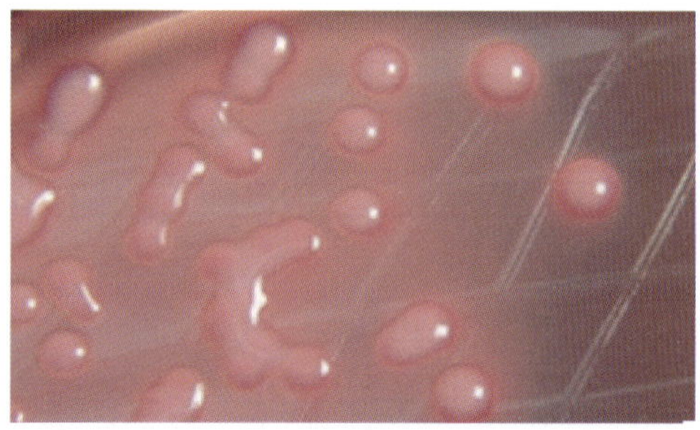

K.pneumoniae Colony on Mac.~

Tests	*H.i* Colony on Cholate	*H.d* Colony on Cholate	*K.P* Colony on Mac Conkey
Color	Colorless or Greish White	Colorless or Greish White	Whitish Pinkish Mucoid
Size(mm)	1 mm 내외	1 mm 내외	4 mm 내외
Pattern	Glystening, Water Drop	Flat, Small Round	Mucoid
Character	Mousy Odor	School of fish	Whitish Mucoid

(4) 확인감별특성

* *H.Influenzae* Satellitism Test

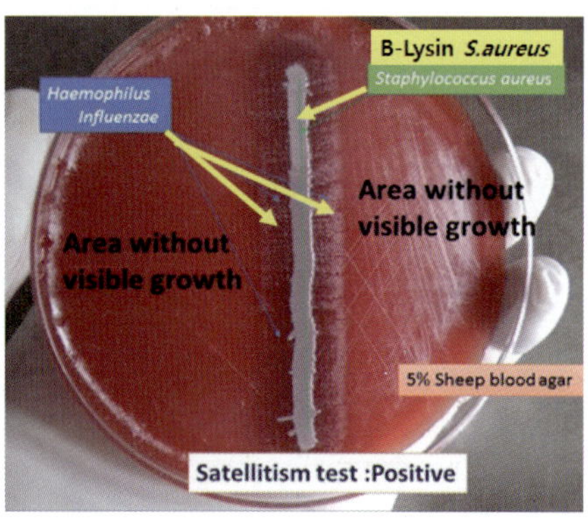

※ *H. influenzae* 위성현상의 특성 비교 고찰

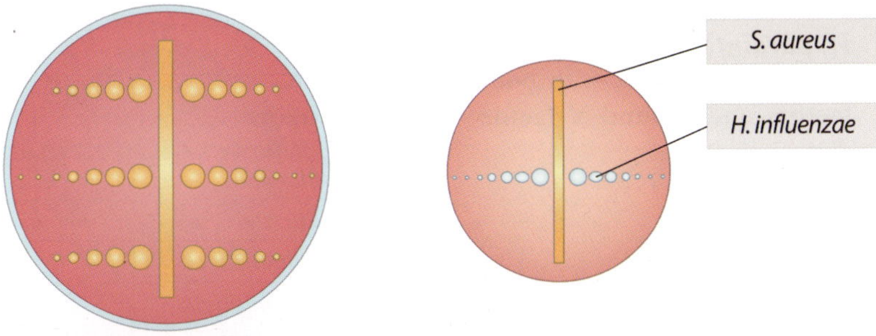

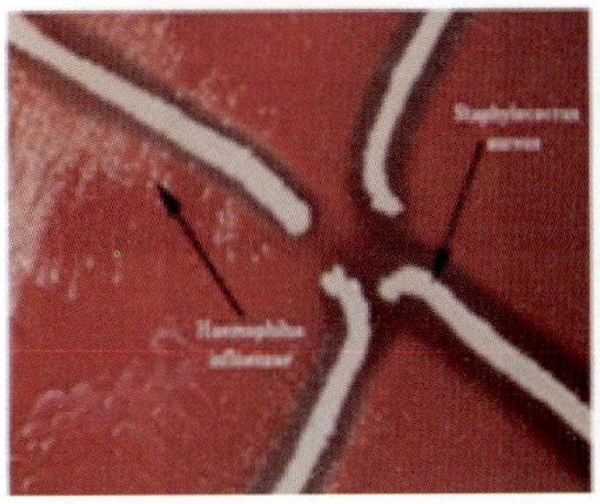

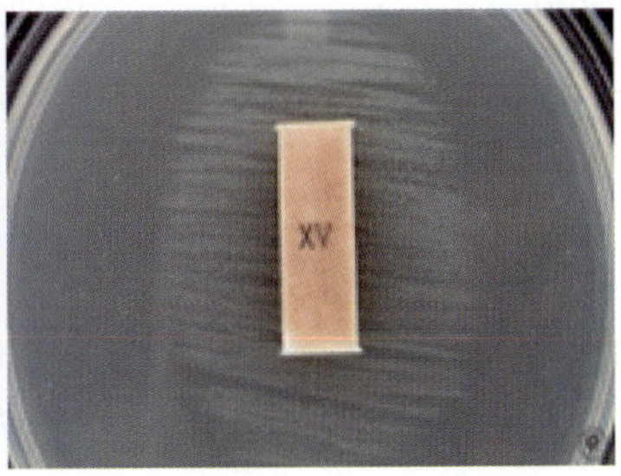

※ X & V Factor 요구 균주 확인시험

1. 종축: BAP상에, β-lysin생성 *S.aureus*를 두텁게 도말접종
2. 횡축: *H.influenzae*로 예상이 되어지는 집락을 1번 접종 선의 교차 접종
3. 37℃/24hrs incubatin
4. Result: *S.aureus*집락주변에 큰집락이 멀어지면서 집락이 작아지는 현상
   *S.aureus*집락주변(V-factor)에 달무리를 그리듯이 집락이 BAP (X-factor)상에 형성
   X & V-factor디스크 주변에 달무리를 그리듯이 집락이 형성

X & V Factor 요구 균주

균속 동정으로(Oxidase, Catalase)양성 (*H. ducreyi, H. aphrophilus, H. paraaphrophilus*는 예외로 음성), Motility 음성 균종 동정으로, Glucose를 발효하고, X인자(Hemin 또는 기타 Porpyrin)및 V인자(NAD 또는 그의 인산염)의 두 가지를 모두 요구한다.

Glucose, Lactose, Sucrose, Mannose 중에서 **Glucose만을 분해하여 이 4가지 당을 모두 분해하지 않는 *H. ducreyi*를 당분해능 차이로도 감별의 기준을 잡아 비교 감별을 해 나갈 수 있다.**

시판의 Porpyrin합성능의 시험시약 또는 디스크를 이용하면 편리하다.

혈청형은 6개(a, b, c, d, e, f)의 Type가 있다. 이 중 흔하게 수막염을 유발시키는 혈청형은 *Haemophilus influenzae* Type b이다.

생물형은 Indole, Urea, Ornithine의 성상에 따라 *H. influenzae* Bio Type은 Ⅰ~Ⅷ형으로 분류를 하고 있다.

* Distinguishing Between *H. influenza* and *H. parainfluenza*

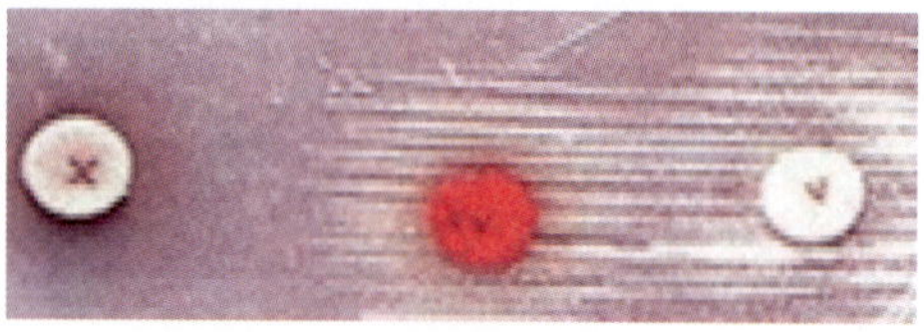

***H. parainfluenza* :**
growth around dise with both factors and around V-factor dise

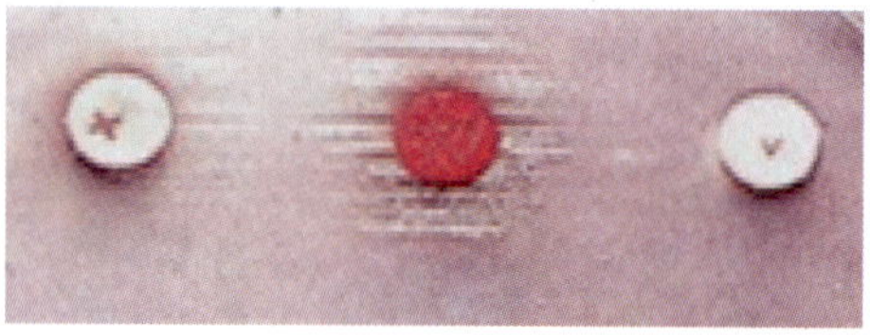

H. influenza
growth only around dise with both factors

* 균주별 Growth factor요구 비교감별

Strains	Growth F.	
	X	X
H.influenzae	+	+
H.ducreyi	+	-
H.parainfluenzaeae	-	+
H.parahaemolyticus	-	+
H.paraprophilus	-	+
H.aprophilus	+	-
H.haemolyticus	+	+

* *H. lnfluenzae* Bio Type(생물형)

Bio Type(H.i)	Ind	Urea	Orn
1	+	+	+
2	+	+	−
3	−	+	−
4	−	+	+
5	+	−	+
6	−	−	+
7	+	−	−
8	−	−	−

신속 검사

Pastorex Meningitidis(Bio · Rad)는 동정한 세균에 대한 협막다당항원의 항체를 감작시킨 라텍스를 써서, 뇌수막염(외에, 혈청, 흉수, 뇨)의 체액검체 또는 집락에서 원인균을 검출하는 시약이다. 본 키트는, *Haemophilus influenzae* b외에, *S. pneumoniae, Neisseria meningitidis, Eschericia coli* K1, (혈청군 A, B, C, Y/W-135가 있다. 국내분리주는 B, Y군인 것이 많고), Group B *Streptococci*를 검출하는 것이 된다.

H. influenzae 의 내성기작

*H. influenzae*의 β-lactam계 항생제 내성으로, β-lactamase를 생산하는 것과, β-lactam계에 있는 PBP(페니실린결합 단백질: Penicillin Binding Protein)3의 변이에 의한 것이 있다. 두 가지 내성기구를 같이 갖고 있는 균주도 있다.

* *Haemophilus*의 확인감별 특성

Strains	Growth factor	Porphyrin	Hemo	CO_2	Glucose	Sucrose	Lactose	Oxidase	Catalase
H. influenzae	**X, V**	−	−	+	+	−	−	+	+
H. parainfluenzae	V	+	d	−	+	+	−	+	d
H. aphrophilus	X	−	−	+	+	+	+	−	−
H. paraphrophilus	V	+	−	+	+	+	+	+	−
H. haemolyticus	X, V	−	+	−	+	−	−	+	+
H. parahaemolyticus	V	+	+	−	+	+	−	+	d
H. aegytius	X, V	−	−	−	+	−	−	+	+
H. ducreyi	**X**	−	−	+	−	−	−	+	−

* Porphyrin Test

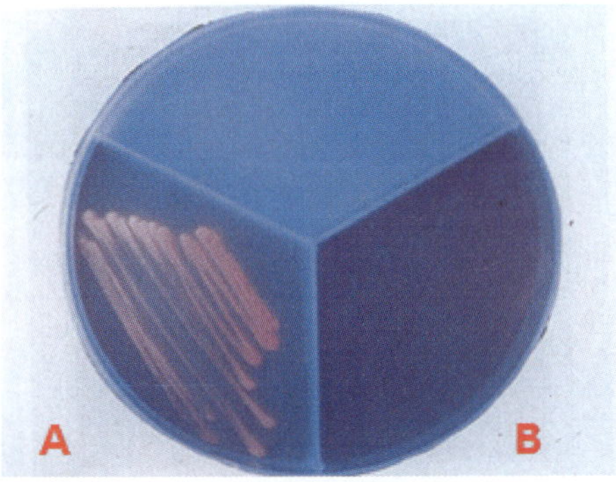

A: Porphyrin(+): X-factor비 요구 균주
B: Porphyrin(-): X-factor 요구 균주

Porphyrin Test 원리 및 과정

* 시험균이 δ(델타)-Aminolevlinic acid(ALA)로부터 Porphyrin 생 합성여부를 확인
X인자는 Hemin 또는 Porphyrin이므로 시험균이 Porphyrin을 생합성 하지 못하면(Porphyrin: −) X인자 요구 균주로 판정

1) 시약: 0.1 M Phosphate Buffer(pH 6.9) + 델타 ALA 2 mM → + Mg Sulfate를 0.8 mM이 되게 첨가하여 조제한 용액
   - 0.5 씩 멸균 소시험관에 분주-동결보존
2) 방법: 델타 ALA함유 시약과 텔타 ALA비 함유 피검균의 신선배양액을 농후하게 배양(37℃/24hrs)시켜서,
3) 판독: 암실에서 자외선(파장 360 nm)에서 조사시켜,
4) Result: (+): 붉은색 형광 〈Porphyrin 합성〉: X-factor비 요구 균주
   (−): 청색 〈Porphyrin비 합성〉: X-factor 요구균주

(5) 항균제감수성

Chloramphenicol 및 Ampicillin에 내성인 균주는 **β-lactamase를 생산**한다.

H. influenzae 총 정리

1. Gram – (Short, Cocco, or Pleomorphic) Bacilli
2. Facultative Anaerobic
3. (Fla& Spo)–, But Cap : +
4. NAP & **BAP: NG, Non-Hemolytic**
5. BAP: NG, But
   Satellitic Phenomenon
   (*S. aureus* Surrownd: Growth)
6. Diff Media: (Chocolate, Levintal, Fildes)Agar
   (5% CO_2 Condition Well Growth)

2) *Haemophilus ducreyi*

(1) Disease

연성하감, 경성하감 등 궤양성 성병의 원인균이다.

(2) 형태 및 구조

Gram 음성(0.3~0.5 × 0.5~1 μm) 소(구)막대균으로 주로 송사리떼처럼 뭉친 배열상이 관찰된다.

* *H.ducreyi* 등의 Gram Stain 비교 감별

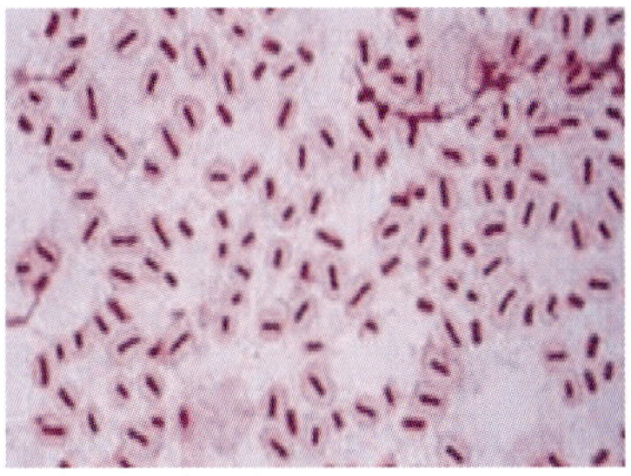

H. influenzae

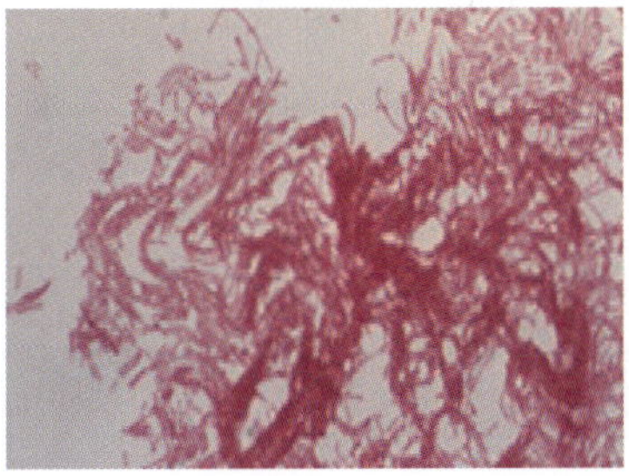

H. ducreyi

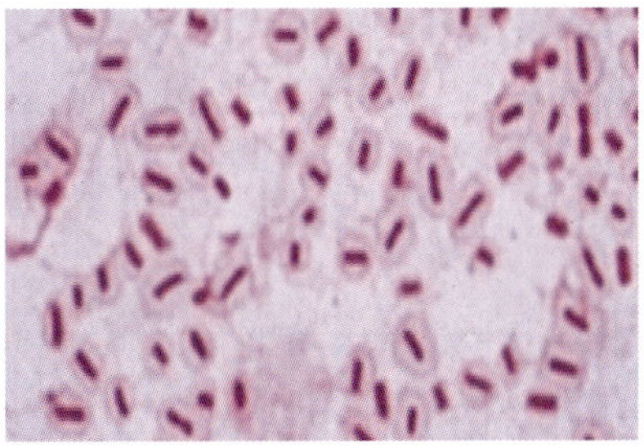

K. pneumoniae

Tests	*H.i*	*H.d*	*Kp*
Color	Red	Red	Red
Arrangement	Disperse	School of fish (Clust)	Disperse
Size	Medium	Small	Wide & Long
Cap	+	+	+
Fla	–	–	–
Spo	–	–	–

(3) 배지, 배양 및 집락특성

통성혐기성으로, BAP에(Rabbit, Sheep, Human)혈액을 첨가한 것으로 배양을 하거나 Chocolate agar, GC medium을 이용하여 5%의 CO_2 조건과 V-factor제공없이, X-factor 제공으로 **작고 볼록한 집락을 관찰** 할 수 있다.

* *H.ducreyi* 등의 Colony비교 감별

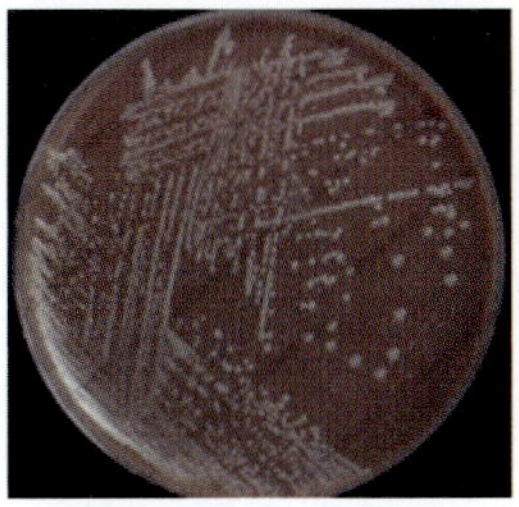

H.influenzae Colony

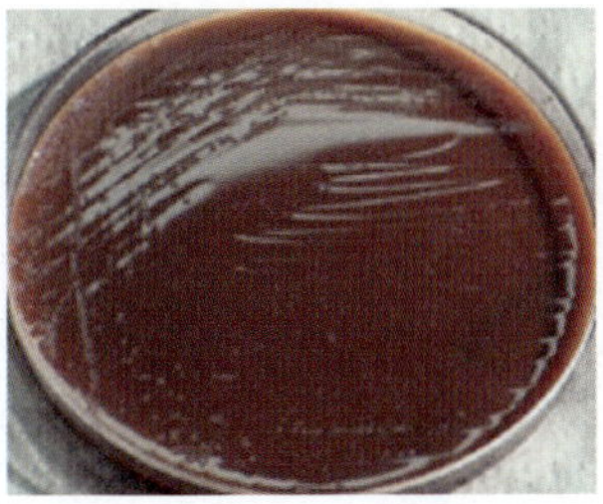

H.d Colony on Chocolate

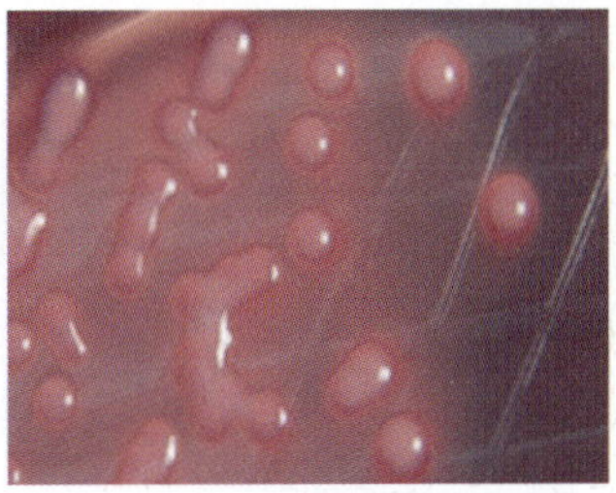

K.p Colony on Mac Conkey

Tests	*H. i* Colony on Cholate	*H. d* Colony on Cholate	*K. p* Colony on Mac Conkey
Color	Colorless or Greish White	Colorless or Greish White	Whitish Pinkish Mucoid
Size(mm)	1 내외 mm 내외	1 mm 내외	4 mm 내외
Pattern	Glystening, Water Drop	Flat, Small Round	Mucoid
Character	Mousy Odor	School of fish	Whitish Mucoid

(4) 확인감별특성

X-factor만 요구한다. Porpyrin 음성이다. **Oxidase는 양성이지만** Catalase는 음성이다.
운동성 및 용혈능은 없다. Glucose, Lactose, Sucrose 모두 음성이다.

* *H.ducreyi*의 확인 감별 성상 비교 감별

Strains	X	V	Hemo	Glu	Lac	Suc	Mannose	Cat	Oxi
H.influenzae	+	+	−	+	−	−	−	+	+
H.ducreyi	+	−	−	−	−	−	−	−	+

(+): X-factor만,
(−): Hemo, Mot, Glu, Lac, Suc, Mannose

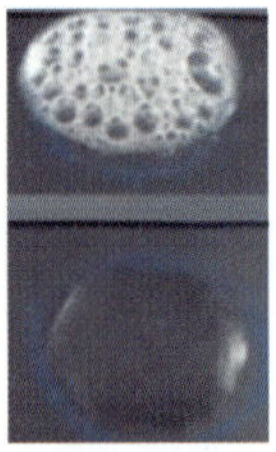
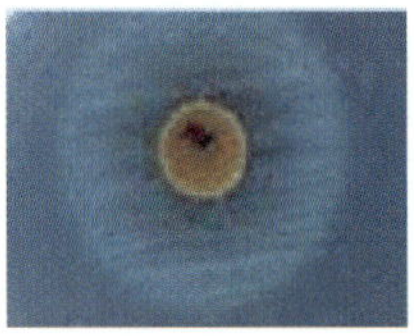
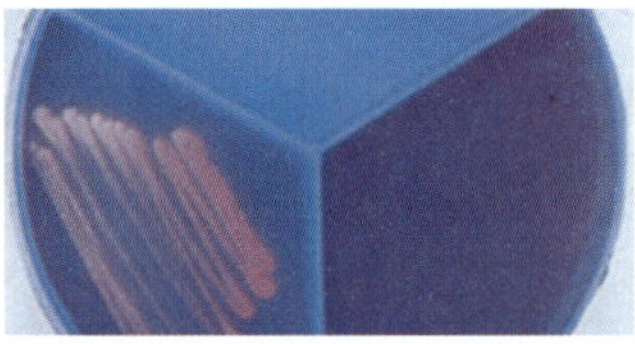

H. ducreyi : Cat(Bottom: −), X-Factor(+), Porphyrin(Rt: −)

(5) 항균제감수성

β-lactamase 생성으로 Amphicillin, Chlorampphenicol에 내성이다.
Ceftriaxone, Ceftazidime, Cefotaxime에는 감수성이다.

* Gram(-) Short (Cocco) *Bacilli* 체계적인 분리 동정의 전체 과정

Strains	Specimen	Enrichment	Differential	Confirm	M-J Point
Hi	기, 폐, 중, 결, 뇌, 심낭 Sputum (Ear, Eye)discharge CSF Blood	XXXX	Chocolate Levintal/ Colorless or Greish White, Mousy Odour	(Oxi & Cat): +, +: (x, v)factor, GLU (−): Mot, Hemo Porphyrin Lac, Suc	+: (x, v)factor −: Mot, Porphyrin Bio Type: Ind, Urea, Orn croid
H.d	Soft, Hard Chancroid	XXXX	BAP Chocolate, GC		+: X-factor −: Porphyrin

H. ducreyi 총 정리

1. Gram – Short or PleomorphicBacilli
   (Ovalo, Pair, Rice fish Group Arrangement….)
2. Facultative Anaerobic/5% CO_2
3. (Fla& Spo) –, But Cap : +
4. NAP & BAP: NG, Non-Hemolytic
5. Chocolate with Isovita-X
6. **Only X–Factor Demand/Porphyrin: –**
7. **Cat: –, But Oxi: +**
8. **Carbohydarate: all – (Glu, Lac, Suc)**
9. Soft & Hard Chancroid
10. ß-Lactamase: + ↑

2. *Bordetella*

*** Classification**

Family: *Brucellaceae*

Genus: ***Bordetella***

Species: ***pertussis***, *parapertussis*, *bronchiseptica*

1) *Bordetella pertussis*

(1) Disease

동물과 사람의 호흡기 점막에 기생을 하다가 호흡기 점막이나 상피세포에 부착 및 침습을 하여 여러 가지 독소를 생성하여 **백일해를 일으킨다**. 백일해의 원인균으로 초기에는 콧물, 미열 기침과 호흡곤란이 있다가 치료시기가 늦어지면 심한 기침을 하며 그 외 기관지염 폐렴도 유발한다. 근자에는 예방접종에 의해 검출율은 현저히 감소해 있지만, 전염성이 대단히 높고 미국에서서는 예방접종율이 높음에도 불구하고 산발적으로 2~5년 주기로 발생하는 양상을 보여 왔다.

(2) 형태 및 구조

Gram 음성(0.2~0.4×0.4~9 μm), **짧은(구)막대균이고, 극염색성이며**, 협막은 있지만, 편모와 아포는 없다.

*** *B. pertussis* & *B. mellitensis*의 Gram Stain 비교 감별**

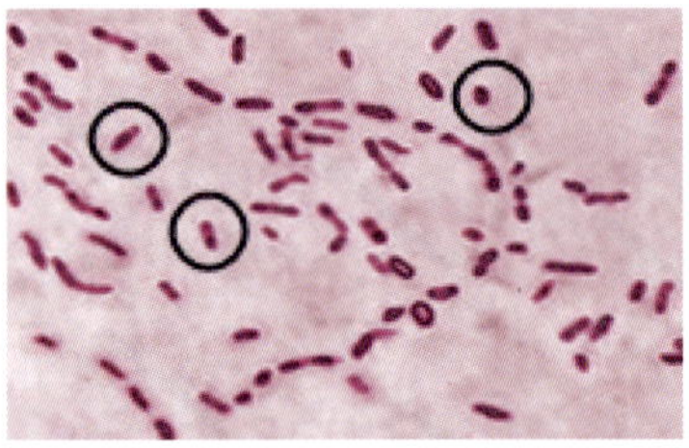

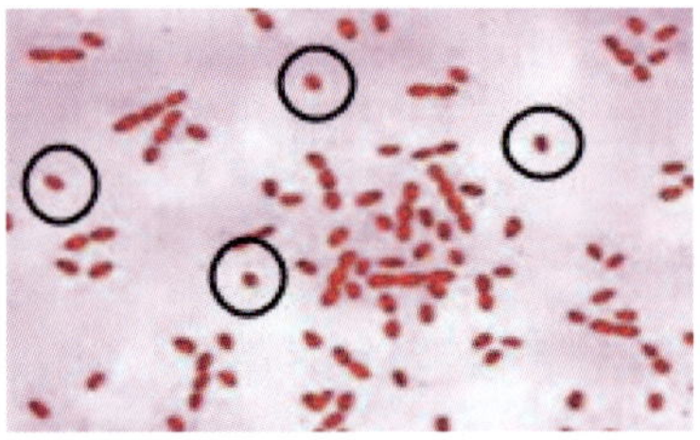

Tests	*B .pertussis*	*B. mellitensis*
Color	Red	Red
Shape	Short/Cocco Bacilli	Cocco/Short Bacilli
Arrangement	Chain or Disperse	Disperse or Short Chain
Size(μm)	3	2

(3) 배지, 배양 및 집락특성

호기성으로, Cough Plate Method로 환자의 입으로 부터 약 20 cm 전방에서 Bordet–Gengou배지에 다가 기침을 쎄게 해서 접종이 되게 하여 37℃/3일간 배양으로, 1 mm 이하의 둥글고, 볼록하고, 투명하며, 광택이 나는 습윤한 집락을 형성한다. 보통배지에서는 발육이 되지 않는다.

* *B.pertussis & B.mellitensis*의 분리 집락 비교 감별

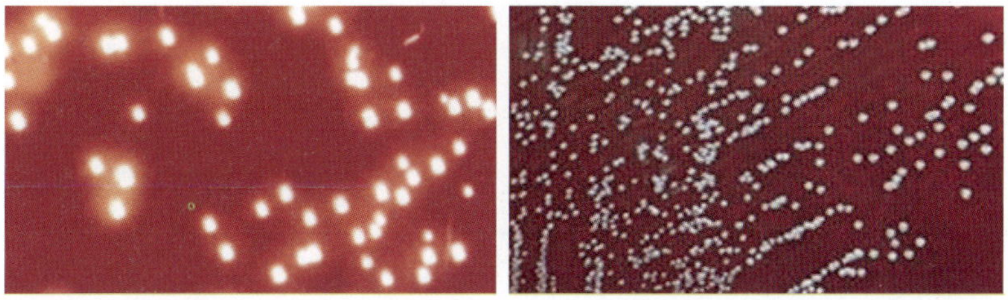

	B.p Hemo Colony on Bordet-Gengou	*B.m* Non-Hemo Clolny on BAP
Test	*B.p* Hemo Colony on Bordet-Gengou	*B.m* Non-Hemo Clolny on BAP
Hemo	+	−
Shape	Mercuric Droplet Shaped Convex Round	Raised Colony than Convex
Size	Medium or Small	Small

(4) 확인감별특성

Oxidase, Catalase 모두 양성이지만, Catalase의 양성은 불규칙적이다.

일반 혈액한천배지에서 용혈능은 없지만, Bordet-Gengou배지에서는 용혈능 관찰이 된다. (Motility, Nitrate, Urea) 모두 음성이다.

* *B. pertussis & B. bonchiseptica* 의 중요성상 비교감별 특성

Tests	*B. pertussis*	*B. bonchiseptica*
Oxidase	+	+
Mot	−	+
Nitrate	−	+
Urea	−	+
Hemolysis on B–G Agar	+	−

* *Bordetella*의 확인감별 및 분리 배양 특성

Tests	*B. pertussis*	*B. parapertussis*	*B. bronchiseptica*
Oxidase	+	–	+
Motility	-	–	+(주모성)
Nitrate	-	–	+
Urease	-	+	+
Bordet–Gengou	+(3~4일)	+(1~2일)	+(1~2일)
Chocolate	-	+	+
Brown pigment	–	+	–
Hemolysis(B–G)	+	+	-

* *B. pertussis* 의 중요 확인감별특성

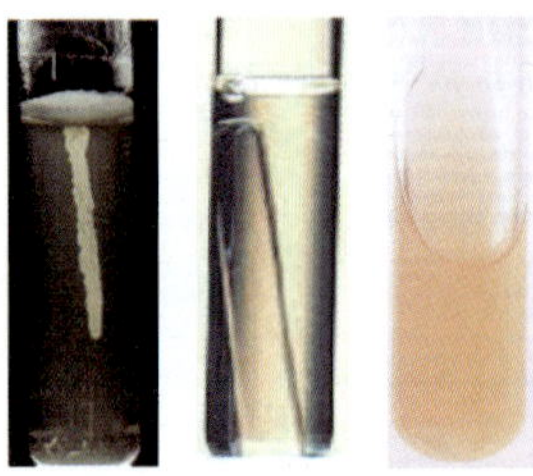

Mot Nitrate Urea

(–) (–) (–)

* *B. bronchiceptica* 의 중요 확인감별특성

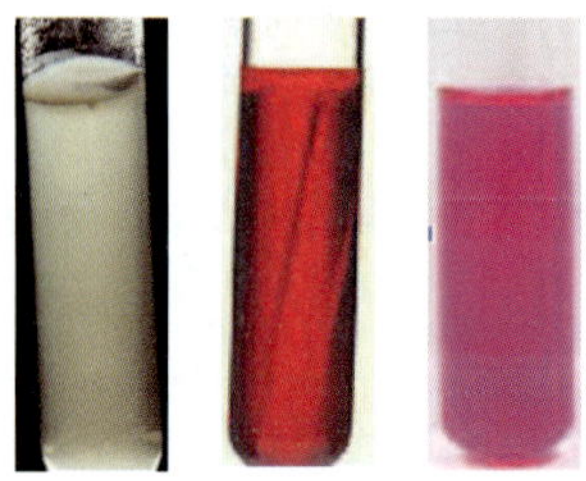

Mot Nitrate Urea

\+ + +

(5) 항균제감수성

Erythromycin에 감수성이지만, Amoxillin, Cephalosporin은 내성이다.

※ B.pertussis & bronchiceptica 체계적인 분리 동정의 전체 과정

Strains	Specimen	Enrichment	Differential	Confirm	M-J Point
B.p	기, 폐, 백일해 Sputum (Ear, Eye)discharge CSF Blood	XXXX	Chocolate Levintal/ Colorless or Greish White, Mousy Odour	(Oxi & Cat): +, +: Hemo on B-G (−): Mot, Nit, Urea, Cit	+: Hemo on B-G NG: Mac, SS
B.b	(기, 폐)렴	XXXX	BAP Chocolate, GC	+: Oxi, Cat Mot, Nit, Urea, Cit	+: Mot −: Hemo

Strains	Hemo	Mot	Nit	Urea	Cit
B.pertussis	+	−	−	−	−
B.bronchiceptica	−	+	+	+	+

Bordetella pertussis 총 정리

1. Gram(−)CoccoBacilli, Polar Staining
2. *Bordetella* are often **bipolar stained** and appear **singly or in pairs.**

   Pleomorphic

   Type I : Capsule Foremation But, (Fla, Spo) −
3. Obligatly Aerobic
4. (Hemo, Cat & Oxi): all (+), Mot: (−)
5. The best method for isolation of *Bordetella* is on Bordet-Gengouagar or Regan-Lowe medium /37℃ /3days.
6. Colony Pattern: Glystening Mercuric Shaped Colony
7. Latent Period: About 10 days

3. *Brucella*

*** Classification**

Family: *Brucellaceae*

Genus: ***Brucella***

Species: ***melitensis,*** *abortus, suis, canis*

1) *Brucella melitensis/abortus*

(1) Disease

오염된 우유나 산양젖을 마시거나 접촉에 의해서 혹은 그 동물을 사육하거나 도살 시 흡인으로도 감염이 된다. 피부상처를 통해 임파절 흉관, 혈류를 통해 간장, 비장, 골수, 림프조직 등에 감염되어 ***Brucella melitensis*는 파상열을 일으키고, *Brucella abortus*는 가축이나 동물한테 유산을 일으키지만, 사람한테는 유산을 일으키지 않는다.**

인수공통전염병으로 특히 목부나 도축업자에 경우 방역 대책이 필요하다.

(2) 형태 및 구조

Gram 음성(0.2~0.5×0.4~1 μm), 짧은막대균으로

편모와 아포는 없지만, 고 병원성 균주에 경우 협막을 갖고 있다.

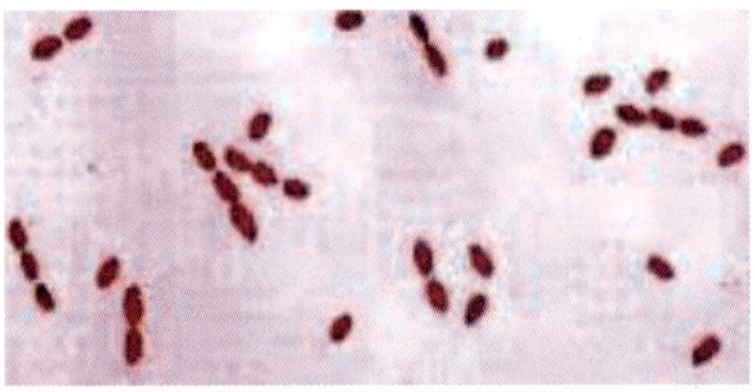

Brucella melitensis Gram Stain Gram (−) Short Bacilli

(3) 배지, 배양 및 집락특성

호기성으로, Tryptic soy agar, **Brucella agar에서 5% CO_2조건으로 37℃/3일** 내외 배양을 하면, **1~3 mm의 원형의 융기상, 소형 집락을 관찰할 수 있다.**

필수 발육인자로 Thionin, Biotin, Niacin 등이 배지에 추가로 첨가 되어져야 전형적인 집락을 관찰할 수 있다.

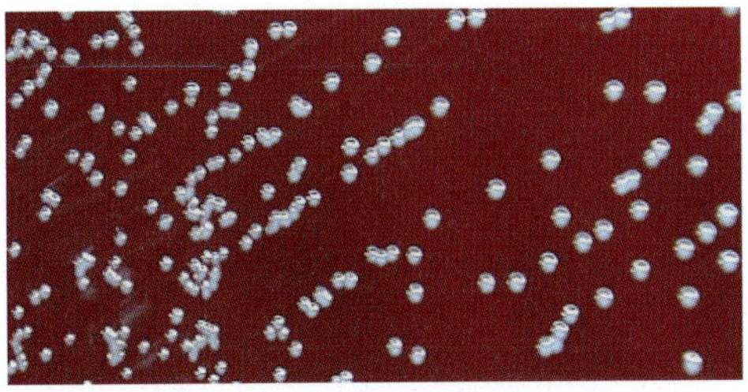

Brucella melitensis Colony on Brucella agar

(4) 확인감별특성

(Oxidase, Catalase, Nitrate)가 양성이며, *B. arbortus*는 Urea강양성, H_2S양성,
Basic Fuchsin(20 μg): 발육, Thionin(20 μg): 발육, Thionin(40 ug): 비발육,
B. melitensis는 Urea양성, H_2S음성, Basic Fuchsin(20 μg): 발육, Thionin(20 μg): 발육, Thionin(40 μg): 발육의 특성으로 균종 감별이 가능하다.

*** **B. melitensis* & *B. abortus* 의 비교 감별특성**

Tests	*B. melitensis*	*B. abortus*
Urea	+	**강+**
H_2S	**−**	**+**
Thionin(40 μg)	**+(발육)**	**−(비발육)**
Basic Fuchsin(20 μg)	+(발육)	+(발육)

*** *Brucella* 중요 균종의 감별특성**

Strains	CO_2 요구	Urease	Aniline 첨가 시 발육능	
			Thionin(1:30,000)	Basic fuchsin(1:35,000)
B. melitensis	−	+/−	발육	발육
B. abortus	+	+(1~2시간)	비발육	발육
B. suis	−	+(0~30분)	발육	비발육
B. canis	−	+(0~30분)	발육	비발육

*발육 = 내성, 비 발육 = 감수성

* *B. melitensis* & *B. abortus* 의 중요성상 비교 감별특성

Tests	*B. melitensis*	*B. abortus*
Urea	+	+
H_2S	−	+
Thionin(1:30,000)	G	NG
Basic fuchsin(1:35,000)	G	G

G: Growth, **NG**: No Growth

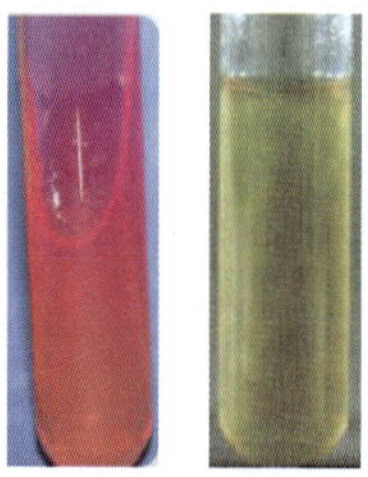

B.melitensis: Urea(+), H_2S(-)

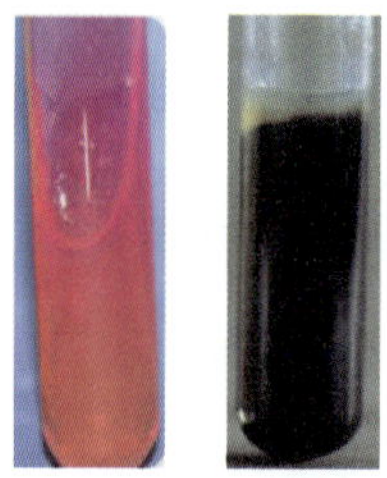

B. abortus: Urea(+), H_2S(+)

(5) 항균제감수성

Tetrcycline, Aminoglycoside, Rifampin, Sulfamethoxazole – trimethoprim에 감수성이다.

Brucella 총 정리

1. Gram-Negative Cocco Bacilli
2. Strictly Aerobic
3. (Cat & Oxi): +
4. Nit + But, (Gel, Ind, VP): −
5. Essential Growth Factor:
   Methionine, Niacin, Biotin Etc, ⋯.
6. *B. abortus* (Cattle), *B. melitensis* (Goats)
   B.suis (Swine), *B.canis* (Dogs)
7. (Fuchsin 100,000 & Thionine 25,000) Growth:
   B. melitensis
8. (Fuchsin 100,000: G
   But, Thionine 25,000: NG) G: *B.abortus*
9. Enrichment: 35~37℃/4 weeks in TSB with 5% CO_2
10. Differential: *Brucella* Agar, TSA,
    BAP(Non-Hemo)/3days
    Small Round Convex, Moisturized Greish White

> 1. 브루셀라증(Brucellosis) 원인균: 인수공통병이며
> 2. 감염된 동물로부터 사람이 감염된다
> 3. 최근 국내 감염 사례가 증가하고 있음
> 4. Brucella는 산소성 그람음성구막대균으로 분리기간은 3~4일
> 5. MacConkey, BAP, Chocolate 배지에서 모두 자람
> 6. Catalase(+), Oxidase(+), Rapid ureasetest(+), H_2S(+)

4. *Pasteurella*

*** Classification**

Family: *Pasteurellaceae*

Genus: ***Pasteurella***

Species: ***multocida,*** *canis, dagmatis, stomatis, gallinarum, aerogenes etc,*

1) *Pasteurella multocida* subsp. *multocida*

(1) Disease

본래는 가축이나 야생동물 및 조류의 호흡기나 장내에 상재균이었다. 근자에 여러 가지 동물에 **호흡기감염, 장내 감염, 패혈증을 야기시키는 병원균으로 밝혀졌다.** 인간 이외의 동물에는 자연감염을 일으키지는 않지만, 개나 고양이에 의한 교상(물려서 난 상처)이나 상처에서 감염이 되는 경우가 많다. 인간에 있어서 주된 감염증은 **창상감염증과 기관지염이나 부비강염** 등의 **호흡기감염증, 폐렴**, 수막염, 관절염 등을 유발한다.

(2) 형태 및 구조

[형태]

크기가 0.7×0.3~0.6 µm의 불규칙적인 작은 난원형의 그람 음성 구막대균이다.

임상재료의 직접도말에서는 **균일한 난원형**이지만, 한천배지상에서 배양을 한 것은 집합 간상으로 다형성을 띤다. 비운동성이고, 아포는 없으며, 종종 극염색성이다.

편모, 아포 및 협막은 모두 없다.

H_2S 약양성인 균주는 병원성 세균 중 *P. multocida, S. typhi, E. rhusiopathiae* 가 있으므로 비교 감별 기준을 잡아서 비교 감별을 해 내야 한다.

[관찰의 point]

*Haemophilus influenzae*와 유사한 형상이다. 동물유래(교상 등)에서 감염되는 것이 많아서, 임상정보가 검사진단에 유용하다.

* H_2S 약 양성 균주의 비교 감별

Tests	*P. multocida*	*S. typhi*	*E. rhusiopathiae*
Gram Stain	Gram(–) Short (Cocco)B.~	Gram(–) L/B.~	Gram(+)Short (Curved)B. ~
Shape	**폭과 길이가 좁고 짧음**	폭과 길이가넓고 김	폭과 길이가좁고 짧음
Size(μm)	0.6~0.7	3~6	0.4~2.5
CFS	– –	+ –	– –

*L = Long, B = Bacilli, CFS = Capsule, Flagella, Spore

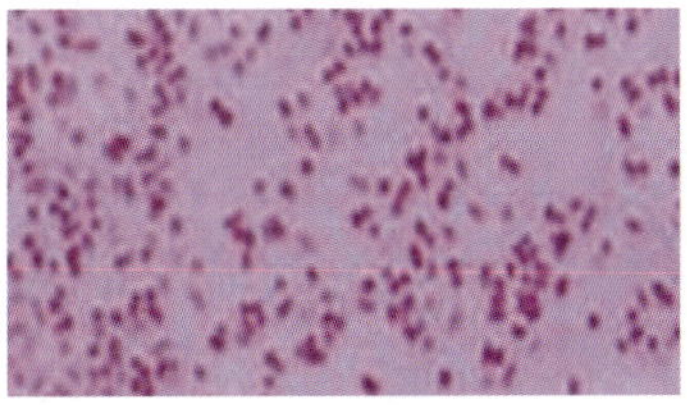
P. multocida

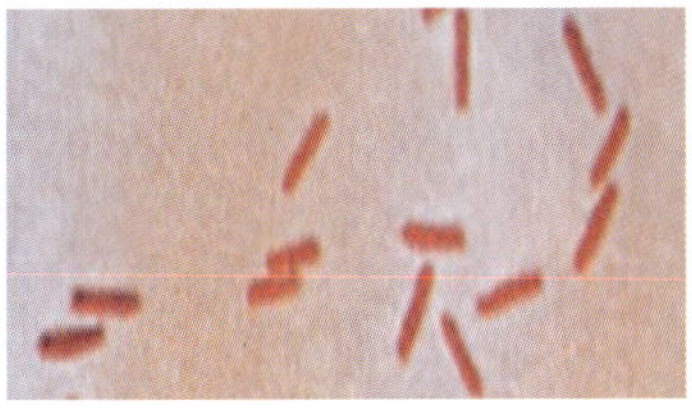
S. typhi

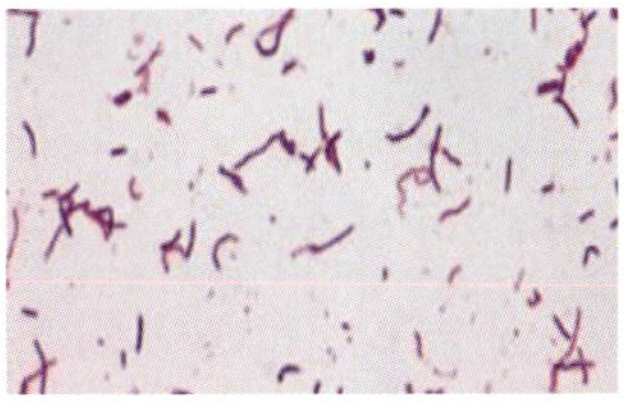
E. rhusiopathiae

(3) 배지, 배양 및 집락특성

[형태와 배양]

통성혐기성균이다. BAP나 Chocolate배지에서 35~37℃로 24시간 배양 후, **0.5~1.0 mm의 황회색, 불투명, 낮은 볼록상으로 광택이 있는 비 용혈성 집락을 형성한다.**

5일간 배양을 연속하면은 직경이 약 6 mm가 되고, 갈색의 R형집락으로 변화한다.

교상의 경우 등에서는, **병원성이 강한 균주는 작고 S형의 형광을 띤 집락을 형성한다.**

호흡기 유래의 균주는 Mucoid형을 형성하는 것이 많고, 병원성은 낮다.

H_2S 약양성인 균주는 병원성 세균 중 *P. multocida, S. typhi, E. rhusiopathiae*가 있는데 *P. multocida*는 BAP에서 용혈이 없고 *S. typhi*는 BS에서 집락 중심부만 흑색을 띠는 집락을 형성하고, *E.rhusiopathiae*는 BAP에서 용혈이 없거나 드물게 α-용혈을 띠는 집락을 형성하는 차이로 비교 감별 기준을 잡아서 비교 감별을 해 나갈 수 있다.

[관찰의 point]

면양혈액한천배지나 Chocollate한천배지에서 **황회색, 볼록상으로 광택이 있는 집락으로 잘 발육을 한다.** 혈청형은 16 Type이다.

SS한천배지나 MacConkey한천배지 등의 담즙을 함유한 배지에서는 발육을 하지 못한다.

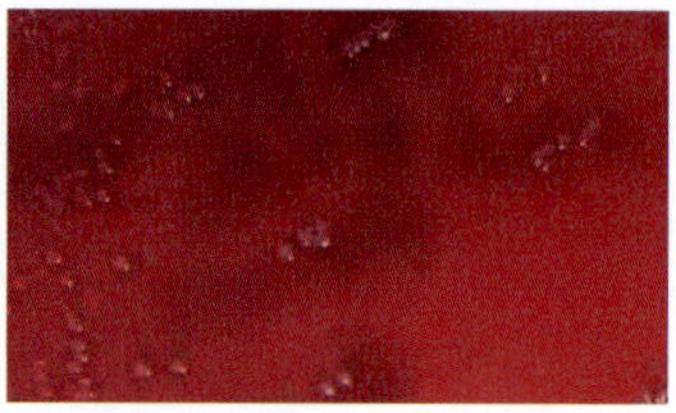
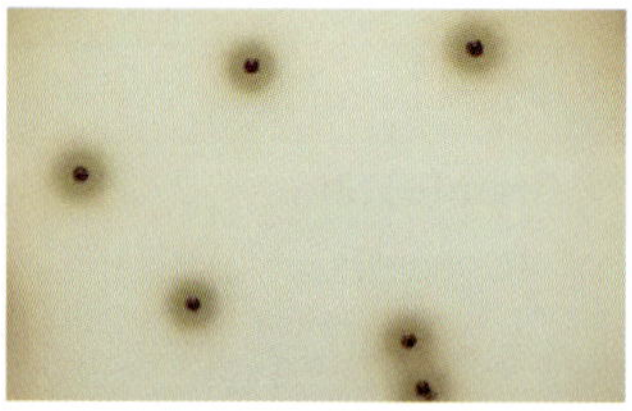

P. multocida Colony on BAP, *E. rhusiopathiae* Colony on BAP *S. typhi* Colony on BS

(4) 확인감별특성

균속 동정으로**(Oxidase, Catalase, Nitrate환원) 양성**

균종 동정으로 일반적으로, Lactose는 음성이지만, Glucose와 Sucrose을 발효적으로 분해하지만, Gas생산은 음성이다. **H_2S의 생산은 양성이지만 약하다.**

Lactose음성이지만, Sucrose는 양성이다. Gas 음성이지만, **H_2S 약양성**인 내용을 종합 정리해 보면, 병원성 세균 중 H_2S 약양성은 G+SB에 *E. rhusiopathiae* 한 개, G(−)B에 *S. typhi*와 *P. multocida*를 포함하여 2개가 있어서, 전체적으로 총 3개가 있기 때문에 감별을 자연 발생적으로 해 주어야 신속 정확한 감별기준을 잡을 수 있고, 그 감별 기준을 명확히 알고 있어야 비교 감별 실무처리를 해 낼 수 있다.

*P. multocida*가 **KIA에서는 K/AH_2S, TSI에서는 A/AH_2S**로 판독이 되지만, KIA에서 K/AH_2S로 판독될 때는 *S. typhi*와 비교 감별을 해 줘야하고, TSI에서 A/AH_2S로 판독이 될 때에는 *E. rhusiopathiae*와 감별을 해 낼 것을 신경 써야, 신속 정확한 감별의 큰줄기를 잡을 수 있고 이 큰줄기를 감별 기준으로 하여 본 균을 비교 감별을 해 낼 수 있다.

Oxidase활성은 양성이다. **비운동성**이고, 용혈성도 없고, DNase 활성도 음성이다.

Lactose, Maltose, Arabinose, Dulcitol은 비분해,

Indole은 약한 양성이지만, VP와 Citrate는 음성이다.

Urease, Lysine은 음성이지만 **Ornithine은 양성**이다.

Porphyrin 합성은 음성으로 **X인자를 요구하며, V인자도 요구**한다.

* H_2S weakly Positive Strains의 비교 감별특성

Tests	*P. multocida*	*S. typhi*	*E. rhusipathiae*
Gram Stain	G−SB	G-LB	G+SB
Oxidase	+	-	-
Catalase	+	+	-
Nitrate	+	+	-
Lactose	−	−	+(d)
Sucrose	+	−	−
H_2S	w+	w+	w+
Indole	w+	−	−
Ornithine	+	−	−
X/V Factor	요구	비 요구	비 요구

* G= Gram, S= Short, B= Bacilli, L= Long, W= Weakly

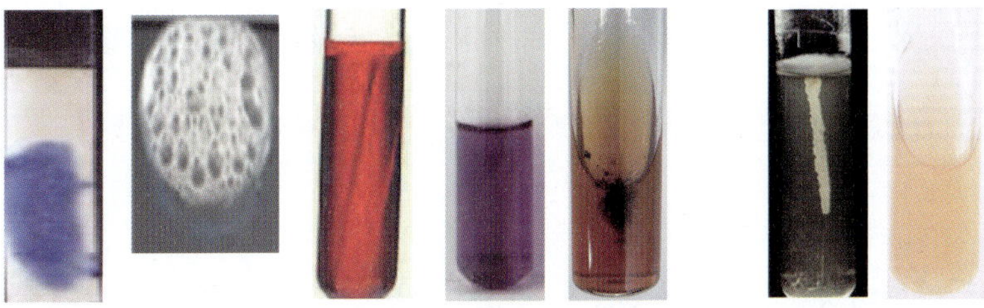

P. multocida: (Oxi, Cat, Nit & Orn) all (+), TSI : H_2S Mot & Urea : all (−)

(5) 항균제감수성

Penicillin G나 Ampicillin 등의 Penicillin계 항생제에 감수성, Cephem계 항생제, Quinolone계 항생제, Tetracycline계 항생제 등에 의한 항균제 요법을 쓴다.

Pasteurella multocida 총 정리

1. 난원형 Gram (−) Cocco Bacilli
2. Non−Hemo
3. Weakly H_2S
4. (Oxi, Cat, Nit): all (+), Lac (−)이지만, Suc는 (+)
5. X & V factor 요구

5. *Legionella*

*** Classification**

Family: *Legionellaceae*

Genus: ***Legionella***

Species: ***peumophila***, *gormananii, bozemanii, micdadei*

1976, summer. america, philadelphia, 재향군인 개최 시

집단폐염발생, 참가자 15% 이상 사망

1979, CDC, *L. pneumophila*: Legionnaire's disease 재향군인병이라 명명

1) *Legionella pneumophilla*

(1) Disease

신장이식수술 후 면역억제제 투여 환자에 경우처럼 면역능이 약화된 환자에 경우 호흡기감염으로 초기에는 감기증상으로 기침, 오한, 고열, 두통, 근육통, 구토와 설사가 일어나지만 치료 시기가 늦어지면 **폐렴, 림파선 종대, 비장 종대, 신부전 등을 야기시킨다.**

(2) 형태 및 구조

Gram **음성**(0.2~0.7×0.9~2.6 μm), **짧은막대균, 다형태성**, 극단모성 편모는 갖고 있지만, 아포와 협막은 없다. 그 외에 Gemenes염색, Dieterle silver stain(조직염색)이 추천되고 있다. AFB염색은 염색이 되지 않는다.

* *L.pneumophila* & *B.pertussis*의 Gram Stain비교 감별

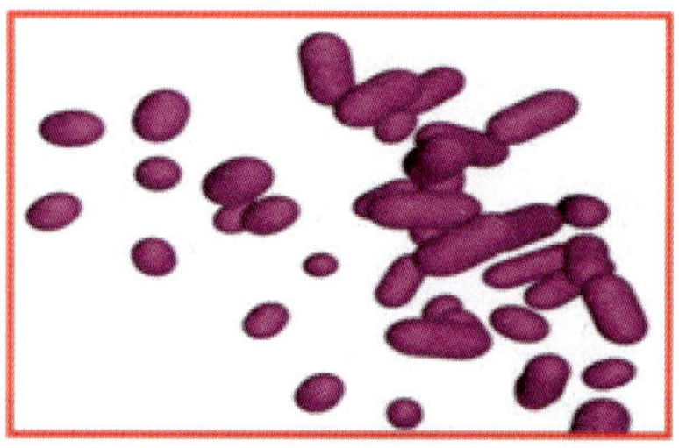

L.pneumophila (Scheme)

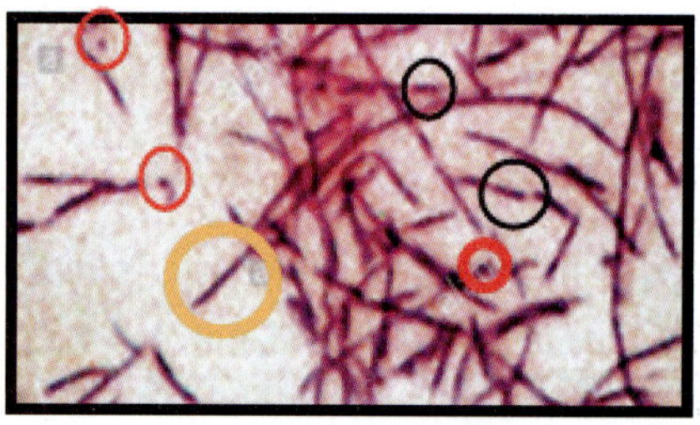

L.pneumophila (Gram Stain)

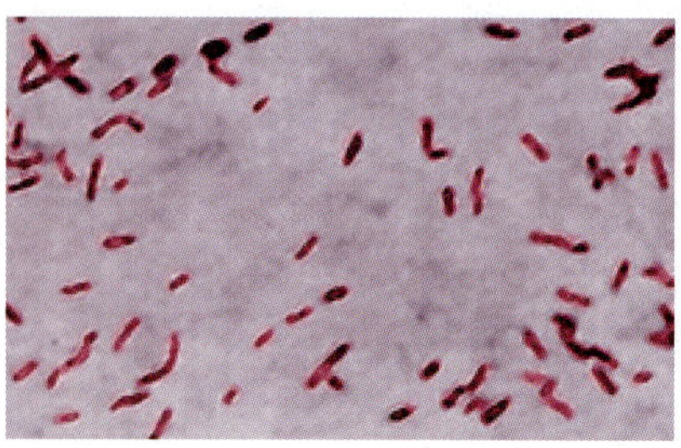

B.pertussis (Scheme)

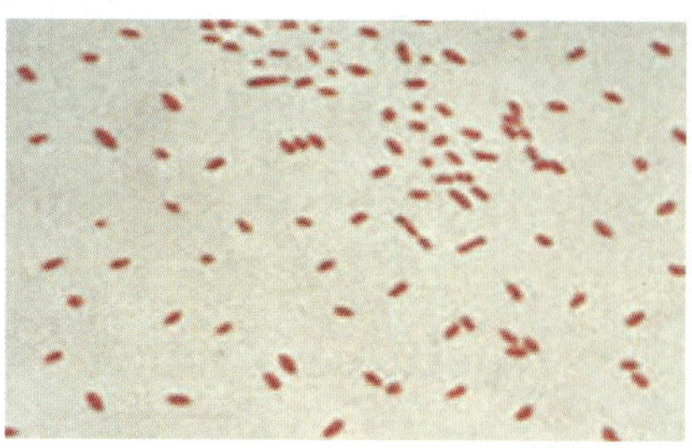

B.pertussis (Gram Stain)

Tests	*L.p*	*B.p*
Shape	Short Coccoid Long	Short Coccoid
Size	Long (5 μm)	Short (2.5 μm)
Arrangement	Irregular Cluster Chain	Regular Disperse or Chain

(3) 배지, 배양 및 집락특성

호기성으로, B-CYE, M-MHA, Freely-Gorman Agar의 배지를 **pH 6.95가 되도록 정확히 맞추어 5% CO_2, 90%의 습도조건으로 35℃에서/5일내외 배양을 하면 (2~3 mm), 원형, 평활, 광택이 있는 투명한 집락을 관찰할 수 있다.**

M-Muller Hinton Agar는 기존의 Muller Hinton Agar에다가 1% Iso-Vitalex와 1% Hemoglobin을 별도 추가로 첨가하여 *Legionella pneumophilla*가 발육할 수 있는 영양요구성을 최대 충분 조건으로 배지를 제조한 것으로 집락 형성이 아주 좋다.

Chocolate, NAP 및 TSA 배지에서는 영양 요구성이 맞지 않아서 발육이 안되며 MacConkey, SS 및 BS에서는 억제제 때문에 발육이 안되고, BAP에서는 혈액이 갖고 있는 자연 면역성에 의해서 발육이 억제되거나 제한되므로 집락 형성이 안 된다.

* *Legionella pneumophila*의 분리 집락 비교 감별

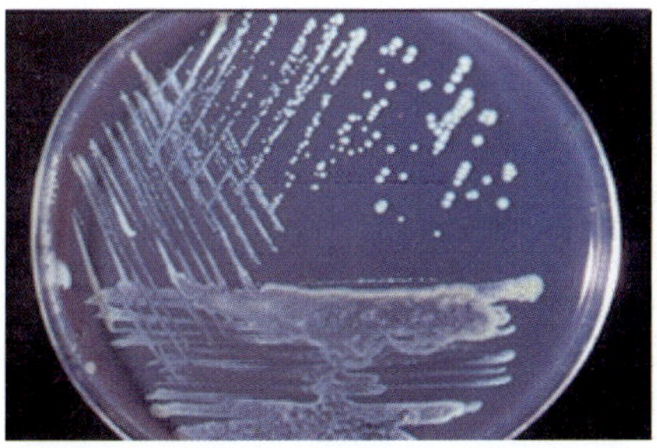

B-CYE

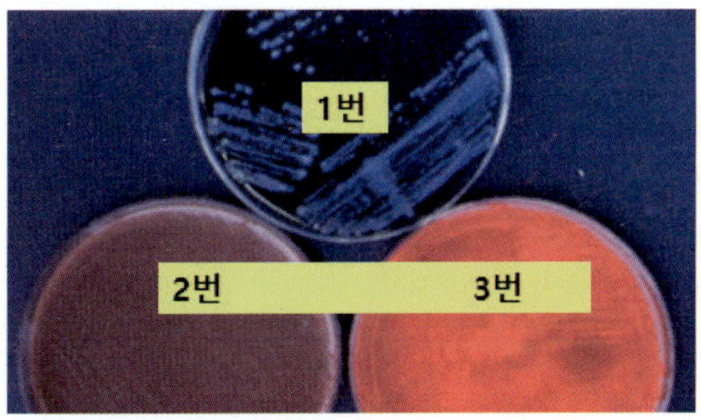

1번: B-CYE 2번: Chocolate 3번: BAP

Media	*L.pneumophila*	*N.gonrroeae*	*S.aureus*
B-CYE	Small, Round, Whitish		
Chcolate	NG	Small Round Convex Glystening	
BAP	NG		β-Hemo, Greish or Yellowish

(4) 확인감별특성

(Oxidase, Catalase) 모두 양성이지만, Oxidase는 음성이 나오는 경우가 있고, Catalase는 약한 양성인 점을 참고할 필요성이 있다.

(Mot, Sod.hippurate, Gelatin, β−lactamase)양성이지만, Nitrate는 음성이며, Glucose는 산화도 발효도 하지 않는 특성을 갖고 있다.

그 외에 직접형광항체시험법, PCR, EIA, Latex응집시험 등으로 검사를 한다.

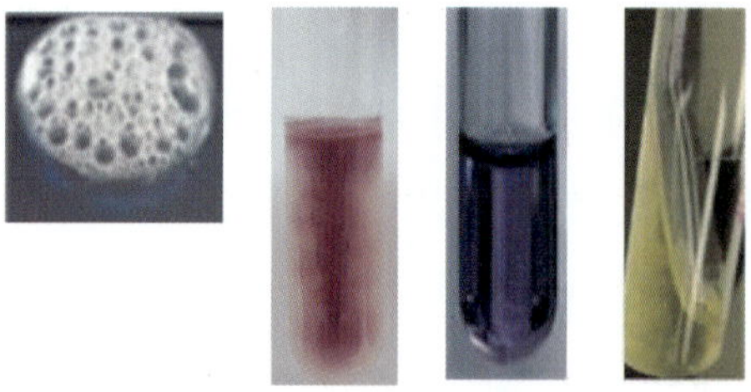

L. pneumophila: (Cat, Mot, Hippurate, Gelatin) all : (+)

* *L. pneumophila* 체계적인 분리 동정의 전체 과정

Strains	Specimen	Enrichment	Differential	Confirm	M-J Point
L.pneu	폐렴 호흡기계감염증 신장이식시염증 Lung Tissue Sputum Blood Lymph node Urine	TSB Lung Tissue/ TSB = 1:10	B-CYE M-MHA Freely-Gorman 37℃/5 days/ 5% CO_2 Moisture Condition, Small, Round, Flat, Glystening, Greish White Colony	(Oxi & Cat): +, +: Gel, Hipp, β-Hemo, Mot (−): Glu,	DFA IFA Gimenes stain, Diterles silver stain

* GNCB 확인감별특성

균속	균종	Cat	Oxi	Nit	Mot	Cap	CO_2	극염색성	참 고 사 항
Haemophilus	*influenzae*	+	+	+	−	+	+	+	X factor, V factor Hemolysis : − Urea : + Indole : +
Haemophilus	*ducreyi*	−	+	+	−	+	+	−	X factor Hemolysis : − Urea : − Indole : −
Bordetella	*pertussis*	+	+	−	−	+	−	+	Hemolysis : + Urea : − Citrate : −
Brucella	*melitensis*	+	+	+	−	−/+	+	−	Urea : + H_2S : − Basic Fuchsin(20 μg) : 발육 Thionin(20 μg) : 발육 Thionin(40 μg) : 발육
Pasteurella	*multocida*	+	+	+	−	−	−	+	Hemolysis : − H_2S : + Indole : +
Legionella	*pneumo-philla*	+	d	−	+	−	−	+	pH : 6.95, Hemolysis : − β-Lactamase : + Hippurate 가수분해 : + Gelatin : +

(5) 항균제감수성

Erythromycin, Rifampin, Fluoroquinolone, Clarithromycin, Azithromycin 등이 감수성이다.

L. pneumophila 총 정리

1. Gram − Narrow & Long Bacilli, Pleomorphic
2. Deterle Silver Impregment Stain, Gimenes Stain
3. Polar Single Flagella Foremation
   ∴ **Mot : +** But, Cap & Spo: −
4. **pH 6.95, 90% Moisture, 5% CO_2**
5. Strictly Aerobic
6. Cat & Oxi all + (Oxi: Irregular +)
7. Growth Enhancer: Fe, Pyruvate
8. Glucose 등 산화도 발효도 안함

6. *Campylobacter*

*** Classification**

Family: *Spirillaceae*

Genus: ***Campylobacter***

Species: ***jejuni***, *coli, fetus*

1) *Campylobacter jejuni* subsp. *jejuni*

(1) Disease

오염된 계육에 관련되는 감염형 식중독의 원인균이고, 닭, 칠면조, 오리, 거위, 타조, 개, 고양이, 염소, 돼지 등의 장관에 상재해 있다. **급성장염, 설사, 복통, 장염, 발열, 구토, 뇌막염, 직장항문염, 패혈증을 유발한다.** *Campylobacter*감염증의 대부분은 *C.jejuni* 감염에 원인이 되고, 남은 1% 정도가 다른 종인 *C.coli*나 *C.hyointestinalis* 등도 있다.

(2) 형태 및 구조

Gram 음성(0.2~0.5×0.7~6 μm), 연쇄상, 2~3번 만곡한 S자형, 나선형, 갈매기가 날개를 펼친 모양의 막대균이다. 극단모성 편모는 갖고 있지만, 아포와 협막은 없다.

장기 배양된 균주를 Gram염색을 하여 관찰할 시 구균으로 관찰되는 경우도 있다.

*** Gram (–) Curved Bacilli의 형태학적 비교감별**

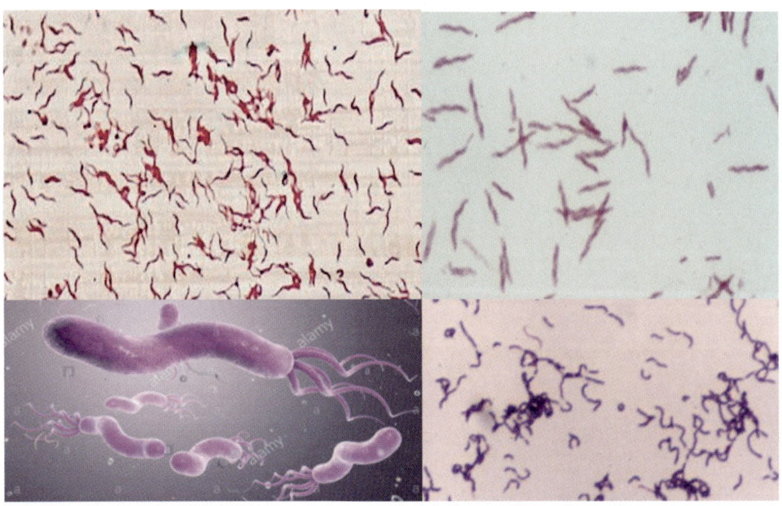

H.pylori | *C.jejuni*

Close up H.pylori | *E.rhusiopathiae*

** H. pylori & C. jejuni* **형태 및 구조의 비교감별**

H.pylori	*C.jejuni*
Red	Red
2~3 or 3~4	3~4
Lophotrichous	Mono or Amphitrichous

(3) 배지, 배양 및 집락특성

본 균의 배양에는, 미호기배양(혼합가스: 5%O_2, 10%CO_2, 85%N_2)이 환경조건이지만, 시판의 **Campy Pouch, Campy Pak, GasPak 등을 사용하는 것이 용이한 배양이 된다**. 37℃ 또는 25℃나 42℃에서 2일간 배양을 한다.

보통 Skirrow, CampyBAP, Butzler, Brucella agar, CCDA 등을 이용하여 분리를 하는데 이 중에서 일반적으로 **Skirrow배지가 다용**되고 있다.

Skirrow배지에는 Blood agar Base에다가 **말혈액 7%, Vancomycin(5 mg/L), Polymixin−B (2500 IU), Trimethoprim(5 mg/L)을 첨가하여 제조한 것**으로,

이들 항생제에 **내성인 *Campylobacter*균만 발육**이 되고, 분리 배양 후 1 mm 혹은 2 mm 내외의 작은 집락이 관찰 된다. 이 항생제에 감수성인 여타의 균들은 억제가 되어 집락형성이 안된다.

NAP와 BAP에서는 발육이 되지 않는다.

[관찰의 point]

분리 배양 후 특징이 있는 **편평하고,** 습윤한 반투명, 집락주변부가 **불규칙적인 S형,** 직경 1~2 mm의 융기한 집락을 형성한다.

또 Mucoid상의 평판으로 불규칙적이고 넓은 집락을 형성하는 균주도 있다.

특히, 평판의 건조가 불충분한 경우에는 편평하고 큰 집락을 만든다. 때로는 아몬드 향기가 난다. **용혈성은 없다.**

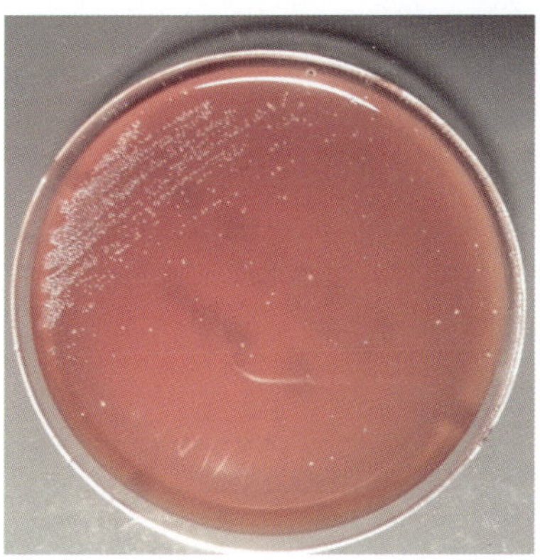

C. jejuni Colony on Skirrow Med.

(4) 확인감별특성

균속 동정으로 **(Oxidase, Catalase, Motility)양성**, Glucose산화든 발효든 하지를 않는다.

균종 동정으로 Oxidase양성, Catalase양성이다. ***C. jejuni*는 25℃에서는 비발육, 42℃에서 발육을 하지만, *C. fetus*는 25℃에서는 발육, 42℃에서 비발육**을 하는 것이 감별에 기준이되는 특징을 갖고 있으며, 그 외에도 **Nalidixic acid(30 μg/mL) 감수성, Cephlothine(30 μg/mL) 내성, Sod. hippurate 양성, 1% Glycine첨가배지에서 호기적 발육,** Cysteine첨가 *Brucella* 배지에서 **H_2S생성 양성** 등의 성상으로 부터 타 균과 비교 감별을 해 낼 수 있다.

Sod. hippurate(마뇨산)가수분해: 소시험관에 1% Sod. hippurate Sol.(마뇨산 나트리움용액/사용 직전 제조 또는 동결보존)을 0.5 mL 분주 후, 피검균을 농후하게 접촉한다. 35~37℃에서 10~20분간 반응을 시킨다(절대 흔들지 않는다). **양성은 흑자색**, 음성은 무색~담청색을 띤다.

* *C. jejuni* & *C. fetus*의 비교 감별특성

Tests	*C.jejuni*	*C.fetus*
25℃	NG	G
42℃	G	NG
Hippurate	+	-
Nalidixic acid(30 μg/mL)	S	R
Cephalothine (30 μg/mL)	R	S

*NG = No Growth, G = Growth

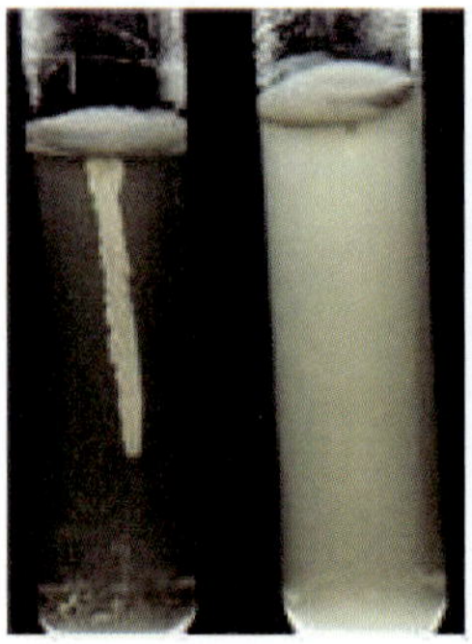

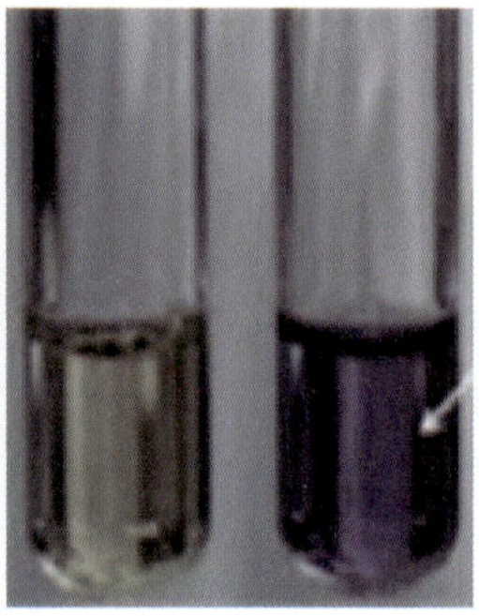

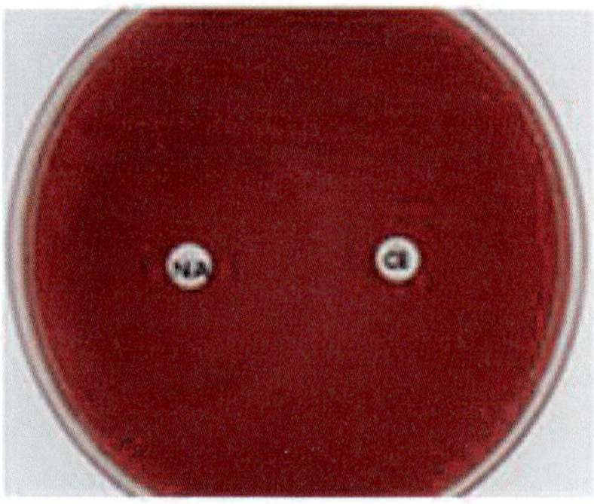

C. jejuni: Mot(+Rt) Hippurate(+Rt) NA(30 μg) (S), CE(30 μg) (R)

* *Campylobacter* 중요 균종의 확인감별 특성

Tests	*C. jejuni*	*C. coli*	*C. fetus*
Oxidase	+	+	+
Catalase	+	+	+
1% Glycine	+	+	+
25℃ Growth	−	−	+
37℃ Growth	+	+	+
42℃ Growth	+	+	−
Hippurate	+	−	−
Indoxyl Acetate	+	+	−
Nalidixic acid(30 µg)	S	S	R
Cephalothine(30 µg)	R	R	S

〈예제〉 Nalidixic acid 30 µg에 감수성이고 Sod. hippurate를 가수 분해하는 것은?

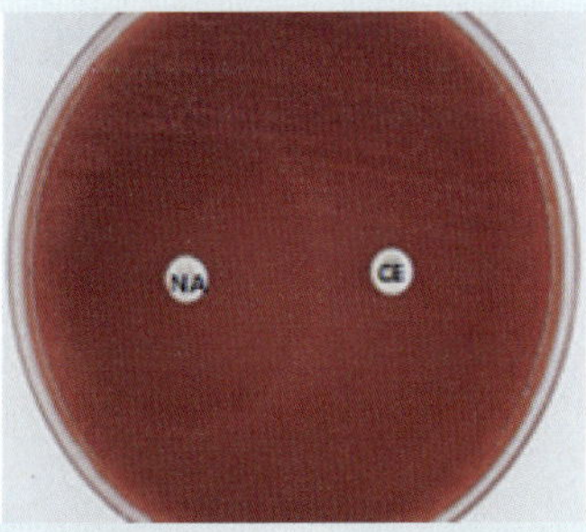

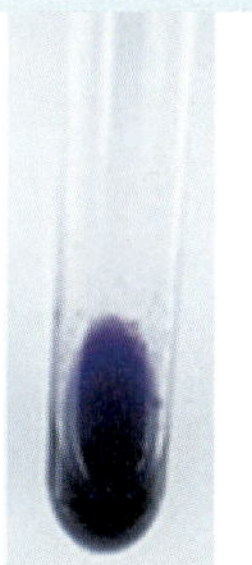

① *C.jejuni* ② *C.fetus*
③ *H.pyoiori* ④ *L.pneumoniae*
⑤ *U.urealyticum*

정답 ①

(5) 항균제감수성

Erythromycin, Tetracycline, Aminoglycoside, Macrolide, Fluoroquinolone은 감수성이지만, Cephalothin, Penicillin류는 내성이다.

Campylobacter jejuni 총 정리

1. Gram − Curved Bacilli
2. Microaerophilic(N_2: CO_2: O_2 = 85:10:5)
3. Single, Polar Fla, ∴ Mot: (+)
   But, Cap & Spo: −
4. Oxi& Cat: all (+)
5. 37℃~42℃/48hrs on
   Campy BAP, Skirrow, Butzler,
   Blaser(Baci: Novo: Cyclo: Cefazolin = 25,000IU: 5 mg: 50 mg: 15 mg)
6. (25℃: NG)

7. *Helicobacter*

*** Classification**

Family: *Spirillaceae*

Genus: ***Helicobacter***

Species: ***pylori***

1) *Helicobacter pyolori*

(1) Disease

위, 십이지장 질환의 자각 증상이 없는 성인 중 이 세균이 90%가 분리가 되었고, 만성 위축성 위염을 일으키므로 위암을 유발시키는 인자로 인정되어 왔다.

위 점막, 특히 위전정부 점막상피세포의 표층, 위내강 사이의 점막층 하부나 세포간 접합부에서 많이 서식하고 있으며, 식도나 십이지장에서 상재소견은 관찰되지 않고 있다.

복통, 위염, 위궤양, 십이지장궤양과 관련이 깊은 것으로 보고되고 있다.

(2) 형태 및 구조

Gram 음성(0.2~0.5×0.6~6 μm), 연쇄상, 2~3번 만곡한 S자형, 나선형, 갈매기가 날개를 펼친모양의 막대균이다. 총모성 편모는 갖고 있지만, 축사 및 아포와 협막은 없다.

*** 만곡간균 4가지(*Vc, Hp, Cj & Er*) 비교 감별 총정리**

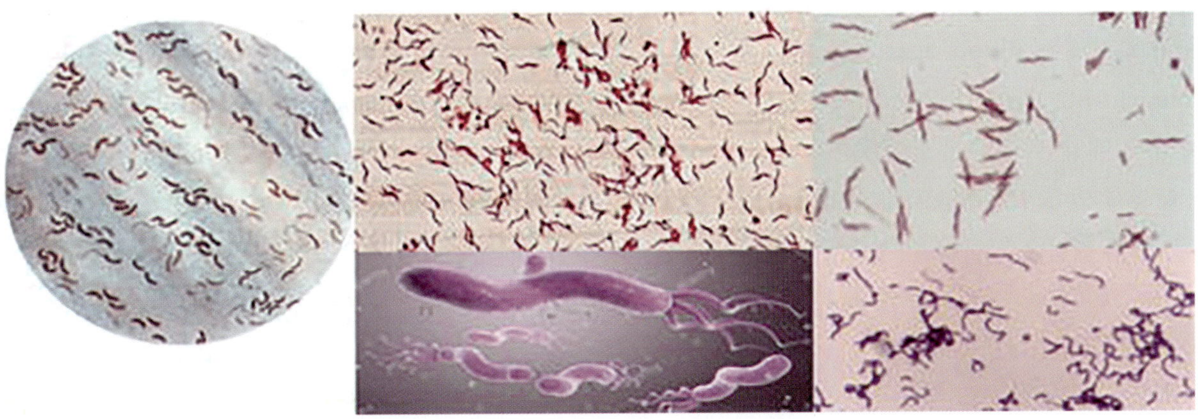

V.cholerae

H.pylori

Close up H.pylori

C.jejuni

E.rhusiopathiae

Tests	*V.cholerae*	*H.pylori*	*C.jejuni*	*E.rhusiopathiae*
Color	Red	Red	Red	Violet
Curved(횟수)	1(Regular)	2~3 or 3~4	3~4	1(Irregular)
Flagella	Monotrichous	Lophotrichous	Mono or Amphitrichous	None

장기 배양된 균주를 Gram염색을 하여 관찰할 시 구균으로 관찰되는 경우도 있다.

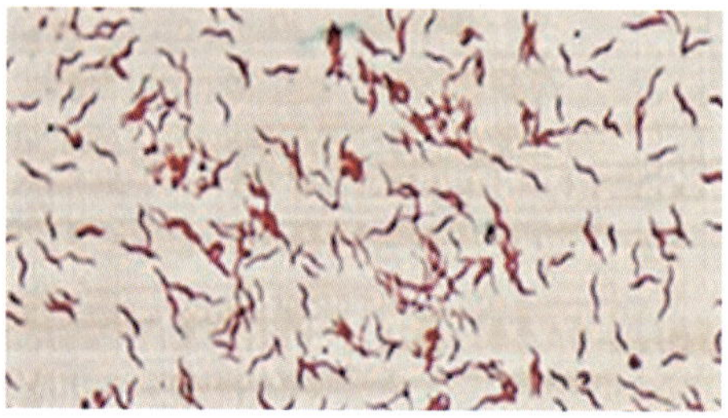

H. pylori: Gram Stain G(–)Curved B.~

(3) 배지, 배양 및 집락특성

본 균의 배양에는, 미호기배양이며, 습도(80~90%)가 충분한 조건이 기본 배양 조건이며, **(혼합가스: 5%O_2, 10%CO_2, 85%N_2)이 환경조건**이지만, 시판의 Campy Pouch, Campy Pak, GasPak 등을 사용하는 것이 용이한 배양이 된다.

37℃ 또는 25℃나 42℃에서 2일간 배양을 한다.

보통 CampyBAP, Butzler, Skirrow, Brucella agar, CCDA 등을 이용하여 분리를 하는데 이 중에서 일반적으로 Skirrow배지가 다용되고 있다.

Skirrow배지에는 Blood agar Base에다가 말혈액 7%, Vancomycin(6 mg/L), Nalidixic acid(20 mg), Amphotericin-B(2 mg)을 첨가하여 제조한 것으로, **이들 항생제에 내성인 *H. pylori*균만 발육**이 되고, 타균은 억제가 되어 분리 배양 후 집락 관찰이 용이하다.

이들 항생제 외에 **발육영양요소로 1% Isovital-X, 1% Corn Starch를 추가** 첨가해서 제조한 배지이어야, 전형적인 *H. pylori*의 집락을 관찰할 수 있다.

관찰의 point

분리 배양 후 특징이 있는 **편평하고 둥근, 반투명 무색의 광택이 있는, 직경 1~2 mm의 융기한 집락을 형성**한다.

또 Mucoid상의 평판으로 불규칙적이고 넓은 집락을 형성하는 균주도 있다.

특별히 평판의 건조가 불충분한 경우에는 편평하고 큰 집락을 만든다. 용혈성은 없다.

NAP와 BAP에서는 발육이 되지 않는다.

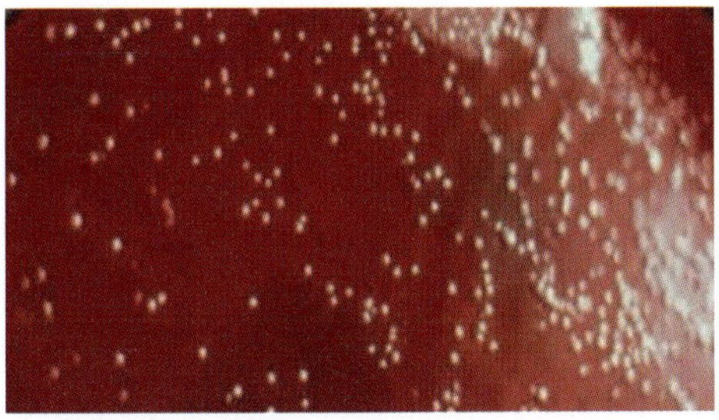

H. pylori Colony on Skirrow Med.

(4) 확인감별특성

균속 동정으로**(Oxidase, Catalase, Motility, Urea)양성,** Glucose를 산화든 발효든 하지를 않는다.

균종 동정으로 Oxidase양성, Catalase양성이다. *H. pylori*는 25℃와 42℃에서는 비발육, 37℃에서만 발육을 한다.

*H. pylori*는 **Urea강양성인 것이 무엇보다도 감별에 중요 특징이다.** 그 외에도 **Nalidixic acid(30 μg/mL)내성, Cephlothine(30 μg/mL)감수성, Sod. hippurate 음성,** Cysteine첨가 Brucella배지에서 **H_2S생성 음성** 등의 성상으로부터 타균으로부터 비교 감별을 해 낼 수 있다.

*H. pylori*는 *C. jejuni*와 Gram염색성과 (Oxidase, Catalase)양성, Motility양성, Glucose 음성의 동일한 공통사항을 갖고 있지만,

Urea 강양성, Nalidixic acid(30 μg/mL)내성, Cephlothin(30 μg/mL)감수성, Sod. hippurate 음성인 것으로 *C. jejuni*와 반대 성상인 *H. pylori*를 감별하는 기준 으로서 두 균주들을 비교 감별 해 낼 수 있다.

＊만곡 막대균의 비교 감별특성

Strains	Cat	Oxi	Mot	Hipp	1% Gly-cine	Brucella Agar. with Cysteine H_2S	Urea	발육온도			Nalidixic acid (30 μg)	Cephalo-thine (30 μg)
								25℃	37℃	42℃		
C. jejuni	+	+	+	**+**	G	**+**	−	NG	G	G	S	R
H. pylori	+	+	+	−	NG	−	강+	NG	G	NG	R	S

＊ G= Growth, NG= No Growth, S= Sensitivity, R= Resistant

* Gram 음성 간균 총정리

Tests	장	*V*	*Ah*	*P.aer*	*Ab*	*Hi*	*Lp*	*Cj*	*Hp*
Cat	+	+	+	+	+	+	+	+	+
Oxi	−	+	+	+	−	+	d	+	d
Nit	+	+	+	+	−	ND	ND	+	+
Mot	+/−	+	+	+	−	−	+	+	+
Hemo	−/+	+/−	+	d	−	−	−	−	−

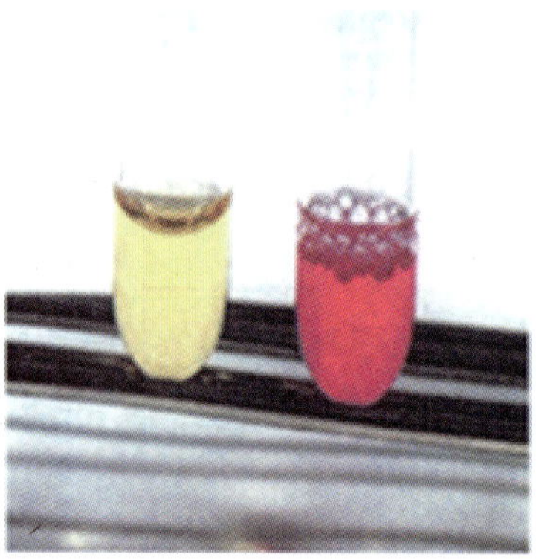

H. pylori: Urea: (+ : Rt),

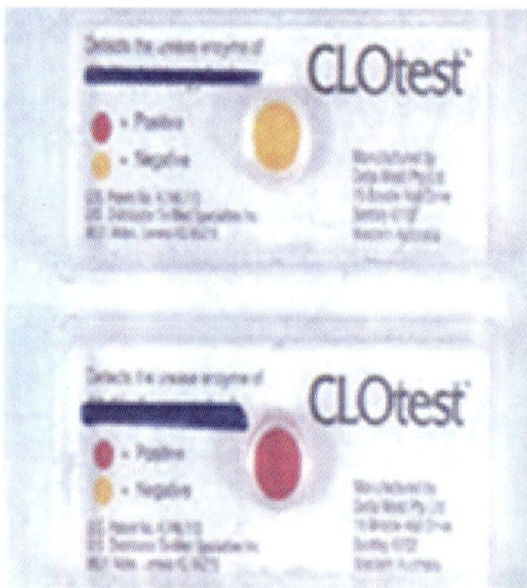

CLO Kit: Urea: (+ : Red)

〈예제〉 위궤양 환자에서 분리한 나선형 균으로 맞는 검사법과 결과는? 1

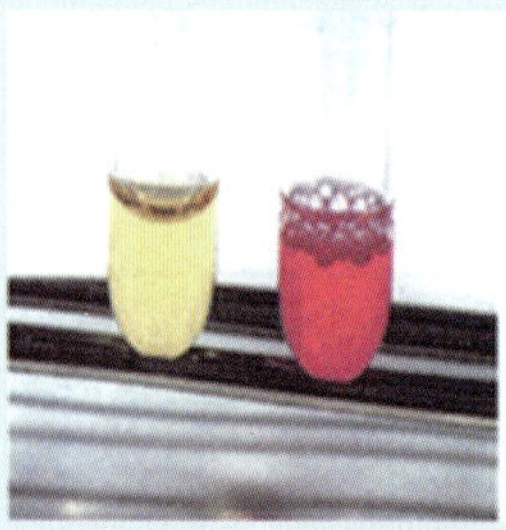

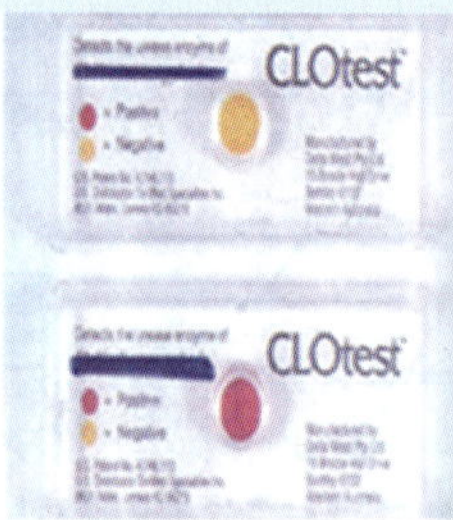

① Urease 양성: 적색
② Hemo 양성: Hemolysis
③ Nalidixic acid(30 μg): 5
④ Glucose: 양성
⑤ Sod. hippurate: 가수분해

〈해설〉
2, 3, 4, 5번은 반대로 표시한 것이고, 1번은 양성정도가 아니라, 강 양성으로 위에 염증이나 궤양을 형성하는 감염체와 감별을 해 가는데 아주 중요한 큰 줄기가 되는 것으로, 병원 실무에서도 많이 활용이 되는 기준검사이다.

(5) 항균제감수성

Erythromycin, Tetracycline, Aminoglycoside, Macrolide, Fluoroquinolone은 감수성이지만, Cephalothin, Penicillin류는 내성이다.

Helicobacter pyolori 총 정리

1. Gram-Negative, **unique curvature Bacilli**
2. Micraerophilic(N_2: CO_2: O_2 = 85 : 10 : 5)
3. Cat & Oxi: all +
4. LophotricateFla: + But, (Cap, Spo): −
   ∴Mot: + **But, Cap & Spo: −**
5. Skirrow(Isovital-X, Corn Starch) 1%, Brucella Sheep Blood Agar, 37℃/48~72hrs
6. **Strongly Urea (+), <CLO, UBT> → NH_3 gas, Protease**
7. **Glu: (Oxi & Fer) all −**
8. **NalidixicAcid(30 μg): R, Cephalothin(30 μg): S**

Gram 음성 단(구)막대균 정리문제

1. *H. influenzae*의 특징 중 틀린 것은?

① Gram- SB
② 협막내성균주는 다형태성이고 필라멘트 분지를 형성
③ 편모 형성
④ 아포 비형성

2. *H. influenzae*의 배양 특징 중 틀린 것은?

① 통성혐기성 ② NAP : NG
③ 5% CO_2 : 발육 촉진 ④ Chocolate : NG

3. *Hemophilus*의 배양 특징 중 틀린 것은?

① *H. influenzae*: X&V: 기관지염
② *H. decreyi*: X: 연성하감
③ *H. parainfluenzae*: V: 상기도 상주
④ *H. aegypticus*: X: 식중독

4. *H. influenzae*의 탄수화물 분해능은?

① Suc ② Mal
③ Glu ④ Lac

5. *H. influenzae*의 음성은?

① Cat ② Porphyrin
③ Oxi ④ Nit

6. *H. influenzae*의 Biotype 결정용 확인 감별시험은?

가. Ind	나. Urea
다. Orn	라. Porphyrin

① 가, 나, 다 ② 가, 다
③ 나, 라 ④ 라
⑤ 가, 나, 다, 라

7. *H. influenzae*가 생성하는 항생제 분해효소는?

① β-lactamase ② Adenylase
③ Phosphorylase ④ Proteinase

8. *H. ducreyi*의 특징 중 틀린 것은?

① Gram - 계란형 막대균
② 상기도에 상주하거나 감염질환 유발
③ 쌍으로 배열되거나 집단적 평행 배열
④ 협막, 편모 및 아포 비형성

9. *H. ducreyi*의 배양특징 중 틀린 것은?

① Chocolate: flat, convex, greish white
② Levintal: concave, 2 mm, greish white
③ BAP: NG
④ 5% CO_2, 35℃: well good Growth

10. *H. ducreyi*에 대해 틀린 것은?

① 비뇨기계궤양
② Isovialex 첨가된 Chocolate배지로 분리
③ β-lactamase 생성
④ Cat & Oxi: +

1. ③ 2. ④ 3. ④ 4. ③ 5. ② 6. ① 7. ① 8. ② 9. ③ 10. ④

11. *H. ducreyi*의 당분해능은?

가. Glu: -　　나. Lac: -
다. Suc : -　　라. Mannose : -

① 가, 나, 다　　② 가, 다
③ 나, 라　　④ 라
⑤ 가, 나, 다, 라

12. *H. ducreyi*의 외계 저항성은?

① 저온에 강함　　② 이열성
③ 습윤에 강함　　④ 건조에 강함

13. *B. pertussis* 의 Gram 염색의 특징 중 틀린 것은?

① Gram 음성짧은막대균
② 극염색성
③ 아포와 편모형성
④ 협막 형성

14. *B. pertussis*의 배양특징 중 틀린 것은?

① Bordet-Gengou/37℃3days: glystening, Mercuric, small round
② Non- Hemolysis
③ Chocolate: NG
④ 당 : 비발효

15. *B. pertussis*의 설명으로 틀린 것은?

① Urea: +　　② BP: 백일해
③ BP: 편성호기성　　④ Oxi : +

16. *B. pertussis*의 음성인 것은?

가. Mot　　나. Ind
다. H_2S　　라. Hemo

① 가, 나, 다　　② 가, 다
③ 나, 라　　④ 라
⑤ 가, 나, 다, 라

17. *B. pertussis*의 틀린 것은?

① K-항원은 이열성
② 림파구 감소
③ 56℃/30분 가열 시 사멸
④ O항원은 내열성

18. *B. pertussis*의 설명으로 틀린 것은?

① Tetracycline에 감수성
② 생후 3~48개월의 DPT로 면역유도
③ 감염시 백혈구 및 림파구 감소
④ 56℃/30분 가열로 사멸

19. Bordet-Gengou agar의 중요성분은?

가. 면양혈액 20%　　나. Penicillin 1-2 IU
다. 감자전분 12.5%　　라. Pot. tellurite

① 가, 나, 다　　② 가, 다
③ 나, 라　　④ 라
⑤ 가, 나, 다, 라

20. *B. pertussis*의 검체 채취법은?

① Vaginal wall swab method
② Rectal swab method
③ Cough plate method
④ Pour plate method

11. ⑤ 12. ④ 13. ③ 14. ② 15. ① 16. ① 17. ② 18. ③ 19. ① 20. ③

21. *B. melitensis*의 특징이 아닌 것은?

① Urease 생성
② NAP: NG
③ 발육인자: Thionine, Niacin, Biotin
④ 영양요구성: X & V

22. *B. melitensis*의 배양특징 중 틀린 것은?

가. Urease : +	나. Mot: +
다. Nit : +	라. Hemo : +

① 가, 나, 다 ② 가, 다
③ 나, 라 ④ 라
⑤ 가, 나, 다, 라

23. *B. melitensis*의 감염질환은?

가. 파상열	나. 소의 유산
다. 초혈증	라. 사람의 유산

① 가, 나, 다 ② 가, 다
③ 나, 라 ④ 라
⑤ 가, 나, 다, 라

24. *B. melitensis*의 음성반응은?

가. Cat	나. Mot
다. Oxi	라. Hemo

① 가, 나, 다 ② 가, 다
③ 나, 라 ④ 라
⑤ 가, 나, 다, 라

25. *B. melitensis*가 색소(1:50,000)함유배지에서 발육하는 것은?

가. Thionine	나. Hemin
다. Basic fuchsin	라. NAD

① 가, 나, 다 ② 가, 다
③ 나, 라 ④ 라
⑤ 가, 나, 다, 라

26. *B. abortus* & *B. melitensis*의 감별은?

가. Mot	나. Hemo
다. Urease	라. Thionin 40ug

① 가, 나, 다 ② 가, 다
③ 나, 라 ④ 라
⑤ 가, 나, 다, 라

27. *L. pneumophila*의 Gram 염색성은?

① G-C ② G-dc
③ G-Long & plump B ④ G-short & Narrow B

28. *L. pneumophila*의 배양특징 중 틀린 것은?

① 호기성
② 5% CO_2, Fe, Cysteine 증식촉진
③ 탄수화물발효
④ Polar flagella

29. *L. pneumophila*의 감염질환이 아닌 것은?

① 폐렴 ② 고열
③ 신부전 ④ 요도염

21. ④ 22. ③ 23. ② 24. ③ 25. ② 26. ④ 27. ④ 28. ③ 29. ④

30. *L. pneumophila*의 항생제 감수성이 유효한 것은?

가. Erythromycin 나. rifampin
다. fluoroguinolone 라. azithromycin

① 가, 나, 다 ② 가, 다
③ 나, 라 ④ 라
⑤ 가, 나, 다, 라

31. *C. jejuni*의 형태 및 구조적 특징은?

가. G-SB
나. Polar flagella
다. Capsule & Spore Nonformation
라. S자형 나선형

① 가, 나, 다 ② 가, 다
③ 나, 라 ④ 라
⑤ 가, 나, 다, 라

32. *C.jejuni*의 배양특징은?

가. N_2: CO_2:O2:85:10:5
나. Skirrow: 면약혈액 5%
다. Butzler: Agar 1.05%
라. Camp BAP: β-Hemo

① 가, 나, 다 ② 가, 다
③ 나, 라 ④ 라
⑤ 가, 나, 다, 라

33. *C. jejuni*의 감염질환은?

가. 설사 나. 기관지염
다. 장염 라. 폐렴

① 가, 나, 다 ② 가, 다
③ 나, 라 ④ 라
⑤ 가, 나, 다, 라

34. *C. jejuni*의 중요확인 감별특징은?

가. 25℃: NG이나 42℃: G
나. 1% Glycine: +
다. Hippurate: +
라. H_2S: +

① 가, 나, 다 ② 가, 다
③ 나, 라 ④ 라
⑤ 가, 나, 다, 라

35. *C. jejuni*의 추정 동정용 항생제 감수성 시험은?

가. Nalidixic acid 30 μg: S
나. Novobiocin 5 μg: S
다. Cephlothin 30 μg: R
라. Polymixin 50 μg: R

① 가, 나, 다 ② 가, 다
③ 나, 라 ④ 라
⑤ 가, 나, 다, 라

30. ⑤ 31. ⑤ 32. ① 33. ② 34. ① 35. ②

36. *H. pylori*의 형태 및 구조적 특징은?

가. G-curved Bacilli
나. Lophotrichate
다. Capsule & Spore: Nonformtation
라. S자형 나선형

① 가, 나, 다 ② 가, 다
③ 나, 라 ④ 라
⑤ 가, 나, 다, 라

37. *H. pylori*의 배양특징은?

가. N_2: CO_2: O_2 =85:10:5
나. Vanco: 6 mg;내성
다. 37℃/48hrs: 반투명 소형(1mm)집락
라. Skirrow agar+ 말혈액 7%

① 가, 나, 다 ② 가, 다
③ 나, 라 ④ 라
⑤ 가, 나, 다, 라

38. *H. pylori*의 감염질환은?

가. 폐렴 나. 위염
다. 신부전증 라. 위궤양

① 가, 나, 다 ② 가, 다
③ 나, 라 ④ 라
⑤ 가, 나, 다, 라

39. *H. pylori*의 중요확인감별특징은?

가. 1% Glycine: - 나. Hipp: -
다. 42℃: NG 라. H_2S: -

① 가, 나, 다 ② 가, 다
③ 나, 라 ④ 라
⑤ 가, 나, 다, 라

40. *C. jejuni* & *H. pylori*의 감별은?

가. 1% Glycine 나. Hipp
다. 42℃ 라. Urea

① 가, 나, 다 ② 가, 다
③ 나, 라 ④ 라
⑤ 가, 나, 다, 라

36. ⑤ 37. ⑤ 38. ③ 39. ⑤ 40. ⑤

종합정리문제

1. *Vibrio*의 틀린 것은?

① V. cholerae: CO_2gas & H_2S: −
② V.para: Lac & Suc: −
③ V.vulnu: Lac & Sal:+
④ Vc Asia: polymixim B & phage IV:R
⑤ Vc El-Tor: Sheep RBC & VP:+

2. *V. parahaemolyticus*의 양성은?

① Suc ② Arg
③ Lac ④ Sal
⑤ Ara

3. *V. parahaemolyticus*의 틀린 것은?

① Human & Rabbit 혈구용혈
② 내열성 용혈 독소 생성
③ Kanakawa 현상
④ Gel음성이지만 H_2S는 생성
⑤ 잠복기가 짧다.(3~24시간 이내)

4. *A. hydrophila*의 틀린 것은?

① G-B로 극단모성 or 총모성
② Hemolysin & Cytotoxin생성
③ Lac & Suc는 분해하지만 CO_2gas & H_2S는 음성
④ Oxi & Nit는 양성
⑤ 37℃보다 22℃~30℃가 더 잘 발육

5. *A. hydrophila*와 *C. freundii*의 감별은?

가. Oxi	나. Nit
다. Ind	라. KCN

① 가, 나, 다 ② 가, 다
③ 나, 라 ④ 라
⑤ 가, 나, 다, 라

6. *C. jejuni*의 틀린 것은?

① Anaerobic, 42℃/48hrsButzler&Skirrow(−)
② Glu, H_2S & Hemo: −
③ 25℃: NG
④ 1% Glycerin: +
⑤ (Nal & Cepha)30 μg: S & R

7. *H.pylori*의 틀린 것은?

① Oxi: + ② Cat:+
③ Une: + ④ Nit & H_2S: −
⑤ Nal & Cepha: S & R

8. *H.influenzae*의 틀린 것은?

① 5~10% CO_2조건 하에서 발육이 촉진
② Mot와 Hemo가 양성이며 BAP보다 Levintal & Fildes 배지에서 더 큰 집락형성
③ β-lactamase 생성을 형성하여 PC, Am, Tc에 내성
④ Cap을 형성하여 Quellung test로 감별
⑤ 위성현상과 Porphyrn음성 반응으로도 감별

1. ④ 2. ⑤ 3. ④ 4. ③ 5. ② 6. ① 7. ⑤ 8. ②

9. *B. pertussis*의 틀린 것은?

① 감염 시 림파구가 증가
② 37℃/3~4days on Bordet-Gengou media
③ Hemo는 양성이지만 Mot는 음성
④ 대부분의 당을 발효하지만 Oxi는 음성
⑤ 56℃/30 min가열로 사멸이 가능한 이열성균

10. *B. melitensis*의 틀린 것은?

① TSB에서 CO_2조건을 갖추어 4주간 증균배양
② Fla & Spo는 없지만 그램음성 짧은막대균으로 협막을 형성
③ X & V인자는 요구하지 않지만 Fuchsin 함유 배지에서 발육
④ BAP, TSA 및 Bucella Agar에서 발육하며 Hemo양성
⑤ Glu는 발효하지만 Gas는 비형성

11. *L. pneumophila*의 틀린 것은?

① 극단모성 편모 형성하는 G-B
② 편성 호기성으로 Spo & Cap는 비형성
③ Gimenez & Dieterle 염색법으로 잘 관찰
④ 90%의 습도, ph6.9, 35℃/5days
⑤ 당 발효성이지만 Cat음성

12. GNFB의 틀린 것은?

① *Pse.aeru*: Pyocyanin&Mot:
② *A. calco*: Oxi & Mot : +
③ *Pse.aeru*: Gel & Arg: +
④ *Pse. cepha*: Lac & Mal : +
⑤ **Pse.malto**: Gel & DNase: +

13. *Pse.aeruginosa*의 틀린 것은?

① Thio에서 두터운 녹색의 균막형성
② NAC선택배지사용
③ 산소부족 상태에서 당분해능력차이로 균종감별
④ β-용혈과 운동성이 있음
⑤ Pyocyanin은 수용성이며 Chloroform 용해성에 따라 균종감별 가능

14. *B. cephacia*의 음성은?

① Lac ② Cit
③ Gel ④ Arg
⑤ Mot

15. *S. maltophilia*의 음성은?

① Lac & Mal ② Xyl & Cit
③ Gel & DNase ④ Mot & Lys

16. *A. baumannii*의 양성은?

① Cat ② Oxi
③ Mot ④ ONPG
⑤ Esculin

17. *A. faecalis*의 음성은?

① Cat ② Oxi
③ Mot ④ Hemo

18. GNFB중 Oxi & Mot 양성은?

① Acine ② Flavo
③ Mora ④ Kingella
⑤ Alcalgenes

9. ④ 10. ④ 11. ⑤ 12. ② 13. ⑤ 14. ④ 15. ② 16. ① 17. ④ 18. ⑤

19. *Pse. aeuginosa*의 틀린 것은?

① 항 OEP측정 ② Lecithinase+
③ King A & B ④ 4℃발육
⑤ Gluconate산화

20. *H. pyolori*와 *C. jejuni*의 감별은?

가. 25℃ 나. Hipp
다. H_2S 라. 1% glycine

① 가, 나, 다 ② 가, 다
③ 나, 라 ④ 라
⑤ 가, 나, 다, 라

21. *S. typhi*의 틀린 것은?

① H_2S+ ② CO_2gas+
③ MR+ ④ Lys+
⑤ Vi-Ag소유

22. *K. pneumoniae*의 틀린 것은?

① H_2S+ ② CO_2gas+
③ VP+ ④ Lys+
⑤ KCN+

23. *S. marcescens*의 틀린 것은?

① H_2S – ② MR –
③ DNase + ④ Lys+
⑤ Malonate+

24. *P. vulgaris*의 틀린 것은?

① MR+ ② H_2S+
③ Urea+ ④ Orn+
⑤ KCN+

25. *Y. enterocolitica*의 틀린 것은?

① MR+ ② Urea+
③ Lac+ ④ Esc –
⑤ KCN –

26. *V. cholerae*의 틀린 것은?

① String+ ② Lac+
③ CO_2gas – ④ H_2S –
⑤ Arg-

27. *V. vulnificus*의 양성인 것은?

가. Lac 나. Malonate
다. Salicine 라. Arg

① 가, 나, 다 ② 가, 다
③ 나, 라 ④ 라
⑤ 가, 나, 다, 라

28. *H. influenzae*의 틀린 것은?

① Glu – ② Mot –
③ Hemo – ④ Nit+
⑤ Porphyrin +

29. *C. jejuni*의 틀린 것은?

① Glu – ② H_2S –
③ Hipp – ④ Nalidixic acid 30 μg: S
⑤ Cephalothin 30 μg: R

30. *H. pylori*의 틀린 것은?

① Hipp – ② GLycine –
③ H_2S – ④ Nalidixic acid 30 μg: S
⑤ Urea+

19. ④ 20. ③ 21. ② 22. ① 23. ⑤ 24. ④ 25. ③ 26. ② 27. ② 28. ① 29. ③ 30. ④

Reference

犬塚和久(견총화구). 미생물검사나비. 영연화학주식회사, 2013

小栗豊子(소율풍자), 미생물검사 한도부크 4판 (Hand Book), 삼륜서점, 2006

이건섭 외 6인. 원색도감 진단병원미생물학. 고려의학. 1993.

정윤섭 외 3인. 최신진단미생물학, 3rd Ed. 서흥출판사. 2000.

George Garrity, Bergeys manual of systematic Bacteriology, Volume 2, the proteobacreria, partA, Spinger US, 2006

Procop, Gary W., Church, Deirdre L., M.D., Ph.D., Hall, Geraldine., Ph.D. Koneman's Color Atlas and Textbook of Diagnostics Microbiology. Jones & Bartlett Publishers 2017.

Silago, Vtus, Medical & Diagnostic MIcrobiology, Indepen.~ Published, 2020.

Tille, Patricia M., Balley & Scott's Diagnostic Microbiology, Elsevier, 2021.

찾아보기

한글 찾아보기

영문 찾아보기

병원 진단세균학

2024년 2월 16일 인쇄
2024년 2월 23일 발행

저 자 : 홍성노 · 김혜영 · 박미영 · 박창은 · 박훈희
송창섭 · 심인숙 · 정무상 · 정선도

발 행 자 : 남학순
발 행 처 : 도서출판 **고 려 의 학**
(02880) 서울시 성북구 성북로9길 1 보문빌딩 3층
Tel. 765-0333, 0337
Fax. 743-2288
신고번호 : 제 2022-000006호

ISBN 979-11-92422-52-7

정가 38,000원